科学出版社"十四五"普通高等教育研究生规划教材

中医药信息学

主　审　崔　蒙

主　编　李海燕

副主编　杜建强　胡孔法　王映辉　张洪来　张　红

编　委（按姓氏笔画排序）

　　　　王连心（中国中医科学院中医临床基础医学研究所）

　　　　王映辉（中国中医科学院中医药信息研究所）

　　　　杜建强（江西中医药大学）

　　　　李海燕（中国中医科学院中医药信息研究所）

　　　　李敬华（中国中医科学院中医药信息研究所）

　　　　杨坤杰（中国中医科学院中医药信息研究所）

　　　　肖　勇（湖北中医药大学）

　　　　张　红（中国中医科学院广安门医院）

　　　　张　玢（中国医学科学院北京协和医学院医学信息研究所）

　　　　张伟娜（中国中医科学院中医药信息研究所）

　　　　张洪来（广州中医药大学）

　　　　胡孔法（南京中医药大学）

　　　　贾李蓉（中国中医科学院中医药信息研究所）

　　　　童元元（中国中医科学院中医药信息研究所）

秘　书　高　曼　张楚楚

科学出版社

北　京

内 容 简 介

本教材是科学出版社"十四五"普通高等教育研究生规划教材之一，系统梳理了中医药信息学领域基础知识、最新进展和研究成果，内容分为十二章，包含中医药信息学概论、中医药信息标准、中医药知识组织与知识图谱、信息分析方法及中医药学应用、中医药大数据与人工智能、中医药真实世界数据、中医院信息系统与智慧中医、中医药数智化装备、中医药古籍信息资源、中医药近现代文献信息资源、中医药知识服务及中医药情报研究与决策支持。本教材兼顾理论与实用，在系统介绍中医药信息学基本理论、方法、技术的基础上，与中医药学各领域紧密结合，突出核心领域信息的组织方法、关键技术、典型系统及应用服务案例，以更好地指导学习实践。

本教材可作为高等院校中医药信息学、卫生信息管理、信息管理与信息系统、图书情报、大数据、人工智能等专业的本科生及相关专业研究生教材，也可供医疗卫生信息化、数据库及系统建设人员作为参考用书使用。

图书在版编目（CIP）数据

中医药信息学 / 李海燕主编 . -- 北京：科学出版社，2024.11. -- （科学出版社 "十四五" 普通高等教育研究生规划教材）. -- ISBN 978-7-03-079307-2

Ⅰ. R2-05

中国国家版本馆 CIP 数据核字第 2024V7K852 号

责任编辑：李 杰 / 责任校对：刘 芳
责任印制：徐晓晨 / 封面设计：陈 敬

科 学 出 版 社 出版

北京东黄城根北街 16 号
邮政编码：100717
http://www.sciencep.com

固安县铭成印刷有限公司印刷
科学出版社发行　各地新华书店经销
*

2024 年 11 月第 一 版　开本：787×1092　1/16
2024 年 11 月第一次印刷　印张：21 3/4
字数：650 000

定价：**118.00 元**
（如有印装质量问题，我社负责调换）

前　　言

随着互联网、云计算、大数据和人工智能等信息技术在中医药领域的广泛深入应用，信息技术与中医学、中药学的结合日益紧密。中医药领域的信息化、数字化和智能化赋能中医药发展，对提高中医诊疗效率、创造新业态新价值、提升中药产业发展水平和推进中医药现代化具有极为重要的意义，因此迫切需要既了解中医药学又掌握新兴信息技术知识的复合型、高层次专业人才。

中医药信息学是由中医药学与信息科学交叉产生的一门新兴学科，它是由中医药学发展需求所驱动，先进方法与技术所引领，以处理中医药信息为主要特征的学科。中医药信息学在中医药信息标准、中医药知识组织、中医药大数据与人工智能、中医药真实世界研究、中医药数智化装备、中医药古籍信息资源、中医药近现代文献资源、中医药情报研究和知识服务等领域都取得了较快发展，研究成果为中医药信息资源建设、数据库和知识库建设、医院信息系统建设、科技情报决策和临床诊疗决策等提供了重要支撑。

中医药信息学起步于 20 世纪 70 年代，早期主要集中在中医药学主题词表研制和中医药文献数据库建设等方面。1986 年，国务院学位委员会批准中国中医科学院为情报学硕士学位授权点，开始了中医药信息学专业教育的探索。2011 年，中国中医科学院、广州中医药大学和江西中医药大学等自主设立了中医药信息学二级学科硕士学位授权点。截至目前，全国共有 10 所高校或科研院所在中医学、中西医结合或工学一级学科下设置中医药信息学二级学科硕士、博士学位授权点。经过 40 余年的建设，特别是进入 21 世纪以来，中医药信息学发展迅速，形成与管理学、工学、医学相互交叉的新兴学科，与众多学科门类和专业类目相关，主要涉及管理学门类的信息管理与信息系统、信息资源管理，工学门类的医学信息工程、计算机科学与技术、数据科学与大数据技术、软件工程，医学门类的智能医学工程等。虽然中医药信息学研究生教育起步早于本科教育，但随着相关专业的不断发展，目前中医药信息学教育已经形成了以多学科本科教育为基础、研究生教育为龙头、继续教育为补充的多层次教育格局。

随着计算机科学与人工智能的迅猛发展，中医药信息学呈现诸多新特征，主要表现为新兴信息技术与中医药领域的快速融合、学科边界不断拓展、中医药信息资源呈现高质量发展需求，数据治理与开放共享、信息安全与隐私保护更加受到重视。面向健康中国和数字中国的战略需求，中医药信息学也进入了高水平发展的新阶段，正在建设规范化的学科教材体系、人才梯队、评价机制、多维平台，形成"医信结合""医工结合"的学科交叉发展模式，在此背景下中医药信息学人才需求持续增加，为培养复合型、高层次专业人才亟须建设适应新形势的相关专业教材，因此，《中医药信息学》教材编撰工作具有重大意义。

本教材分为十二章，包括中医药信息学概论、中医药信息标准、中医药知识组织与知识图谱、信息分析方法及中医药学应用、中医药大数据与人工智能、中医药真实世界数据、中医院信息系统与智慧中医、中医药数智化装备、中医药古籍信息资源、中医药近现代文献信息资源、中医药知识服务及中医药情报研究与决策支持。本教材兼顾理论性与实用性，在系统介绍中医药信息学基本理论、方法、技术的基础上，与中医药学各领域紧密结合，落实党的二十大报告中提出的中医药传承创新发展任务，突出核心领域信息的组织方法、关键技术、典型系统及应用服务案例，以更好地指导学习实践。

本教材由崔蒙研究员担任主审，李海燕研究员担任主编，杜建强教授、胡孔法教授、王映辉研究员、张洪来研究员、张红主任医师担任副主编，各章编写负责人为肖勇（第一章），李海燕（第二章），贾李蓉（第三章），张玢（第四章），胡孔法（第五章），王连心（第六章），张红（第七章），张洪来、杜建强（第八章），张伟娜（第九章），杨坤杰（第十章），李敬华（第十一章），童元元（第十二章），分别来自 8 所高校或科研院所。

本教材作为首部中医药信息学专业教材，在编写过程中，主编、副主编和各位编委带领团队同心协力、高度负责、集思广益、群策群力，高质量地完成了编写任务，同时科学出版社提供的优质平台也是本教材顺利出版的基础。

本教材密切结合中医药信息学发展与人才培养的特点，可作为高等院校中医药信息学、卫生信息管理、信息管理与信息系统、图书情报、大数据、人工智能等专业的本科生及相关专业研究生教材，也可供中医药信息化、数据库及系统建设人员作为参考用书使用。

在本教材的编写及出版过程中，参考了国内外许多学者最新的研究成果和论著，得到了众多业内专家和学者的大力支持，在此表示由衷的感谢。白岩、陈志勇、高博、高曼、侯酉娟、姜威、姜又琳、李婧、李享、李彦文、刘方舟、刘海龙、刘昊、刘堃靖、刘扬、马兆辉、门韶洋、孟凡红、聂莹、沈绍武、束研、王一萌、吴恙、谢佳东、杨凤、杨涛、于琦、于彤、张楚楚、张金辉、张艺然、赵亚平、郑西友、直言、周建伟、祖雅琪等为教材编写做了许多工作，在此一并致谢。作为一门快速发展的新兴交叉学科，本教材在编写中尽可能反映学科领域的最新进展和研究成果，但由于编写时间与编者水平等原因，书中舛错、遗漏也在所难免，真诚欢迎广大同道和各位读者特别是高等院校师生在使用过程中多提宝贵意见。

编　者

2024 年 5 月

目 录

基 础 篇

信息系统与工程篇

信息资源管理篇

基础篇

中医药信息学是中医药学随时代发展而产生的新的分支学科，也是中医药学科群发展的必然结果，在其形成过程中展现出从实践到理论，到理论指导实践，再到对实践过程进行归纳、探究和创作完善形成新理论的这一客观规律，本章从中医药信息学基本概念与原理、中医药信息学学科建设、中医药信息化发展历程三节进行阐述。

第一节　中医药信息学基本概念与原理

中医药信息学是一门新兴的交叉学科，它是由中医药学发展需求所驱动，先进方法与技术所引领，以处理中医药信息为主要特征的新兴学科，该学科在资源建设、文献检索、情报研究、网络建设、数据库建设、信息标准研究、医院信息系统、信息诊断技术、信息工程建设、信息学学科建设、信息素养教育的各个研究领域都取得了较快发展。

中医药信息学的基本概念与原理在不断发展，学科建立初期，中医药信息学的理论框架更偏向于信息科学，遵循以物质、能量、信息为世界三大要素的观念，中医药信息学的定义为："中医药信息学是中医学与信息科学交叉产生的，以中医药信息为研究对象，以中医药系统信息运动规律及其作用为研究内容，以中医药信息学方法论为研究方法，以提高中医药信息获取、转化、传播与利用能力为目标的一门新兴学科。"此后学科不断在实践中发展，其理论逐渐彰显自身特色，基本概念与原理向中医药学偏移，以结构、功能、状态为组成世界的三大要素，中医药信息学定义也进行了相应修改。

一、中医药信息学的内涵与外延

中医药信息学是由中医药学与信息科学交叉产生的，以人体信息变化——稳态为研究对象，以人体稳态信息运动规律为研究内容，以中医药信息学方法为研究方法，以提高中医药信息利用能力，解决阻碍中医药学发展的瓶颈问题为目标的一门新兴学科。

中医药信息学的内涵可以从以下几个方面理解。

第一，中医药信息学是一个中医药学与信息科学相互交叉协同所产生的新兴学科，包含了中国哲学、中医学、中药学、信息科学、管理学各学科的思想和内容。

第二，中医药信息学是中医药学的一个分支，其研究对象是变化的人体信息，即稳态。稳态是一种独特的体验信息。

第三，中医药信息学的研究内容是稳态的运动规律，即稳态如何被辨识，如何针对稳态通过他组织进行干预，以及对干预后经过自组织作用所产生的新稳态的再辨识、再干预过程。

第四，中医药信息学以中医药信息学方法为研究方法，遵循不确定性准则和相似性准则。

第五，中医药信息学的研究目标是提高中医药信息利用的能力，解决阻碍中医药学发展的瓶颈问题，即提高对稳态的辨识、干预能力，激励生成更高级的稳态，提高临床疗效，提升生存质量。

中医药信息学就是这样一门新兴学科。

1. 多学科交叉

信息科学是研究信息运动规律和应用方法的科学，是由信息论、控制论、计算机理论、人工智能理论和系统论相互渗透、相互结合而成的一门新兴综合性科学。中医药学是根植于中华文化，基于中国哲学，以天人合一的整体观及辨证论治的个体化诊疗思想为特征，研究人体生命运动的科学。中医药信息学是两者融汇结合而成的交叉学科，研究中医药学中与信息相关的部分，也与管理学、中国哲学等学科密切相关。

中医药学自古至今，一直以开放的胸襟，不断吸收各学科研究的成果，从基础理论上深入，在技术、实践方面发展、提高，以满足时代发展的需要。信息科学是以一般信息为研究对象、研究一般信息过程基本原理与基本规律的科学。哲学的共存是学科交叉的思想基础，非线性科学与复杂性科学的发展，从事物的复杂性及系统性去认识和把握事物的整体，关注事物在环境中的整体运动状态的变化，以及事物内部与外部的复杂关联关系，在认识论层次上为东西方文化、哲学、科学以及医学的协同发展创造了条件，促成了中医药学和信息学的交叉融合。

中医药信息学是由中医药学与信息科学交叉汇通而产生的，是基于中医药学理论体系，遵循信息科学的原理，利用信息科学的方法与技术，研究中医药领域信息过程基本原理、基本规律及其作用，建立中医药信息学研究方法，通过提高中医药信息利用的能力，解决阻碍中医药学发展的瓶颈问题的一门交叉学科。

2. 研究对象

信息科学认为世界由物质、能量、信息三大要素构成。信息是事物所呈现的运动状态及其变化方式，而不是事物本身。

中医药信息学认为，结构、功能、状态是构成人体的三大要素。结构产生功能，结构与功能、结构与结构、功能与功能的关联产生状态，状态是人体结构和功能全部关联的共同表现，是人体运动及其变化的方式。中医药信息既不是人体结构，也不是人体功能，而是人体的状态，是人体结构与功能存在或运动的状态。

人体未生之时，有形而无神，只有状态。初生而神生，神依附于形体，又驾驭形体，脏腑运转，气血生成，阴阳协调，又与自然社会相和谐，此时人处天地之间，人体自身及人与自然社会都达到了和谐稳定的状态，即稳态。稳态是不断变化的，其稳定也是相对而言，自然、社会的变动，衰老、疾病的耗损，都会导致稳定状态的小范围波动，但只要波动没有超出人体的自我调节范围，形神依然相互协调，阴阳仍然互为依存，人体就始终处于稳态。稳态是由人体的自组织功能实现的。直到人体自组织能力彻底崩溃，自我调节能力丧失，形神离散，阴阳离决，生命终止，人体稳态消失，又回到了状态。可以这样认为：状态是人体存在的方式，无论生死，皆有状态；稳态是人体运动的方式，只有生命存续，形神合一，阴阳互根，才有稳态。

中医药信息学的研究对象，就是生命存续期间人体的稳态。这个稳态是由人体运动及变化方式所产生的，是生命存续期间人体结构和功能所有关联的总体现，是形神合一、阴阳互根的稳态，也就是人体的信息变化。

除了未曾被人类辨识的本体论的最初稳态外，此后只有通过认知和辨识产生的认识论稳态，也就是对于中医药信息学来说，所能获取的只有关于稳态的认识论信息。因而中医药信息学中的稳态是认知概念，而且是无数个体认知的集合。

因为稳态贯穿人体生命全周期，是中医药信息获取、存储、处理、反馈的主要对象，所以中医药信息学始终重视人体的稳态，并始终以维护提升人体稳态为治疗目标，其治疗疾病的主导思想是治病求本，这个"本"，就是刺激人体自组织达到更佳稳态的最佳刺激点。通过扶正祛邪、调整阴阳、调理气血津液等手段，使人体始终处于稳定和谐的状态，并在保持稳态的基础上，达到更佳的稳态。

3. 研究内容

稳态是不断变化的，具有时间特性，这一刻的稳态与下一刻的稳态皆有不同，前人认知的稳态与后人认知的稳态也不是同样的稳态。

最初的稳态由人体自发形成，是人体"自组织"功能下，结构与功能的全部关联和谐稳定的表现。这个稳态从未被识别过，也从未被干预过，呈现出最原始状态，是本体论的稳态。

对最初稳态的识别也是自发形成的，是人类尝试观察自身、解析自身、理解自身、认知自身，形成了对于原始稳态的认识论信息。一旦产生了观察，观察者必然对被观察对象产生干扰，最初的稳态消失了。这是中医药信息的第一次获取和输入，输入的稳态信息经由人脑记忆，或文字图画记录等方式存储下来，进入下一步，中医药信息的处理。

认知了稳态之后，人类开始干预稳态，通过砭石，通过方药，通过导引、按摩、烫熨……利用种种"他组织"，尝试作用于人体，刺激"自组织"的级联反应，产生新的稳态。这是对中医药信息的第一次处理，由人类思维指导组成"他组织"，并实施于人体稳态。在此过程中，中医药信息学所能把控的只有"他组织"干预人体之前，在"他组织"干预下产生的"自组织"级联反应，进而激励人体形成新的稳态这一过程，因为在人体内部进行，无法通过直接手段观察，故只能通过对新产生的稳态进行认知，来反馈干预效果。这是中医药信息学对人体稳态的第一次干预，新产生的稳态也许比之前更好，也许比之前更糟，通过更好或更糟的结果，可推测"他组织"是否起到了积极的作用，为以后的再认知和再干预，提供了经验。对中医药信息学来说，此时完成了第一次积累。积累同样会存储于人脑，或为文字图画等形式所记载。

实施"他组织"干预"自组织"，继而形成新稳态的过程是中医药信息的处理过程，因为后半程处于黑箱状态，需要通过反馈来判断，反馈就是中医药信息的输出。

想要理解反馈的输出信息，就必须再次对新稳态进行认知。对新生稳态的认知过程中，必然会吸纳第一次认知的经验，并将新认知得到的认识论信息存储下来。这些存储的信息会在不同的主体间进行交流，完成中医药信息的传递。

在再次认知新稳态的基础上，通过新的"他组织"对新稳态再次进行干预。这一次干预不但基于认知的结论，也会汲取第一次的干预经验，"他组织"作用于人体稳态，刺激"自组织"再次级联反应，形成更新的稳态。与此同时，新一轮的积累也完成了。

个体、关联、维度、尺度、规模是认知的属性。在认知稳态的过程中必须从个体出发，注重关联，选择正确的尺度和维度，在一定规模内进行认知。多次的认知、多个个体的认知叠加在一起，就能够根据相似与否进行分辨、识别，也就出现了辨识。

第一次的认知产生了经验，多次积累下来，不断对识别结果和形成"他组织"干预"自组织"后的反馈进行记录及分析，无数次的认知循环之后，获得了相对固定的模板，这些模板可以传播下去，为大众所用，个体的经验逐渐被归纳总结，其中出现概率较大的经验被接纳、共识，形成群体性的知识。此时每一次新的识别都会参考知识、基于知识，识别也就上升为辨识。

自此以后，中医学就开始了辨识稳态、干预稳态、形成新稳态、再辨识新稳态、再干预新稳态，形成更新的稳态……循环往复。每一次的辨识、干预、新稳态形成过程都不是简单的重复，在一次次循环中，经验不断积累，知识不断被应用于新的循环，从而使每一次循环都较前一次更先进一点，更高级一点，螺旋式上升着。

如果将某个人体稳态作为观察对象，对他的稳态进行辨识和干预后，每次形成的新稳态都是一次新的"自组织"过程，这个过程会与之前相似，但绝不相同，新形成的稳态总要比辨识、干预之前更高级一点，直到人体"自组织"能力达到极限，形神离散，阴阳离决，生命停止，稳态也随之消失了。对于人体个体来说，这个螺旋式上升的终点是死亡。

从整个中医药信息学的发展来看，这个螺旋上升的过程从人类第一次认知并干预自身稳态，持续到现在，并将一直持续下去。

而每一次采用"他组织"进行干预，也会有意识地参考知识、利用知识。依靠思维，有目的地利用知识，有目的的思维就形成了智慧。无论是辨识还是干预，都是针对稳态进行的，因而辨识的积累及干预的积累，也都是变化稳态的积累。由此可见，知识和智慧也是在他组织应用的积累过程中形成的。

辨识稳态形成的积累成为认知的依据，干预稳态形成的积累成为实施相似性他组织的依据。辨识的积累和干预的积累实际上是形成指向性思维或发散性思维的依据。经验和知识记录于文献中，文献研究的目的是提高疗效，达到更佳的稳态，这就需要依靠更准确的他组织干预，也就是要对文献记载中的知识有目的地利用。因而文献研究是一个从知识变成智慧的过程。

目前来说，人类在临床中的思维多为指向性的，会在积累的模板中寻找相似性，并根据相似性为导向进行有目的应用。而机器的思维更偏向于发散性，对于模板的寻找虽然也基于相似性，却并非凝聚地寻找模板，而是一次性找齐所有的模板，并进行应用。中医药信息学利用人工智能，研发中医的临床决策支持系统（CDSS），也是希望机器能够更有效地寻找和利用知识。

因此，中医药信息学的研究内容，就是针对人体运动方式所产生的稳态，研究稳态的运动规律，即稳态的辨识、干预、再形成、再辨识、再干预过程，以及在此过程中的经验知识积累。

4. 研究目标

中医药信息学以提高中医药信息利用能力，解决阻碍中医药学发展的瓶颈问题为研究目标。

在对人体稳态的辨识和干预过程中，对稳态的辨识存在着不确定性。因为对稳态的认知具有个体、关联、规模、尺度、维度的不同，而稳态的辨识具有体验、现象、整体、动态的特点，决定了不同辨识者、不同时间点对于相同稳态的认知和辨识结果也可能是不同的，对于稳态的辨识是不确定的。不确定性导致了信息转化为知识存在不确定性，知识上升为智慧存在不确定性，智慧指导他组织的构建时也同样存在不确定性。在稳态的辨识、干预方面遵循相似性思维，又因其注重性相似而非量相似，更加放大了不确定性。在中医药学存在发展的数千年内，获取主要靠体验，转化主要靠领悟，存储传播靠书籍和口耳相传，应用靠相似性思维的运用，大量的不确定性阻碍了人体稳态的识别、积累、处理、转化、利用，严重阻碍了以稳态为主要研究对象的中医药学的发展。

中医药信息学引入现代信息技术，扩展人体的信息功能，以中医药信息学方法为研究方法，将人类思维与机器思维相结合，指向性思维与发散性思维相互补，人机结合以人为主的思维方式处理稳态，从而提高中医药信息利用能力，将极大推动中医药理论研究和临床实践发展。

中医药信息的外延是中医药学包含的所有现象。中医药信息学的外延是研究中医药学包含所有现象的学科。所有由中医药学下分支学科与信息科学交叉产生的学科都隶属中医药信息学，包括中药信息学、中医临床信息学、中医生物信息学、中医地理信息学、中医气候信息学、中药化学信息学、中医药情报学、中医药图书馆学等。这些学科的研究内容为对研究对象稳态的辨识、干预、再辨识、再干预的信息过程。如中药信息学，研究中药稳态形成、辨识、干预、新稳态形成、再辨识、再干预、再形成的过程。在被中医医生认知之前，中药植株或者动物，通过自身的自组织，形成自身的稳态，中医医生辨识了初始稳态，开始通过种植、饲养进行干预，使之形成新的稳态，并在一次次种植、饲养过程中不断积累、优化，以及在临床应用中不断积累药性药效知识，促进中药学的理论研究和临床实践发展。针灸信息学则以经络、穴位稳态的形成、辨识、干预、新稳态形成、再辨识、再干预、再形成过程为研究内容，穴位经络之间通过自组织功能形成经络体系的稳态，中医医生通过认知稳态，干预稳态，以针刺或艾灸刺激经络穴位体系的自组织级联反应，产生新的稳态。这个过程中不断摸索着刺激数量、刺激强度、刺激位置的变化，形成新的针灸处方，并在一次次循环中积累经验，形成了知识。中医药信息学下各学科都遵循这个原理。

二、中医药信息学方法论体系

中医药信息学方法论体系主要包括一个方法和两个准则，即中医药信息方法，中医药信息不确定准则与相似性准则。

1. 中医药信息方法

信息科学以信息为主要研究对象，以信息的运动规律和应用方法为主要研究内容，以计算机等技术为主要研究工具，采用人机结合的信息方法。其特点是以信息为基础，把系统的运动看作是信息的变换过程，完全撇开系统的具体运动形式，即研究系统怎样获取、传递、运用和储存信息从而达到目的；从信息的整个流程进行综合考察，以获得系统的整体性的认识。

中医药信息学以中医药信息方法为研究方法。中医药信息方法是以人类思维结合机器思维，对人体稳态进行辨识和干预，在辨识、干预、再辨识、再干预的中医药稳态信息流程中，以人类指向性思维为主，发挥机器发散性思维的创新能力，借助机器思维进行人机结合，以提高对人体稳态的辨识、干预效果。

中医药信息方法的重点在于人机结合，但并不是单纯求新求快，而是要训练机器思维以符合中医理论和逻辑，并与人类思维相结合，以人为主。中医药信息方法论遵循不确定性准则和相似性准则，最终目的是通过提高中医药信息利用的能力，解决阻碍中医药学发展的瓶颈问题，即提高中医临床疗效。

2. 中医药信息不确定准则

在中医药信息学的研究过程中，不确定性是始终存在的第一准则。

因为对人体稳态的认知具有个体、关联、规模、尺度、维度的不同，而对稳态的辨识具有体验、现象、整体、动态的特点，决定了不同辨识者对于相同稳态的辨识结果是不同的，同一个辨识者在不同时间点，其获得的辨识信息也是不同的。所以对于稳态的辨识是不确定的。

因为辨识的不确定性，知识储备、经验积累、思维方式的不同，对于相同稳态采取的干预措施是不确定的，不同的干预者会通过不同的他组织来进行干预，因而"他组织"也是不确定的。

因为"自组织"过程是在有生命的人体中产生的，无法直接观察，也无法直接干预，所有的"他组织"都只能是引发"自组织"的级联反应，而这个级联反应的发生过程和路径都是无法预测的，相同的"他组织"施加于不同个体的稳态引发的"自组织"级联反应是不同的，相同的"他组织"在不同时间点施加于同一个体的稳态，其引发的"自组织"级联反应也可能是不同的，只能在反应结束后，根据新形成的稳态来反馈干预的效果。因而新稳态的形成过程也是不确定的。

3. 相似性准则

在对稳态的辨识、干预过程中，始终遵循相似性准则。

自从第一次辨识稳态形成了积累，之后对于稳态的辨识都一定会吸收、利用之前积累的经验，而这个吸收利用的过程，是根据相似性思维来进行的。无论八纲辨证、三焦辨证、卫气营血辨证、脏腑辨证，都是根据知识储备，选择相似的稳态辨识结果，而这个相似，并不是完全相同，只是某个维度、某个尺度、某个规模上的"象相似"。

在辨识基础上进行干预时，也始终遵循相似性原则。不断积累的经验形成了无数的干预模板，在稳态相似的基础上，可以选择相似的干预措施，实施相似的他组织。而这个相似也只能是某个维度、尺度、规模上的"象相似"。

第二节　中医药信息学学科建设

一、学科发展历程

中医药信息学是一门由中医药学与信息学融合产生的、以中医药信息为研究对象，旨在提高中医药信息获取、转化、传播和利用能力的新兴交叉学科，是信息科学迅速发展并渗透到中医药各个研究领域的自然产物，亦是中医药自身发展的必然要求。在需求的驱动以及科研人员的不断努力下，中医药信息学科的建设和发展取得了丰硕成果。

（一）起步阶段（20 世纪 70 年代—2008 年）

20 世纪 70 年代，中国中医科学院中医药信息研究所开始研制中医药学主题词表，该词表于 1987 年正式出版。自 1984 年中国中医科学院中医药信息研究所开始进行中医药学大型数据库的建设，包括中医药期刊文献数据库、疾病诊疗数据库和各类中药数据库等。1992 年，北京中医药大学创建了中医学信息研究室。20 世纪 90 年代末，中医药信息学这一概念开始出现在文献中，施诚在 1997 年发表了会议论文《中医药信息学——内涵、特点与难点》，介绍了中医药信息学的基础和信息分类特点等内容。2008 年崔蒙团队发表了《论建立中医药信息学》，提出学科内涵、外延，成为学科诞生的标志。

（二）蓬勃发展阶段（2009—2017 年）

1. 国家重点学科、研究室建设

2009 年国家中医药管理局设立第一批中医药信息学重点（培育）学科，建设单位分别为中国中医科学院中医药信息研究所和湖北中医药大学。同年，中国中医科学院中医药信息研究所成为国家中医药管理局中医药信息应用方法学重点研究室和中医药信息数字化三级实验室建设单位，北京中医药大学成为中药信息工程重点研究室建设单位。2012 年国家中医药管理局新增南京中医药大学、北京中医药大学、安徽中医药大学、成都中医药大学、中国中医科学院广安门医院、浙江中医药大学、山西省中西医结合医院、江西中医药大学、上海中医药大学附属曙光医院、湖南中医药大学和广州中医药大学共 11 家机构为中医药信息学重点学科建设单位，截至 2017 年全国共有 13 家国家中医药管理局二级培育学科中医药信息学的重点学科建设单位。重点学科的建立，有力地促进了中医药信息学学术发展，大大提高了中医药信息学在全国范围的影响力。

2. 学科理论进一步成熟

崔蒙团队联合浙江大学、北京中医药大学、广安门医院等围绕学科设置等方面开展研究，2015 年起陆续出版《中医药信息学》系列丛书（10 个分册），提出并全方位阐述了学科理论体系，成为学科成熟的里程碑。

3. 中医药信息平台加速建设

面向国家规划要求及市场需求，中医药信息学领域开发出一批应用系统用于提高中医药领域信息资源获取、挖掘和利用效率，"国医典藏"中医古籍数字资源库、"古今医案云平台"、"中医临床辅助诊疗系统"等相关研究成果得到广泛应用并产生了显著的经济和社会效益。中医药信息学数据挖掘成果获得诸多科技奖励，如"基于名老中医临床诊疗数据的知识发现方法学及应用示范"获得中华中医药学会科学技术奖二等奖，"基于信息技术的名老中医王自立学术思想、临证经验数据挖掘""基于古今医案数据分析的内科疾病证治规律研究"获得中华中医药学会科学技术奖三等奖。

（三）高水平发展阶段（2018 年至今）

人工智能技术取得了巨大的突破，随着机器学习能力以及算法和算力的提升，面向健康中国和数字中国的战略需求，中医药信息学也迈向高质量发展的新阶段，将建设规范化的学科教材体系、人才梯队、评价机制、多维平台，打造形成"医信结合""医工结合"的交叉学科。

为推动中医药学术发展，培养高层次中医药人才和产生高水平创新性成果，国家中医药管理局于 2023 年建设高水平中医药重点学科，确定清华大学、江西中医药大学、潍坊医学院、浙江中医药大学附属第一医院和北京中医药大学东直门医院 5 家单位为中医药信息学交叉创新类培育学科项目建设单位。

二、人 才 培 养

1. 院校人才培养

院校教育是中医药信息化人才队伍培养的主阵地、中医药信息学学科的主要载体。中医药信息学研究生教育早于本科教育，当前中医药信息学本科教育尚未形成体系，研究生教育成为中医药信息学人才培养的主要途径。研究生教育方面，1986 年国务院学位委员会批准中国中医科学院为情报学硕士学位授权点，是我国医学领域最早的情报学硕士学位授权点之一。2011 年，中国中医科学院、广州中医药大学和江西中医药大学等自主设立了中医药信息学二级学科硕士学位授权点，截至 2022 年全国已有中国中医科学院、广州中医药大学、长春中医药大学、成都中医药大学、江西中医药大学、安徽中医药大学、南京中医药大学、浙江中医药大学、湖南中医药大学和湖北中医药大学 10 所高校或科研院所在中医学、中西医结合或工学一级学科下设置中医药信息学二级学科硕士/博士学位授权点。2006 年中国中医科学院中医药信息研究所设立中医药信息学博士后科研工作站。

本科教育方面，1996 年湖北中医学院开设了《中国医学信息学》选修课，并在七年制中医学专业试点为必修课。自 2001 年起，湖南中医药大学开设计算机科学与技术专业，随后南京中医药大学、广州中医药大学、河南中医药大学、江西中医药大学等院校相继开设；2002 年，湖北中医药大学、安徽中医药大学率先开设信息管理与信息系统专业；2003 年，北京中医药大学中医信息学研究中心主编出版了《中医信息学》，并在北京中医药大学开设选修课程。自 2005 年起，湖北中医药大学开设医学信息工程专业，随后广州中医药大学、安徽中医药大学等多所中医药院校开设。截至 2022 年，全国共有 22 所中医药类大学设置了信息学相关本科专业，包括医学信息工程、信息管理与信息系统、计算机科学与技术、数据科学与大数据技术、软件工程、大数据管理与应用、物联网工程、人工智能和智能医学工程等。中医药信息学相关专业本科课程主要涵盖中医药学基础知识、信息管理基础与技能、计算机知识与技能、数学与数理统计，以及人工智能、机器学习等新方法新技术方面的学习和探索。

2. 中医药信息学继续教育

中医药信息继续教育随着中医药信息化建设的步伐逐渐发展，是中医药信息化人员专业知识和技能更新、补充和拓展的重要途径。中医药信息继续教育可追溯到 1979 年湖北中医学院主办的中医学控制论学术研讨会。1995 年国家中医药管理局依托湖北中医学院建立全国中医医院信息管理中心，不定期开展中医药信息化人才培训。2011 年起中国中医科学院中医药信息研究所每年承担国家中医药管理局继续教育项目，培训内容主要围绕中医药情报、中医药信息学等相关学科领域开展，为中医药领域专业人员提供提升中医药信息能力、中医药情报能力的学习渠道。中国中医科学院中医药信息研究所自 2020 年起每年举办"学术周"活动，为中医药信息学领域科研人员提供学术交流和学习的途径。

三、社会服务

中国中医药信息学会、中华中医药学会中医药信息学专业委员会、中国中西医结合学会信息专业委员会和世界中医药学会联合会信息专业委员会等中医药信息学相关学术团体汇集中医药信息学领域专业人才，提高中医药信息领域专家凝聚力。学术团体通过组织有影响力的学术会议，有力地推动了学科发展，为中医药信息学学术交流和知识传播提供专业平台。

1994 年中医药信息领域第一本期刊《中国中医药信息杂志》创刊，为中医药信息化人员搭建了学术交流平台，《中国中医药图书情报杂志》《中医药信息》《医学信息学杂志》《中华医学信息导报》等专业的学科出版物为领域研究成果提供传播与共享的渠道，是推动学术创新的重要平台，高质量的出版物为读者提供一流的信息服务。

中医药信息学著作较多，具有代表性的有秦玉龙主编出版的《实用中医信息学》（2001 年），任廷革主编的《中医信息学》（2003 年），毛树松等主编的《中医医院信息化研究进展与新技术应用》（2013 年），崔蒙等主编的"中医药信息学" 11 部丛书（2015 年起陆续出版），阿孜古丽·吾拉木等主编的《智能中医信息处理技术与应用》（2021 年）和田贵华等主编的《智能中医学概论》（2021 年）。中医药信息学学术著作涉及基础理论和应用技术，著作的出版对学科知识积累、传播和普及中医药信息化知识具有重要意义。

中医古籍保护对传承和发展中医学具有重要意义，2007 年中央机构编制委员会办公室批准国家图书馆加挂"国家古籍保护中心"牌子，中心的成立对我国古籍包括中医古籍的保护起到了推动作用。2009 年、2012 年文化部先后批准中国中医科学院图书馆为"国家级古籍修复中心"和"中医行业古籍保护中心"，推动了我国中医古籍的修复、保护、传播和深度利用。

中国中医科学院中医药信息研究所是国家中医药管理局中国中医药文献检索中心，目前已经在全国发展了 20 个分中心，分布在福建、广东、黑龙江、上海、浙江、江西、重庆、陕西、贵州和山东等全国各地，为全国高校、科研院所提供中医药文献检索及科技查新服务。2023 年初国家中医药管理局中国中医药文献检索中心牵头组织制定的《中医药科技查新技术规范》发布，该标准对提高中医药科技查新工作科学化与规范化水平、提高科技文献检索与查新评价服务质量具有重要意义。

四、学科建设展望

中医药信息学是由中医药学与信息学相互渗透所产生的新兴学科，是一门发展中的交叉学科，在迎来发展机遇的同时也面临着诸多挑战。计算机科学的迅猛发展以及信息技术的广泛应用为中医药信息学的发展带来了新的机遇，随着中医药信息学研究成果在中医药各个领域的深入应用并取得了良好成效，中医药信息学也受到政府和学界的广泛重视。

1. 学科边界与领域不断拓展

随着中医药信息学在中医、中药和针灸等领域的不断拓展和应用，加之新兴信息技术与中医药信息学的融合和发展，中医药信息学已经由传统的中医药情报服务和图书馆服务拓展出中医药信息标准、中医药知识组织、中医临床信息研究、中药信息研究和中医智能诊疗等方向。伴随研究的不断深入及各学科的交叉融合，中医药信息学必然会诞生新的分支或领域，譬如中医药与生物信息学的融合可能碰撞出中医药生物信息学，为深入挖掘中医药引起的生物系统在分子水平上的变化提供新的途径；健康信息学主要研究健康教育、健康信息行为和远程医疗等，若与中医药学融合产生中医药健康信息学，可促进中医药健康教育发展，进一步提高中医药的普及度。

2. 中医药信息资源高质量发展

大数据时代背景下中医药领域信息资源增长迅速，信息冗余、信息污染和信息失真等信息资源质量问题越来越普遍。建立完善的中医药信息资源质量评估体系及高质量信息资源标准体系，是保证信息资源的科学性、准确性、完整性、真实性和可用性的重要前提，对解决中医药信息质量最优化问题、提高信息资源利用率、促进信息服务、实现信息价值具有深远意义。

3. 持续推进中医药与信息技术融合

信息技术的应用为中医药领域名老中医经验传承、中医临床信息分析、中药信息工程建设、中医智能诊疗与远程医疗提供了新路径，但要产生重大突破还面临着诸多挑战。在运用数据挖掘等技术分析来源广泛、容量庞杂的中医临床诊疗数据，深入挖掘名老中医经验的过程中，缺乏中医药经验传承数据类标准，在一定程度上限制了中医药传承信息化的发展；利用现代生物医学工程、人工智能等技术，研制和开发可应用于中医临床实践的智能诊疗装备，客观化收集和处理中医临床诊疗信息从而辅助基层中医开展临床诊疗研究，患者外在体征（舌脉等）与疾病的非定向对应关系以及中医诊疗行为中蕴含的大量隐性知识等都是中医四诊客观化以及中医智能诊疗领域亟待解决的问题；中药材质量控制、中药智能制造等过程中如何解析众多参数、优化反馈控制模型是当前中药信息工程领域的难点。中医药信息学领域加快中医药经验传承数据类标准的研制，深入应用云计算、大数据、物联网、移动互联和人工智能技术对解决中医药信息学领域研究当前困境具有重要意义。

4. 中医药信息学教育展望

中医药信息学学科教育体系对学科人才培养具有重要意义，同时教育教学也是中医药信息学学科知识传播的主要手段。我国中医药信息学没有系统的本科教育，研究生教育是培养中医药信息学人才的主要手段，研究生主要是情报学专业和中医药信息学专业，分别授予管理学和医学学位，研究生本科生源来自管理学、工学或中医学相关专业，因此本科学习课程设置缺乏中医药学与信息学交叉内容。中医药高等院校作为我国中医药信息化人才培养的主力军，应当深化专业群教育教学改革，打破管理学、中医学、中药学等学科界限，加强交叉学科专业知识内容，增加相关核心课程，以弥补当前中医药信息学本科教育缺失的现状。中医药信息学研究生教育的课程不固定，多是根据各院校的需求和培养目标设置的，各院校培养出的学生差异性较大，同时研究生教育受导师专业性影响较大，因此应当通过内部培养、人才引进、外部聘用等多种形式汇聚多学科背景、多专业知识、多实践技能的人才，增强中医药信息学师资力量。

第三节　中医药信息化发展历程

信息化作为引领中医药传承创新发展的先导力量，是促进中医药传承创新、实现振兴发展的重要支撑。没有信息化就没有现代化，信息化为中华民族带来了千载难逢的机遇。以数字化、网络化、智能化为特征的信息化浪潮蓬勃兴起，云计算、大数据、物联网、人工智能等新一代信息技术迅速发展应用，为中医药信息化发展营造了强大势能、创造了广阔的发展空间，对"互联网+中医药"融合发展提出了更高的要求，带来了更大的可能。我国中医药信息化发展萌芽于 20 世纪 70 年代后期，2007 年第一个五年规划纲要发布，中医药信息化进入了全面发力建设的阶段，2019 年中共中央、国务院《关于促进中医药传承创新发展的意见》将中医药信息化提高到前所未有的高度，中医药信息化迎来了跨越式、高质量发展阶段，取得了显著成绩。

一、建设与发展历程

（一）起步与兴起（20 世纪 70 年代后期—2007 年）

1. 起步建设

20 世纪 70 年代后期，先进的计算机设备和技术不断被引进和采用，医疗卫生领域信息化建设起步，中医药领域信息化主要是计算机在中医临床诊断、辨证论治方面的应用，初步开发了中医临床诊断、专家诊疗等单机系统，作为辅助中医诊断的设备和软件系统，如湖北在武汉大学李国平院士和名老中医黄绳武教授的指导下率先在全国成立中医学控制论研究室，开展中医诊疗计算机应用研究。1979 年 7 月举办首届"全国中医学控制论研究学术讨论会"，开启了计算机应用在中医行业的新时期，极大地推动了我国医用计算机技术的发展和应用。据不完全统计，近千个中医专家系统在这之后陆续研发并应用于临床，其中湖北中医学院附属医院、北京中医医院、湖南中医学院等研发的"名老中医专家系统"均获得科技进步奖。北京中医医院开发应用的"关幼波中医肝病专家系统"在国内外产生了很大影响。中国中医研究院开始"中医药文献检索系统"研究。同时，先后出版《控制中医学——中医学证治系统分析》《中医计算机模拟及专家系统概论》等专著。

2. 加速发展

20 世纪 80 年代中期，卫生部立项"计算机在我国医院管理中应用的预测研究"课题，一些医院开发出基于部门管理的单机管理系统，如门诊收费、出入院管理、药房管理、病案统计管理等；90 年代，国家重点攻关项目"医院综合信息系统研究""军字一号工程"立项，开启医院信息化建设的发展热潮，以财务管理为主的医院管理系统在全国推广应用，中医医院信息化也随之不断建设，传统手工业务不断被计算机化，门诊收费、药品划价、住院病人费用管理、工资管理、药库管理等小型管理软件被开发和应用，医院信息化建设从单机独立应用、局部联网逐步走向至全院网络化。1993 年，国家中医药管理局组织编制了全国统一的中医病案管理信息系统，并在全国地市级以上中医医院推广应用和培训，逐步实现了我国中医医院统计、病案管理现代化。1995 年发布第一个中医药信息国家标准《中医病证分类与代码》（GB/T 15657—1995），为中医药走向国际奠定了基础，对世界各国认识中医药、了解中医药、使用中医药具有非常重要的现实意义和极为深远的历史意义。1997 年，国家中医药管理局依托湖北中医学院建立了全国中医医院信息管理中心，研发了中医医院信息管理系统。

3. 全面推进

2003 年，国家中医药管理局出台了《中医医院信息化建设基本规范（试行）》，加强与推进中医医院信息化建设，规范中医医院信息工作，是中医医院走向全面信息化的重要标志。各地中医医院纷纷将信息化建设作为方便病人就诊、提高医院管理水平的主要手段，运用计算机、网络、通信等信息技术，不断满足患者与医院管理的多种需求，建立和应用中医医院信息管理系统。2005 年，国家组织召开中医药信息化工作研讨会，研究讨论全国中医药信息化建设举措。2007 年 3 月，出台了首个中医药信息化建设五年规划《中医药信息化建设"十一五"规划纲要》，明确提出中医药电子政务系统、中医药公共信息系统、中医医疗服务信息系统、中医药科技和教育信息系统 4 大建设任务 13 个项目，为"十一五"时期中医药信息化建设与发展明确前进方向和具体要求。

（二）跨越式建设（2008—2017 年）

1. 把握机遇推动建设

2009 年中共中央、国务院印发《关于深化医药卫生体制改革的意见》，将信息系统列为"四梁八柱"之一，明确提出加快医疗卫生信息系统建设。国家狠抓中医药电子政务、机构内部网络、门户网站以及基础数据库建设，重点开展了中医药电子政务系统、政府网站和行政管理网络建设，完善了办公业务软件，建立了统一的公文处理和信息交换平台，实现了机关办公业务的自动化和网络化；组织开展了中医医院信息化示范工作，全国评选出 20 家中医医院信息化建设示范单位，开始引领、辐射和带动区域中医医院信息化建设；中医临床科研信息共享系统在中医医院临床科研中得到推广应用，进行了中医临床研究基地信息共享与开发技术平台构建研究；建立了一批影响全行业、支撑中医药主要业务的基础性、战略性数据库；中医药信息学首次被国家中医药管理局列入重点学科建设范围。19 所中医药高等院校开设中医药信息学相关专业，中医药综合统计调查制度试点顺利进行。初步构建与卫生信息标准相融合的中医药信息标准体系，发布《中医药信息标准体系表》，

101 项中医药信息标准研究与制定项目实施。

2. 顶层设计整体规划

国家规划方面，2011 年 10 月，《国务院关于落实〈中华人民共和国国民经济和社会发展第十二个五年规划纲要〉主要目标和任务工作分工的通知》，将国家中医药管理局列入实施医药卫生信息化建设工程的主要负责部门之一。2012 年 5 月，《"十二五"国家政务信息化工程建设规划》在"全民健康保障信息化工程"中，明确提出"完善以疾病控制网络为主体的中西医协同的公共卫生管理信息系统，建立城乡居民电子健康档案和中西医电子病历"等建设内容。同时，注重在国家中医药、医疗健康等领域中规划中医药信息化内容，如《中医药发展战略规划纲要（2016—2030 年）》《中医药健康服务发展规划（2015—2020 年）》《国务院办公厅关于促进"互联网+医疗健康"发展的意见》《国务院办公厅关于促进和规范健康医疗大数据应用发展的指导意见》等文件中，明确提出中医药信息化建设的具体举措和任务。行业规划方面，2012 年 6 月，国家中医药管理局与卫生部联合发布《关于加强卫生信息化建设的指导意见》，提出"完善中医药信息系统建设"的主要任务。2012 年 8 月，国家中医药管理局、卫生部、人力资源和社会保障部等 5 部委联合印发《关于实施基层中医药服务能力提升工程的意见》，提出开展县级中医医院信息化建设、基层中医药服务情况信息统计和动态监测工作，及时向社会公布基层中医药服务信息等主要任务，并在其实施方案中明确县级中医医院信息化建设项目为重点项目。国家中医药管理局先后出台《中医药信息化建设"十二五"规划》《中医药信息化发展"十三五"规划》，提出了中医药信息平台建设、业务应用系统建设、提升医疗服务保障能力、促进大数据应用、推动"互联网+中医药"服务、加强保障体系等任务。2017 年 12 月，印发《关于推进中医药健康服务与互联网融合发展的指导意见》，提出加快中医药医疗、养生保健、健康养老、文化、健康旅游、服务贸易等与互联网创新成果深度融合，推动实现个性化、便捷化、共享化、精准化、智能化的中医药健康服务。

3. 信息平台加速建设

2015 年国家启动实施基层医疗卫生机构中医诊疗区（中医馆）健康信息平台建设项目，构建国家、省两级中医馆健康信息平台，31 个省建立了省级中医药数据中心并明确了专职依托机构，加强了硬件设施配置，研发中医电子病历、辨证论治、知识库、远程教育等信息化软件并提供服务；截至 2022 年，平台已接入 1.65 万家中医馆，注册医生 4.4 万人，完成接诊病人 1600 多万人次，切实提升了基层中医药服务能力。《"十二五"国家政务信息化工程》将全民健康保障信息化工程列入 15 个重大电子政务工程，中医药首次被纳入国家政务信息化工程。该项目 2017 年启动实施，中医药部分主要建设部署中医药政务协同管理、中医药经验传承、中医药服务项目监管、中医医疗广告动态监管、中医药标准服务、中医预防保健监管与服务、中医药专科专病信息服务、中药品种基础数据服务、中医临床业务基本信息共享服务 9 个中医药业务应用系统，建立支持跨地区、跨部门、跨领域的信息资源共享与交换平台，促进纵向贯通、横向互通，实现中医药与医疗健康业务协同、信息互联互通，推进中医药信息高效、快捷和安全传输。

4. 以中医电子病历为核心的医院信息化不断推进

各级各类中医医院锚定新医改提出的"以医院管理和电子病历为重点推进医院信息化建设"要求，开始不同程度地建立和应用中医电子病历，医院信息化建设也逐渐从管理信息系统扩展到中医电子病历（EMR）、实验室信息系统（LIS）、影像归档和通信系统（PACS）等临床信息系统的应用。2009 年卫生部和国家中医药管理局联合出台《电子病历基本架构与数据标准》，2010 年国家中医药管理局出台《中医电子病历基本规范（试行）》，推进中医电子病历建设，规范中医电子病历的临床使用。之后陆续开展中医电子病历试点工作，举办中医电子病历建设与应用培训，在全国推动以中医电子病历为核心的中医医院信息化建设。2011 年，修订出台了《中医医院信息化建设基本规范》和《中医医院信息系统基本功能规范》，将中医电子病历系统和医院信息集成平台作为重要内容进行规范。2012 年，国家拨付专款加强 592 家国家扶贫开发工作重点县中医医院信息化建设，夯实信息化基础设施，优化和完善系统功能模块，基本建立满足中医医院业务需求的医院信息系统。通过政策引导、经费投入、人才培训、标准制定等举措，2014年第一届中国中医药信息大会数据显示全国82.25%的中医医院建立了医院信息系统，53.7%建立了中医电子病历。

（三）高质量发展（2018年以来）

1. 政策举措指明方向

《中共中央、国务院关于促进中医药传承创新发展的意见》专节提出"以信息化支撑服务体系建设"，实施"互联网+中医药健康服务"行动，依托现有资源建设国家和省级中医药数据中心。2022年，国务院办公厅印发《"十四五"中医药发展规划》，将"提升中医药信息化水平"作为强化中医药发展支撑保障的主要任务。2023年，国务院办公厅印发《中医药振兴发展重大工程实施方案》，部署了8大重点工程26个建设项目，信息化建设内容涉及6项重点工程、12个建设项目，专门设置中医药数字便民和综合统计体系建设项目。联合国家卫健委开展就医诊疗、结算支付等10项"互联网+医疗健康"便民惠民活动，出台《"十四五"中医药信息化发展规划》。这些政策和任务为中医药信息化高质量发展提供了新理念新思路，指明了前进方向，部署了前进路线图。2020年，国家设立国家中医药管理局监测统计中心，具体承担行业信息化建设、统计工作，解决了中医药行业没有专门的支撑机构问题。2022年4月，国家统计局批复实施《国家中医药综合统计制度》，填补了中医药统计工作的空白，目前正在稳步推进国家和省两级中医药综合统计服务平台建设，推动实现中医药综合统计数据网络直报和大数据管理。

2. 数字便民惠民服务取得积极成效

2018年以来，互联网与中医药健康服务深度融合如火如荼，持续推进"互联网+医疗健康""五个一"服务行动，催生了"互联网+中医医疗"的新模式新业态，涌现了一批"中医药+互联网"的商业模式、知识库、APP、智能终端和产品，应用互联网开展预约分诊、分时段就诊、候诊提醒、报告查询打印等，微信、支付宝、自助机等支付结算广泛应用，开展即时结算、诊间结算，中医云、网络中医院、掌上中医院、智慧中医诊所、智慧中药房等新业态逐步兴起与推广应用。调研数据显示，86.98%的三级中医医院、52.81%的二级中医医院能够提供"互联网+医疗"服务，主要集中在诊疗费用支付、检验检查结果等服务。中医院不同程度地开展"数据多跑路，患者少跑腿"活动，通过线上服务畅通中医门诊诊前、诊间、诊后信息化环节，逐步减少挂号、缴费、取药、取单、检查检验等环节的跑动。

3. 中医医院建设迈向智慧化

智慧中医医院建设不断推进，创新中医医疗服务模式、便民惠民服务举措，大力建设中医医院信息集成平台，整合与共享医院内部信息资源。2022年中医医院信息化建设现状数据显示，98.50%的三级中医医院建立门（急）诊医生工作站，99.81%建立住院医生工作站，90.28%建立中医电子病历系统，47.29%建成医院信息集成平台，研发应用中医辅助诊疗、中医体质辨识、名老中医经验传承等具有中医药特点的信息系统。国家专门试点中央直属（管）中医医院信息集成平台项目，探索构建三甲医院中医医疗信息集成平台，通过统一的信息采集、转换、质控和上报系统，建立覆盖医院各个信息系统的数据库，实现院间数据的互联互通与信息交换通道，服务于患者。

4. 数智赋能中医药迈入新阶段

随着云计算、大数据、物联网、移动互联网、5G等信息技术广泛应用于中医药领域，催生了一批中医药数字健康应用场景，为中医药的传承创新和发展创造了巨大空间。大批中药企业围绕智能制造，以数字化、智能化重塑中药生产流程，通过工艺优化、设备自动化升级及信息系统打通融合的方式建立数字化全自动化生产线，打造中药智能制造车间，实现产品全生命周期协同管理。如在中药材前处理环节集成信息化、集成化、网络化数据系统，实现中药生产前处理工艺的"精准智造"；在生产包装环节，实现从分装、塑封、装箱、码垛、入库等环节的全流程自动化生产。研发中医智能辨证诊治辅助系统、针灸数字智能化辅助诊疗系统、红外热断层扫描仪、经络检测仪、面诊仪、舌诊仪、脉诊仪、四诊仪等数字化设备，将中医"望、闻、问、切"的传统主观诊断结果以数字量化形式展现出来，专业的中医专家团队对数据结果进行临床分析，为体检客户提供健康指导。应用大数据理念和知识工程技术方法，研究中医临床数据结构化与知识关联方法学，积极开展数据标准、知识表达、知识获取、知识编码、知识关联等方面研究。

二、发展主要特点

1. 各级各类管理层越来越重视信息化支撑作用

党中央、国务院高度重视信息化和中医药工作，实施网络强国战略，加快建设数字中国，传承创新中医药发展，深化健康医疗大数据应用。各级政府出台的中医药发展意见、规划和行动中，几乎都将信息化提到前所未有的高度，对中医药信息化建设提出具体的任务要求和建设举措。国家中医药管理局连续出台"十一五""十二五""十三五""十四五"中医药信息化规划，从单个系统建设到网络化系统应用，再到信息平台加速推进，到与新一代信息技术全面融合推进中医药信息化高质量发展。可以说，从 20 世纪中医医院信息化伊始以来，信息化建设越来越受到各级领导的重视，成立领导小组或建设委员会，将信息化贯穿到行业管理和医疗业务中，研究制定信息化规划和计划，设立信息化部门，建立专业人才队伍，夯实信息基础设施，建成信息平台和业务应用系统。政策制定方面，除中医药作为卫生健康的重要组成部分，制定出台具有中医药特点的专项规划外，国家中医药管理局与国家卫健委联合出台多个规划、指导意见、管理规范等，如《关于加强卫生信息化建设的指导意见》《"十四五"全民健康信息化规划》《全国基层医疗卫生机构信息化建设标准与规范（试行）》《全国公共卫生信息化建设标准与规范（试行）》。

2. 中医药信息化服务逐步多样化

中医药信息化服务转变最快、提供最好的特别是中医医院信息化建设带来的便民惠民服务。中医医院从伊始的单机应用发展到当前"互联网+中医医疗"新业态，信息化服务也从挂号收费、药品划价、财务管理、药房药库管理、人事管理等为医院传统管理服务转变到医生工作站、护士工作站、临床实验室系统、医学影像系统、中药制剂管理、中药煎药等为医院临床医技服务，到分时段预约挂号、智能导医分诊、候诊在线提醒、检验检查结果推送、移动支付、脱卡支付等多种便民惠民服务，以及中医电子病历、医院信息集成平台、中医临床研究分析系统、智慧中药房等互联互通与智慧化服务。面对人民群众日益增长的中医药健康服务需求，中医医院不断应用现代信息技术寻求多样化的中医医疗服务、便民惠民服务的方法和手段，为患者提供优质满意的中医诊疗服务和多样就医健康信息服务，如预约挂号、诊疗费用支付、检验检查结果查询等便民的"互联网+医疗"服务。但与医疗健康信息化服务相比差距较大，云计算、大数据、物联网、人工智能、区块链、5G、智能穿戴设备等新技术应用更深入，三级公立医院更加重视以电子病历为核心的医院信息化、智慧化建设，电子病历应用水平全国平均级别比中医医院高 0.39，健康医疗大数据试点启动，智慧医疗、云健康计划等一批智慧健康项目开展，智能医学影像、病例文献分析、智能陪护机器人、医疗语音识别等产品应用广泛。

3. 中医药特色优势不断深化与展现

中医药信息化研究者将计算机引入中医药领域之初，就注重中医药特色优势在系统产品中的体现，如早期开发的中医临床诊断、辨证论治等系统，但受限于硬件条件和软件开发能力，其水平主要处于研究层面未能深入应用。随着信息技术不断进步与发展，在医疗健康服务领域，研究开发出遵循中医诊疗规律、体现辨证论治思想的中医临床科研一体化系统、中医体质辨识系统、中医辅助诊疗系统、名老中医经验传承系统等，并不断应用于各级各类医院，如 20.17%的三级中医医院应用了中医辅助诊疗系统、15.18%的应用了名老中医经验传承系统。推进大数据的研究，开展中医临床大数据知识研究，推进大数据、人工智能等技术与中医药传承创新的结合，探索发现真实世界中医临床诊疗数据中的"事实与规律"。用自动化技术赋能中药房，建设智慧中药房和共享中药房，提供中药处方审方点评、中药代煎配送、用药咨询指导等服务。

4. 信息标准逐步得到制定与应用

信息标准是中医医院信息化建设与发展的基础性工作，也是医院信息互联互通、数据交换共享的关键。1995 年发布的国家标准《中医病证分类与代码》在中医医院中得到广泛应用，为推进中医医疗服务规范化、标准化管理发挥了重要作用，2021 年进行了二次修订。基于中医病证分类与代码标准，第 72 届世界卫生大会审议通过国际疾病分类第 11 次修订本（ICD-11），首次纳入起源于中医药的传统医学章节。2015 年，国家启动实施的中医药信息标准研究与制定项目，目前已发布了106 项中医药信息团体标准。虽然中医药信息标准体系不断健全完善，但中医药信息行业标准缺失，远少于制订、修订的 285 项医疗健康信息行业标准。

在国际标准方面，我国在传统医药信息国际标准化工作处于领先地位，2008 年就开始参与国际标准化组织健康信息学技术委员会（ISO/TC 215）相关活动；2009 年，国际标准化组织中医药技术委员会（ISO/TC 249）成立，包括术语与信息学等 6 个工作组；2012 年，ISO/TC 215 与 ISO/TC 249 联合成立中医药信息联合工作组（JWG1），主要开展中医药信息国际标准研究工作；国际标准化组织（International Organization for Standardization，ISO）先后发布《中医药文献元数据》等 18 项中医药信息国际标准，均由我国专家担任项目负责人。

三、发 展 展 望

我国数字经济转向深化应用、规范发展、普惠共享的新阶段，中医药信息化高质量发展必须贯彻"创新、协调、绿色、开放、共享"的新发展理念，以信息化支撑中医药服务体系建设为主线，坚持数字技术引领和赋能，加强数字中医药基础建设、业数融合、智慧服务、数据赋能、技术攻关等，全力支撑中医药治理体系和治理能力现代化建设。

1. 夯实中医药信息化高质量发展基础

以绿色集约、高效智能、应用驱动为导向，依托现有资源建好国家和省级中医药数据中心，强化数字转型和智能升级，夯实管理职能，充实人才队伍，增强数据管理和应用能力，作好顶层规划和统筹协调，全面落实各项政策举措，优化升级计算资源、存储资源、应用支撑平台等基础设施，提升中医药行业算力算效水平。建立多元化投入机制，引导社会投入，提高资金使用效益和建设效能。构建人才、标准、安全三位一体的支撑保障体系，建立数字中医药人才实训基地，培养一批具有自主创新能力、掌握关键技术的数字化转型领军人才，熟知中医药、掌握数字技能的"数字工匠"和卓越工程师，形成适应数字经济时代的高水平队伍；优先制定、修订中医药分类编码、系统共享、数据治理等标准，多形式开展标准应用推广培训、实施咨询服务，加快推进中医病证分类与代码、中医医院信息化建设相关标准的应用；全面贯彻数据安全法、网络安全法、个人信息保护法，落实网络安全与数据安全责任，积极开展等级保护、安全审查、风险评估，研究云大物移智应用带来的安全风险。

2. 持续推动中医药业务与数字技术深度融合

统筹完善全民健康保障信息工程建立的中医药综合管理、经验传承、临床业务、预防保健、专科专病、中药服务、标准服务等系统，持续推动互联网、大数据、人工智能、5G、智能感知等数字技术的深度融合与集成应用，建设一批中医药数字化应用场景。加快各级中医医疗机构规范接入区域全民健康信息平台，构建与全民健康信息平台互联互通的中医药信息平台，畅通部门、区域、行业之间的数据共享通道，加强数据集成和协调联动。培育数字技术、数据资源驱动的"互联网+中医药健康服务"新业态，发展数字化管理、网络化协同、智能化服务、个性化定制等新模式，打造中医治未病智慧云，提供中医养生保健互联网服务，创新中医药数字教育，加强中医药数字化实验室、虚拟仿真实验室等建设，开发一批以中医基础理论、中医临床实践为重点的慕课、微课、精品资源共享课和视频公开课，开发创作基于增强现实、虚拟现实、人工智能等技术的沉浸式体验的中医药文化精品佳作和科普作品，研发中医药健康旅游数字化产品。

3. 深入推进中医医疗智慧化服务

坚持"强龙头、建基层、补短板、强弱项"原则，持续推进"互联网+医疗健康""五个一"服务行动，在二级以上中医医院推广数字中医医疗便民惠民典型示范，提供普惠便捷的数字中医药便民服务。在中医医院设立首席信息官、首席数据官，完善以中医电子病历为核心的医院信息平台功能，推动"一体化"共享、"一站式"结算等服务，研发应用具有中医药特色的名老中医传承系统、中医智能辅助诊疗系统、智慧中药房等，提供智能化的临床诊疗决策支持，建成智慧医疗、智慧服务、智慧管理"三位一体"的智慧中医医院。以信息化基础较差的县级中医医院为重点，支持中医电子病历建设，加强便民服务、医疗服务、医疗管理、运营管理、后勤管理和人力资源管理等基础系统应用，依托第三方机房"云化"部署信息系统。中医医院牵头建立的城市医疗集团或县域医共体应主动开展智慧化建设，部署医院管理、医疗服务等一体化平台和远程医疗中心、共享中药房等，提供远程医疗服务和统一规范的中药药学服务，实现医联体内双向转诊、检查检验结果互认共享、中药制剂共享、中药同质化服务等。

4. 不断强化数据要素赋能中医药

数据作为数字经济的核心生产要素，正成为科技创新的突破点。中医药领域应发挥数据这一新生产要素的关键作用，加快构建制度完善、方法科学、过程可控的中医药综合统计体系，建立数据采集报送、传输处理、存储管理、发布共享等一体化系统，建成中医药综合统计数据资源库。以中医药数据资源开发利用、共享流通、全生命周期管理为重点，建立健全中医药数据要素资源体系和数据治理机制，规范中医药数据全链条管理，强化中医药多源异构数据的融合集成，提高异构数据互操作能力，激发数据要素价值，聚焦数据的标注、清洗、脱敏、聚合、分析等环节，研究中医药数据分析挖掘数字化技术方法，促进数据、技术、场景深度融合，开展基于数据的政策分析、理论研究、技术创新、应用深化，培育发展一批面向不同场景的数据应用产品，提升数据资源价值和赋能作用，高质量供给引领中医药信息化发展新需求。

5. 加快中医药关键数字技术攻关

充分释放数字生产力，深入实施中医药关键数字技术攻关行动，建立中医药数字化和智能装备研究机构、产业创新联盟，聚焦高质量发展的重点领域与重点方向，推进大数据、物联网、人工智能等数字技术与中医药基础和特色技术研究的深度融合，活态传承名老中医学术经验、老药工传统技艺等。加快中医诊疗信息采集、识别、处理与分析的方法和技术研究，构建中医古籍人工智能技术应用平台和中医药知识服务系统，研发一批脉诊仪、舌诊仪等智能中医设备和智能器具。开展中医临床大数据知识工程，应用大数据理念和知识工程技术方法，整合中医临床数据，开展包括数据标准、知识获取、知识组织、知识编码、知识表达、知识关联等研究，挖掘出新的规律和诊治方法，构建精准化中医临床诊断、干预与评价模型，绘制中医临床知识图谱，探索发现真实世界中医临床诊疗数据中的"事实与规律"。利用基于人工智能的图像识别和表情分析等技术开展中医"望闻问切"，为患者提供更加精准的药方和解决办法。

本 章 小 结

中医药信息学的基本概念与原理在不断发展和变化，学科理论框架由开始的偏向于信息学逐渐向中医药学偏移，在此基础上学科内涵与外延也在不断更新，中医药信息学方法论体系包括一个方法和两个准则，即中医药信息方法和中医药信息不确定准则与相似性准则；中医药信息学经历了起步发展、蓬勃发展到达当前高水平发展阶段，在发展过程中产生了大量研究成果，学科当前没有系统的本科教育，研究生教育是培养中医药信息学人才的主要手段，继续教育为学科专业人员提供知识和技能更新的途径；中医药信息化经历了起步发展、跨越式发展到达高质量发展阶段，政策举措提出和落实、信息技术的迅猛发展、信息标准的逐步完善都在不断推进中医药信息化进程。

（肖　勇、沈绍武、高　博、高　曼）

参 考 文 献

陈伟，2012. 中医药信息化建设机遇与挑战并存——解读《中医药信息化建设"十二五"规划》. 中国信息界（e 医疗），（8）：25-27.

崔蒙，李海燕，杨硕，等，2016. 中医药信息学教育发展历程回顾与学科发展现状分析. 中国中医药图书情报杂志，40（2）：1-5.

崔蒙，尹爱宁，李海燕，等，2008. 论建立中医药信息学. 中医杂志，（3）：267-269+278.

傅昊阳，徐飞龙，范美玉，2019. 论医院健康医疗大数据治理及体系构建. 中国中医药图书情报杂志，43（3）：1-5.

国家卫生健康委，国家医疗保障局，国家中医药管理局. 关于深入推进"互联网+医疗健康""五个一"服务行动的通知.（2020-12-04）[2024-02-23]. http://www.gov.cn/zhengce/zhengceku/2020-12/10/content_5568777.htm.

国家中医药管理局. 中医电子病历基本规范（试行）（2010-04-21）[2024-02-23]. http://www.natcm.gov.cn/yizhengsi/gongzuodongtai/2018-03-24/3079.html.

国家中医药管理局. 中医药信息化建设"十一五"规划纲要.（2007-03-23）[2024-02-23]. http://www.gov.cn/zwgk/2007-04/02/content_569150.htm.

国家中医药管理局. 中医药信息化建设"十三五"规划.（2016-11-30）[2024-02-23]. https://mp.weixin.qq.com/s/FCo7yhaBiSS07k7Sn7AP1Q.

李后卿，郭紫，2017. 大数据战略背景下我国医学信息教育的战略发展方向. 中华医学图书情报杂志，26（9）：1-6.

刘晓强，华永良，薛成兵，2016. 我国医院信息化发展历程浅析. 中国卫生信息管理杂志，13（2）：142-152.

沈绍武，肖勇，陈伟，2010. 我国中医药信息化建设与发展的思考. 医学信息学杂志. 31（7）：1-4.

施诚，1997. 中医药信息学——内涵特点与难点. 中国医药信息学大会.

舒亚玲，沈绍武，肖勇，等，2018. 我国中医药信息标准化建设现状及其思考. 医学信息学杂志，39（7）：46-49，65.

宋立荣，2012. 网络信息资源中信息质量评价研究述评. 科技管理研究，32（22）：51-56.

王俊，郭丽，吴建盛，等，2017. 大数据背景下的生物信息学研究现状. 南京邮电大学学报（自然科学版），37（4）：62-67.

王伟，2010. 我国高等医学信息教育 25 周年发展历程述要与评价. 中华医学图书情报杂志，19（11）：4-7.

肖勇，白文斌，孙静，等，2021. 我国中医医院网络安全建设历程及展望. 医学信息学杂志，42（10）：2-5+10.

肖勇，任子健，田双桂，等，2021. 我国中医药信息教育发展历程与展望. 医学信息学杂志，42（11）：36-41.

肖勇，沈绍武，2013. 我国中医药信息化发展战略思考. 中国中医药信息杂志，20（9）：3-5.

肖勇，沈绍武，毛树松，等，2022. 我国中医药统计发展历程及展望. 医学信息学杂志，43（8）：20-23+38.

肖勇，沈绍武，孙静，等，2020. 后疫情时代中医药信息化建设与发展的思考. 时珍国医国药，31（12）：3055-3057.

肖勇，沈绍武，田双桂，2021. 我国中医医院信息化建设发展历程及展望. 医学信息学杂志，42（7）：2-6+11.

肖勇，沈绍武，吴小华，2020. 我国中医医院信息化建设思考. 医学信息学杂志，41（12）：2-6.

徐金伟，2016. 我国网络空间安全建设历程的回顾与思考. 网络空间安全，7（8）：4-6.

徐向东，胡建平，张学高，2019. 从技术架构演变看医院信息化发展历程. 中国卫生信息管理杂志，16（4）：389-394.

查先进，陈明红，2010. 信息资源质量评估研究. 中国图书馆学报，36（2）：46-55.

张艺然，朱佳卿，李强，等，2021. 我国中医药信息标准发展历程及展望. 医学信息学杂志，42（7）：7-11.

张宇希，胡建平，周光华，等，2021. "十三五"时期卫生健康信息化发展及展望. 中国卫生信息管理杂志，18（3）：297-302.

曾钊，刘娟，2016. 中共中央国务院印发《"健康中国 2030"规划纲要》. 中华人民共和国国务院公报，（32）：5-20.

中共中央，国务院. 关于深化医药卫生体制改革的意见.（2009-04-08）[2024-02-23]. http://www.gov.cn/test/2009-04/08/content_1280069.htm.

中共中央，国务院. 关于促进中医药传承创新发展的意见.（2019-10-20）[2024-02-23]. http://www.gov.cn/zhengce/2019-10/26/content_5445336.htm.

第二章 中医药信息标准

第一节 概　　述

一、标准的基本概念

1. 标准与标准化

GB/T 20000.1—2014《标准化工作指南　第1部分：标准化和相关活动的通用术语》对"标准化"和"标准"定义如下："标准化"是为了在既定范围内获得最佳秩序，促进共同效益，对现实问题或潜在问题确立共同使用和重复使用的条款以及编制、发布和应用文件的活动。通过标准化活动，按照规定的程序经协商一致制定，为各种活动或其结果提供规则、指南或特性，供共同使用和重复使用的文件，即为"标准"。标准化不是一个孤立的事务，而是一个活动过程。

2. 中医药标准与标准化

中医药标准是指为在中医药领域内获得最佳秩序，实现最佳共同效益，以中医药科学、技术和经验的综合成果为基础，按规定的程序和要求，经各有关方协调一致制定并由各相关方公认的机构批准，以一定形式发布的规范性文件。中医药标准化是指综合运用"简化、统一化、系列化、通用化、组合化、模块化"的标准化方法，对中医药医疗、保健、科研、教育、产业、文化和管理等各个环节、过程和对象，通过制定各项规范性文件并予以贯彻实施等一系列措施，达到推动中医药学术发展，促进中医药成果推广，规范中医药行业管理，保障中医药质量安全，推进中医药现代化，促进中医药国际传播，取得良好的经济效益和社会效益等目的的一系列活动过程。

3. 中医药信息标准

从狭义上来讲，信息标准就是在信息的产生、传输、交换和处理时采用的统一的规则、概念、名词、术语、传输格式、表达格式和代码，即信息表达的标准，实质上就是在一定范围内人们能共同使用的对某类、某些、某个客体抽象的描述与表达。广义的信息标准涉及信息处理的全过程，包括信息传递与通信，数据流程，信息处理的技术与方法，信息处理设备等。

中医药信息标准是指中医药信息在采集、处理、交换、传输、利用等过程中所遵循的标准，主要研究范围包括中医医疗保健、中医药统计管理、中医药科学研究、中医药文献资源管理、中药资源开发与利用，以及中药生产流通等领域的信息化、数字化和智能化过程中所需标准，目的是使中医药信息和数据达到兼容和一致，减少信息和数据的重复和冗余，促进各个独立信息系统间的"互操作"，以及与其他健康信息系统之间的兼容与协调。

二、中医药标准化的目的和意义

1. 标准化是推动中医药学术发展的必然要求

标准是一门学科成熟度的重要标志，是体现学术发展和技术水平的重要方面。通过集中中医药行业专家的智慧，建立科学研究、成果转化与临床实践紧密结合的内在运行机制，对中医药标准进行制修订，形成广泛共识、最佳方案和技术操作规范。中医药标准的制定、实施、修订、再实施、再修订的不断循环的过程，就是不断推动中医药传承创新、成果转化、学术进步的过程。

2. 标准化是保持和发挥中医药特色优势的有效措施

通过对中医药的内在属性、知识理论体系、防病治病原则、技术方法等进行系统整理，运用现代标准化形式，将中医药已有的理论成果和诊疗方法完整保存固定下来，并推广使用，形成可运行的机制体制，能更好地促进中医药特色优势的发挥。

3. 标准化是规范中医药行业管理的重要手段

标准是管理部门履行管理职能、加强市场监管、强化高效管理、提供优质公共服务的重要手段。中医药标准化规范中医医疗、教育、科研等行为，在遵循中医药自身发展规律的前提下，使中医药的管理更加科学、公正、公开、透明，有利于提高中医药行业管理水平。

4. 标准化是保障中医药质量安全的基本依据

标准是质量安全的前提和基础，提升中医药服务质量是推进标准化工作的出发点和落脚点。中医药标准是规范中医医疗服务的基本准则，是中药产品从原材料采购、加工到销售整个流程的质量安全技术要求，是医患双方合法权益的依据。中医药质量安全标准的实施，可进一步提高中医药医疗服务水平。

5. 标准化是中医药成果推广与传播的重要形式

标准具有权威性、共识性，是中医药实践经验、科研成果的技术规范，一经发布，易被广泛传播和应用。随着中医药标准的研究制定和中医药标准体系的系统性建设，越来越多的中医药成果将通过中医药标准应用推广被广泛传播。

6. 标准化是推进中医药信息化的重要途径

没有信息化就没有现代化，中医药信息化是中医药现代化的重要表现。标准化是全面推进信息化的技术支撑和重要基础。开展中医药信息标准的研究与制定，能够为中医药信息化建设与高质量发展指引方向，是提升中医药科学管理水平和创新能力，更好地适应时代需求，促进中医药信息化发展的重要途径。

7. 标准化是促进中医药国际传播的迫切需要

标准是国际沟通和交流的桥梁，是打破贸易壁垒的有效技术手段，是中医药走向国际的重要途径。通过中医药标准化，使中医药产品、服务达到国际技术交流合作与贸易的条件要求，推动中医药资源优势转化为产业、文化和经济优势，保持我国中医药在国际传统医学领域的话语权和应有地位。中医药国际标准的制定和实施，为各国中医药活动建立最佳秩序、达成共识、相互交流提供基础和依据。

三、标准的分类

（一）按标准的主体划分

按照标准制定的主体，标准可以分为国际标准、区域标准、国家标准、行业标准、地方标准、团体标准和企业标准。国家标准、行业标准和地方标准属于政府主导制定的标准，团体标准、企业标准属于市场主体自主制定的标准。

1. 国际标准

GB/T1.2—2020《标准化工作导则 第2部分：以ISO/IEC标准化文件为基础的标准化文件起草规则》确立了以ISO/IEC标准化文件为基础起草国家标准化文件的总体原则和要求，将适用的我国标准化文件严格限定为国家标准化文件，将依据的国际标准化文件确定为ISO/IEC标准化文件。

国际标准发布后在世界范围内适用，作为世界各国进行贸易和技术交流的基本准则和统一要求。

2. 区域标准

区域标准是指区域标准化组织或区域标准化组织通过并公开发布的标准，且在这些标准化组织之间通用。区域标准的种类往往是按制定区域标准的组织进行划分。目前有影响的区域标准主要有欧洲标准化委员会（CEN）标准、欧洲电工标准化委员会（CENELEC）标准、欧洲电信标准学会（ETSI）标准等。

3. 国家标准

国家标准是指由国家标准化管理委员会通过并公开发布的标准，是关系到国家经济、技术发展的标准化对象所制定的标准，在全国各行业、各地区都适用。国家标准的编号由国家标准代号、标准发布顺序号和发布的年号组成。如强制性标准的代号为"GB"，推荐性标准的代号为"GB/T"，国家军用标准的代号为"GJB"，国家标准指导性技术文件的代号为"GB/Z"。

4. 行业标准

行业标准是在国家的某个行业通过并公开发布的标准。我国行业标准是指没有推荐性国家标准而又需在全国某个行业范围内统一的技术标准，目前我国有67个行业标准代号，例如DL（电力）、公共安全（GA）、通信（YD）、卫生（WS）、中医（ZY）等。

5. 地方标准

GB/T 20000.1-2014《标准化工作指南　第1部分：标准化和相关活动的通用术语》对地方标准定义为，在国家的某个地区通过并公开发布的标准。为满足地方自然条件、风俗习惯等特殊技术要求，可以制定地方标准。行业标准、地方标准是推荐性标准。

6. 团体标准

团体标准是指由学会、协会、商会、联合会、产业技术联盟等社会团体协调相关市场主体共同制定的满足市场和创新需要的标准。团体标准编号宜由团体标准代号、团体代号、团体标准顺序号和年代号组成。其中，团体标准代号是固定的，为"T/"；团体代号由各团体自主拟定，例如T/CIATCM 094—2020。

7. 企业标准

企业标准是由企业自行制定或与其他企业联合制定，在该企业内部或联合企业范围内使用的产品标准、技术标准、管理和工作标准等，企业标准一般以"Q"作为企业标准的开头。

（二）按标准的约束力划分

标准的约束力是指对于实施标准的强制性程度。按照标准约束力，一般可分为强制性标准、推荐性标准、标准化指导性技术文件三类。

1. 强制性标准

强制性标准是指国家运用行政和法律手段强制实施的标准。在我国，凡是涉及安全、卫生、健康方面的标准，保证产品技术衔接及互换配套的标准，通用的试验、检验方法标准，国家需要控制的重要产品或服务的标准，都是强制性标准。

2. 推荐性标准

推荐性标准又称为非强制性标准或自愿性标准，是指在生产、交换、使用等方面，通过经济手段或市场调节而自愿采用的一类标准。推荐性标准包括推荐性国家标准、行业标准和地方标准。

3. 标准化指导性技术文件

标准化指导性技术文件是为仍处于技术发展过程中（为变化快的技术领域）的标准化工作提供指南或信息，供科研、设计、生产、使用和管理等有关人员参考使用而制定的标准文件。

（三）按编制标准的目的划分

编制标准的目的不同，标准的技术内容就会不同。从编制标准的目的维度对标准进行分类，可以将标准划分成不同的目的类别。

1. 基础标准

基础标准是指以相互理解为编制目的形成的具有广泛适用范围的标准。基础标准是制定其他标准的基础，基础标准常常会被其他标准所引用。

2. 技术标准

技术标准是指以保证可用性、互换性、兼容性、相互配合或品种控制为目的制定，规定标准化对象需要满足的技术要求的标准，如规程标准、规范标准都属于技术标准。其制定针对的是技术问题。

3. 管理标准

管理标准是指针对标准化领域中需要协调统一的管理事项所制定的标准。

4. 工作标准

工作标准是指对标准化领域中需要协调统一的工作事项而制定的标准。

（四）按标准化的对象划分

标准化对象是某标准化领域内"需要标准化的主题"。从标准化对象维度对标准进行分类，可以将某标准化领域内的标准划分成不同的对象类别，将标准划分为产品标准、过程标准和服务标准。

（五）按标准内容的功能划分

对于同一个标准化领域，相同的标准化对象，如果标准所提供的功能不同，其核心技术要素的内容就会不同，标准的结构和表述形式也会不同。从标准核心技术要素的内容维度可以将标准划分为术语标准、符号标准、分类标准、试验标准、规范标准、规程标准、指南标准等不同的功能类型。

四、中医药信息标准的发展历程与现状

1. 中医药标准管理制度不断健全

随着中医药信息标准化建设需求不断增加，中医药信息标准化重要性越来越受到重视，政策支持和管理力度逐渐加大。国家中医药管理局分别于 2003 年、2006 年印发《中医药标准制定程序规定》《中医药标准化项目管理暂行办法》；2015 年，国务院印发《深化标准化工作改革方案》的通知，改革标准体系和标准化管理体制，建立政府主导制定的标准与市场自主制定的标准协同发展、协调配套的新型标准体系；2019 年，国家标准化管理委员会、民政部《团体标准管理规定》，规范、引导和监督团体标准化工作；2023 年，国家中医药管理局印发了《中医药团体标准管理办法》，进一步推动中医药标准高质量发展，规范、引导和监督中医药团体标准化工作；2023 年，国家中医药管理局印发《中医药标准管理办法》，规定起草组应当按照《标准化工作导则》（GB/T1）、《标准编写规则》（GB/T 20001）、《标准中特定内容的起草》（GB/T 20002）等要求起草中医药标准征求意见稿、编制说明及有关材料。

2. 中医药信息标准体系顶层规划设计不断完善

国家中医药管理局 2007 年印发《中医药信息化建设"十一五"规划纲要》，提出制定一批体现科学性、先进性、实用性的中医药信息标准和规范；2012 年印发《中医药标准化中长期发展规划纲要（2011—2020 年）》，进一步提出开展中医药信息基础标准和应用标准的研究制定；2013 年印发《中医药信息标准体系表（试行）》，规定了中医药信息标准体系的层次结构、分类类目、标准代码编制方法和标准明细表；2022 年印发《"十四五"中医药信息化发展规划》，具体指出要"健全中医药信息标准体系，优先制修订中医药分类编码、系统共享、数据治理、数据安全等信息标准及中医药统计指标元、中医医疗服务统计数据标准，加强与医疗健康信息标准协同对接，培育发展团体标准。发挥学术团体、行业协会的作用，多形式开展标准应用推广培训、实施咨询服务，强化中医病证分类与代码、中医医院信息化建设相关标准的应用。积极参与国际标准化组织和世界卫生组织的标准化活动，提升参与中医药信息国际标准化活动的能力"。2023 年国家市场监督管理总局、国家标准化管理委员会发布了国家标准 GB/T 42410-2023《健康信息学、中医药信息标准特征描述框架》，进一步明确了中医药信息标准的范围，设计了体现中医药信息特征的顶层标准体系框架，指导中医药信息标准的制修订与管理实施，对推动中医药信息标准化建设具有里程碑意义，这些中医药信息标准化建设顶层性、指导性文件，为今后中医药信息标准制修订工作提供导向和依据。

3. 中医药信息国际标准研制取得较大突破

2008 年，中医药领域专家开始参与国际标准化组织健康信息学技术委员会（ISO/TC 215）相关活动；2009 年国际标准化组织中医药技术委员会（TSO/TC 249）成立，建立了术语与信息学等 6 个工作组；2012 年 ISO/TC 215 与 ISO/TC 249 联合成立中医药信息联合工作组（JWG1），2017 年我国专家担任了 ISO/TC 249/JWG1 召集人的工作，负责组织开展中医药信息国际标准研制工作，积极争取在国际传统医药信息标准制定方面的话语权。截至 2023 年，国际标准化组织（ISO）发布我国专家牵头研制的《中医药学语言系统语义网络框架》《中医药文献元数据》等 23 项中医药信息国际标准，占已发布中医药信息国际标准总数的四分之三以上，标准内容涉及中医药信息标准体系框架与分类、中医药数据集分类、中医药术语系统语义网络框架、中药分类编码规则、针灸语义分类结构、中医脉诊波形格式等标准，奠定了我国在传统医药信息国际标准化工作的引领地位（表 2-1）。

表 2-1　我国牵头的中医药信息国际标准明细表

序号	标准号	标准名称
1	ISO/TS 17938：2014	中医药学语言系统语义网络框架
2	ISO/TS 17948：2014	中医药文献元数据
3	ISO/TS 18790-1：2015	中医药信息标准体系框架与分类
4	ISO/TS 16843-2：2015	针刺表示的语义分类结构第 2 部分：进针
5	ISO/TS 16843-4：2017	针刺语义分类结构第 4 部分：经络
6	ISO 19465：2017	中医临床术语系统分类
7	ISO/TS 22990：2019	支持中西医结合临床术语系统的分类框架
8	ISO/TS 22558：2019	中医药数据集分类
9	ISO 18668-1：2016	中药编码规则
10	ISO 18668-2：2017	中药饮片编码体系
11	ISO 18668-3：2017	中药材编码体系
12	ISO 18668-4：2017	中药颗粒剂编码体系
13	ISO 20333：2017	中药供应链编码规则
14	ISO 20334：2018	中药方剂编码体系
15	ISO/TS 22835：2018	中药饮片配伍信息模型
16	ISO/TS 23303：2020	中药生产工艺的语义分类框架
17	ISO/TS 23030：2020	中药饮片处方临床文档规范
18	ISO 22894：2020	脉诊波形格式
19	ISO/TS 16843-6：2022	针刺语义分类结构第 6 部分：针刺效应
20	ISO/TS 5568：2022	中医药人类生物样本信息标识元数据
21	ISO/TS 5118：2022	中医药临床实践指南评价的语义分类结构
22	ISO/TS 5346：2022	中医临床决策支持系统的语义分类结构
23	ISO/TS 5044：2023	中成药质量控制信息模型

4. 中医药信息国家标准研制有序开展

2002 年国家标准《全国主要产品分类与代码 第 1 部分：可运输标准（中药部分）》发布；2010年国家中医药管理局出台《中医电子病历基本规范（试行）》，规范中医医疗机构电子病历管理和临床使用；2011 年《中医医院信息化建设基本规范》和《中医医院信息系统基本功能规范》发布，为进一步加强和规范中医医院信息化建设发挥作用。近年来，中医药信息国家标准同步转化为国际标准，以及国际标准采纳为国家标准的情况较多，2015 年以来，《中药编码规则及编码》《健康信息学中医药数据集分类》《健康信息学 中医药学语言系统语义网络框架》等 7 项中医药信息国家标准发布（表 2-2）。

表 2-2 中医药信息国家标准明细表

序号	标准号	标准名称
1	GB/T 31774-2015	中药编码规则及编码
2	GB/T 31773-2015	中药方剂编码规则及编码
3	GB/T 31775-2015	中药在供应链管理中的编码与表示
4	GB/T 38324-2019	健康信息学 中医药学语言系统语义网络框架
5	GB/T 38327-2019	健康信息学 中医药数据集分类
6	GB/T 15657-2021	中医病证分类与代码
7	GB/T 42410-2023	健康信息学 中医药信息标准特征描述框架

5. 中医药信息团体标准研制蓬勃发展

目前我国中医药标准化管理工作逐步形成以政府为主导，各社会团体负责具体组织实施，各中医药标准化专业技术委员会为技术管理核心，以中医医疗、教育、科研等机构为主体承担标准制修订和推广实施任务，统一领导、分级负责、权责清晰、上下结合的标准管理体制。国家中医药管理局高度重视中医药信息标准化建设，2015 年设立 101 项中医药信息标准研究与制定项目，并将其作为"十三五"期间中医药信息化建设的一项重点工程项目，该专项是中医药信息领域第一次大规模开展的信息标准研究与制定工作，到 2023 年，中医药信息领域已发布团体标准 106 项，包含了中医药信息化名词术语、信息分类与代码、数据元值域代码、基本数据集、信息系统功能规范、建设指南、管理规范等标准（见表 2-3），覆盖中医药电子政务、临床医疗、临床药物、临床护理、医院管理和中医馆等多个领域，初步构建了与卫生信息标准相融合的中医药信息标准体系。这些标准成为推进中医医疗服务等各方面信息规范化与标准化管理的基础，对促进中医诊疗信息有效互联互通具有积极意义，为后续中医药信息标准相关研究奠定基础。

表 2-3 中医药信息团体标准概况

序号	一级类目	二级类目	三级类目	标准数量	合计
1	信息基础标准	名词术语类	名词术语	1	11
		标准通则类	体系表	1	
			编制通则	1	
		分类代码类	信息分类与代码	7	
		其他基础类	框架类	1	

续表

序号	一级类目	二级类目	三级类目	标准数量	合计
2	信息技术标准	信息资源技术类	数据元	20	79
			数据集	26	
			其他技术类	3	
		应用系统技术类	系统功能规范	22	
			接口技术规范	2	
			共享文档规范	2	
			其他规范类	4	
3	信息管理标准	应用系统管理类	建设指南	14	16
		其他管理类	管理规范	2	
总计			106		

第二节　中医药信息标准体系

一、中医药信息标准体系框架

（一）标准体系相关概念

1. 标准体系

标准体系是一定范围内的标准按其内在联系形成的科学的有机整体。

2. 标准体系模型

标准体系模型是用于表达、描述标准体系的目标、边界、范围、环境、结构关系并反映标准化发展规划的模型。

3. 标准体系框架

标准体系框架是一种标准体系模型，给出了当前一定范围内的标准按照其内在联系形成的二维或多维架构，用以表达标准体系的构思、设想、整体规划，是表达标准体系概念的模型。

4. 标准体系表

标准体系表是一种标准体系模型，通常包括标准体系结构图、标准明细表，还可以包含标准统计表和编制说明。构建标准体系是运用系统论指导标准化工作的一种方法，主要表现为编制标准体系框架和标准体系表，是编制标准制修订规划和计划的依据。通过构建标准体系表，明确了标准化对象，限定了标准化范围，厘清了一定领域内标准化工作的内部逻辑结构和制修订优先级，避免标准冗余和重复制定，有利于构建层次结构清晰、功能完善的高质量标准，促进标准制修订的统筹协调和技术指导，进一步深化对标准建设的指导和管理，为中长期标准工作计划和规划的制定提供导向。

（二）行业规范性文件《中医药信息标准体系表（试行）》

中医药信息标准体系构建是一项复杂系统工程，也是一项长期动态发展的建设性工作。2013年，国家中医药管理局印发了《中医药信息标准体系表（试行）》（简称《体系表》），规定了中医药信息标准体系的层次结构（图2-1）、分类类目、标准代码编制方法和标准明细表，适用于中医药医疗、保健、科研、教学、产业、文化等领域的信息标准化，也适用于指导中医药行业管理、出版、社团及国际交流等的信息标准化工作，可用于指导中医药信息化规划、建设、运行以及中医药信息化标准的制定、修订与管理。

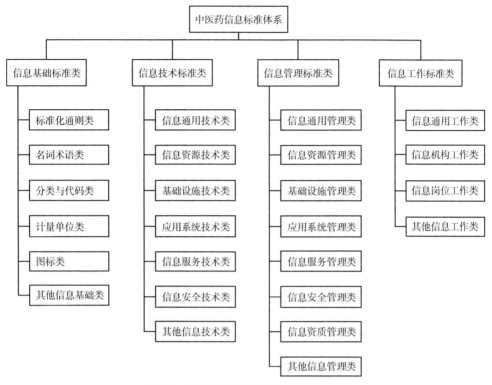

图 2-1　中医药信息标准体系的层次结构

1. 信息基础标准类

信息基础标准是在中医药信息化范围内作为该领域其他类别标准的基础并普遍使用,具有广泛指导意义的标准。在中医药信息化建设与发展中具有广泛的适用范围或适用于中医药信息领域的通用条款的标准,即在一定范围内作为中医药信息化领域其他类别标准的基础并普遍使用,具有广泛指导意义的标准。

2. 信息技术标准类

信息技术标准是为规范中医药信息化领域中需要协调统一的技术事项所制定的标准。中医药信息标准体系中的技术标准大类下分为信息通用技术类、信息资源技术类、基础设施技术类、应用系统技术类、信息服务技术类、信息安全技术类和其他信息技术类 7 个中类目。

3. 信息管理标准类

信息管理标准是对中医药信息化领域中需要协调统一的管理事项所制定的标准,也就是规范中医药信息化建设的管理,为管理机构行使其管理职能所制定的具有特定管理功能的信息标准。中医药信息标准体系中管理标准大类下分为信息通用管理类、信息资源管理类、基础设施管理类、应用系统管理类、信息服务管理类、信息安全管理类、信息资质管理类和其他信息管理类 8 个中类目。

4. 信息工作标准类

信息工作标准是对中医药信息化领域中需要协调统一的工作事项所制定的标准,一般由中医药机构(企业)自行制定岗位职责和工作定额等内部规范性文件,包括单位内部的工作制度和规章等,主要是单位内部管理的依据和正常工作的保障。依据国家标准化法规定不将工作标准纳入行业认证管理范畴,但为保证中医药信息化标准体系的完整性,将工作标准分类类目列入中医药信息工作标准分类体系之中,但其标准目录不纳入中医药信息标准体系明细表。其类目下分为信息通用工作类、信息机构工作类、信息岗位工作类和其他信息工作类 4 个中类目。

（三）国家标准 GB/T 42410-2023《健康信息学　中医药信息标准特征描述框架》

2015 年，国际标准化组织（ISO）发布了 ISO/TS 18790-1：2015《中医药信息标准体系框架与分类》技术规范，这是 ISO/TC215 与 ISO/TC249 的首个联合工作项目，由中国中医科学院中医药信息研究所牵头研制完成。该项标准对"中医药信息标准"的范围进行了清晰界定，提出了中医药信息标准类别的全面定义和分类方法，建立了中医药信息标准应用和内容描述的共识，区分出不同信息标准的制定过程及其相互关系。2023 年，国家市场监督管理总局、国家标准化管理委员会修改采用了国际标准 ISO/TS 18790-1：2015 并发布了国家标准 GB/T 42410-2023《健康信息学　中医药信息标准特征描述框架》，进一步明确了中医药信息标准的范围，即中医药信息学领域的标准化，包括对中医、中药、针灸、中医药文化、中医药管理等相关领域的信息化所需要的标准进行研制，目的是使中医药信息和数据达到兼容和一致，减少信息和数据的重复及冗余，促进各个独立信息系统间的"互操作"，以及与其他健康信息系统之间的兼容与协调。该标准设计了体现中医药信息特征的顶层标准体系框架，包括业务域、信息化要素和特异度三个维度，"业务域"主要是指中医药信息标准涉及的业务主题范围，包括中医、中药、针灸、中医药文化和中医药管理等相关领域；"信息化要素"是指术语系统、数据、信息系统和智能设备；"特异度"是指概念层、逻辑层和物理层 3 个层次（图 2-2）。

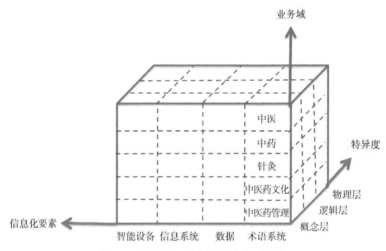

图 2-2　中医药信息标准特征描述框架

1. 中医药业务域维度

业务域主要涉及五个主题范围，其中，中医业务域涵盖中医基础理论、医疗实践、临床研究、养生保健以及中西医结合诊疗等；中药业务域涵盖中药资源、中药材、饮片、中成药、配方颗粒、中药制剂等；针灸业务域涵盖针灸理论、针灸器械、实验研究与临床实践等；中医药文化业务域涵盖中医典籍、中医名家、中医文物、中医史迹以及文化遗产等；中医药管理业务域涵盖对中医药领域的行政、医疗、保健、科研、教育、产业等的规划、结构、组织、控制、处理、评估和报告。

2. 特异度维度

特异度通过定义从抽象到具体的实施规范来对中医药信息标准进行区分，主要分为概念层、逻辑层和物理层。"概念层"涉及共享的基础认识，包括概念模型、战略层面的信息规划与管理等；"逻辑层"考虑附带的细节但不受技术上的约束，关注设计层次上的信息规划与管理；"物理层"指在技术约束下的模型或方案，关注技术细节和操作层次上的信息的管理。

3. 信息化要素维度

信息化要素是从信息学的角度，根据标准化资源所涉及的信息学要素进行分类的维度。主要包括术语系统、数据、信息系统以及智能设备。中医药术语系统信息标准从概念层到物理层的开发需求涉及语义分类结构、语义网络、术语系统的词汇和编码及其计算机形式化表示[如网络本体语言（web ontology language，OWL）]。数据标准从概念层到物理层的开发需求涉及概念数据模型、逻辑数据模型、物理数据模型等，定义中医药信息数据元、元数据、数据集以及临床文档架构标准，用于中医药数据的采集、加工、分析及交换共享。信息系统可被定义为包括硬件、软件、数据、人员和程序共同运行从而产生信息的集合体。硬件、软件、数据库和网络四部分构成信息技术平台。中医药信息系统标准从概念层到物理层的开发需求涉及系统开发的目标、策略、指南和计划、系统功能模型、用例模型、架构模型、物理设计以及安全策略等。智能设备是指任何一种具有计算处理能力的设备、器械或者机器。智能设备具有数字通信功能，而且除了基本用途外，还具有检测硬件或软件故障、障碍、偏差和（或）变化的自动功能。在健康监测、养生保健、疾病诊断、治疗康复、药品生产，以及文化传播等业务活动中均可能应用到中医药智能设备，例如，智能脉诊仪、智能舌诊仪。中医药智能设备的信息标准涉及通信协议、安全协议、传输技术、接口标准等。

　　围绕此框架开发的中医药信息标准具备了更强的操作性、系统性和全面性，并且可以与健康领域的信息标准相互协调、互相补充，共同构成一个完整的卫生信息标准体系，从而实现了中医药信息标准体系的顶层设计，有助于全球中医药信息标准化共识及其与大健康信息标准之间的衔接，对于中医药信息标准体系建设、信息标准制修订、规划计划制定等具有重大和深远意义。

二、中医药信息分类编码与术语语义标准

（一）中医药信息分类编码标准

1. 概述

　　中医药信息分类编码标准是根据分类对象的属性或特征，将对象按照一定的原则和方法进行区分和归类，建立起一定的分类体系和排列顺序，并将对象赋予一定规律、易于计算机和人识别处理的符号，形成代码元素集合，代码元素集合中的代码元素就是赋予编码对象的符号，即编码对象的代码值。GB/T 7027-2002《信息分类和编码的基本原则与方法》规定了信息分类的原则、分类体系架构、编码原则以及编码方法。

2. 通用原则与方法

（1）分类基本原则

1）科学性原则：宜选择事物或概念最稳定的本质属性或特征作为分类的基础和依据。

2）系统性原则：将选定的事物、概念的属性或特征按照一定排列顺序予以系统化，并形成一个科学合理的分类体系。

3）可扩延性：通常要设置收容类目，以保证增加新的事物或概念时，不打乱已建立的分类体系，同时，还应为夏季信息管理系统在本分类体系的基础上进行延扩细化创造条件。

4）兼容性：应与相关标准（包括国际标准）协调一致。

5）综合实用性：分类要从系统工程角度出发，把局部问题放在系统整体中处理，达到系统最优，即在满足系统总任务、总要求的前提下，尽量满足系统内各相关单位的实际需要。

（2）分类方法

1）线分类法：将分类对象按所选定的若干个属性或特征逐次地分成相应的若干个层级的类目，并排成一个有层次的，逐渐展开的分类体系。在这个分类体系中，被划分的类目称为上位类，划分出的类目称为下位类，由一个类目直接划分出来的下一级各类目，彼此称为同位类。同位类类目之间存在着并列关系，下位类与上位类类目之间存在着隶属关系。

2）面分类法：将分类对象的若干属性或特征视为若干个"面"，每个"面"中又可分成彼此

独立的若干个类目。使用时，可根据需要将这些"面"中的类目组合在一起，形成复合类目。

3）混合分类法：是将线分类法和面分类法组合使用，以其中一种分类法为主，另一种作补充的信息分类方法。

（3）编码基本原则

1）唯一性：每一个编码对象仅应有一个代码，一个代码只代表一个编码对象。

2）合理性：代码结构应与分类体系相适应。

3）可扩充性：代码应留有适当的后备容量，以便适应不断扩充的需要。

4）简明性：代码结构应尽量简单，长度尽量短，以便节省机器存储空间和减少代码的差错率。

5）适用性：代码应尽可能反映编码对象的特点，适用于不同的相关应用领域，支持系统集成。

6）规范性：在一个信息分类编码标准中，代码的类型、结构以及代码的编写格式应当统一。

（4）编码方法

应当以应用需求和编码对象的性质为基础，选择适当的代码结构，既要考虑各种代码的编码规则，又要考虑各种代码的优缺点，还要分析代码的一般性特征，选取合适的代码表现形式（图2-3）。

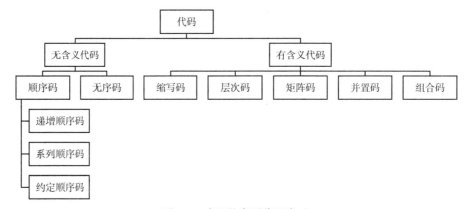

图 2-3　编码的常用代码类型

3. 标准示例：GB/T 31774-2015《中药编码规则及编码》

GB/T 31774-2015《中药编码规则及编码》采用 10 层共 17 位阿拉伯数字（图 2-4）来表达中药的身份信息，共对 1219 种中药材、1603 味中药饮片、1364 种中药配方颗粒、1337 种中药超微饮片和超微配方颗粒进行了分类与编码，达到"一药一码""一药一名"，固定中药"身份证"的效果。

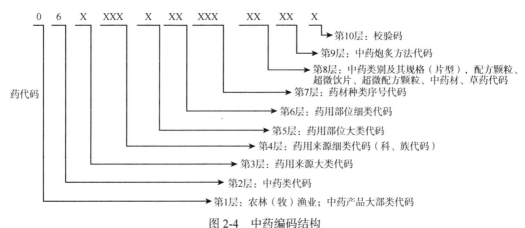

图 2-4　中药编码结构

（二）中医药术语语义标准

1. 概述

中医药术语语义标准是以中医药领域中的术语为标准化对象，通过语义类型和语义关系及其形式化表达，支撑术语系统（terminology system）和各类知识组织系统（knowledge organization system，KOS）构建，也可用于文本数据的语义标注。术语系统是一种人机可读的结构化的概念表示，用于直接或间接地描述特定领域并支持检索和分析的信息系统，例如系统化临床医学术语集（SNOMED-CT）、中医临床术语系统、中医药学语言系统，以及中医药主题词表系统等都属于术语系统。知识组织系统是对人类知识结构进行表达和有组织地阐述的各种语义工具的统称，包括分类法、叙词表、语义网络、概念本体，以及其他情报检索语言与标引语言。中医药术语信息标准从概念层到物理层的开发需求涉及语义分类结构或本体模型、词汇和编码及其计算机形式化表示（如网络本体语言）等。

2. 通用原则与方法

（1）语义分类结构（categorial structure）

语义分类结构是基于范畴论的术语组织方法，用以表达概念类型及其相互关系，其原理是以句中词的概念为网络的节点，以沟通节点之间的有向弧来表示概念与概念之间的语义关系，构成一个彼此相连的网络，以理解自然语言句子的语义。语义类型是用于组织概念层级结构的语义网络的节点，语义类型作为概念的一种属性，每一个概念都至少归属于一种语义类型，语义关系是语义类型之间的关系。通过分类结构的方法，实现相关领域高层级模型的构建，用最小单元组织相关领域的术语，自顶向下地进行术语的设计和集成，其目的在于理解自然语言句子的语义。

（2）本体模型

本体是对概念体系的明确的、形式化、可共享的规范说明，定义了组成主题领域的词汇表的基本术语及其关系，以及结合这些术语和关系来定义词汇表外延的规则。使用该本体所建立的模型可以被其他人员或系统共享。本体构建思路和方法可参考：①ISO/IEC 21838-1：2021（en）Information technology—Top-level ontologies（TLO）— Part 1：Requirements（信息技术-顶层本体 第 1 部分：要求）；②ISO/IEC 21838-2：2021（en）Information technology — Top-level ontologies（TLO）— Part 2：Basic Formal Ontology（BFO）（信息技术-顶层本体 第 2 部分：基本形式本体）。本体的目的是实现领域知识共享、集成和重用。

GB/T 42131-2022《人工智能知识图谱技术框架》规定了本体模型的构建流程，包括：①构建实体类型体系，如实体类型以及实体类型间的上下位关系；②构建实体类型的属性，如属性字段的类型、实体类型的唯一标识属性，以及属性是否具有唯一性等；③确定实体类型间的关系，如关系是否有方向（有向关系和无向关系）、关系是否有传递、是否为 1 对 1 关系等。事件可视为实体的一种，事件类型也可作为本体模型的一部分。

3. 标准示例

（1）针灸领域语义分类结构的系列标准

语义分类结构方法作为一种成熟的标准化方法已有较为广泛的应用，ISO 发布了多项基于语义分类结构的国际标准，例如针灸领域语义分类结构的系列标准 ISO/TS 16843 Health informatics—Categorial structures for representation of acupuncture，该系列标准共包含 6 部分内容，分别是穴位（Acupuncture points）、进针（Needling）、艾灸（Moxibustion）、经络（Meridian and Collateral channels）、拔罐（Cupping）以及针刺效应（Acupuncture effect）。

（2）中医临床术语系统本体模型

中医临床术语系统参考 SNOMED-CT、GB/T 38324-2019《健康信息学 中医药学语言系统语

义网络框架》规定的关系类型，制定了中医临床术语系统的概念间关系，并将其按照三元组的方式进行定义，即"定义域|概念间关系|值域"，图 2-5 为概念间关系示意图。

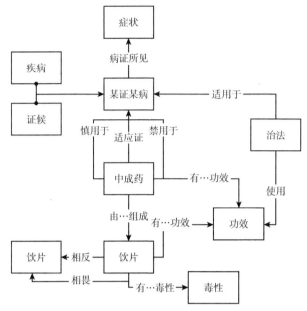

图 2-5 中医临床术语系统概念间关系示意图

三、中医药数据标准

中医药数据标准用于规范各类中医药实践活动所产生的数据，涉及概念数据模型、逻辑数据模型、物理数据模型等，定义了中医药信息数据元、元数据、数据集以及临床文档架构规范。中医药数据标准化包括数据的采集、加工、存储、分析与交换共享的全过程标准化。

（一）数据元标准

1. 数据元相关概念

数据元，即用一组属性规定其定义、标识、表示和允许值的数据单元，由对象类、特性和表示三部分组成。

数据元概念，即能以数据元的形式表示的概念，其描述与任何特定表示法无关。一个数据元概念是由对象类和特性两部分组成，一个数据元概念对应多个数据元。

对象类，可以对其界限和含义进行明确标识，且特性和行为遵循相同规则的观念、抽象概念或现实世界中事物的集合。"对象类"在面向对象的模型中与"类"相对应，在实体-关系模型中与"实体"对应，例如患者、医生、卫生机构等。

特性，即一个对象类所有成员所共有的特征。它构成对象类的内涵，用来区别和描述对象。特性也是概念，对应于面向对象模型或实体-关系模型中的属性，例如"患者"的特性包括身高、体重、血压、脉搏、血型等。特性也可是一般概念或个别概念。作为个别概念的例子有病床总数或医疗收入。

表示：数据元的值域、数据类型的组合，必要时也包括计量单位或表示类。

表示类：表示类型的分类。

值域：允许值的集合。

允许值：在一个特定值域中允许的一个值含义的表达。

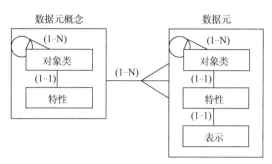

图 2-6　数据元基本模型

数据元在一定语境下，通常用于构建一个语义正确、独立且无歧义的特定概念语义的信息单元。

数据元的组成：数据元概念+表示；数据元概念的组成：对象类+特性，可以认为数据元基本模型如图 2-6 所示。

2. 数据元标准的通用原则与方法

正确、恰当地使用和交换数据的一个先决条件是数据的用户和拥有者对数据元的含义和标识有相同的理解。数据元标准是用于规定数据格式结构的一组标准，数据元标准的实施能够让信息系统访问和使用相同的数据，从而降低数据"冗余"，避免数据名称、数据表示、数据长度、数据含义等不一致的现象，提高信息系统的可靠性与可扩展性。中医药数据元标准规定了中医药各业务领域数据元和数据元值域代码。例如，中医医院管理信息数据元规定了综合统计、护理、资源管理、绩效考评、临床路径、医疗质量以及协同办公等的数据元和数据元值域代码，为中医医院信息系统的落地实施提供了参考，有利于中医医院数据仓库的构建以及公共数据的存储、共享与交换。

（1）中医药数据元的提取原则

中医药数据元提取时要注意两点：第一，作为卫生领域信息数据元目录的组成部分，中医药数据元是可共享卫生领域公共数据元的组成部分，通过扩展卫生领域公共数据元来形成中医药数据元，与已经颁布标准 WS 363-2023《卫生信息数据元目录》一致。第二，数据元的提取方法主要采用"业务流程分析法"，即通过自下而上的方式来实现，具体提取规则和方法如下。

1）确定业务范围：界定所要研究的数据元的范围，确定需要哪些数据元及研究到什么程度。

2）业务流程分析和信息建模：通过对中医药领域业务流程的分析，厘清业务流程中涉及的信息系统，并建立信息模型。

3）基于信息模型提取数据元：信息模型建立以后，分析重复、高频使用的数据元并进行提取。

（2）中医药数据元的分类方法

数据元分类的作用：派生和形成抽象数据元和应用数据元；确保适当属性和属性值的继承；从参照词汇表中派生名称；消除歧义；辨识上位类、同位类和下位类的数据元概念；辨识数据元概念和数据元之间的关系；辅助模块化设计的名称和定义的开发。分类时参考 WS/T 303-2023 以及 WS 363-2023 系列标准，将重点放在研究分析中医药业务领域的特点上，一般使用关键字、主题词表、分类法和本体论作为分类模式，在实际应用中可参考《中国图书分类法》和《中医药学主题词表》等。

数据元分类的基本原则：①科学性原则，类目所代表的事物必须是客观存在的，应有一定数量的这一类数据元，不设没有意义的类目。②实用性原则，类目的设置考虑行业实际，使数据元的分类编目简便、可操作和通用，利于提取和编写数据元。③可扩展原则，保留发展余地，保证分类体系框架能适应中医药领域数据元种类和数量的增长。④兼容性原则，应与相关标准协调一致。⑤稳定性原则，采用实用稳定的因素作为分类依据，同时提高分类体系的可扩展和兼容性，促进稳定性。

数据元类目设置规则：①类目名称，类目名称原则上采用中医药领域通用规范术语，在不影响类目含义的情况下保证词语的简洁。②类目层级，类目层级控制在 2 级以内，设为一级分类和二级分类。

数据元属性：参照 WS/T 303-2023，数据元属性描述符应当包括名称、定义、约束、条件、最多实例数、数据类型、最大长度、字符集、语言、备注等 10 项描述内容。数据元属性规范是依据属性描述符条目和约束条件（表 2-4）对数据元的基本属性和附加类属性进行描述。

表 2-4　数据元属性描述符条目与约束条件

属性描述条目	约束条件	属性描述条目	约束条件
——名称	M	——数据类型	M
——定义	M	——最大长度	O
——约束	M	——字符集	C
——条件	C	——语言	C
——最多实例数	O	——备注	O

约束条件："必选"（M），"条件选"（C），"可选"（O）。

（3）中医药数据元的命名方法

中医药数据元的命名规则应当遵循 WS/T 303-2023 中给出的卫生健康信息数据元命名约定规则，包括语义规则、句法规则、英文名称的词法规则和唯一性规则；数据元命名阅读的实例包括对象类术语、特性术语、表示术语、限定术语和分隔符语义。例如，在数据元"中药类别代码"中，"中药"为对象词，"类别"是特性词，"代码"是表示词。

中医药数据元的定义应遵循 WS/T 303-2023 给出的规则、定义指南等，符合唯一性，使用肯定语句和描述性断句进行阐述，仅可以使用普遍理解的缩略语，禁止加入不同数据元的定义或引用下层概念，使得定义准确、简练、单独成立，避免定义相互依存。

中医药数据元内容标准编写格式规范应当遵循 WS/T 303-2023 给出的标准内容格式规范、目录格式规范。

3. 中医药数据元标准研究现状

为了信息的共享和利用，很多行业都在开展数据元标准的研究。国家卫生数据字典是一个国家卫生数据的元数据资源库，目的是让使用者能够方便地获得数据元和描述数据元的元数据，例如，澳大利亚的国家卫生数据字典已经发展到了 15 版。数据字典的管理涉及数据元著录、规范表达、注册与索引、版本动态维护及在线查询等相关内容。我国在完成健康档案和电子病历基本架构与数据标准研制工作的基础上，通过提取公用数据元，初步形成了我国卫生信息数据字典。2009 年，国家卫生健康委员会出版了一些系列关于卫生领域数据标准，并于 2022 年和 2023 年进行修订，即 WS/T 370-2022《卫生健康信息基本数据集编制标准》、WS/T 303-2023《卫生健康信息数据元标准化规则》、WS/T 304-2023《卫生健康信息数据模式描述指南》、WS/T 305-2023《卫生健康信息数据集元数据标准》、WS/T 306-2023《卫生健康信息数据集分类与编码规则》。2011 年 8 月，卫生部通告了 35 项卫生信息数据元标准颁布和实施，并于 2023 年进行了修订发布，WS/T 363-2023 系列标准（17 个）对"卫生健康信息数据元目录"从总则、标识、人口学及社会经济学特征、健康史、健康危险因素、主诉与症状、体格检查、临床辅助检查、实验室检查、医学诊断、医学评估、计划与干预、卫生健康费用、卫生健康机构、卫生健康人员、药品与医疗器械、卫生健康管理 17 部分进行了标准化；WS/T 364-2023 系列标准则对上述 17 部分的"卫生健康信息数据元值域代码"进行了标准化。

2019～2020 年，中国中医药信息学会颁布了一系列中医药信息团体标准，其中，数据元标准 18 项（表 2-5）。

表2-5　中医药数据元标准列表

序号	标准号	标准名称
1	T/CIATCM 087—2020	中医医院资源管理信息数据元值域代码
2	T/CIATCM 085—2020	中医医院协同办公信息数据元值域代码
3	T/CIATCM 084—2020	中医医院协同办公信息数据元目录
4	T/CIATCM 078—2020	中医医院医疗质量控制信息数据元值域代码
5	T/CIATCM 077—2020	中医医院医疗质量控制信息数据元目录
6	T/CIATCM 072—2020	中医临床路径信息数据元值域代码
7	T/CIATCM 071—2020	中医临床路径信息数据元目录
8	T/CIATCM 060—2020	中医医院经济管理绩效考评信息数据元值域代码
9	T/CIATCM 059—2020	中医医院经济管理绩效考评信息数据元目录
10	T/CIATCM 047—2019	基层医疗卫生机构中医诊疗区（中医馆）健康信息平台信息数据元值域代码
11	T/CIATCM 046—2019	基层医疗卫生机构中医诊疗区（中医馆）健康信息平台信息数据元目录
12	T/CIATCM 033—2019	中医医院资源管理信息数据元目录
13	T/CIATCM 027—2019	中医医院护理管理信息数据元值域代码
14	T/CIATCM 026—2019	中医医院护理管理信息数据元目录
15	T/CIATCM 005—2019	中医药综合统计信息数据元值域代码
16	T/CIATCM 004—2019	中医药综合统计信息数据元目录
17	T/CIATCM 003—2019	中医药信息数据元值域代码
18	T/CIATCM 002—2019	中医药信息数据元目录

（二）元数据标准

1. 元数据相关概念

元数据是"定义和描述数据的数据"，主要是描述数据属性的信息，用以指示数据的存储位置、历史记录、资源查找等；用于描述数据元属性信息时，存储在数据元注册系统（又称数据字典）中。

元数据标准为各种形态的数据资源提供规范和统一的描述方法，在数据资源的管理与利用中发挥着日益重要的作用。一个完整的元数据标准一般包括数据对象的数据项集合、各数据项的定义、著录规则等。目前，在国际上应用最广、影响最大的元数据标准为都柏林核心元数据元素集（Dublin Core Metadata Element Set，DC），我国2010年修改采用作为国家标准GB/T 25100-2010《信息与文献　都柏林核心元数据元素集》。

2. 元数据标准的通用原则与方法

元数据标准的构建应当遵循 GB/T 25100-2010《信息与文献　都柏林核心元数据元素集》（表2-6），在此基础上进行复用和扩展。中医药元数据标准在都柏林核心元数据元素集的基础上，总结相应领域中医药数据自身的特点，提取元数据元素，最后根据 GB/T 41139-2021 给出的元数据标准测试方法和流程，开展元数据标准符合性测试。

表2-6　都柏林核心元数据元素集的元素描述表

元素名	标签	定义
Title	名称	赋予资源的名称
Creator	创建者	创建资源的主要责任者
Subject	主题	资源的主题
Description	描述	资源的说明解释

元素名	标签	定义
Publisher	出版者	使资源可以获得和利用的责任实体
Contributor	其他责任者	对资源作出贡献的其他责任实体
Date	日期	与资源生命周期中的一个事件相关的时刻或一段时间
Type	类型	资源的特征或类型
Format	格式	资源的文件格式，物理媒体或尺寸规格
Identifier	标识符	在特定上下文环境中，给予资源的一个明确的标识
Source	来源	与当前资料来源有关的资源
Language	语种	资源的语种
Relation	关联	相关资源
Coverage	时空范围	资源所涉及的空间或时间主题，资源所适用的空间或者资源所辖的范围
Rights	权限	资源本身的所有者权利信息或被赋予的权利信息

3. 元数据标准示例

ISO/TS 17948：2014 Health informatics-Traditional Chinese medicine literature metadata（健康信息学　中医文献元数据）规定了中医药文献元数据标准化的基本原则和方法，以及中医药文献元数据的基本内容。在 DC 的基础之上，参考了 ISO 13119 Health informatics—Clinical knowledge resources— Metadata、ISO 19115 Geographic information-Metadata 等 ISO 标准，以及 GB/T 20348-2006《中医基础理论术语》等国家标准。

从架构上分析，元数据模型分为 4 个层次：

1）元数据子集（Metadata section）：元数据的子集合，由相关的元数据实体和元素组成。

2）元数据实体（Metadata entity）：一组说明数据相同特征的元数据元素。

3）元数据元素（Metadata element）：元数据的基本单元。

4）元数据元素的细化（Metadata refinement）：与某个元数据元素具有相同意义，但含义更窄的资源属性。

在直接重用了 5 个 DC 的元数据元素、细化了 10 个 DC 的元数据元素基础上，又增加了 9 个中医药领域的特征元素：①直接重用 DC 元数据元素，如类型（Type）、创建者（Creator）、日期（Date）、标识符（Identifier）、语种（Language）；②根据中医药领域逻辑，对 DC 元数据元素进行细化，例如将 DC 中的题名(Title)进一步细化为版心题名(Title on the Fore-edge)、内封题名(Title on the Inside Cover)、书衣题名（Title on the Book Cover）、卷端题名（Title on the First Page of Text）等，其他细化的数据元素还包括创建者、贡献者、格式、描述、日期、主题、来源、范围、关联关系；③添加了具有中医药特色的元数据元素，包括出版地、印刷地、历代医家、中医药学术思想、藏书地点、收藏历史、物理退化、珍贵程度、保存方法。

（三）数据集标准

1. 数据集相关概念

数据集是具有一定主题、可以标识并可以被计算机化处理的数据集合。数据集的属性包括通用属性和特有属性两部分，通用属性包括数据集主题、标识、实体和数据项，又称"基本属性"；特有属性包括类别、区域、专业、学科、建立时间、涉及的疾病等。

随着"大数据"时代的到来，中医药在临床实践、科学研究、科研管理等实践活动中，累积了大量的数据集，可作为数据分析和机器学习模型的训练数据和测试数据。中医药数据集主要可以归纳为三个方面：①统计类数据集，如中医药年度统计摘编，各级中医药行政机构的统计月报、年报，以及满足某一特定统计需求的数据集通过收集、归纳、整理形成相应的数据集。②业务类数据集，包括中医医疗、中药饮片和中成药供应、中医药特色技术、中医药事业管理等领域为了满足业务信息系统规范化建设和数据交换与共享的需求，设计归纳出业务系统所包含的最小数据元素的集合。③为满足特定目标的数据集，包括通过调查、观测、检测、实验、试验等方法获取的满足科学研究、业务咨询或卫生决策等需求的数据集。

2. 中医药数据集标准的通用原则和方法

数据集标准化通常关乎数据质量、数据格式、数据维护、数据安全以及数据共享与使用等方面。中医药数据集标准以中医药数据集为研究对象，参考 WS/T 370-2022《卫生健康信息基本数据集编制标准》，对中医药数据集自身的特征加以分析和整合，结合数据集应用领域，给出数据集内部标识符、数据元标识符、数据元名称、定义、数据元值的数据类型以及表示格式，促进数据共享利用、支持信息系统开发。

中医药数据集标准的内容结构至少由以下部分构成：

1）数据集元数据：中医药数据集元数据的选取应当参照 WS/T 305 规定的 7 个元数据子集，其中标识信息子集、内容信息子集核心元数据中有 8 个"必选"元数据：数据集名称、数据集标识符、数据集发布方-单位名称、关键词、数据集语种、数据集分类-类目名称、数据集摘要、数据集特征数据元。

2）数据元属性：根据 WS/T 303 规定的五类 22 项基本数据元的基本属性，选取基本属性对中医药数据集的数据元进行描述（表 2-7），内部标识符（图 2-7）应采用长度为 16 位的字母数字混合码，含 3 位"."。在同一个中医药数据集中，数据元属性可以分为公用属性和专有属性，公用属性描述格式见表 2-8，专有属性描述涉及内部标识符、数据元标识符（DE）、数据元名称、定义、数据元值的数据类型、表示格式、数据元允许值。

表 2-7 数据元属性列表

序号	属性种类	数据元属性名称	约束
1	标识类	内部标识符	必选
2		数据元标识符	必选
3		数据元名称	必选
4		版本	必选
5		注册机构	必选
6		相关环境	必选
7	定义类	定义	必选
8	关系类	分类模式	必选
9	表示类	数据类型	必选
10		表示格式	必选
11		数据元允许值	必选
12	管理类	主管机构	必选
13		注册状态	必选
14		提交机构	必选

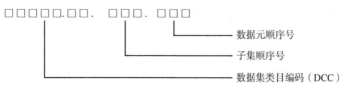

图 2-7 内部标识符结构

表 2-8　数据元公用属性描述格式

属性种类	数据元属性名称	属性值
标识类	版本	
	注册机构	
	相关环境	
关系类	分类模式	
管理类	主管机构	
	注册状态	
	提交机构	

3）数据元索引和表示方法：包括以数据集标准中的数据元名称作为索引项，同时给出数据元名称对应的内部标识符；以数据元名称首字的汉语拼音字母顺序编排，为了便于检索在数据元名称首字的汉语拼音首字母相同的索引项之上标出相应的字母；数据元名称为外文字母组成的，其前后顺序按照汉字、拉丁字母、希腊字母、阿拉伯数字的顺序编排。

3. 中医药数据集标准示例

GB/T 38327-2019《健康信息学　中医药数据集分类》提供了中医药数据集的分类与编码方案，奠定了中医药数据集检索、管理、交换与共享的基础。该标准以中医药数据集为分类对象，方便用户的信息检索，采用面分类法和线分类法相结合的混合分类法从创建者类型、数据来源类型以及主题类型三个面进行分类，将主题类型划分为 6 大类，分别是中医药事业管理、中医、中药、针灸、中国少数民族医药及其他类，下设二级类 36 个。

中国中医药信息学会于 2020 年发布了多个数据集标准，针对中医医院各业务所产生的数据集，给出了规范化的描述，包括药事管理、医技检查项目、临床路径、中医急诊科电子病历、中医心血管科电子病历、中医皮肤科电子病历等，是在卫生数据集的基础上的进一步细化，以 T/CIATCM 088-2020《中医医院临床药事管理信息基本数据集》为例，涵盖了该数据集的元数据属性和数据元属性，可用于中医医院临床药事管理基本数据集的采集、存储、共享以及信息系统开发。该数据集的数据集公用属性、数据元的专有属性围绕临床药师管理信息系统的业务架构展开，包括门急诊处方点评、住院用药医嘱点评、药学查房、药师会诊、电子药历、药品不良反应/事件报告等的内部标识符、数据元标识符、数据元名称、定义、数据元值的数据类型以及表示格式。

四、中医药信息系统标准

（一）通用原则和方法

信息系统标准化对象涵盖了硬件、软件、数据、人员和程序，信息系统整个生命周期包括需求分析、概要设计、详细设计、系统开发、测试、验收、运营和维护等，每一个阶段都应有相应的标准支撑，涉及系统建设指南、概念模型、逻辑模型、物理模型、功能规范、维护策略、安全标准等。

1. 建设指南类

1）标准须规定信息系统的建设原则：通常包括实用性原则、先进性原则、开放性原则、标准化原则、安全性原则。

2）标准的内容架构：通常包括总则，即建设原则、数据内容与格式、数据质量要求、工作流程；软件技术总体要求、总体框架、技术架构；系统功能，即核心功能、基础功能、业务功能、技术功能；系统设计，如基础信息库、知识库等；系统运维与管理，即安全管理、运行维护等。

2. 功能规范类标准

1）标准须规定系统的基本功能，并保证系统使用的术语名称统一规范，语义清晰，有明确的入参，出参，可跨平台供应用程序统一调用；系统平台应具有良好的响应性能，返回的结果准确可靠，可复现；系统随着应用与需求的增加，功能可扩展与完善。

2）标准的内容架构：通常包括系统概述，即系统的功能描述、引擎算法等；系统总体功能，即系统的业务功能、系统管理、安全建设等；系统服务模式，即开发与部署、服务查询、应用程序接口实现或改造；系统组织架构，即成立工作小组，定期对系统进行更新维护，不断完善系统功能，应形成定期报告制度和会议制度，及时解决相关问题，实现系统全生命周期的管理。

（二）信息系统相关标准示例

1. 建设指南类标准

建设指南类标准，针对某一类信息系统的构建过程，给出信息系统的建设目标、软件架构与技术、系统功能、安全管理要求、技术架构、功能框架的基本要求和框架，对一类信息系统的总体架构、基本功能、信息资源库、项目建设与保障措施，是医疗机构、科研教学机构、建设实施单位及其他单位进行信息系统规划、设计、实施、使用、评估的重要参考与依据，有利于减少信息系统之间的功能冗余，促进异构系统之间的硬件底层技术共享。以 T/CIATCM 080-2020《临床中药合理应用信息系统建设指南》为例，①明确了系统的建设目标是实现临床中药合理应用的实时监测与统计分析，提高中药临床中药的安全性、有效性、适应性与经济性，提高卫生管理工作效率，辅助决策；以保护既往投资、利用现有资源；坚持需求导向、渐进完善发展；统一标准规范，保障信息统一为建设原则。②规定了系统采用面向服务的架构模式，支持 B/S、C/S 结构模式，可以根据具体的实施环境，调整网络部署；采用开放式标准设计，使得系统最大程度上实现平台无关性与兼容性。③规定了系统应当具备中药查询、中药风险提示、中药处方风险实时警示、药师处方审核、临床中药合理应用管理的功能，实现审核规则、风险提示、中药查询、统计分析和维护的逻辑控制；在数据服务层实现中医药术语统一、中医药知识库体系构建、合理用药规则知识库构建。④规定了系统的安全体系采用等级化的保障体系，针对医疗保障、临床中药管理、医疗服务体系、卫生资源数据等方面在数据完整性、保密性建立分域分级的安全防护策略和措施，保证数据在存储、传输、使用和交换过程中的安全，防止非法、非授权访问。⑤规定了系统的运营维护包括基础运用服务、数据库更新服务以及综合管理服务，每一项服务均应制定具有连续性、科学性的运维管理流程，及时排除系统故障、保障系统升级平稳过渡，最终达到渐进式系统建设的目标。

2. 功能规范类标准

功能规范类标准，是针对某一类信息系统的功能性约束，包含了某一类信息系统具体的功能、适用范围、业务活动以及功能要求，不包含具体的技术要求。以 T/CIATCM 019-2019《中医临床路径信息系统基本功能规范》为例，该标准规定了信息系统的功能包含系统设置、路径维护、路径操作和查询统计四部分，其中最核心的功能模块是路径维护与操作。路径维护包括病种定义、模板管理、路径内容定义、子路径管理、路径规则管理、路径改进；路径操作包括入径管理、流程管理、变异管理、出径管理。

五、中医药智能设备信息标准

1. 概述

智能设备是指利用互联网和传感器等技术，具有一定计算能力的电子设备。随着物联网和传感器等技术的发展，中医药智能设备也得到了较大的发展，中医药智能设备应用于健康监测、养生保健、疾病诊断、治疗康复、药品生产以及文化传播等业务活动。在中药智能制造领域，用于中药分级分拣、中药有效成分提取、中成药制备、中药全过程质控等；在中医诊疗领域，出现了辅助诊疗的中医脉诊仪、中医舌诊仪等设备，针灸领域有智能艾灸仪、中医经络腧穴、针灸机器人等。中医药智能设备信息标准包括了用于这些中医药智能设备功能运转的计算方法、通信协议、安全协议、传输技术及接口规范等文件。

2. 中医药智能设备信息标准通用原则与方法

智能设备在信息收集、信息存储、信息计算、信息分析等方面应遵循相关标准。以 GB/T 42139-2022《个人健康设备信息交互模型》为例，按照收集信息的动态性，智能中医健康设备信息可以分为设备静态对象集、设备动态对象集、个人健康档案对象集和数据库信息对象集。设备静态对象集是指在一定时间内不变的数据，例如设备生产厂家、设备序列号、硬件配置等信息；设备动态对象集是指随着设备的使用而动态变化的信息，如设备的电量、状态、运行参数；个人健康档案对象集是指随着设备运行产生的使用者信息和使用数据信息，例如使用者的姓名、性别、每次使用时的数据结果和时间等；数据库信息对象集是指设备在历次使用过程中，得到的所有数据。

3. 中医药智能设备信息标准示例

自 20 世纪 50 年代，学者们将中医脉诊技术与现代技术相结合，开始了中医脉诊仪的研制，重点围绕脉搏信息的采集和分析两个方面。其中，脉搏信息采集是将通过压力传感器、光电式传感器和超声多普勒技术等收集到的人体桡动脉处的脉搏转化为可量化的客观数据，是后续脉搏信息分析的基础。当前的中医脉诊仪的脉搏信息采集主要为普通阵列式压力传感器、柔性阵列式压力传感器，以及与光电传感器、声传器协同采集的复合采集方法，无论哪一种方法，都必须对阵列式压力传感器的信号进行编码和解析。

ISO 22894：2020《中医药中医脉诊波形格式》标准规定了中医药实践背景下，脉诊仪所测量到的脉象波形的编码规则，适用于压力传感器所收集到的脉象信息编码，其编码内容涵盖了通用信息、采样信息、帧属性、波形信息等，在逻辑层上对脉诊仪所收集到的脉象信息做了完整而全面的描述。

第三节　中医药信息标准的应用与评价

中医药信息标准最根本的目的是解决中医药信息化"信息孤岛""信息烟囱"等瓶颈问题，促进中医药信息系统之间的互联互通，指导中医药信息化建设。标准的组织实施是标准化目的得以实现的最重要阶段，是将标准这一特定形式的潜在生产力转化为现实生产力的活动。中医药信息标准的实施是指在中医药信息化建设活动中选用标准并执行标准规定的一系列活动，是一个动态的循环过程。一项中医药信息标准在起草、征求意见、审查批准、发布出版等制修订工作结束后，实施就成为其重点任务，也是中医药信息标准取得成效、接受实践检验、实现预定目标的关键。

医院信息互联互通标准化成熟度测评和电子病历系统应用水平分级评价是评价医院信息化建设水平的两种测评体系，两者从不同的角度对医院信息化建设中数据相关工作给出了方向指导，提出了具体评价要求，对于医院信息化建设的顶层设计起到很好的引领作用。

一、中医医院互联互通标准化测评

1. 背景

国家卫生健康委统计信息中心自 2012 年启动并开展国家医疗健康信息互联互通标准化成熟度测评工作。互联互通测评是推进采用标准、验证标准质量、促进标准应用的有效手段，主要是评价数据资源标准化建设情况，侧重电子病历相关数据标准的符合性测评，包括区域测评和医院测评两部分。医院测评是以基于电子病历的医院信息平台为对象，进行标准的符合性测试以及互联互通实际应用效果的评价，推进医疗卫生服务与管理系统的标准化建设，达到医疗卫生机构之间标准化互联互通和信息共享的效果，实现促进卫生健康信息标准应用的目标。

2. 互通互联测评指标体系

互联互通测评是基于电子病历的医院信息平台，进行标准的符合性测试以及互联互通实际应用效果的评价，推进医疗卫生服务与管理系统的标准化建设，达到医疗卫生机构之间标准化互联互通和信息共享的效果。互联互通测评依据 WS 445-2014《电子病历基本数据集》、WS/T 500-2016《电子病历共享文档规范》等标准，通过定量测评和定性测评的方式开展测评，建立了多维度的测评指标体系（表 2-9），从数据资源标准化建设情况、互联互通标准化建设情况、基础设施建设和互联互通应用效果 4 个方面进行综合测评，评定医院信息互联互通标准化成熟度，测评结果分为 7 个等级，由低到高依次为一级、二级、三级、四级乙等、四级甲等、五级乙等、五级甲。

表 2-9　互联互通测评指标体系

序号	一级指标	二级指标	分值
1	数据资源标准化建设情况	1.1 数据集标准化情况	15 分
		1.2 共享文档标准化情况	15 分
2	互联互通标准化建设情况	2.1 技术架构情况	10 分
		2.2 互联互通交互服务情况	25 分
		2.3 平台运行性能情况	0 分
3	基础设施建设情况	3.1 硬件基础设施情况	6 分
		3.2 网络及网络安全情况	5.5 分
		3.3 信息安全情况	4.1 分
		3.4 业务应用系统建设情况	2.4 分
4	互联互通应用效果	4.1 应用建设情况及利用情况	7.7 分
		4.2 平台联通业务范围	4.3 分

二、电子病历系统应用水平分级评价

1. 背景

2010 年，为配合新医改，卫生部提出要加强以电子病历为核心的医院信息化建设。自 2011 年起，卫生部相继出台一系列文件，以促进电子病历系统建设，推动电子病历系统应用水平分级评价进一步向制度化、无纸化和闭环化发展。与之相对应，针对中医医院电子病历系统建设需求，国家中医药管理局出台了《中医医院信息化建设基本规范》和《中医医院信息系统基本功能规范》，为中医医院电子病历系统建设指明方向，并提出具体要求。

电子病历系统应用水平分级评价主要评价医院医疗信息处理相关信息系统的应用水平，侧重对电子病历系统的数据质量进行评价，自 2010 年卫生部提出开展电子病历系统应用水平分级评价以来，此项评价经历了两个发展阶段，第 1 阶段是以医疗机构的医院信息系统的功能状态、应用水平为评价对象，将电子病历系统应用水平划分为 8 个等级，主要围绕电子病历系统及其数据质量展开评价；第 2 阶段是以已实施以电子病历为核心医院信息化建设的各级各类医疗机构为评价对象，将电子病历系统应用水平划分为 9 个等级，第 2 阶段不仅对电子病历系统和数据质量展开评价，还延伸至对全流程数据质量控制，实现医疗机构内部数据的全流程质量控制与管理。

2. 评价指标体系

第 1 阶段的分级评价确定了医疗工作流程中的 9 个角色、37 个评价项目；就 37 个评价项目分别对电子病历系统功能、有效应用两个方面进行评分，将两个得分相乘，得到此评价项目的实际评分。各项目实际评分相加即为该医疗机构电子病历系统评价总分。第 2 阶段的分级评价采用定量评分、整体分级的方法，综合评价医疗及电子病历系统局部功能和整体应用水平，确立了医疗工作流程中的 10 个角色、39 个评价项目，即 39 个评价项目分别对电子病历系统功能、有效应用、数据质量 3 个方面进行评分，将 3 个方面得分相乘得到综合评价（表 2-10）。

表 2-10　电子病历系统应用水平分级评价异同点

	异同点	第 1 阶段	第 2 阶段
不同点	评价目的	以指导 HIS 功能实现为目标	增加"为医院信息化提供了发展指南，提出了功能实用、信息共享、促进医疗质量与安全"的目标
	评价分级	8 级	9 级，增加对公共卫生、医疗安全质量的要求
	评价方法	以功能与有效应用为主导	增加了数据质量导向
	评价项目	9 个角色、37 个评价项目	10 个角色、39 个评价项目，增加了信息利用角色，以及临床数据整合、医疗质量控制、知识获取和管理 3 个评价类别，新增了 2 个评价项目
相同点	评价思想	情报评价	情报评价
	评价技术方法	分数与权重系数相乘，进行医疗机构分级评价	分数与权重系数相乘，进行医疗机构分级评价

中医医院（包括中医院、中西医结合医院、民族医院）共有 8 家医疗机构通过了高级别评价，分别是深圳市中医院、中国中医科学院广安门医院、苏州市中医院、柳州市中医院、广州市中西医结合医院、河北沧州中西医结合医院、浙江省中医院以及杭州市中医院。其中 7 家医院评价为 5 级，1 家医院评价为 6 级。

三、中医药信息标准的评价

标准评价是在标准实施后开展的以判断标准技术内容是否满足信息化建设需要以及其对信息化建设是否产生效益为目的的活动。中医药信息标准质量监测、实施评价将是中医药信息标准管理中的重要环节。为加强对中医药信息标准制修订及实施各环节的监督，更好地发挥中医药信息标准的指导和反馈作用，必须制定严谨科学的评价方法，通过评价管理达到对中医药信息标准制修订、发布、实施过程的宏观控制和管理，从而为提高中医药信息标准质量和制修订水平奠定基础。

1. 中医药信息标准实施评价方法

标准评价从评价方法上可分为定性评价和定量评价，定性评价方法包括专家评审、用户意见反馈等，缺乏科学系统的方法。定量评价方法包括模糊综合评价法、层次分析法、价值链分析法、生产函数法、统计分析法等。在标准评价过程中，要充分考虑不同标准的功能与应用，评价方法应具有可操作性，采用定量分析和定性分析相结合的方法，评价指标应能够科学有效地考核组织实施标准的情况。

2. 中医药信息标准评价指标体系

评价指标体系是指由一系列反映被评价对象目标的相互联系的指标构成的有机整体。标准评价指标体系构建主要围绕标准的适用性开展，构建时应遵循可操作性、科学性、系统优化、通用可比、目标导向等原则，通过层次分析法、专家咨询法、标准结构要素分析、标准相关利益相关方分析等方法进行确定，重点评价标准的技术水平、与相关标准的协调配套性、结构内容的合理性、应用程度及作用等。

3. 中医药信息标准评价的过程

开展标准评价工作之前，应制定总体的标准评价方案或计划，以便能够按照总体评价方案或计划确定的评价过程开展评价工作，保证标准评价结果的准确性。一般情况，标准评价过程可包括确定标准评价目标、构建标准评价指标体系、选择评价方法与判定依据、数据资料收集和评价结果分析、撰写评价报告、评价结果应用等步骤和环节。

本 章 小 结

随着中医药信息化建设快速发展，中医药信息标准化建设需求明显增加，标准编制流程更加规范，标准发布数量和质量大幅提升，与卫生健康信息标准相兼容的中医药信息标准体系已初步构建；中医药信息国际标准化优势明显，标准化人才队伍不断壮大，对中医药信息化支撑作用明显增强；团体标准业务领域覆盖中医药电子政务、中医临床医疗、针灸、中药、护理、中医医院管理以及中医馆等多个领域，信息化要素涉及信息分类与代码等术语系统标准，数据元值域代码、基本数据集等数据类标准，系统建设指南、功能规范等信息系统类标准以及智能设备信息标准。中医药信息标准整体编制水平不断提高，遵循中医药信息标准体系和发展规律，切合中医药信息化需求，注重突出标准的规范性、实用性、可操作性。

（李海燕、张艺然、聂　莹）

参 考 文 献

李海燕，2016. 中医药信息标准. 北京：科学出版社.

聂莹，张艺然，李海燕，2023. 中医医院电子病历系统应用水平分级评价现状思考. 医学信息学杂志，44（2）：64-68.

肖勇，朱佳卿，刘群峰，等，2022. 中医药信息标准编制要求与方法. 北京：中国中医药出版社.

张艺然，聂莹，李海燕，2022. 中医医院信息互联互通标准化现状分析与思考. 医学信息学杂志，43（2）：13-17.

## 第三章

中医药知识组织与知识图谱

中医药领域知识组织是揭示中医药领域相关知识单元，挖掘知识关联的过程或行为，能够为用户提供有效的知识或信息。本章将从中医药的知识组织方法、知识图谱、知识组织系统与应用等多个方面进行论述，并对中医药领域信息资源特点和知识组织系统进行分析与介绍。

第一节　中医药知识组织方法

知识组织是对知识的有序存储与表达，其方法也是多种多样。中医药领域知识组织方法主要是依据中医药信息资源特点来进行。本节从中医、中药、针灸、古籍几个角度对中医药信息资源进行特征描述分析，并介绍中医药领域内常用的知识组织方法：本体和语义网络。

一、中医药信息资源及特征描述

中医药信息资源载体形式多样，包括古代中医文献资源、现代纸媒出版物、电子资源、网络资源等，内容涵盖中医、中药、针灸、古籍等领域，有对中医古籍的阐释利用，也有采用现代科学技术研究中医药形成的各类信息。

（一）中医领域信息资源及特征描述

中医领域信息资源是指中医学的基本概念、基本知识、基本原理和基本规律以及中医临床诊疗方面的信息资源，主要涵盖中医学哲学基础，中医学对人体生理、疾病及其防治的认识等基础理论以及中医临床诊疗等方面的信息。

1. 中医哲学

中医哲学主要包括中医古代哲学的精气学说、阴阳学说、五行学说。它是中医学的重要思维方法，其属性描述主要是自身概念。因此，在进行知识组织时，应明晰各学说与精气、阴阳、五行及其变化规律对机体产生的影响的相关性。

1）精气学说：是探求宇宙本原和阐释宇宙变化的一种世界观和方法论，认为精或气是构成天地万物的本原，精或气自身的运动变化推动和调控着宇宙万物的发生、发展和变化。

2）阴阳学说：在阴阳概念基础上建立起来的中医学基本理论，认为阴阳对立统一、消长转化、相反相成的关系贯穿于自然与人体等一切事物之中，是人体生理和病理发生、发展、变化的根源及规律。

3）五行学说：是以木、火、土、金、水五种物质的特性及其相生、相克规律来认识世界、解释世界和探求宇宙变化规律的世界观和方法论。它运用到中医学，用以解释人体内脏之间的相互关系，脏腑、组织、器官的属性和运动变化及人体与外界环境的关系。

2. 中医生理

中医学有关人体生理方面的知识，主要包括精气血津液神、脏象、经络、体质等。

1）精气血津液神：精、气、血、津液，是构成人体和维持人体生命活动的基本物质。神，是人体生命活动的主宰及其外在总体表现的统称。其属性描述包括精气血津液神的生成、代谢、生理功能、病理变化以及与各脏腑等的相互关联信息。

2）藏象：是藏于体内的脏腑及其表现于外的生理病理征象及与外界环境相适应的事物和现象。其属性描述包括位置、生理功能等，在进行知识组织时，主要考虑脏腑与体、华、窍、志、液之间的关联信息。

3）经络：是运行全身气血、联络脏腑形体官窍、沟通上下内外、感应传导信息的通路系统。其属性描述包括名称、位置、走向、作用等；在进行知识组织时，需厘清经络系统等级结构关系、与腧穴的部位关系以及与脏腑的功能联系等。

4）体质：人体生命过程中，在先天禀赋和后天获得的基础上所形成的形态结构、生理功能和心理状态方面综合的相对稳定的固有特质。其属性描述主要包括人体的形态结构、生理功能和心理状态，以及与之关联的体表形态，体格体型，机体的新陈代谢，各器官、系统的功能和一些速度、力量等活动能力。

3. 病因病机

1）病因：导致疾病发生的原因，亦称为致病因素，如六气异常、疠气传染、七情内伤、饮食失宜、劳逸失度、持重努伤、跌扑金刃、外伤及虫兽所伤等。属性特征包括自身性质、致病特征等，还与症状、体征以及导致病因产生的因素等信息关联。

2）病机：疾病发生、发展与变化的规律和机制。属性描述主要包括邪正盛衰、阴阳失调和精气血津液失常等；在进行知识组织时，主要考虑其与病因、中医物质、脏腑/形体/官窍、脏腑功能、病证等之间的关系。

4. 中医诊疗

中医诊疗是一种活动，是中医临床对疾病状态的判断、纠正过程，指根据中医学的理论体系，研究诊察病情、判断病种、辨别证候并用辨证论治的方法和观点来治疗疾病。属性描述包括病因、症状、诊断方法、病证信息；在进行知识组织时，通常与治则治法、方剂、中药等信息相关联。

（二）中药领域信息资源及特征描述

中药是在中医理论指导下，用于预防、治疗疾病并具有康复与保健作用的物质。中药领域信息资源主要涵盖中药资源、中药材、中药饮片、中成药、方剂、中药化学成分等方面的知识。

1. 中药资源

中药资源指可提供中药材或作为制备中成药原料的药用植物、药用动物、药用矿物等。作为中药材的来源，其属性特征包括科、属、类、族、形态等。在进行知识组织时，通常与中药材进行信息关联。

2. 中药材

中药材是在中医药理论指导下，所采集的植物、动物、矿物经产地初加工后形成的原料药材，可供制成中药饮片、提取物及中成药。属性特征包括药材基原、药用部位、性状等。在进行知识组织时，通常与中药资源的药用动植物和矿物以及中药饮片、中药化学成分等相关联。

3. 中药饮片

中药饮片是以中药材为原材料，按中医药理论，经过加工炮制后，可直接用于中医临床或制剂生产使用的处方药品。属性特征包括药性、药味、归经、毒性、升降浮沉、功效、药理作用、化学成分等。在进行知识组织时，通常与中药材、中成药、方剂及中药化学成分、药理作用等相关联。

4. 中成药

中成药是以中药饮片或中药材为原料，在中医药理论指导下，按规定的处方和方法，加工制成一定的剂型，标明药物作用、适应证、剂量、服法、注意、规格等，供医生、患者直接选用，符合药品法规定的药物。属性特征包括组成、性状、功能、剂型、规格等。在进行知识组织时，通常与中药材、中药饮片、剂型、功效等信息相关联。

5. 方剂

方剂即治病的药方。在临床应用方面，根据中医辨证论治的特点，针对现代临床的多发病、常见病，广泛使用古今方剂。属性特征包括组成、功能等。在进行知识组织时，通常作为中成药处方溯源，由中药饮片组成，治疗某些病证，与中成药、中药饮片、病证等信息相关联。

6. 中药化学成分

中药化学成分是从中药中提取、分离、鉴定、测定的分子成分。属性特征包括分子式、分子量、理化性质、药化作用、毒性等。在进行知识组织时，通常与中药材、中药饮片等信息相关联。

（三）针灸领域信息资源及特征描述

针灸领域信息资源是指在中医理论指导下的经络、腧穴、刺法、灸法及针灸治疗等方面的信息资源，涉及运行在经络的气血、腧穴定位的形体官窍、刺灸使用的用具、腧穴的定位方法及针刺疗法和手法等方面的信息。

1. 经络

经络纵横交错，遍布全身，是人体内运行气血的通道，包括经脉和络脉。经脉包括十二经脉、奇经八脉，以及附属于十二经脉的十二经别、十二经筋、十二皮部；络脉包括十五络脉和难以计数的浮络、孙络等。属性特征包括属、络、分布、功能等。在进行知识组织时，需厘清经络系统等级结构关系、与腧穴的部位关系以及与脏腑的功能联系等。

2. 腧穴

腧穴是人体脏腑经络之气输注于体表的特殊部位，是对穴位的统称。一般归属于十四经系统的为"经穴"，未归入十四经的补充穴为"经外奇穴"，按压痛点取穴的称为"阿是穴"。既是疾病的反应点，又是针灸的施术部位。属性特征包括定位、解剖等。其与经络、脏腑密切相关，腧穴归于经络，经络属于脏腑，与脏腑脉气相通。在进行知识组织时，通常与经络、脏腑相关联，其定位、解剖通常与身体结构相关联，而在针灸治疗过程中刺灸疗法也通常作用在腧穴而发生效应。

3. 刺法

刺法又称针法，是指采用不同针具或非针具，刺激人体的一定部位（腧穴），并运用各种手法以调整阴阳、防治疾病的方法。作为针灸治疗方法，在进行知识组织时，通常是与其相关的（如针灸用具、作用的腧穴等）信息相关联。

4. 灸法

灸法古称"灸焫"，又称艾灸，指以艾绒为主要材料，点燃后直接或间接熏灼体表穴位的一种治疗方法。也可在艾绒中掺入少量辛温香燥的药末，以加强治疗作用。属性特征与刺法相似。在进行知识组织时，通常是与灸法使用的灸材、施灸的部位、腧穴等信息相关联。

5. 针灸治疗

针灸治疗是根据脏腑、经络学说，运用四诊、八纲理论，将临床上各种不同证候进行分析归纳，以明确疾病的病因病机、病位病性，根据辨证进行相应的配穴处方，按方施术，以通其经脉，调其气血，使阴阳归于相对平衡，从而达到防病治病的目的。其是一个治疗过程，涉及环节包括针灸治则、辨证、配穴处方、适应证等。在进行知识组织时，通常与刺法、灸法、经络、腧穴、针灸用具、病证信息等相关联。

（四）中医古籍信息资源及特征描述

中医古籍信息资源是指 1911 年以前（含 1911 年）书写或刻印于纸质载体上的中医学信息。中医古籍研究重在古籍的学术和文献价值，可以从品种和版本两个方面体现。现存历代中医古籍品种数量众多，版本和流传情况复杂。《中国中医古籍总目》收录了中医古籍 8663 种。在品种选择时，重点研究：对中医学发展过程中具有重要影响力的名著、各中医流派的代表著作等；各类中医古籍的基本文献，或某一疾病、某一问题的独有文献；具有广泛应用价值，载有独特的诊治疾病和养生保健经验，对中医理论研究和临床诊疗具有指导意义的基本古籍等。中医古籍的研究历来重视版本的选择，版本是否精良，直接影响着古籍的内容质量。在版本选择过程中要考虑：版本年代，是否珍、善本；版本形式，如稿本、刻本、抄本、影印本、石印本等；同一种古籍，版本较多，一般选取完本，按照精校本、祖本、通行本的顺序选择；另外，还有孤本、流传不多的稀见版本等。中医古籍信息资源外部特征，通常包括书名、作者、分类、版本、馆藏地、书籍特征、内容提要、成书年代等信息。中医古籍亦有各自不同的内容特征，从知识分类角度可分为医经、医理、伤寒金匮、诊法、本草、方书、临证各科、针推外治、养生、医案医话医论、医史目录、丛书等。

1. 医经

《黄帝内经》《难经》等中医古典著作，可进一步描述为本文、注释、发挥等。

2. 医理

论述中医基础理论的各类著作，具体包括通论、阴阳五行、五运六气、病源病机、经络腧穴、脏象骨度等。

3. 伤寒金匮

《伤寒论》《金匮要略》等各类著作，可进一步描述为本文、注释、发挥、方论、歌括等。

4. 诊法

论述中医诊断方法的各类著作，具体包括通论、脉诊、望诊、舌诊、杂著等类。内容属性描述包括面色、脉象、舌色、舌象等信息，在进行知识组织时，考虑与之相关疾病的关联。

5. 本草

论述本草学的著作，具体包括本经、历代本草、歌括、便读、杂著等。在进行知识组织时，除了考虑作为本草类具有的基础属性（如药性、药味、毒性等信息）外，还需考虑历代衍化更名及描述性变化。

6. 方书

中医方剂的著作，具体包括历代方书、专科方书、歌括、便读、成方药目等。在进行知识组织时，除了考虑作为方剂具有的基础属性（如组成、功效、制备方法等信息）外，还需考虑历代衍化更名及描述性变化。

7. 临证各科

论述中医临证各科的著作，具体包括通论、温病、内科、妇科、儿科、外科、伤科、眼科、咽喉口齿、祝由等。属性描述包括病名、症状、病位、辨证等。

8. 针推外治

论述针灸推拿外治疗法的著作，具体包括通论、针法、灸法、推拿、外治等类。属性描述包括针法、灸法、推拿、外治等方面，属性特征包括经络的属、络、分布、功能，腧穴的定位、解剖等，以及与之关联的针法、灸法、推拿、外治方法，治疗疾病以及所使用的针灸用具等信息。

9. 养生

论述中医养生的著作，具体包括通论、食疗、房中、广嗣、导引、炼丹等类。

10. 医案医话

采用病案、笔记、短文、随笔等形式，撰写病例治疗经过、医学体会、叙事议论等内容的著作。

11. 医史目录

中国医学史和中医目录学著作，涉及历代医家、医疗机构以及一些医藏书目的记录信息。

12. 丛书

合编或丛编两种或两种以上的，不同学科或不同类属的中医著作。

二、本　体

本体是用形式化的结构表示具体领域的概念及关系，构成要素包括类、属性、关系、函数、规则等。本体可以是针对各种领域本体都普遍使用的共同对象构成的上层本体，也可以是适用于某个子领域的领域本体。在中医药学的发展中，中医药本体发挥着越来越重要的作用，尤其在领域的数据集成、信息检索、数据标注、自然语言处理与临床辅助决策等方面。

（一）本体的基本概念

"ontology"派生于希腊语的"onto"（存在）和"logia"（箴言录），起源于西方哲学，其源自哲学之中"形而上学"的分支。本意是关注现实的本质，也就是存在的本质，可译为"存在、本体、存在论、本体论"。随着技术的发展，ontology 概念已泛化至各个不同领域，其含义也不相同。本书主要探讨其在计算机、信息科学领域内的含义。

20 世纪 90 年代，ontology 被广泛引入计算机领域特别是人工智能和知识工程研究中。1991 年 Neches 等最早给出 ontology 在信息科学中的定义：给出构成相关领域词汇的基本术语和关系，以及利用这些术语和关系构成的规定这些词汇外延规则的定义。后来在信息系统、知识系统等领域，随着越来越多的人研究 ontology，产生了不同的定义。1993 年 Gruber 定义 ontology 为"概念模型的明确的规范说明"。1997 年 Borst 进一步完善为"共享概念模型的形式化规范说明"。1998 年 Studer 对上述两个定义进行了深入研究，认为 ontology 是"共享概念模型的明确的形式化规范说明"，这也是目前对 ontology 概念的统一看法。

本书中也采用这一定义，在计算机、信息科学领域，ontology 可翻译为"本体"（以下均称为"本体"），主要指基于学科术语、语义关系建立概念模型或形式化的规范说明，明确描述和共享的领域概念体系、知识和规则。本体是一种特殊类型的结构化术语集或词表，是明确的、形式化的、可共享的领域规范，也是一种在语义或知识层面描述信息的概念模型工具。

本体概念包含四层含义：概念模型（conceptualization）、明确（explicit）、形式化（formal）和共享（share）。"概念模型"是指通过抽象出客观世界中一些现象的相关概念而得到的模型，其表示的含义独立于具体的环境状态；"明确"是指所使用的概念及使用这些概念的约束都有明确的定义；"形式化"是指本体是计算机可读的，也就是计算机可处理的；"共享"是指本体中体现的是共同认可的知识，反映的是相关领域中公认的概念集，它所针对的是团体而非个体。本体的目标是捕获相关领域的知识，提供对该领域知识的共同理解，确定该领域内共同认可的词汇，并从不同层次的形式化模式上给出这些词汇（术语）和词汇之间相互关系的明确定义。

（二）本体的分类

1. 根据形式化程度、应用领域、描述对象和构建目的等分类

本体可以从形式化程度、应用领域、描述对象和构建目的等多方面进行分类，继而明确了不同类型本体之间的差异。根据本体形式化程度不同，可以把本体分为高度非形式化本体、结构非形式化本体、半形式化本体和严格形式化本体。根据应用领域不同，对本体研究的侧重点也有所不同。涉及特定学科领域的本体，被称为领域本体；涉及普遍意义的客观世界常识的本体，被称为顶层本体、上层本体或通用本体。根据本体构建目的的不同，如涉及问题求解的本体，被称为问题本体、方法本体或问题求解本体；涉及知识表示的本体，被称为表示本体（元本体）或宏本体等。

2. 其他具有代表性和得到广泛使用的本体分类

本体的分类有很多，目前并没有统一的划分标准，其中，比较有代表性的、得到广泛使用的分类方式是 Guarino（1997 年）提出的，从描述的详细程度和对领域依赖程度两个方面对本体进行划分。详细程度高的称为参考本体（reference ontology），详细程度低的称为共享本体（shared ontology）。

依据对学科领域的依赖度，又可将本体分为顶级本体、领域本体、任务本体和应用本体。①顶层本体：描述的是最普遍的概念及概念之间的关系，如空间、时间、事件、行为等，与具体的应用无关，其他种类的本体都是该类本体的特例。②领域本体：描述某个特定领域（如中医、地理等）中的概念及其之间的关系。③任务本体：描述的是特定任务或行为中的概念及其之间的关系。④应用本体：描述的是依赖于特定领域和任务的概念及其之间的关系。

（三）本体的构建

1. 构建原则

本体构建的基本原则和评估指标尚未有统一或公认的标准。目前大多研究者以 Gruber（1995年）提出的 5 条基本规则为参考。①明确性和客观性（clarity）：本体应该有效地传达所定义的术语的内涵。定义应该是明确的、客观的，与背景独立的，应尽可能完整，完全表达其所表述术语的定义。②一致性（coherence）：本体应该是前后一致的，即由它推断出来的概念定义应该与本体中的概念定义一致。③可扩展性（extendibility）：是指本体提供一个共享的词汇，它应该在预期的任务范围内提供概念的基础，它应该可以支持在已有的概念基础上定义新的术语，以满足特殊需求，即人们应该能够在不改变原有定义的前提下，以这组存在的词汇为基础定义新的术语。④最小编码偏差（minimal encoding bias）：本体应该处于知识的层次，而与特写的符号级编码无关。因为实际的系统可能采用不同的知识表示方法。⑤最小本体承诺（minimal ontological commitment）：本体承诺应该最小，只要能满足特定知识共享需求即可，尽可能减少对建模对象的约束。

除了上述原则外，J.Arpirez 等提出本体设计应该坚持如下几点原则：①尽可能使用标准术语；②同层次概念之间保持最小的语义距离；③可以使用多种概念层次，采用多重继承机制来增加表达能力。由于目前所有的本体构建原则均没有明确可操作的方法，在具体的实践过程中要根据本体的具体需求，领域专家的意见，权衡和灵活应用不同的构建原则。

2. 构建方法

本体构建方法是指开发人员根据实际需求创建本体的基本步骤及原理，即用计算机可理解的方式将领域知识表示出来，它影响着本体对知识的表示和逻辑推理能力。目前相对比较经典的方法都是从具体的项目中总结出来的，影响力较大的有七步法、Methontology 法、IDEF-5 法、骨架法等本体构建方法。

1）七步法：由斯坦福大学开发，是基于 Protégé 工具的一种领域本体的构建方法。七个步骤分别是：①确定本体的专业领域和范畴；②考察可复用现有本体的可能性；③确定该领域的重要概念和术语；④定义类及类之间的层级关系；⑤定义类的属性；⑥定义类属性之间的相互关系；⑦创建实例。

2）Methontology 法：由西班牙马德里理工大学 AI 实验室提出，是基于评价法的一种比较通用的本体构建方法，主要用于创建化学元素周期表的本体构建。主要流程包括：①管理阶段，包括系统的进展、所需资源及系统质量的评价方法等方面；②开发阶段，包括各种规范标准的制定、领域知识的概念化、形式化、系统的开发等几个方面；③维护阶段，包括系统的集成、评价、后期的使用文档及相关配置管理等方面。

3）IDEF-5 法：由美国 KBSI（Knowledge Based System Inc.）公司开发，通过图表和细节说明获取客观存在的概念、属性和概念间关系并形式化，继而描述和获取企业本体。主要步骤包括：①组织和范围；②收集数据；③数据分析；④知识本体的初步开发；⑤本体的精练与验证。

4）骨架法：也称为 EO 法，由 Uschold 和 King 基于 1995 年开发的企业本体（enterprise ontology，EO）中的经验总结，主要步骤包括：①确定本体的应用目的及范围；②建立本体；③本体评价；④本体存档。

3. 构建工具

国内外已有很多本体构建项目及实践，也已经开发了很多本体编写工具，大致可以分为两大类：

一种是基于某种特定语言的本体构建工具，如 Ontolingua、Ontosuarus；另一种是独立于特定的本体描述语言、可以支持多种本体格式的本体构建工具，常见的有 Protégé、WebOnto 等。

1）Ontolingua：是斯坦福大学知识系统实验室（KSL）开发的一个本体开发环境。它包括一个服务器和一个表示语言，其主要特点是：①使用 Ontolingua 语言的扩展版本作为半形式化的表示语言；②使用满足面向对象的框架视图表示和浏览知识；③将 Ontolingua 语言进行扩展，使用户能迅速地从模块库中组合新本体；④为用户提供三种与 Ontolingua 服务器交互的主要模式；⑤能够转换为其他语言（如 IDL、Prolog、CLIPS、LOOM、Epikit、KIF）；⑥支持合作开发本体；⑦不提供太多的推理能力。Ontolingua 是一个功能非常强大的本体开发环境，特别是它对本体的维护、共享、合作开发等环节的支持程度。

2）Protégé：是由斯坦福大学的 Stanford Medical Informatics 开发的一个开放源码的本体编辑器，它是用 Java 编写的，支持免费下载。Protégé 界面风格与普通 Windows 应用程序风格一致，用户可以较容易学习使用。Protégé 具有很强的可扩展性，具体表现为：①用户可以重新定义系统使用的表示原语；②文件输出格式可以定制，包括 XML、RDF（S）、OIL、DAML DAML+OII、OWL 等系列语言；③用户接口可以定制，提供可扩展的 API 接口；④支持数据库存储。由于 Protégé 开放源代码，提供了本体建设的基本功能，使用简单方便，有详细友好的帮助文档，因此，它成为大多数研究者的首选本体构建工具。

（四）中医药领域本体研究进展

随着计算机和信息科学的发展，本体作为一种知识组织表示方法，被引入中医药学研究领域，用来解决中医药学在知识表达、共享和应用方面的问题。

首先针对中医药整个领域，进行本体构建方面研究，以中医药全领域概念为研究对象，构建中医药概念信息模型，并以此为基础构建中医药领域本体。中国中医科学院中医药信息研究所构建的"中医药学语言系统"为较早较全面构建的中医药领域本体，奠定了中医药领域本体的基本框架，为领域内本体建设，知识模型构建等提供了重要参考。

由于中医药知识的复杂性和多样性，不同学者针对各自研究方向，积极开展了中医药不同子领域本体构建研究。在中医基础理论研究方面，多以普通高等教育规划类教材为知识源，构建病因病机、体质学说、基础理论等本体，为梳理和研究中医基础理论知识提供帮助。在古籍文献研究方面，以《伤寒论》的研究最为多见。不同研究团队运用了"病脉证并治"诊疗思维、广义力学模型等技术，构建《伤寒论》本体，进行数据挖掘。更多的研究热点集中于对特定疾病的本体构建及其应用研究，如基于本体的中医脾胃病知识库构建研究，是把本体作为知识表达和共享的载体，将零散的中医脾胃病知识组织起来，建立中医脾胃病领域本体知识库，以便实现知识共享和疾病诊疗。

三、语 义 网 络

1. 语义网络的基本概念

语义网络（semantic network）是美国心理语言学家 M. R. Quilian 于 1968 年提出的。语义网络开始是作为人类联想记忆的一个明显公理模型提出的，1972 年美国智能专家 R.F. Simmons 和 J. Slocm 首先将语义网络用于自然语言理解系统中。

语义网络是一个由三元组连接而成的有向图，其节点一般表示实体或概念，而边则表示这些实体或概念间的语义关系，从而形成一个由节点和边组成的语义网络描述图。

2. 语义网络的结构

一个语义网络是一个带标示的有向图。它由节点和节点之间的关系组成。所以，语义网络的基本结构是由两个节点和他们之间的有向语义关系组成，如图 3-1 所示。

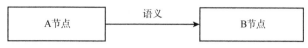

图 3-1　语义网络结构示意图

其中，节点表示问题领域中的物体、概念、时间、动作或者态势，一般划分为实例节点和类节点两种类型。节点之间带有标识的有向边表示节点之间的语义关系，是语义网络组织知识的关键。语义网络中基本的语义关系包括以下类型。

1）Is-a 和 Part-of 关系：这类关系是指具有共同属性的不同事物间的分类关系、成员关系或实例关系。Is-a 表示一个事物是另一个事物的实例，表示具体与抽象的关系，此关系的一个最主要特点是属性的继承性，处在具体层的节点可以继承抽象层节点所有的属性。比如"大黄"Is-a"攻下药"，"大黄"是"攻下药"的一个具体实例，它具备"攻下药"的所有属性。Part-of 表示一个事物是另一个事物的一部分，有组织或结构特征的"部分与整体"之间的关系。其特点是 Part-of 关系下的各层节点的属性可能是很不相同的（没有属性的继承性）。比如"钢笔帽"Part-of"钢笔"表示"钢笔帽"是"钢笔"的一部分，但是"钢笔帽"不会具备"钢笔"的属性。

2）属性关系：是指事物和其属性之间的关系，包括 Have、A-kind-of、Can 关系。Have 表示一个节点具有另一个节点所描述的属性，比如"鸟"Have"翅膀"。A-kind-of 表示一个事物是另一个事物的一种类型，表示是一种隶属关系，体现某种类内部的层次；下层节点除了可继承、细化、补充上层节点的属性外，还可能出现变异的情况，比如鸭嘴兽是哺乳动物。Can 表示一个节点能做另一个节点的事情，比如"鱼"can"游泳"。

3）其他关系：包括时间关系、位置关系和相近关系。时间关系指不同事件在其发生时间方面的先后关系，常用关系词有 Before 或 After。位置关系指不同事物在位置方面的关系，常用关系词有 Located-on、Located-at、Located-under、Located-inside、Located-outside 等。相近关系指不同事物在形状、内容等方面相似和接近，常用关系词有 Similar-to 或 Near-to。

3. 语义网络的优缺点

语义网络通过模拟人的记忆和联想方式，将事物的属性以及事物间的各种语义联系显式地表现出来，而且表达形式简单明了，易于理解。具有以下优点：①结构性好，语义网络把事物的属性以及事物间的各种语义联系显式地表现出来，是一种结构化的知识表示法。②下层节点可以继承、新增和变异上层节点的属性，从而实现信息共享。③通过与某一节点连接的边很容易找出相关信息，而不必查找整个知识库，有效避免了搜索时的组合爆炸问题。④语义网络表示把各节点之间的联系以明确、简洁的方式表示出来，是一种直观的知识表示方法。⑤语义网络着重强调事物间的语义联系，体现了人类思维的联想过程，符合人们表达事物间关系的习惯，因此较为容易把自然语言转换成语义网络。

但是，在语义网络中，节点和边的值没有明确的定义标准，完全由用户自定义，这样一方面会导致应用时推理规则不明确，另一方面因为表达范围有限，如果节点个数增加太多，网络结构就会趋于复杂，从而导致推理难以进行。

第二节　中医药知识图谱

知识图谱（knowledge graph）的理念来源于万维网之父 Tim Berners-Lee 关于语义网（semantic web）的设想，旨在用图结构（graph structure）来建模和记录世界万物之间的关联关系和知识，以便有效实现更加精确的对象搜索。近年来，随着自然语言处理、图处理等相关技术的发展，以及大数据时代的来临，知识图谱已经成为各领域实现认知层面的人工智能不可或缺的重要技术之一。

随着知识图谱应用的深入，作为一种知识表示的新方法和知识管理的新思路，知识图谱不再局限于搜索引擎及智能问答等通用领域应用，而在越来越多的垂直应用领域开始扮演越来越重要的角色。领域知识图谱又称为行业知识图谱，通常面向某一特定领域。领域知识图谱基于行业数据构建，通常有着严格而丰富的数据模式，对该领域知识的深度、准确性有着更高的要求。

中医药学是一门历史悠久的学科，知识体系完整，数据量丰富。利用信息技术开展中医药知识的发现、管理和服务，对促进中医药的发展具有重要的价值。知识图谱技术有助于实现中医临床指南、医案、文献等知识的关联与整合，挖掘中医药隐含的知识，实现智能化、个性化的中医药知识服务，在中医药领域具有广阔的应用前景。

一、知识图谱概述

（一）知识图谱

1. 起源与基本概念

1）起源："知识图谱"一词最早是 2012 年由 Google 公司提出的，是指为了支撑其语义搜索而建立的知识库。随着知识图谱技术的发展，知识图谱已经成为各领域大数据时代最重要的知识表示形式。

2）基本概念：知识图谱是一种知识表示形式，是一种大规模语义网络，包含实体（entity）、概念（concept）及其之间的各种语义关系。

2. 概念理解

从知识图谱的概念定义来看，其内涵包括两个内容：一是知识图谱是一种知识的表示形式，这是知识图谱的表现；二是知识图谱是一种大规模的语义网络，这是知识图谱的本质，即知识图谱本质上是一种语义网络，且它与传统的语义网络的区别点在于它的规模，必须是大规模的语义网络才能称之为知识图谱。语义网络是一种由点和边组成的网状图，其基本组成元素就是点和边，其中的"点"是指实体和概念，"边"指两个点之间关系。

（二）中医药知识图谱

1. 概念

中医药知识图谱是知识图谱技术应用于中医药学所形成的一种中医药领域知识的表示形式，是基于中医药领域知识构建的大规模网状知识系统。

2. 特点

中医药知识图谱属于行业知识图谱或领域知识图谱，与通用知识图谱相比具有中医药行业知识的专有性，在知识广度上只涉及中医药及其相关知识。与通用知识图谱相比，中医药知识图谱具有在知识深度上更深、知识颗粒度更细以及中医药领域专家参与度更高等特点。

二、知识图谱的构建

知识图谱用于表达更加规范的高质量数据。根据知识图谱涉及内容不同，通用知识图谱和领域知识图谱的构建方法与流程也有着一定的区别，下面重点介绍中医药知识图谱的构建方法与流程。

（一）中医药知识图谱的构建方法

领域知识图谱的构建方法主要与该领域的知识特点相关。根据领域知识体系是否完备，可采用自顶向下构建方法、自底向上构建方法，或者两者相结合的构建方法。

1. 自顶向下的构建方法

自顶向下的构建方法是指先确定知识图谱的概念模型，再根据模型去填充具体的知识，最终形成知识图谱。知识图谱的概念模型即是知识图谱的顶层设计，其中包括知识图谱的收集范围以及知识的组织方式。这种构建方法一般适用于领域较为成熟，知识体系较为完备，知识内容比较明确，关系比较清晰的领域构建知识图谱。中医药学是一个历经几千年发展的，历史悠久的学科。它不但具有丰富的知识内容，且具备相对完善的知识体系，多适合采用自顶向下的构建方法。如构建中医药方剂知识图谱，大多会以方剂的功能进行分类，再依据组成、主治等方面来设计概念模型，然后再收集具体的方剂知识，形成中医方剂的知识图谱。

2. 自底向上的构建方法

自底向上的构建方法是指先按照三元组的方式收集具体的数据，然后根据收集到的知识内容来提炼概念模型作为知识图谱的最终架构。采用这种方法是因为在开始的时候还不清楚收集数据的范围、内容和特点等，需要先将所有数据收集起来，然后再根据数据内容，总结数据的特点，将数据进行整理、分析、归纳、总结，形成一个框架，即概念模型。这种构建方式一般适用于公共领域知识图谱的构建，因为公共领域知识图谱涉及海量数据，并且包括的知识面很广，比如 Google、百度等大型的知识图谱，就属于典型的公共领域知识图谱。

3. 两者相结合的构建方法

在知识图谱的实际构建过程中，两种构建方法也不是完全独立存在的。在构建初期，两种方法区别明显，但在知识图谱构建后期，两种方法结合使用的情况很多。对于自顶向下的构建方法，随着数据量不断积累，可能会发现原来的概念模型并不完善，有很多知识可能没有包含在概念模型体系中，这时候就需要修正模型，根据知识的特点，完善概念模型。同样，在自底向上的构建方法中，慢慢形成的概念模型，对于后期的知识收集也有一定的指导作用，按照形成的概念模型，可以快速准确地收集相关的知识。

中医药领域知识图谱在实际构建中，也常存在自顶向下和自底向上相结合的构建方法。一般以传统的知识组织体系作为基本的知识图谱概念模型，再利用机器学习的方法从具体的文献、临床病案或网络信息进行自动学习，对知识图谱的内容进行补充。

（二）中医药知识图谱的构建过程

虽然中医药领域的知识图谱会面向不同的子领域，其数据基础不同，应用需求也不同，但其构建的技术流程基本是一致的，一般分为以下六个阶段。

1. 知识建模

知识建模是建立知识图谱的概念模型的过程。其目的是对中医药知识进行合理组织，更好地描述知识本身的含义以及知识与知识之间的关系。一般是在领域专家的帮助下，根据领域知识特点，并结合需求，创建该知识图谱的概念模型，力求设计良好合理的知识模型，减少数据的冗余，提高应用效率。此步骤是构建知识图谱最关键的基础。

1）知识建模通常采用的两种方式一种是自顶向下的方法，即首先从最顶层概念构建，逐步向下细化，形成良好的知识分类，然后将具体概念添加进去。另一种则是自底向上的方法，即首先对具体的概念知识进行整理归纳，然后逐步向上抽象，形成上层概念。

2）知识建模的合理性保证需要重点考虑以下几个问题：①模型框架合理性，充分考虑领域知识组织体系，并多方位咨询领域专家，力求模型的等级结构合理，概念间关系合理；②属性定义合理性，即指在保证应用需求的前提下，定义冗余程度最低的属性；③概念模型可扩展性，充分考虑概念体系和属性设置是否能够支持后续的知识扩展等。

2. 知识存储

知识存储，是针对构建完成的知识图谱涉及底层的存储方式，完成各类知识的存储。知识存储的方案优劣会直接影响查询的效率，同时也需要结合应用场景进行良好的设计。目前在信息技术领域，尚没有一个统一的可以实现所有知识类型的存储方式。每个知识图谱均需要根据自身特点选择知识存储方案，以满足不同的应用需求。

对于知识存储的介质选择，一般有采用 Neo4j 和 AllegroGraph 等图数据库或者基于现有数据库 MySQL、Mongo 等。目前，中医药领域知识图谱采用 Neo4j 图数据库的情况居多。Neo4j 图数据库是一种利用图结构存储和查询数据的数据库系统。其理论基础是图论，图的基本要素是节点和边，对应图数据库三大基本要素是节点、关系和属性，节点可以代表实体且包含任意多的属性；关系连接相应的节点，可以表达实体之间相应的变化和关系，在图数据库中关系是第一等的，而非关系型数据库需要大量的内部操作，如外键连接或者额外的操作，同时也可以拥有任意多属性，具有方向性也使其支持数据的回溯、倒查等。

3. 知识抽取

知识抽取主要实现知识概念、知识属性、知识关系、知识分类等知识实体信息的抽取和融合。知识抽取技术是信息抽取、信息检索、机器翻译、问答系统等多种自然语言处理技术必不可少的组成部分。

现有的中医药知识源主要分为三类：第一类是结构化的数据，这类数据包括现有的中医药类数据库，如中医药文献数据库、方剂数据库、中医临床数据库等，它们是将已有的中医药知识按照主题、规则等经过人工拆分后的结构化数据；第二类是半结构化的数据，这类数据包括中医药领域的词典，教科书的部分内容，或者百科词条内容，它们是有着一定格式的文本数据。第三类是非结构化的数据，这类数据包括中医药领域的医学书籍、临床路径、临床指南等，数据的模式包括文本、图片、音频、视频等多种形式，它们是没有固定格式和规则的数据。

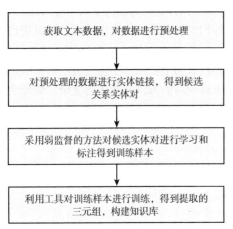

图 3-2　知识抽取步骤

中医药知识抽取一般是基于中医药领域术语词典结合中文分词、命名实体抽取、关系抽取等自然语言处理关键技术对中医文献进行知识实体信息抽取，为中医领域知识图谱的构建提供数据支持，如图 3-2 所示为知识抽取步骤示意图。

1）实体抽取：是知识抽取的主要部分。主要过程是采用中文分词软件，使用中医药领域词典，结合开源汉语词典等，并进行人工优化。可实现中文分词、中文姓名识别和用户自定义词典等功能。

2）关系抽取：在知识图谱构建过程中，关系抽取通常在命名实体提取之后进行，提取出命名实体之间的联系。

3）知识抽取举例：以下这段文字属于半结构化数据，有相对统一的格式，比如第一段为疾病名称，可提取出病名为："月经后期"；第二段以"症见"这个词开头的这句话里，结合词典，将其中的术语抽取出来，可判断这些术语为症状；"用……治之"也是一个标准的句式，可判断其中的术语为方剂或中药名称，并且可以将这个句式抽取为一个关系，即"治疗"关系。

月经后期

症见经行错后，量少色淡，经行小腹绵绵而痛，唇面苍白，舌质淡，苔薄白，脉虚细者，为血海空虚，经源不足。用四物汤加党参、黄芪、龙眼肉、远志、佛手治之。经行错后，量少色淡，形寒肢冷，腰膝酸软，平素带下量多，色白质稀，舌质淡，苔薄白，脉细弱者，为肾阳虚衰，生化无能，用四物汤加熟附子、党参、黄芪、苍术、白术治之。

知识抽取后得到病名、症状和药物的实体名称：

病名：月经后期

症状：量少色淡，经行错后

药物名称：党参、黄芪、龙眼肉、远志、佛手、熟附子、苍术、白术关系：用…治之可体现药物和病名之间的治疗关系。

4. 知识融合

抽取实现了从非结构化和半结构化数据中获取实体、关系以及实体属性信息的目标。然而，这些结果中可能包含大量的冗余和错误信息，数据之间的关联也是扁平化的，缺乏层次性和逻辑性，因此有必要对其进行清理和整合。知识融合是解决知识图谱中异构问题的有效途径，指将不同来源的知识进行对齐、合并的工作，形成全局统一的知识标识和关联。

（1）数据层面融合

知识融合从数据层面上来说分为数据模型层的融合和数据层的融合，也可以说是本体层的融合和具体实例层的融合。

1）本体层的融合：是针对异构本体进行的，本体层的异构是指即使是在中医药领域内存在的大量的不同本体，这些本体描述的内容会有重叠或关联，但由于所涉及的内容和需求的不同，它们的本体语言或模型往往存在一定的差异。本体融合即是对这些不同本体的模型进行融合，以便于所构建的知识图谱的模型在知识结构上是合理的，且能包含知识图谱中所有知识。

2）具体实例层的融合：也存在大量的需要融合的问题，表现为同名的实例表示不同的概念，同一概念用不同的术语表示等。如在中药饮片的本体中，"大黄"指的是大黄饮片；在中药材本体中，"大黄"则指药材大黄。在中医基础理论知识体系中经常用到的一些形象描述，比如"将军之官"指的是"肝"，在数据层融合的时候，就需要将这两个词指向同一个概念。

（2）技术层面融合

知识融合在具体技术操作层面包括实体链接、共指消解、实体消歧等。通过知识融合，可以消除概念的歧义，剔除冗余和错误概念，从而确保知识的质量。

1）实体链接：指对于从文本中抽取得到的实体对象，将其链接到知识库中对应的正确实体对象的操作。

2）共指消解：主要用于解决多个指称项对应于同一实体对象的问题。在一篇临床病历中，"月经不调""月经失调""月经紊乱"等指称项可能指向的是同一实体对象。依据病名、症状及其别名，可以将这些指称项合并到正确的实体对象上。

3）实体消歧：是专门用于解决同名实体产生歧义问题的技术。在实际语言环境中，经常会遇到某个实体指称项对应于多个命名实体对象的问题，通过实体消歧，就可以根据当前的语境，准确建立实体链接。如从一篇医案中抽取得到"大黄"，它的含义就应该是大黄饮片，将其链接到我们构建的知识库中的大黄饮片上；如果从一篇药用植物研究的文献中提取到"大黄"，那么我们应该链接到知识库中药用植物"大黄"上。

5. 知识计算

知识计算包括图计算和知识推理。在中医药学领域知识图谱中常用到的是知识推理，分为基于本体的推理和基于规则的推理。中医药领域蕴含着丰富的知识，想要覆盖所有的知识是很难的，所以任何一个初步构建的知识图谱都是不完整的，在知识图谱的构建过程中，知识推理起到主要的作用。比如给出一条规则"病位在肝的疾病即属于肝系疾病"，那么根据这个规则，概念 A 的病位属性为"肝"，且这个概念是一个疾病，则可以判断为这个概念是肝系疾病。这就是一条简单的推理过程，根据这样的推理可以将初步构建的知识图谱构建得更加完整，如图 3-3 所示为知识推理举例示意图。

6. 知识应用

构建知识图谱的最终目的是应用，知识图谱构建的最后一步就是做到知识图谱的应用。知识图谱常见的应用包括可视化展示知识体系、语义检索、智能问答以及可视化决策支持等。

中医药领域的知识图谱应用范围也涉及上述几个方面。知识图谱最基本的作用就是将知识体系更直观地可视化展示出来。中国中医科学院中医药信息研究所研制的中医药学语言系统是一个大型的知识组织系统，为中医药领域知识提供了可视化的语义网络图，可以形象地表达领域概念之间的关联，用户可通过交互的方式来浏览领域概念。语义检索是基于中医药学知识图谱中的知识，通过链接知识与数据库中的文本进行检索，从而消除普通检索造成的歧义，更为精确地检索到用户的需求。中医药领域智能问答系统的构建探索也是基于知识图谱技术，对用户的自然语言的提问进行更为准确的理解，进而从知识图谱中给出答案。可视化决策支持在中医药领域主要是通过可视化的窗口，结合推理、检索等功能，为用户提供病证的判断，用药的推荐等，可视化的模式更多地提升了用户交互的友好。

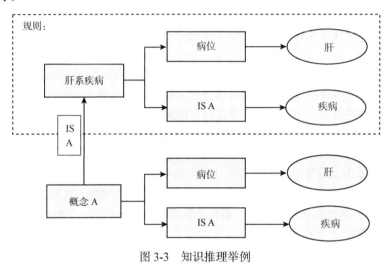

图 3-3 知识推理举例

第三节 中医药知识组织系统及应用

近些年，知识工程方法与技术的应用使得中医药经验性知识的结构化得以实现，并形成了许多具有中医药特色的知识组织系统，为中医药知识的传承和创新提供了坚实的基础。本节主要介绍中医药学语言系统、中医临床术语系统、中国中医药学主题词表、中医古籍后控词表 4 个典型的中医药知识组织系统及其应用。

一、中医药学语言系统

（一）简介

中医药学语言系统（traditional Chinese medicine language system，TCMLS），是由中国中医科学院中医药信息研究所在遵循中医药学特点的基础上，利用本体论的思路，引进美国一体化医学语言系统（unified medical language system，UMLS）的方法，建立的中国第一个计算机化的中医药学及其相关学科的术语集成系统。

（二）框架

中医药学语言系统是借鉴本体论的方法，根据中医药学特点构建的大型语料库和语义网络，将语言学与中医药学知识体系有机地结合在一起。TCMLS 主要包括语义网络（semantic network）和基础词库（basic lexicon）两大部分。

1. 语义网络

中医药学语言系统的语义网络框架定义了中医药领域最基本的语义类型（semantic type）和语义关系（semantic relation）。其中，语义类型是语义网络的节点，为中医药概念提供了一个分类架构系统。该系统在最顶层分为"实体（entity）"和"事件（events）"两大类，并由此展开其层次结构；语义关系是语义网络的节点之间的边，用于将中医药概念连接成一个大型的语义网络。语义关系分为"上下位关系"和"相关关系"两大类。"相关关系"又细分为"物理上相关"、"时间上相关"、"空间上相关"、"概念上相关"和"功能上相关"5 种。目前中医药学语言系统的语义网络是依据[国家标准 GB/T 38324—2019《健康信息学 中医药学语言系统语义网络框架》]构建的，并在此基础上构建了语义类型之间的语义关系。图 3-4 所示为"证候"与其他语义类型之间的语义关系（包括正向关系和反向关系）。

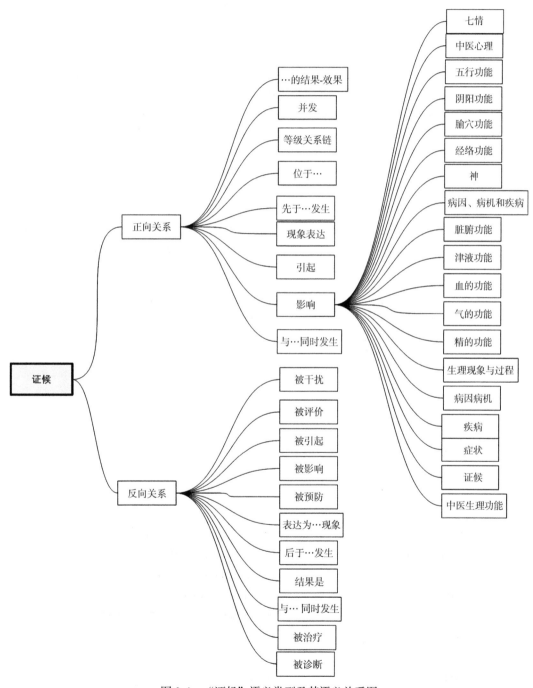

图 3-4 "证候"语义类型及其语义关系图

2. 基础词库

中医药学语言系统的基础词库是以概念为单位，对 25 余万条中医药术语、10 余万条概念进行的系统梳理和准确诠释，建立科学合理的概念分类体系以及概念之间的语义关系。该系统以涵盖中医药学科及其相关学科的概念术语为目标，除了收词量大、覆盖范围广外，还表现为对概念术语的语义控制方面，即每一概念至少被标引为一种语义类型，达到控制概念多方位语义关系的目的，不仅为中医药术语规范化、标准化工作打下一定的基础，更为自然语言处理中医药学知识提供了方便。

二、中医临床术语系统

（一）中医临床术语系统简介

中医临床术语系统（traditional Chinese medicine clinical terminological system，TCMCTS），是由中国中医科学院中医药信息研究所研制，用来描述健康状况和中医医疗活动的大型术语系统。该术语系统参照系统化临床医学术语集（systematized nomenclature of medicine，clinical terms，SNOMED-CT）的结构，依据中医临床特色，建立了中医临床术语分类结构，确定中医临床术语的概念、术语间的语义关系。

（二）中医临床术语系统结构

1. 分类结构

TCMCTS 分类结构主要遵循 ISO 发布的中医临床术语系统分类框架［ISO 19465：2017 Traditional Chinese Medicine—Categories of Traditional Chinese Medicine（TCM）Clinical Terminological Systems］。TCMCTS 共有一级类目 18 类，涵盖了临床实践中需要的各种概念与术语，如表 3-1。

表 3-1　"中医临床术语系统分类结构" 18 个顶层概念

序号	中文名称	英文名称
1	症状体征	syndrome and sign
2	四诊对象	four examination objects
3	病证	disease and pattern
4	中医操作/方法	TCM operational approach
5	病因病机	cause and mechanism of disease
6	原理和经验	protocol and guideline
7	治则治法	principle and method of treatment
8	中药	Chinese medicinal
9	机体形态	body system
10	分期与传变	staging and transmission/transmutation
11	中医体内物质	internal substance in TCM
12	中医环境和地理定位	environment or geographic location in TCM
13	中医器械和设备	TCM equipment and device
14	中医计量单位和量词	unit of measurement and qualifier value in TCM
15	连接词	linkage
16	医案结构	structure of medical case record
17	短语	phrase
18	限定值	qualifier value

2. 概念及其关系

1）概念定义：SNOMED-CT 的逻辑化概念定义包括概念的层级定义和概念的属性关系定义。层级定义表示概念的"上下位关系"，用于纵向连接概念，构建系统的层次结构。属性关系通常用于横向连接概念，通过概念间关系对概念的属性特征进行描述，用以阐明一个概念跟其他概念发生关系的性质特征。

TCMCTS 借鉴 SNOMED-CT 构建理念，结合中医特点，通过描述性定义和逻辑性定义实现概念定义，从不同角度表达概念的内涵。以中药饮片"生马钱子"为例，在 TCMCTS V2.0 中，生马钱子的上位词为活血疗伤药，其描述性定义为："生马钱子为双子叶植物马钱科植物马钱的成熟种子，味苦性温，具有通络止痛、散结消肿的功效，临床用于治疗跌打损伤、骨折肿痛、风湿顽痹、麻木瘫痪、痈疽疮毒、咽喉肿痛。"其逻辑性定义则以描述性定义为依据，表达概念自身属性及相关属性。生马钱子的部分逻辑性定义表达如下：

生马钱子
|上位词|活血疗伤药
|有…药味|苦
|有…药性|温
|有…毒性|大毒
|有…功效|通络
|有…功效|止痛
……

2）概念关系：TCMCTS 借鉴现有术语系统（如 SNOMED-CT、中医药学语言系统）中的关系类型，注重体现中医特色，增设如"归…经""有…功效"等描述中医特有理论的关系类型。TCMCTS 共确定了 24 种关系类型，如表 3-2。概念之间的关系连接方式为"定义域|关系类型|值域"，即关系类型和值域概念组合起来，用以阐释某一概念。

表 3-2　TCMCTS 概念间关系表

定义域	关系类型	值域
方剂、中成药、中药饮片	有…功效	功效
方剂、中成药	由…组成	中药饮片、药用食品、植物油脂和提取物
方剂、中成药	适应证	病证、症状体征
方剂、中成药	有…剂型	剂型
中成药	处方溯源	方剂
中药饮片	有…药性	中药药性
中药饮片	有…药味	中药药味
中药饮片	有…毒性	中药毒性
中药饮片	归…经	经络
中药饮片	是…的炮制品	中药药材
中药饮片	饮片加工	中药配方颗粒
中药饮片	炮制方法	药物炮制法/操作
病证	由…造成	病因病机、情景短语、病证
证候	证候所见	症状体征、情景短语
疾病	疾病所见	症状体征、情景短语
病证	病证部位	身体部位

定义域	关系类型	值域
治法	使用	功效、中药药性、中药药味
治法	适用于	病证
中成药	药厂	中药药厂
中医疾病	有…证候	证候
治法	使用	中药药性、中药药味、功效
方剂、中成药	治疗	症状体征、病证
方剂、中成药	适应证	病证、症状体征
穴位	位于	经络

三、中国中医药学主题词表

（一）简介

中国中医药学主题词表（traditional Chinese medical subject headings，TCMeSH）是将中医药文献标引人员或用户的自然语言转换成规范化中医药名词术语的一种术语控制工具。作为我国第一部中医药专业词表，其研究起步于 20 世纪 70 年代，1987 年正式出版《中医药学主题词表》，1996 年修订后更名为《中国中医药学主题词表》，2008 年第三次修订，2015 年第四次修订并以网络版发布。此后每年进行更新，在中医药文献主题标引、图书编目、期刊索引、数据规范等方面发挥作用。

（二）体系结构

1. 字顺表

字顺表又称主表，是词表的主体部分，是文献标引和检索的主要依据。《中国中医药学主题词表》收录的全部正式主题词，按汉语拼音字母顺序排列便于查询，以主题词中的单字为单位拼写汉语拼音。同音字按字形集中，首字音形相同者均按第二拼音排列，第二字相同时按第三字排列，以此类推。主题词款目结构包括主题词名称、汉语拼音、英译名、树形结构号、定义、注释、参照项等。

2. 树形结构表

树形结构表是综合了范畴索引与词族索引的主题词等级分类表，从学科范畴全面地显示了主题词之间的关系，便于从科学角度选用主题词。中医药学主题词表是以中医药学科体系为基础，同时兼顾了专业特点及分类的需要，将全部主题词按学科门类划分，并尽量做到与《医学主题词表》（medical subject headings，MeSH）的范畴类目相兼容，包括中医形态、药用动植物、中医病症、中药和方剂、中医诊断治疗技术和设备、中医精神疾病和心理学、中医药学及其相关学科、自然科学、教育、工艺学与中药技术、人文科学、信息科学、各种人和各种职业名称、保健、地理名称等。

3. 副主题词表

1）专题副主题词表：中医药学主题词表收录了副主题词 94 个，其中 MeSH 副主题词 84 个，中医药学副主题词 10 个，分别为中医药疗法、中西医结合疗法、针灸疗法、按摩疗法、穴位疗法、气功疗法、中医病机、针灸效应、气功效应、生产和制备。在标引和检索时用副主题词对主题词进行限定，使主题方面更加专指。每个副主题词均有明确的定义和范围，对其允许组配的主题词类目进行了严格的规定。

2）编目、出版类型副主题词表：编目副主题词表供中医药学书籍编目使用，包括：资料类型副主题词表，收录副主题词 51 个；地理副主题词表，收录副主题词 79 个；语言副主题词表，收录副主题词 25 个。出版类型表收录 MeSH 词表中出版类型 44 个，供标引与检索使用。

3）附表：医学家姓名附表，收录医学家姓名 59 条，按汉语拼音顺序排列。本表供书本式检索工具书编制索引及书籍主题编目使用，在数据库的标引及检索时作主题姓名标引和检索的参考。

四、中医古籍后控词表

（一）简介

后控词表，又称"只供检索词表"或"不断增长词表"。它是利用先控语言的原理和方法编制的自然语言检索用控制词表，主要是对自然语言中大量存在的等同关系、等级关系和大部分的相关关系进行控制与揭示，通过这些措施达到对自然语言检索中的各种不利因素的事后控制。后控制词表的性质类似于入口词表，它可以弥补自由标引带来的检全率降低的不足。

中医古籍后控词表配备在检索系统中，用户只要输入已知的检索词，系统利用后控词表自动地把同义词、相关词纳入检索式，并用"或"逻辑彼此联系在一起，从而提高查全率。借助于后控词表，用户可以获取所需专指度，而且各种水平的族性检索能力仍然存在。

（二）结构

中医古籍后控词表共设 8 个字段，包括类号、标引词、同义词、近义词、上位词、下位词、关联词和现代医学对照：①类号，是指标引用词的所属分类代号；②标引词，是指利用自由标引方法提取的标引用词；③同义词，是指与标引词有同义关系的标引用词；④近义词，是指与标引词有近义关系的标引用词；⑤上位词，是指与标引词有上位关系的标引用词，如"草部"可以作为金银花的上位词；⑥下位词，是指与标引词有下位关系的标引用词，如赤芍、白芍可以作为芍药的下位词；⑦关联词，是指与标引词关联密切的标引用词，如金银花散、银翘散可以作为金银花的关联词；⑧现代医学对照词，是指与标引词具有一定医学对照关系的现代用词，具体可指中西医学对照比较明确的医学用词或是现代最新研究成果等，如"糖尿病"可以作为"消渴"的现代医学对照词。为保证数据库的检索效率，后控词表需要根据数据库用户的使用评价、数据库内容的变化进行更新维护。

五、中医药领域知识组织应用案例

随着计算机技术和互联网的发展，越来越多的信息在互联网上发布与共享。随着用户对获取信息的要求不断提高，互联网搜索也正从单一信息的检索到包含网页和网页之间超链接，并逐步递进为包含大量描述和各种实体之间丰富关系的网络需求。知识组织是在大数据的时代背景下产生的一种新型的海量知识管理与服务模式。它以科学为基础，涉及应用数学、信息科学及计算机科学诸学科交叉的领域。

中医药学在数千年的实践中积累了丰富的经验，形成了完整的知识体系，产生了海量的文献数据。利用知识组织方法开展中医药学知识的管理和服务对中医药学的传承与发展具有重要意义。

知识组织系统的应用对于整合中医药知识、提升临床诊疗质量、促进中医药知识智能化服务等方面有着重要的作用。目前中医药学知识组织主要应用于知识整理和表示、语义检索、知识问答以及临床决策支持等方面。

（一）主题词表与分类法在中国中医药期刊文献数据库的应用

1. 简介

中国中医药期刊文献数据库收录了 1949 年至今的有关中医药学内容的期刊文献信息，涵盖了中国国内出版的生物医学及其他相关期刊千余种，包含中医药学、针灸、气功、按摩、保健等方面的内容，收录了中医药文献题录 100 余万条，其中 50%~70%附有文摘。该数据库采用美国国立医学图书馆的《医学主题词表》及中国中医科学院中医药信息研究所的《中国中医药学主题词表》进行规范的主题词标引，用以进行精确检索和扩展检索。该数据库每季度更新一次，每年约增加文献 6 万篇。

2. 主题标引和主题检索

中国中医药期刊文献数据库在构建过程中，利用中医药学主题词表对中医药文献进行主题标引，在检索界面提供主题检索，从而实现更为精准的查询。在词表系统中查到相应的主题词，然后在进行文献检索的时候，进入主题检索，输入主题词，就可以更快、更全地检索到相关文献。在中医药期刊文献数据库里还可以利用扩展检索，检索到相应主题词下位所有词，进行成族一类主题词的检索，利用加权检索，检索到更为精准的文献，如图 3-5。

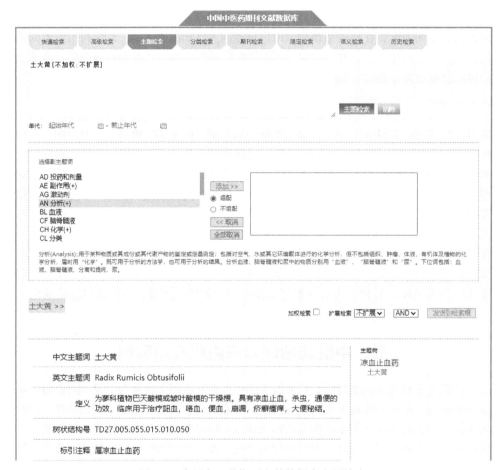

图 3-5 中国中医药期刊文献数据库主题检索

3. 分类检索

中国中医药期刊文献数据库，除了主题检索外，还提供了分类检索，采用《中图分类法》的 R 类医学卫生的分类，如图 3-6，方便用户从分类法的角度迅速检索到需要的文献。具体检索方法是，进入分类检索界面，点击分类树上的节点分类词，输入检索框，就可以检索到相应的文献。

（二）后控词表与古籍分类法在国医典藏古籍文献资源库的应用

1. 简介

古籍数字化是指利用现代技术将古籍中的文字和图像信息转换为能被计算机识别的数字符号，形成书目数据库、全文数据库和知识库。"国医典藏"是由中国中医科学院中医药信息研究所研发的大型中医古籍全文数据库，精选了先秦至清末民国的历代典籍 1800 种。收录内容精良，不乏世所罕见的珍善本及孤本医籍，具有较高实用价值、文献价值和学术价值。所选书目按《中国中医古籍总目》分类法分类，内容涉及医经、医理、诊断、伤寒金匮、针灸推拿、本草、方书、临证各科、养生、医案医论医话、医史、综合性著作 12 大类、65 个二级类目。

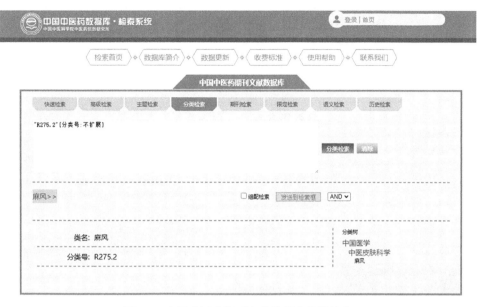

图 3-6　中国中医药期刊文献数据库分类检索

2. 后控词表应用

"国医典藏"能够实现中医古籍的原貌展现和便捷阅览。系统嵌入中医古籍后控词表，实现古籍内容的多途径深度检索、古籍知识内容的精准定位等功能，为用户提供专业化的中医古籍阅读、检索与利用服务，如图 3-7。

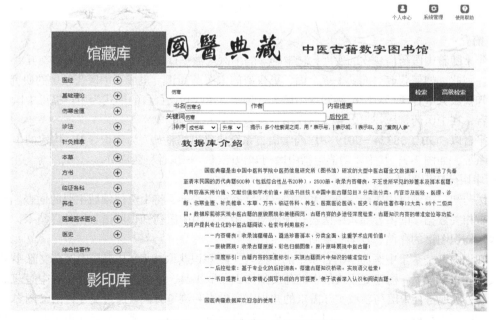

图 3-7　"国医典藏"后控词表检索

3. 古籍分类导航

"国医典藏"采用了《中医古籍分类标准（T/CAS 531—2021）》作为分类导航，方便用户从知识分类角度进行检索查找，如图3-8。

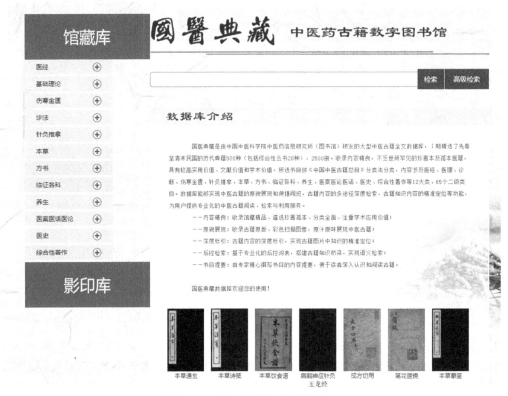

图3-8 "国医典藏"分类导航

（三）中医药学语言系统在中医药知识服务平台的应用

1. 简介

近年来随着中医药信息化的发展，越来越多的中医药数据库、电子资源等都可以在互联网上方便获取。因此，如何获取更准确、更全面、更权威的中医药知识，也成了中医药领域的研究需求。中医药知识服务平台通过对中医药知识图谱进行构建，并以知识百科的形式为用户提供中医药知识服务平台，在中医药领域知识服务方面作出了探索性研究。

该平台以"GB/T 38324—2019中医药学语言系统语义网络框架"为知识导航，构建的中医药知识服务系统，如图3-9，其主要功能包括中医药知识图谱、知识百科两部分。

2. 中医药知识图谱

中医药知识图谱以中医药学语言系统语义网络框架为骨架，将中医药领域主要的词表、术语资源和现有相关数据库的内容导入中医药知识图谱之中，利用中医药知识图谱数据处理技术，实现大型中医药知识图谱的存储、查询和更新。

该知识图谱是基于中医药学语言系统的中医药文献知识获取技术，从海量中医药文献中发现新颖的实体和语义关系，构建交互式的中医药文献知识获取工具，以半自动的方式扩展中医药知识图谱的内容，实现符合中医药领域实际需求的知识图谱检索和浏览方法。通过交互性语义图界面对知识图谱的内容进行展示，协助网络用户浏览概念信息及概念之间的关系；另将知识图谱嵌入搜索和知识百科之中提供知识服务。

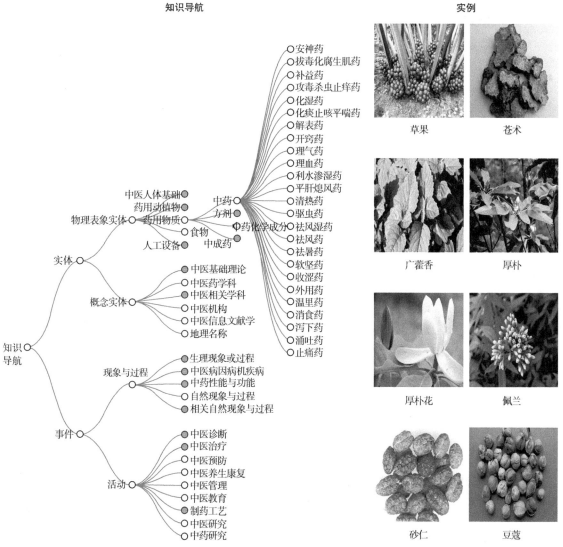

图 3-9　"GB/T 38324—2019 中医药学语言系统语义网络框架"知识导航

　　图形化展示是知识图谱的重要部分，该平台的中医药知识图谱主要对中医药概念进行语义网络、图片和相关知识等内容的展示。知识图谱界面最上部分是知识图谱的搜索框，如搜索"人参"，系统将会出现如图 3-10 所示。左侧显示以"人参"为中心的相关知识图，右侧上半部分为"人参"的基本信息，点击打开可显示知识百科，如图 3-10。右侧下半部分则提供了相关的文献检索结果，提供"中国中医药期刊文献数据库"中的全文检索结果。

3. 中医药知识百科

　　基于知识图谱搭建中医药知识百科，面向中医药工作者和大众提供百科全书式的知识服务，为汇集和维护中医药领域的知识和作品提供一个开放性的平台（图 3-11）。它基于中医药学语言系统实现术语系统和知识库的整合，并基于网络提供知识服务，使中医药工作者都可以访问和利用这些中医药知识。它允许任何人浏览、编辑和修改任何条目，并建立相关的协作和审核机制，从而保证知识系统的完整性和准确性。

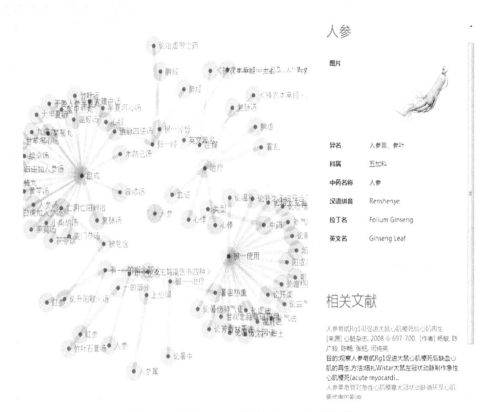

图 3-10　中医药知识服务平台——知识图谱

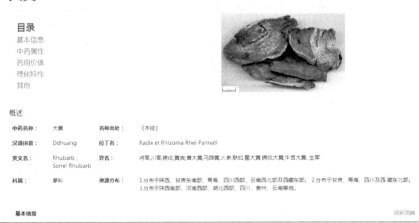

图 3-11　中医药知识服务平台——知识百科

中医药知识百科系统按概念实体对知识源中的相关知识进行组织，将知识图谱中关于某个概念实体的知识综合呈现出来，包括该概念的名称、类型、简介、文字信息、图片信息以及语义关系等，并列出与该实体相关的文献题录。针对不同类型的概念设计不同的展示目录，如"中药"类，按照"基本信息""中药属性""药用价值""理化特性"四个一级类目进行展示，每一大类都有具体展开信息，如图 3-12。

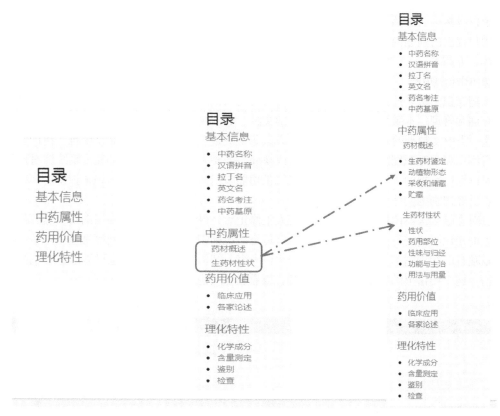

图 3-12 "中药"类百科展示目录

中医药知识百科系统采用了一种全民参与的信息创作与智慧分享模式，而不仅仅依赖少数专业学者的编纂。建立由词条通过分类或归类而聚合起来的一个的中医药知识体系，通过建立协同编辑和审核的机制来维护知识百科的有序性，并参考百科用户的编辑和反馈结果，不断完善和丰富中医药学语言系统等知识资源，丰富中医药知识体系，促进中医药知识的利用。

（四）知识图谱在中医药知识问答系统的应用

关于中医药学知识的获取，普通用户最常用的方式是以谷歌、百度等传统搜索引擎为主，输入感兴趣的疾病、症状等部分关键词，即可得到关于该病症的大量信息。但通过这种方式获得的信息量往往是巨大的，且没有针对性。没有医学知识背景的普通用户往往难以辨别这些信息的真假，更难获得自己所真正需要的信息。知识图谱技术的发展，为用户提供了解决方式，"智能"知识问答系统应运而生。

这里，以中国中医科学院中医药信息研究所研制的"中医药知识问答系统"为例，进行介绍。

1. 简介

中医药自动问答系统是以中医药学语言系统为基础，结合中医药领域专家的知识，利用自然语言处理、知识图谱、自动问答、信息检索等技术，构建的一套智能知识问答系统。其目的主要是帮助普通用户能够更为便捷地了解医疗知识，帮助用户获取到更有针对性的医疗信息等。

系统以常见病"月经病"为示范，采集期刊文献数据、临床医案数据、相关教材数据构建数据库，将中医药学语言系统中的知识本体、专业概念术语、语义关系等规范的知识表示与采集的数据库有机结合起来，构建由病、证、症、方、药等知识实体构成的知识图谱，通过临床实际病历的训练，不断丰富后台知识库，修正问答算法，进而利用自动问答技术为用户提供更为精准的信息资源。

系统提供给用户使用的主要有三部分功能：知识图谱、问答系统和信息检索。

系统以自然语言对话的形式与患者进行交流，患者首先以文本的形式输入自己的病情描述，系统根据用户提出的问题内容给出可能患有的疾病及其概率，并且给出疾病的相关信息，例如常见症状、证候、方药等。

2. 知识图谱功能

中医药知识图谱是通过知识抽取和知识融合将有效的知识实体和关系信息形成知识图谱，并进行有效存储和管理。本系统中的数据包括医学文献、电子病历等，目前大多数数据来源都是非结构化的，这一类中文数据的自动化知识提取的方法非常缺乏，使得数据利用非常困难。在计算机技术自动进行实体和关系识别后，尚有一些错误或缺漏，需要人工进行校正和补充。系统针对这种情况提供了对已标注数据的人工修正功能。人工修正功能包括两部分，一个是标识未识别的实体，另一个是修正已经识别的实体和关系。

通过对文献或医案内容进行分析，以及人工修正后，得到单篇文件的知识图谱。然后将每一篇文献产生的知识图谱进行人工标注修正后，上传至系统知识图谱，为自动问答做基础。系统提供每一篇文献独自的知识图谱，标识该篇文献的知识内容与结构，如图3-13。也可展示整个系统所有文献的图谱。这个图谱上的每个点都可以点开，查看具体信息。

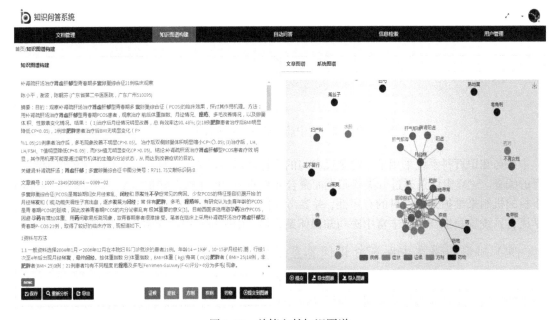

图3-13 单篇文献知识图谱

3. 知识问答功能

中医药知识问答系统在用户用自然语言输入具体病症描述问题后，以中医药学语言系统为词库，利用中文分词、命名实体抽取等技术，将用户描述的自然语言转化为规范的术语表示，然后基于中医药学语言系统的语义网络查找相关的知识体系，判断用户可能患有的病证，给出相关的信息，并通过与用户进一步交互，多次反馈形成较为可信的结论。同时利用信息搜索功能，把相似度较高的病案找出来，输出处方建议，为用户提供辅助诊疗建议，如图 3-14。

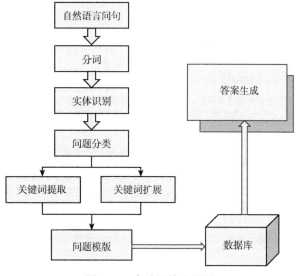

图 3-14　自动问答流程图

中医药知识问答系统尚未能达到用户完全自由提问，而是为用户提供了几种可提问的类型。比如问疾病、问治疗方法、问方药、问病案等。比如输入问题"什么疾病有小便短黄、月经量少这些症状？"点击"提交"按钮，系统会首先返回知识图谱，在左侧知识图谱中可显示与"小便短黄、月经量少"相关的疾病和症状。

同时，用户根据图 3-15 左侧给出的图谱提示，补充病情描述，得到治疗建议。治疗建议按可能性大小排序给出疾病名称和治疗方案。

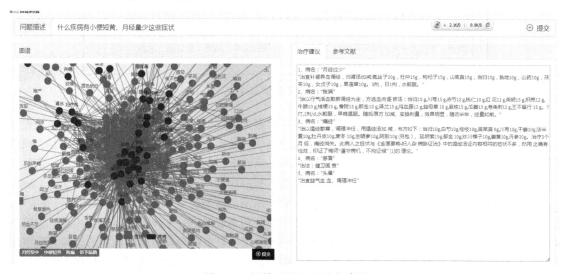

图 3-15　问答系统给出治疗建议

4. 文献检索功能

中医药知识问答系统的后台是由一个庞大的知识库支撑的，其中蕴含着大量的中医药知识。作为问答系统的一个辅助功能，系统为用户提供了一个全文检索的检索功能，方便有需要的用户检索到所需的信息。

在关键字检索框内输入自由词即可检索到包含该"自由词"的所有文本，点击文本标题，即可看到详细文本信息，如图 3-16。

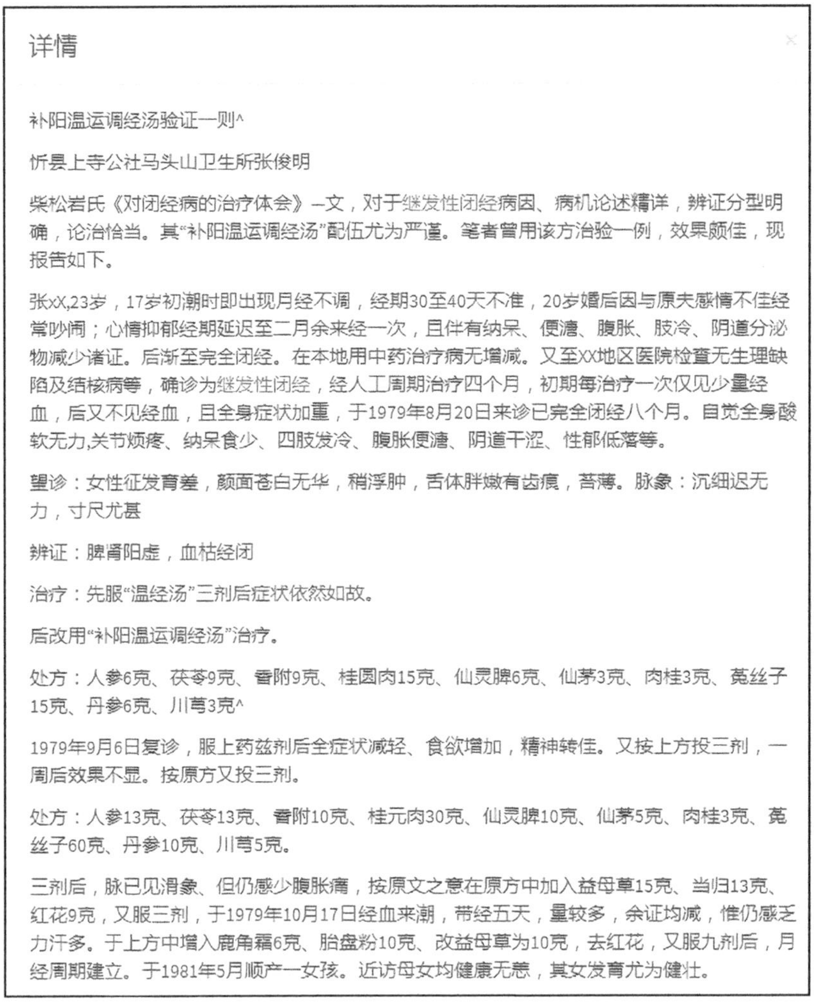

详情 ×

补阳温运调经汤验证一则^

忻县上寺公社马头山卫生所张俊明

柴松岩氏《对闭经病的治疗体会》一文，对于继发性闭经病因、病机论述精详，辨证分型明确，论治恰当。其"补阳温运调经汤"配伍尤为严谨。笔者曾用该方治验一例，效果颇佳，现报告如下。

张xx,23岁，17岁初潮时即出现月经不调，经期30至40天不准，20岁婚后因与原夫感情不佳经常吵闹；心情抑郁经期延迟至二月余来经一次，且伴有纳呆、便溏、腹胀、肢冷、阴道分泌物减少诸证。后渐至完全闭经。在本地用中药治疗病无增减。又至xx地区医院检查无生理缺陷及结核病等，确诊为继发性闭经，经人工周期治疗四个月，初期每治疗一次仅见少量经血，后又不见经血，且全身症状加重，于1979年8月20日来诊已完全闭经八个月。自觉全身酸软无力，关节烦疼、纳呆食少、四肢发冷、腹胀便溏、阴道干涩、性郁低落等。

望诊：女性征发育差，颜面苍白无华，稍浮肿，舌体胖嫩有齿痕，苔薄。脉象：沉细迟无力，寸尺尤甚

辨证：脾肾阳虚，血枯经闭

治疗：先服"温经汤"三剂后症状依然如故。

后改用"补阳温运调经汤"治疗。

处方：人参6克、茯苓9克、香附9克、桂圆肉15克、仙灵脾6克、仙茅3克、肉桂3克、菟丝子15克、丹参6克、川芎3克^

1979年9月6日复诊，服上药兹剂后全症状减轻、食欲增加，精神转佳。又按上方投三剂，一周后效果不显。按原方又投三剂。

处方：人参13克、茯苓13克、香附10克、桂元肉30克、仙灵脾10克、仙茅5克、肉桂3克、菟丝子60克、丹参10克、川芎5克。

三剂后，脉已见滑象、但仍感少腹胀痛，按原文之意在原方中加入益母草15克、当归13克、红花9克，又服三剂，于1979年10月17日经血来潮，带经五天，量较多，余证减减，惟仍感乏力汗多。于上方中增入鹿角霜6克、胎盘粉10克、改益母草为10克，去红花，又服九剂后，月经周期建立。于1981年5月顺产一女孩。近访母女均健康无恙，其女发育尤为健壮。

图 3-16 文献检索详情

中医药知识问答系统不仅可作智能搜索，通过检索为用户提供有意义的数据，可大大减轻患者排队就医和临床医学知识匮乏带来的困难，使用户高效、准确、快速地寻找自己想要的信息，而且在一定程度上可帮助用户自我诊断，或可用于中医临床教学，也可为低年资年轻医生提供一定的学习参考，并且可在一定程度上缓解医患信息不对等、提高医疗资源利用效率等。

知识图谱在中医药领域实现了中医药发展过程中所需的智能搜索、辅助诊断、深度问答等应用，推进了中医药数据的自动化和智能化处理，有利于中医药事业的进一步发展。且已在中药、中医基础、中医临床、中医养生保健等多个领域获得了一些成果，未来将会以更多的应用形态深入到更多的领域。随着信息技术的发展以及中医药行业知识形态的多样化，知识图谱将可能提供中医药领域知识的深度挖掘和再生，比如古籍知识的自动转化，诊疗知识的自动生产，文本自动编制等。又或者随着自然语言理解能力的提高，可以开发更先进的智能问答系统，可以更准确便捷地为用户提供服务。随着可视化技术的发展，下一代的中医药领域知识图谱可以更直观先进，可以提供图像理解解说等。

总之，知识图谱技术未来将在中医药领域找到更多的落地场景，促进中医药行业的发展。知识图谱技术应用于传统中医药领域的未来是可期的，将对未来智慧医疗发展起到关键性的作用。

本 章 小 结

本章重点介绍中医药知识组织与知识图谱的相关内容。介绍了中医药信息资源及特征描述，中医药领域常用的知识组织方法：本体、语义网络和知识图谱，以及中医药领域知识组织系统及其应用。

知识组织是对知识的有序存储与表达，其方法也是多种多样。中医药学是一门历史悠久的学科，知识体系完整，数据量丰富。知识组织方法与技术有助于实现中医临床指南、医案、文献等知识的关联与整合，挖掘中医药隐含的知识，实现智能化、个性化的中医药知识服务，在中医药领域具有广阔的应用前景。本章从中医、中药、针灸、古籍等几个角度对中医药信息资源进行特征描述分析，并进一步介绍中医药领域内常用的知识组织方法：本体、语义网络以及知识图谱。

知识组织方法与技术的应用使得中医药经验性知识的结构化得以实现，并形成了许多具有中医药特色的知识组织系统，为中医药知识的传承和创新提供了坚实的基础。本章主要介绍了中医药学语言系统、中医临床术语系统、中国中医药学主题词表、中医古籍后控词表 4 个典型的中医药知识组织系统及其应用。

（贾李蓉）

参 考 文 献

曹雨薇，2019. 基于地理本体的地理过程概念建模与表达. 南京师范大学.

高博，朱彦，刘静，等，2019. 中医临床术语系统 v2.0 概念间关系设定. 中国数字医学，14（4）：22-25.

贾李蓉，高博，刘静，等，2021. 中医药自动问答系统中关于问题理解的研究. 医学信息学杂志，42（7）：29-32.

贾李蓉，高博，刘静，等，2021. 基于中医药学语言系统的知识问答系统设计. 医学信息学杂志，42（6）：52-55.

贾李蓉，刘静，于彤，等，2015. 中医药知识图谱构建. 医学信息学杂志，36（8）：51-53+59.

王昊奋，漆桂林，陈华钧，2021. 知识图谱——方法、实践与应用. 北京：电子工业出版社，420-427.

肖仰华等，2021. 知识图谱——概念与技术. 北京：电子工业出版社，2-10.

第四章 信息分析方法及中医药学应用

信息分析（information analysis）是指以定性和定量的科学研究方法为手段，通过对信息进行收集、整理、鉴别、评价、分析、综合等系列化的加工过程，形成新的、增值的信息产品，最终为不同层次的科学决策服务的一项具有研究性质的智力活动。信息分析的目的是形成新的、增值的信息产品，这些信息产品可以是数据、图表、报告、规划等，可以应用于不同领域和行业的科学决策。信息分析需要经过多个步骤，包括确定分析目标、收集相关信息、整理和鉴别信息、评价信息的价值、进行分析、结果呈现与解释等。信息分析方法（information analysis method）就是信息分析过程中所采用的方法。在中医药学领域，研究人员可以采用专家调查、文献计量、内容分析等信息分析方法，从文献信息、临床数据中提取出有意义的趋势和联系，为中医药学基础研究、临床实践和决策提供科学支持。

第一节　概　　述

一、信息分析的作用

信息分析在中医药学领域有广泛的应用场景。信息分析可以提高中医药学术研究、科研管理的效率和水平，为中医药学的发展提供重要的信息支持。

1. 评价管理

信息分析方法应用于中医药学领域管理与评价，可以提高中医药学的管理水平和效率，促进中医药学的现代化和国际化发展。信息分析可以用于中医药学政策制定、临床诊断和治疗方案的制定、中医药研究的选题和研究设计等方面，为中医药学决策管理提供支持和参考。信息分析方法可以用于中医药资源管理，提高中医药学资源的使用效率和效益，优化资源配置。信息分析方法也可以应用于中医药学知识整理、分类、挖掘和传播等方面的工作，促进中医药学的传承和发展。

2. 科学研究

信息分析应用于中医药学领域科学研究，可以为中医药学的科学研究提供支持和工具，帮助研究者更好地理解中药材、中药复方、中医证候等方面的特性和疗效。通过信息分析方法对中药材的成分和功效进行全面分析及评价，构建相关数据库，有助于加速中药研发过程、优化中药配方，并提高中药疗效评价的准确性。通过信息分析方法可以优化中医药临床试验设计，提高试验的准确性和效率。通过信息分析技术，可以对中药材的生长环境、采收时间、加工工艺等进行监测和分析，提高中药质量控制的精准度和稳定性。通过对古代中医药文献进行整理和分析，可以提取其中的有效成分和治疗策略，为现代中医药学提供理论支持和指导。

3. 临床实践

信息分析应用于中医药学临床实践，可以分析疾病与证候、药物之间的关系，为中医诊断和治疗提供依据。通过中医临床诊疗数据进行信息分析，可以挖掘出不同疾病之间的关联性和规律，以及病症与体质、环境等因素的相关性，对于临床决策和治疗方案的选择具有指导意义。信息分析方法通过对个体患者病情、遗传背景、生活习惯、药物疗效等方面的分析和评价，可以制定出更加个性化的给药方案和评价标准，从而提高治疗效果。通过信息分析方法，可以预测和评估中药与西药之间的相互作用，避免潜在的药物不良反应的发生。

二、信息分析的流程

中医药学信息分析是收集、整理、分类、分析、解释和应用中医药学信息，揭示中医药学知识的本质和规律的过程，主要包括以下几个步骤：

1. 确定选题

信息分析的主要目的是为决策提供科学依据，因此确定选题时需要了解背景、客观条件、分析需求等多方面因素，明确信息分析的目的、范围、对象、意义、要求、难度、工具、时间等。

2. 信息收集与整理

根据信息分析的选题要求，收集与中医药学相关的各种信息，包括临床病例数据、中药材成分数据、文献数据等。数据来源包括医院电子病历系统、文献数据库、公开发表的互联网信息等，并对收集到的数据进行预处理和清洗，去除噪声、异常值和缺失数据，确保数据质量和可靠性。同时，将不同数据源的格式进行统一，以便后续分析处理。

3. 信息整合与存储

将预处理后的信息整合到一个统一的数据库或数据仓库中，建立数据模型和关系，方便后续的分析和查询。可通过数据库管理系统或数据仓库技术来实现。

4. 信息分析方法选择

根据具体应用场景和研究问题，选择适当的信息分析方法。常见的方法包括文献计量、统计分析、文本挖掘等，可以结合领域专家的知识和经验进行选择。

5. 结果讨论与解释

使用选定的信息分析方法对数据进行分析，从中提取出有意义的模式、趋势和关联，并对分析结果进行评估和验证，以确保结果的准确性和可靠性。可通过可视化方法将分析结果呈现出来，辅助解释和理解数据的含义和价值。

6. 结果应用与评估

将信息分析的结果应用到具体的中医药学实践中，根据评估与验证的结果，得出结论并提出应用建议。如指导临床决策、优化药方、改进研究方法等。同时，对应用效果进行评估和反馈，不断调整和改进信息分析流程。

具体的信息分析流程因应用场景和研究目的的不同而有所差异。其中选择合理的分析方法是非常重要的，这样才能确保分析结果的准确性和有效性。

三、信息分析方法的类型

信息分析方法很多，可以分为定性信息分析方法、定量信息分析方法和定量定性相结合的信息分析方法。实际应用中，需要结合具体的研究目的和实际情况，选择合适的一种或多种方法，对要解决的问题进行深入的分析和研究，从而更好地实现信息分析的目标。

1. 定性信息分析方法

定性信息分析方法利用归纳、演绎、比较、分析、综合等手段，对收集到的文字、图片、数据等非量化信息进行加工、整理、分析、解释和推论，以得出基于经验、事实和判断的主观性结论。由于定性信息分析方法主要基于人的主观经验和判断，因此具有主观性、综合性、归纳性和系统性等特点。定性分析方法有很多，包括比较法、分析法、综合法、推理法、专家调查法、同行评议等。定性信息分析方法可以通过中医药理论和临床实践的研究，得出基于经验和事实的结论及推论。例如，通过专家调查和案例分析，了解中医药学的应用情况和实践经验；通过归纳演绎和比较分析等手段，了解中医药学的基本理论和概念、研究现状和发展趋势等；通过同行评议方法，确保研究项目的科学性、创新性和可行性。

2. 定量信息分析方法

定量信息分析方法即是通过利用数学、统计学、计算机科学等量化手段，对收集到的数据、文字、图片等量化信息进行加工、整理、分析、解释和推论，以得出客观、精确和可验证的结论。由于定量信息分析方法主要基于数学、统计学等量化手段进行数据处理和分析，因此具有客观性、数据导向性、可重复性等特点。定量信息方法包括文献计量、Meta 分析、社会网络分析法等，在中医药学领域中，定量信息分析方法可被应用于中医药临床试验、药物疗效评价、资源分析和中医药管理等领域。例如，通过特定中医药学领域的文献计量，可以了解该领域的整体研究情况和发展趋势，对中医药学的特点和规律进行总结及分析。通过对随机对照试验的 Meta 分析等手段，可以对中医药的疗效和安全性进行客观、精确的评价。

3. 定性与定量相结合的信息分析方法

定性与定量相结合的信息分析方法是指同时采用定性和定量的研究方法，综合分析研究对象的各种信息，以得出更加全面、准确和深入的结论。这样可以利用定性和定量研究方法的优势，弥补彼此的不足，使得研究结果更加全面、准确和可信。例如，定量信息分析虽然可以客观地测量和比较不同变量之间差异，但是需要结合专家意见深入挖掘其产生的原因，预测其发展趋势等。定性和定量相结合的信息分析方法有很多种，不同的研究领域和研究问题需要采用不同的分析方法。例如，问卷调查法通过调查问卷来收集数据，并进行统计分析。同时也结合定性研究的方法，对某些问题进行深入的个案研究或者参与观察。交叉影响分析法通过分析两个或多个事件之间的相互影响关系，来研究当某一事件发生时，其他事件因受到影响而发生的变化，从而帮助决策者更好地理解和预测系统中的动态变化。

第二节　定性信息分析方法

在中医药学领域，除了归纳演绎、比较分析、因果分析等方法，还可以采取以下定性信息分析方法。

一、专家调查法

专家调查法（expert investigation）是通过选取具有高度专业知识和经验的人员（专家），以其专业能力和经验作为研究数据的来源，并通过采访、问卷调查、观察等方式收集和分析专家的意见、建议和判断，从而获取专家知识和意见的一种方法。通过专家调查法，研究者可以得到专家们对问题的理解、观点、意见和解决方案，从而辅助研究的决策和结论。

1. 专家调查法在中医药学的应用

以下是一些常见的中医药学中使用专家调查法的应用场景，主要用于获取专家的意见、判断和经验，以支持决策和研究。

1）中医诊断与治疗方案评估：通过征求中医专家的意见和判断，评估不同诊断方法和治疗方案的优劣，选择最适合的临床实践方案。

2）中药配伍评价：征询中医药领域专家的意见，评估中药组合的效果和安全性，确定中药配伍的合理性和互补性。

3）中医药研究设计：通过专家调查，征求专家对中医药研究设计、方法和统计分析等方面的建议和意见，提高研究的可靠性和科学性。

4）中医药标准和指南制定：通过专家调查，征集中医药领域专家的共识和意见，制定中医药的标准、指南和规范，提高中医药的规范化和标准化水平。

2. 专家调查法的步骤

1）确定调查目的和问题：明确调查的目的和需解决的问题，确定需要征求专家意见的具体内容。

2）选择适当的专家：根据调查目的和问题，选择合适的中医药领域专家作为调查对象。专家应具有相关的知识、经验和声誉，并能够提供有价值的意见和建议。

3）设计调查问卷：根据调查目的，设计结构化的调查问卷，包括开放性问题和封闭性问题，以引导专家进行评估和判断。

4）进行专家访谈或调查：与选定的专家进行面对面的访谈或通过电子邮件、在线调查等方式收集专家的意见和建议。保证对专家的身份信息和回答结果的保密性。

5）数据整理与分析：整理和归纳专家的回答结果，进行统计分析和内容分析，提取出共识和重要意见。

6）结果汇报与应用：将专家调查的结果进行总结和汇报，向相关人员和利益相关方提供有关决策或研究的依据。同时，也可以将结果用于制定指南、标准或改进中医药实践。

需要注意的是，专家调查法在中医药学中仅作为参考和辅助决策的手段之一，应结合其他科学方法和证据综合分析，以取得更全面有效的结果。同时，在开展专家调查时，也需要注意专家的选择与数量，避免偏见和主观性的影响。

二、德尔菲法

德尔菲法（Delphi method）是一种专家咨询方法，旨在通过多轮匿名调查和反馈，以达成专家共识或解决复杂问题。该方法于 20 世纪 50 年代由美国兰道尔军事研究所的研究员奥斯本（Olaf Helmer）和戴尔菲（Norman Dalkey）提出，并以希腊神话中的德尔斐古城命名。

采用德尔菲法相对于普通的专家调查法具有一些优势，特别适用于涉及复杂问题或需要达成共识的领域。以下是德尔菲法相对于普通专家调查法的优势：①匿名性，德尔菲法允许专家在匿名的情况下发表意见，这有助于减少了社交压力和个人偏见，使专家更愿意坦诚地表达他们的意见和观点，从而提高了意见收集的质量。②反复迭代反馈性，德尔菲法允许在多个回合中反复征集专家意见，并通过汇总和分析这些意见来逐渐达成共识。这使得德尔菲法更适合解决复杂问题，因为它允许专家逐步修正他们的意见，并在多轮讨论中逐渐接近共识。③专家多样性，德尔菲法通常涉及多个专家，这可以确保不同背景、观点和经验的专家都有机会参与，从而提高了决策的综合性和多样性。④结构化过程，德尔菲法通常采用结构化的问卷和程序，以确保意见征集和分析的一致性和科学性。这有助于减少主观性和偏见，并提高了结果的可信度。⑤提高决策质量，德尔菲法的多轮征集和反馈过程有助于达成共识，并减少了极端观点的影响。这可以提高决策的质量和可接受性。

德尔菲法相对于普通的专家调查法更适用于复杂问题的意见征集和共识形成，可以提高意见的客观性、可信度和综合性，从而更好地支持决策制定和问题。德尔菲法的优势在于能够获得专家群体的匿名意见，减少了个人偏见和社会影响的干扰，有助于达成较为客观和全面的共识。然而，德尔菲法也有局限性，如可能存在专家选择偏差、信息传递失真等问题，因此在使用时需要谨慎考虑并结合其他方法和证据进行综合分析。

1. 德尔菲法在中医药学的应用

德尔菲法在中医药学中有多种应用，主要用于达成专家共识、建立指南等方面。德尔菲法协助专家进行意见征集、共识形成和决策支持，以提高中医药学领域的治疗效果和实践准确性。以下是一些常见的中医药学中使用德尔菲法的应用场景：

1）汇集专家意见：德尔菲法可以用于汇集中医药学领域内的专家意见，通过专家的集体讨论和匿名投票，形成中医药学领域相关问题的意见共识。

2）制定中医药临床实践指南：德尔菲法能够协助制定中医药学的指南和标准，通过专家的投票和讨论，确定中医药学的治疗方案、药物使用、病症诊断等指导性文件。

3）评估疗效和安全性：德尔菲法可以用于评估中医药的疗效和安全性。例如，利用德尔菲法收集中药领域专家的意见和判断，建立中药质量评价体系，确保中药材和中药制剂的质量和安全性。

4）中医临床研究评估：运用德尔菲法征求专家对中医临床研究评估的建议和意见，确立可靠的评估体系，提高中医临床研究的科学性和可比性。德尔菲法可以用于确定中医药学研究的重点和方向。通过专家的意见和投票，可以确定中医药学领域内需要重点关注的研究主题和方向，以指导相关的科学研究工作。

5）中医药教育与培训标准：通过德尔菲法征询中医药教育界专家的意见，确定中医药教育与培训的标准和要求，提高中医药人才培养的质量和标准化水平。

2. 德尔菲法的步骤

1）确定调查目标和问题：明确需要解决的问题，并将其转化为一系列明确的问题或陈述。

2）专家选择：选择具有相关领域知识和经验的专家作为德尔菲法的参与者。专家应涵盖不同的背景、地区和观点，以获得多样化的意见和观点，一般不超过 20 人。

3）初始调查：向专家发送调查问卷或提供问题陈述，要求专家对问题进行评估、发表意见或提供建议。这一步骤通常通过电子邮件、在线调查平台等方式进行。德尔菲法强调专家之间的匿名性和反馈机制，以减少人际因素对结果的影响。

4）结果反馈与分析：整理和汇总专家的回答结果，对不同专家之间的意见和观点进行匿名汇总和比较分析，形成初步共识。

5）反馈与进一步征询：将初步共识反馈给专家，并征求他们对其他专家意见的响应和进一步补充意见。这可以通过循环迭代的方式进行多轮调查，直到达成相对一致的共识。这要根据具体应用场景和问题的复杂程度，合理设置调查轮数和专家数量，以确保有效收集专家的意见和达成可靠的共识。

6）最终共识和结果报告：整理专家们达成的最终共识，并编制德尔菲法的结果报告。报告应包括分析方法、达成的共识、意见和建议，以及可能存在的不一致性和争议点。

三、同行评议法

同行评议（peer review）是一种学术和科研成果评估的方法，通过邀请同领域专家对学术论文、研究项目或其他科学成果进行审查和评价，以确保其质量、可靠性和学术水平。

同行评议在科学研究和学术出版领域与普通的专家评议相比具有一些优势，通常由独立的同行专家组成，他们不与作者有直接的合作关系。这确保了评议过程的客观性，减少了潜在的利益冲突和偏见。同行评议有助于提高研究和论文的质量，因为评议专家可以提供有关方法、数据分析、结果解释和讨论的建议。这有助于作者改进其工作，并确保其科学方法和结论的可信度。同行评议可以帮助编辑和学术期刊选择及发表高质量的研究报告。同行评议可以识别并排除方法不当、结果不可信或结论不充分的研究报告。同行评议促进了学术交流和合作。通过评议过程，评议专家和作者可以互相学习和分享知识，促进学术社群的发展和进步。接受同行评议的研究和论文通常更容易获得学术界和社会的信任和认可。

1. 同行评议在中医药学的应用

1）学术期刊评审：学术期刊通过邀请同领域的专家对投稿的学术论文进行评审，以决定是否接受发表。这有助于维护期刊的学术声誉和保证发表内容的质量和可靠性。

2）研究项目评估：科研机构或基金会通过同行评议来评估研究项目的科学性、创新性和可行性，以决定是否资助该项目。同行评议能够提供专业意见和建议，确保研究项目的质量和科学价值。

3）学术会议论文评审：学术会议往往通过同行评议来选择和筛选提交的论文，确保会议论文的学术质量和相关性。

4）专著出版评审：出版社会邀请同领域的专家对专著进行评审，以确保其学术性、可读性和质量。

2. 同行评议的步骤

1）明确问题：明确需要解决的问题或评议的对象，如学术论文、研究项目等。

2）选择评议者：根据领域和专业知识，选择具有相关背景和经验的专家作为评议者。评议者应当是独立客观的，没有与待评议对象存在利益冲突。同行评议的过程应保持评议者的匿名性，以确保独立性和客观性。

3）提供评议标准：向评议者提供评议标准，说明需要考虑的因素和要求。这有助于评议者进行一致性和公正性的评价。

4）评议：将待评议对象发送给评议者，要求他们进行详细评议，并提供书面评价、建议或意见。时间上通常设定一个截止日期。评议过程应遵守学术道德和伦理准则，确保对待评议对象的隐私和知识产权的保护。

5）整理评议结果：整理和汇总评议者的评议结果，注意提取出共同点和主要意见。

6）结果报告和处理：将评议结果反馈给相关方，包括作者、期刊编辑、基金机构等，以便做出相应的处理和决策。

四、头脑风暴法

头脑风暴法（brainstorming）是一种集思广益的创新方法，旨在鼓励团队成员自由发表各种想法，以激发创新和解决问题。头脑风暴法通常比传统的会议调查更快速地生成大量想法。这对于需要在短时间内解决问题或进行创意工作的情况非常有用。头脑风暴法鼓励参与者自由发表想法和观点，无论是否经过筛选。这种自由性和开放性的环境有助于激发创新及创意的产生，因为参与者不受限制，可以提出各种各样的想法，甚至是不寻常或大胆的观点。头脑风暴法汇集了多人的思维和创意，利用了不同背景和经验参与者的集体智慧，有助于解决复杂问题和挑战，因为各种各样的观点可以被考虑，从而找到最佳解决方案。

尽管头脑风暴法具有这些优势，但也需要注意一些潜在的问题，如可能的想法碎片化和缺乏深度分析。因此，在不同情境下，选择使用头脑风暴法还是普通的会议调查应根据具体的目标和需求来决定。有时，两者结合使用可以充分利用各自的优势，取得最佳效果。

1. 头脑风暴法在中医药学的应用

头脑风暴法可以激发创新和解决问题更有效的新方案和途径。

1）新药研发：通过头脑风暴法，研发团队可以集思广益，快速提出各种可能的药物研发方案，促进创新和发现新的治疗方法。

2）临床诊疗：医生和中医师可以利用头脑风暴法来讨论疑难病例的诊疗方案，分享经验和观点，从而提供更全面和有效的治疗方案。

3）配方研究：中药的组方是一个复杂的过程，头脑风暴法可以帮助研究团队集思广益，快速提出各种可能的中药配方组合，以寻找最佳的治疗效果。

2. 头脑风暴法的步骤

1）设定明确的目标：确定需要解决的问题或达成的目标，并明确团队的任务。

2）创造积极的氛围：创造一个开放、包容和积极的氛围，鼓励团队成员自由发表想法，避免批评和负面评价。

3）提出尽可能多的想法：鼓励团队成员尽可能多地提出各种各样的想法，不论其可行性如何，不加以限制。

4）鼓励联想和组合：鼓励团队成员将不同的想法进行联想和组合，以产生更具创意和创新性的解决方案。

5）总结和评估：对提出的各种想法进行总结和评估，筛选出最具可行性和创新性的解决方案。

6）实施和跟踪：将筛选出的解决方案付诸实施，并跟踪评估其效果，及时进行调整和改进。

五、名义组法

名义组法（nominal group technique）是一种用于小组决策和问题解决的结构化技术。它通过组织小组成员的思维和意见，促进集体讨论和决策达成。

名义组法的特点是充分发挥了小组成员的创造力和参与度，确保每个人的意见都被平等对待，并促进了集体讨论和决策的效果。它适用于小组中需要快速达成共识或解决问题的情况，如策划会议、团队讨论、项目评估等。名义组法通过组织和分类相关信息，以可视化的方式呈现。这使得信息更易于理解和解释，使分析过程更加直观和直接。名义组法通常不需要复杂的统计模型或高级技术，因此可以快速应用，并且相对容易实施。名义组法可以帮助整合多个来源、多个维度的信息，识别和纠正潜在的认知偏差。通过将信息按照特定标准和组织方式进行分类，提高分析的客观性。名义组法有助于快速获取并综合来自不同领域或不同来源的信息。

1. 名义组法在中医药学的应用

1）方剂评估：名义组法可用于评估中药方剂的疗效和治疗效果。通过组织中医药专家或临床医生进行集体讨论和意见收集，可以获得关于方剂成分、配伍原理、适应证等方面的专业意见，从而评估方剂的优劣和临床应用价值。

2）临床诊疗共识：在中医临床诊断和治疗过程中，名义组法可以帮助医生确定最佳的诊断方法、治疗方案或药物选择。通过组织医生团队进行小组讨论和意见收集，可以综合不同专家的意见和经验，提供更全面和科学的决策支持。

3）中医药政策制定：名义组法可用于中医药政策的制定和评估。通过组织相关专家、学者、从业人员等各方代表进行小组讨论和意见收集，可以获得不同利益相关者的观点和建议，在中医药政策制定过程中考虑多方因素，提高政策的科学性和可行性。

4）中药质量评估：在中药质量评估过程中，名义组法可以用于收集专家意见和经验，评估中药材的质量状况和符合性。通过组织相关领域的专家进行小组讨论和意见收集，可以综合不同专家的知识和判断，提供对中药质量的评价和建议。

2. 名义组法信息分析的步骤

名义组法的基本流程包括下述几个步骤。在实际应用中，可以根据具体情境和问题调整步骤和流程，以适应不同的情况和目标。

1）提出问题：确定需要解决或决策的具体问题，并向参与者明确该问题。

2）个人反思：每个小组成员在独立思考的阶段，将自己的想法、观点或建议写下来。这可以通过私下写在纸上，或者使用工具如便签纸等进行。

3）表述意见：在倡导者的引导下，每个成员轮流发表意见，并记录在公开可见的地方。这样做可避免被他人影响，也确保每个人的观点都被平等对待。

4）讨论和澄清：在每个意见被表述后，进行集体的讨论和澄清。其他成员有机会提问、澄清或进一步探讨每个意见的细节和理由。

5）排序和评估：讨论结束后，小组成员以某种方式对所有意见进行排序和评估。这可以通过投票、打分或其他共识达成的方式来完成。

6）综合和总结：根据排序和评估的结果，小组综合各个意见，并得出最终的结论或决策。

六、扎根理论

扎根理论（grounded theory）是一种定性的社会科学研究方法，旨在通过对实地数据的系统分析和归纳，从而构建理论框架。扎根理论强调对社会现象的动态理解，关注事物的变化和发展过程。它不仅仅关注现象的表面描述，还关注背后的变化因素和相互关系，从而提供了更为丰富和全面的知识。相比于简单的问卷调查，扎根理论鼓励研究者直接与被调查者互动和沟通，使其参与到调查过程中。通过直接参与，研究者能够更好地理解被调查者的视角、动机和行动，从而得到更加准确的研究结果。扎根理论的结果通常是一个深入而详细的理论框架或模型，具有较高的解释力和说服力，能够更全面地了解现象背后的原因与意义。

1. 扎根理论在中医药学的应用

1）中药研究：通过扎根理论，研究者可以对中药的实际应用情况、疗效和副作用等进行深入分析，从而提炼出中药的使用规律和治疗原则。

2）临床实践：中医师可以运用扎根理论对自己的临床实践进行分析和总结，从中发现有效的治疗方法和经验，进一步提升临床技术和效果。

3）患者体验研究：通过扎根理论，可以深入了解患者对中医药治疗的体验和感受，从而改进医疗服务和提高患者满意度。

2. 扎根理论信息分析的步骤

1）收集数据：收集与研究主题相关的实地数据，可以是采访记录、观察记录、文献资料等。

2）逐行逐段编码：对收集到的数据进行逐行逐段的编码，即对每一行或每一段数据进行标注，标记出其中的关键词、概念或主题。

3）比较和分类：将编码后的数据进行比较和分类，找出相似之处和不同之处，形成初步的类别和模式。

4）生成理论：基于比较和分类的结果，逐步生成理论框架，并不断与实际数据进行对照和验证，直至形成相对完整和可靠的理论。

5）理论饱和：通过不断收集和分析数据，直至理论饱和，即没有新的信息可以为理论提供进一步支持或丰富。

使用扎根理论进行信息分析可以帮助中医药学领域深入理解实践和现象的本质，从而提炼出具有实践指导意义的理论和原则。

第三节　定量分析方法

在中医药学领域，有多种定量信息分析方法，需要根据情况与问题，选择合适的方法进行分析和处理。以下是几种常见的定量信息分析方法。

一、文献计量方法

文献计量方法（bibliometrics）是一种定量分析方法，用于研究和评估科学文献的数量、质量、影响力及其之间的关系。它通过对文献数量、质量、作者合作网络等指标的定量分析，提供客观、系统和可比较的分析结果，揭示科学研究的发展趋势、领域热点、学者合作网络等信息，为科学研究管理、科学政策制定和学术评价提供依据。文献计量学在中医药学领域有广泛的应用，可用于科学研究评价、学科发展规划、期刊编辑管理等。通过对中医药学领域的文献进行计量分析，可以了解中医药学的学科结构、研究热点、关键领域和国际合作情况等。这对于指导学科发展战略、优化研究布局具有重要意义。

1. 文献计量方法在中医药学的应用

1）帮助了解中医药学学科发展状况：通过对中医药学领域发表的论文数量、被引次数、期刊影响因子等指标的分析，可以评估中医药学学科的发展状况。

2）确定中医药学研究热点和前沿领域：通过关键词共现网络、聚类分析等方法，可以确定中医药学领域的研究热点和前沿领域，为科研人员提供参考。

3）评估中医药学期刊的办刊水平和质量：通过采用文献计量方法对中医药学期刊的发文量、被引频次、影响因子等指标进行分析，可以评估期刊的办刊水平和质量。

4）协助完善中医药学学术评价体系：文献计量方法可以为中医药学学术评价体系提供客观、量化的指标，有助于完善学术评价体系。

5）应用于中医药学领域的专利分析：通过对中医药学领域的专利申请数量、申请人、技术领域等指标的分析，可以了解该领域的创新水平和趋势。

6）用于中医药学古籍的整理和研究：通过对中医药学古籍的作者、年代、地域、主题等指标的分析，可以了解古代医学思想、流派和演变过程等。

7）用于中医药学领域的主题建模和演化分析：通过对中医药学领域的主题进行建模和演化分析，可以了解该领域的研究动态和发展趋势。

2. 文献计量方法的步骤

1）确定研究目标：明确要分析的中医药学领域、问题或论题。结合具体的研究问题和数据特点选择合适的方法和指标。

2）文献数据库检索与数据收集：收集相关领域的文献数据集，可以通过文献数据库（如 PubMed、Web of Science 等）进行检索，也可以借助专门的中医药学文献数据库。

3）信息清洗与筛选：对文献数据进行清洗和筛选，去除重复文献、非中医药学领域的文献等，确保研究数据的准确性和可靠性。

4）指标计算和统计分析：根据研究目标，计算相应的文献计量指标，如文章数量、被引频次、合作者数量等。通过统计分析方法，如描述性统计、协作网络分析、主题建模等，对数据进行分析和可视化展示。

5）结果解读和讨论：解读分析结果，讨论中医药学领域的特点、趋势和发现，探讨可能的原因和影响。并结合领域专家的意见和知识，进行合理解读和分析。

二、共词分析与共引分析法

共词分析（co-word analysis）和共引分析（co-citation analysis）是文献计量方法中常用的两种分析方法。共词分析是通过分析文献中关键词的共现关系，揭示关键词之间的相关性和相互影响。它可以帮助研究者了解某个领域内的研究主题、关键词的热度和关联程度。共词分析通常通过构建关键词共现矩阵或网络图来进行，其中矩阵的每个元素代表两个关键词在同一篇文献中出现的次数，而网络图则将关键词作为节点，根据共现的频率或强度连接节点。通过对共现矩阵或网络图进行聚类分析、社区检测等方法，可以发现领域内的研究主题和热点，探索关键词之间的关联关系。共引分析是通过分析文献被引用的情况，揭示文献之间的相互关联和影响。它可以帮助研究者了解某个领域内的重要文献、学术影响力和学术交流网络。共引分析通常通过构建文献引用网络图来进行，其中文献作为节点，根据被引用的频率或强度连接节点。通过对引用网络图进行中心性分析、社区检测等方法，可以识别出具有重要学术影响力的文献和学者，发现学科内的学术圈子和合作关系。

共词分析和共引分析在文献计量领域广泛应用，可以揭示学科研究的主题结构、学者合作网络和学术影响力等信息，为科学决策和学术评价提供支持。

1. 共词分析与共引分析法在中医药学的应用

1）研究主题发现：通过共词分析，可以揭示中医药学领域的研究主题、关键词的热度和关联程度，帮助研究者了解当前的研究动态和领域特点。

2）领域热点分析：通过共词分析，可以发现中医药学领域的研究热点和前沿方向，为科学研究提供参考和引导。

3）课题选择和组织研究：通过共词分析，可以根据领域内关键词的共现规律，选择合适的研究课题，并组织研究团队进行深入探索。

4）文献影响力评估：通过共引分析，可以评估中医药学领域文献的学术影响力，识别出被广泛引用的重要文献，为研究人员和学术机构在期刊选择、论文评价等方面提供参考依据。

5）学者影响力评估：通过共引分析，可以评估中医药学领域学者的学术影响力，发现有重要学术贡献和被广泛引用的学者，为学术评价和合作选择提供参考。

6）领域合作关系探索：通过共引分析，可以揭示中医药学领域学者之间的合作关系，构建学者合作网络，了解学术圈子和学科合作模式，促进学术交流和合作发展。

2. 共词分析与共引分析法的步骤

1）数据收集：收集中医药学领域的文献数据集，可以通过文献数据库进行检索或借助专门的中医药学文献数据库。

2）数据预处理：清洗和筛选文献数据，去除重复、非相关的文献，并进行数据标准化，如统一关键词的表达方式和格式。

3）共词分析：构建关键词共现矩阵或网络图。对关键词的共现频率进行计算，可以使用网络分析软件（如 Gephi）进行可视化和分析。

4）共引分析：构建文献引用网络图。根据文献之间的相互引用关系，构建网络图，并计算被引频次、中心性指标等。同样，可以使用网络分析软件进行可视化和分析。

5）分析和解读：对共词分析和共引分析的结果进行解读和讨论，揭示中医药学领域的研究主题、热点、学者合作网络以及学术影响力等信息。

三、Meta 分析法

Meta 分析（Meta-analysis）是一种统计方法，用于汇总和综合多个独立研究的结果，以获得更准确、可靠的总体效应估计。它通过对已有研究的数据进行整合和分析，提供比单个研究更全面和精确的结论。Meta 分析可以用来解决研究结果的不一致性、提高统计功效、量化效应规模等。

1. Meta 分析在中医药学的应用

1）疗效评价：通过整合多个相关研究的数据，评估中医药治疗特定疾病或症状的疗效。可以比较不同中药、针灸、推拿等治疗方法的效果，并提供更可靠的证据支持。

2）安全性评价：通过 Meta 分析，可以综合评估中医药疗法的安全性和不良反应风险，为患者和临床实践提供安全性指导。

3）治疗方案比较：通过比较不同中医药治疗方案的效果，如药物组合、方剂配伍等，帮助临床医生选择最佳的治疗策略。

4）临床指南制定：通过对中医药相关研究的 Meta 分析，提供科学的证据基础，为制定中医药临床指南和规范提供支持。

2. Meta 分析的步骤

在开展 Meta 分析时，应仔细选择合适的统计模型、考虑异质性和偏倚的可能性，并结合领域专家的知识和经验进行结果解读和讨论。同时，遵守相关的 Meta 分析指南和标准，确保方法的科学性和结果的可靠性。

1）研究问题确定：明确要解决的研究问题，如某种中药治疗某种疾病特定人群患者的疗效评价。

2）文献检索与筛选：通过系统性文献检索，找到与研究问题相关的研究文章。然后根据纳入标准，筛选符合要求的独立研究。

3）数据提取：从每个纳入研究中提取相关数据，包括样本量、效应估计值（如均值、风险比等）以及方差或标准误。

4）效应规模计算：根据提取的数据，计算每个研究的效应规模指标，如均值差异、风险比等。同时计算效应规模的方差或标准误。

5）权重分配：根据研究的样本大小和效应规模的方差，为每个研究分配权重，以反映其在 Meta 分析中的贡献程度。常用的权重分配方法有固定效应模型下的逆方差法和随机效应模型下的最大似然法等。

6）效应合并与异质性检验：将所有研究的效应规模按照权重加权平均，得到总体效应估计值。同时，对研究间的异质性进行统计检验，判断结果的一致性。

7）敏感性分析与亚组分析：进行敏感性分析以评估结果的稳定性和可靠性，并进行亚组分析，探索不同特征、干预措施等因素对结果的影响。

8）结果解释与报告：解释总体效应估计值的意义和可靠性，提供结论和推论。根据统计指南和要求，编写 Meta 分析的报告。

3. 网状 Meta 分析及其步骤

网状 Meta 分析（network Meta-analysis），又称为多重比较 Meta 分析或 mixed treatment comparison（MTC）分析，扩展了传统 Meta 分析的范围。它不仅考虑两两比较的研究，还可以同时比较多个治疗方案或干预措施。网状 Meta 分析可以用于评估不同治疗方案之间的相对效果、排名和优劣，以及在没有直接比较的情况下进行间接比较。

网状 Meta 分析在临床医学和药物研究领域中得到广泛应用，可以帮助研究者综合评估多个治疗方案的相对效果和优劣，为临床决策提供更全面的依据。它能够填补直接比较数据缺失的情况，提供更全面的治疗选择信息，并帮助制定更准确的指南和政策。

网状 Meta 分析的步骤与传统 Meta 分析类似，但需要考虑更复杂的数据结构和分析模型。具体步骤如下。

1）研究选择和数据提取：选择符合纳入标准的独立研究，并提取相关数据，包括各治疗方案的效应估计和方差。

2）研究网络建模：根据研究的比较关系和连通性，构建治疗方案之间的网络图模型。

3）模型选择：根据数据结构和分析目标，选择合适的统计模型来进行网状 Meta 分析，如贝叶斯方法或频率论方法。

4）参数估计与比较：利用统计模型进行参数估计，并对不同治疗方案进行直接和间接比较。

5）异质性检验和敏感性分析：检验研究间的异质性，并进行敏感性分析以评估结果的稳定性和一致性。

6）结果解释和报告：解释和解读相对效应估计、排名和优劣，并进行结果的报告。

四、非相关文献知识发现

非相关文献知识发现由美国芝加哥大学情报学教授 Swanson 提出,用于挖掘隐藏在文献之间的隐秘联系,从而实现知识发现的一种情报分析方法,非相关文献(noninteracting literatures)是指内容上不直接相关的文献,这些文献之间没有或很少存在引用或共引的关系。非相关文献知识发现的基本思路是,如果一组文献表明 A 和 B 有关联,而另一组文献表明 B 和 C 有关联,那么 A 和 C 之间也可能存在一定的关联,其知识发现过程包括两部分:开放式知识发现过程和闭合式知识发现过程。开放式知识发现过程是形成假设的过程,可表示为 A→B→C;闭合式过程是检验假设的过程,可表示为 A→B←C。Swanson 教授团队开发的 Arrowsmith 系统可用于分析研究非相关的互补文献,使更加易于发现两组文献之间的互补性结构。

1. 非相关文献知识发现在中医药学的应用

非相关文献知识发现主要用于从公开发表的非相关文献,也就是非显性关联的文献中识别出隐含关联的知识。在中医药学领域,非相关文献知识发现可以有以下一些应用。

1)中医基础研究:可用于分析中药及其有效成分或中医疗法与病症之间的相关性,继而用以揭示中医药的作用机制。

2)中医临床研究:可用于发现新的疾病治疗手段,补充或辅助现有的中医药疾病疗法;亦可挖掘中医诊疗的用药经验模式。

3)中药研究:可用于分析中药作用靶点进而发现其潜在作用机制,以及中药副作用预测等。

4)中西医结合研究:中医药文献之间进行非相关文献知识发现外,中医药文献和生物医学文献之间的非相关文献知识发现的研究可以为中西医结合提供新的思路,如中医症候-基因相关关系的发现研究。

2. 非相关文献知识发现的步骤

1)采用非相关文献知识发现方法在中医药学领域进行开放式知识发现过程(A→B→C),即形成假设的一般步骤如下。①确定研究问题和目标:明确要解决的中医药学问题和研究目标。②获取初始文献集 A:根据研究问题和目标,制定文献筛选的标准和纳入要求,以确保纳入文献的相关性和研究的可靠性,并通过检索、筛选获取初始文献集 A。③获取中间词集 B:对初始文献集 A 经过分析,找出与之相关与中间词集 B,中间词可根据研究目的进行筛选。④获取目标词集 C:找出与中间概念相关的目标词集 C,通过排除其中与初始概念 A 存在已知共性关系的概念等途径对目标词进行过滤,并进行排序,找到有意义的概念形成相关科学假说。

2)采用非相关文献知识发现方法在中医药学领域进行闭合式知识发现过程(A→B←C),即检验假设的一般步骤如下。①提出问题:明确需要解决的问题,如"消渴方治疗糖尿病的作用机制"。②获取文献集 A:检索数据库并筛选消渴方相关文献,获取文献集 A。③获取文献集 C:检索数据库并筛选获得糖尿病相关文献,获取文献集 C。④获取词集 B:B 为同时出现在文献集 A 和文献集 C 中的词、短语或术语。⑤获取目标文献并分析结果:检索获取包含 B 的文献,并排除与 A 或 C 重合的文献,对剩余文献进行分析。

五、社会网络分析法

社会网络分析(social network analysis,简称 SNA)是一种研究社会关系和信息流动的方法,它借助图论和统计学等工具来分析和测量个体、组织或社区之间的各种互动关系。社会网络分析法通过将人与人之间的联系表示为节点(node)和边(edge),并通过对节点之间连接关系的分析来揭示社会结构和信息传播等现象。在社会网络分析中,节点代表个人、组织、团体等实体,边代表它们之间的关系,如友谊、合作、信息传递等。通过对网络中节点和边的属性、位置、关联等进行度量、计算和可视化，可以揭示出节点的中心性、群体结构、信息传播路径、影响力等重要特征。

1. 社会网络分析在中医药学的应用

社会网络分析法可以帮助理解个体之间的相互作用、组织结构的形成和演化、信息的扩散和影响力的传播等重要问题，从而为决策和干预提供科学依据，在中医药学领域有广泛应用。

1）中医药知识传播研究：通过社会网络分析可以揭示中医药知识的传播路径和传播速度，了解不同节点（如医生、患者、研究人员等）之间的信息交流和合作情况，进而推动中医药知识的传播和应用。

2）中医药临床合作网络研究：通过对医生之间的合作网络进行分析，可以评估医生之间的合作强度和合作模式，探索中医药临床实践的团队协作效果，促进优秀的临床经验和治疗方案的共享和推广。

3）中药材产业链研究：中药材的生产、加工、贸易等环节涉及多个参与主体，通过社会网络分析可以研究各参与主体之间的关联程度和合作模式，分析影响中药材产业链发展的关键节点和因素，为制定政策和推动产业升级提供依据。

4）医学教育与研究团队建设：通过社会网络分析可以评估医学教育机构和科研团队的合作网络，了解其内部合作情况、知识分享情况以及学术影响力等，为优化团队合作机制、提升研究质量和创新能力提供参考。

2. 社会网络分析的步骤

1）定义研究目标：明确要研究的问题和目标，如中医药知识传播路径、中医临床实践网络等。

2）数据收集：采集相关的数据，可以通过问卷调查、网络爬虫、文献整理等方式获取相关信息。

3）构建网络模型：将数据转化为网络结构，节点代表个体（如医生、患者、研究人员），边代表它们之间的关系（如合作关系、信息交流）。

4）网络分析指标计算：对网络中的节点和边进行度量和计算，如节点的度中心性、介数中心性、聚类系数等指标，以及网络的密度、连通性等指标。

5）可视化与解释：通过可视化工具将网络结构进行可视化，并解释分析结果，揭示中医药学领域的网络特征和关键节点。

6）结果分析与应用：结合实际问题进行结果分析，对研究目标进行解读和讨论，并根据分析结果提出相应的建议或决策。

需要注意的是，中医药学领域的社会网络分析需要综合运用定性和定量方法，充分理解中医药学领域的复杂性和特点，确保分析结果的准确性和可靠性。

第四节　定性定量结合的信息分析方法

定性定量相结合信息分析法很多，本节重点介绍在中医药学领域常用的问卷调查法、交叉影响分析法和内容分析法、层次分析法、系统综述法。

一、问卷调查法

问卷调查（questionnaire survey）一种数据收集方法，通过向受访者提出一系列问题，以便收集和分析数据，以了解他们的观点、态度、意见或行为。问卷调查通常以书面形式呈现，包括多个选择题、开放性问题或评分题。问卷调查的优点包括收集大量结构化数据、可进行大规模调查、可匿名回答、数据易于处理和分析等。问卷调查可以帮助研究者或组织了解人群的需求、偏好、满意度等。问卷调查的结果可以用于制定决策、改进产品或服务、验证或推翻研究假设。

问卷调查通常由一系列问题和答案组成，这些问题旨在了解被调查者的观点、态度、行为和背景。这些问题可以包括开放性问题（需要被调查者自己回答）和封闭性问题（给出选项供被调查者选择）。在问卷设计时，需要考虑问题的内容、结构、表述方式和排版等方面的因素，以确保问卷的有效性和可信度。

1. 问卷调查法在中医药学的应用

问卷调查是一个有力的工具，可以在中医药学领域用于收集各种信息，从而促进研究、改进临床实践和决策制定。

1）患者满意度调查：医院、中医诊所或中药店可以使用问卷调查来评估患者对中医药治疗或服务的满意度，以改善医疗服务质量和患者体验。

2）中药疗效评估：研究人员可以设计问卷来收集患者在中药治疗期间的症状改善情况和疗效评估，以帮助确定中药的疗效和安全性。

3）中医临床实践调查：问卷调查可以用于收集中医临床医生的实践模式、治疗方案和用药偏好，以便更好地了解中医药的实际应用。

4）中医药教育和培训评估：用于评估学生和医生在中医药教育和培训课程中的知识、技能和培训需求，以改进教育和培训计划。

5）中医药政策研究：政府或研究机构可以使用问卷调查来了解中医药政策的实施效果、中医药从业者的看法和政策建议。

2. 问卷调查法的步骤

1）确定研究目标和研究问题：明确要调查的主题、目的和研究问题，如了解患者对中医治疗的满意度、中药使用习惯等。

2）设计问卷：根据研究目标，设计问卷的结构和内容。选择合适的题型，如选择题、开放性问题或评分题，以及适当的量表和调查工具。

3）预测试问卷：在正式调查之前，进行预测试以评估问卷的可理解性和可行性。找一些代表性样本进行试调查，并根据反馈调整问卷，确保问题清晰和无二义性。为了确保问卷的有效性和可信度，需要进行样本大小计算、可靠性和效度测试等。

4）选择受访者和样本：确定调查的受访者群体，并采用合适的抽样方法选择样本。可以选择中医患者、中医临床医生、中药师等作为受访者。

5）数据收集：使用问卷调查工具，向受访者提出问题。可以使用面对面访谈、电话访问、网络调查或纸质邮寄等方式进行数据收集。这一步要确保受访者的隐私和保密性，并遵守伦理准则。

6）数据分析：对收集到的数据进行整理和分析。这可以包括使用统计方法对问卷数据进行描述性分析、相关性分析或其他统计测试，以回答研究问题。

7）结果解释和报告：根据分析结果，解释和呈现研究的发现。撰写报告、总结和讨论结果，并提出结论和建议。

二、交叉影响分析法

交叉影响分析法（cross-impact analysis）是一种定性和定量相结合的信息分析方法，用于研究多个因素之间的相互影响和相互作用。它通过分析两个或多个事件之间的相互影响关系，来研究当某一事件发生时，其他事件因受到影响而发生的变化。具体而言，交叉影响分析法可以用于研究某一事件对其他事件的影响范围、程度、影响方式和影响途径等因素，从而帮助决策者更好地理解和预测系统中的动态变化。

交叉影响分析法的基本原理是，当某个因素发生变化时，它可能会对其他因素产生影响，而其他因素的变化也可能反过来影响该因素。通过量化和分析这种交叉影响，更好地理解复杂系统的动态演化规律，以及不同因素之间的相互作用机制。交叉影响分析法还可以帮助研究者探索和发现新的关联及影响关系。通过分析多个变量之间的交叉影响，可以发现未被察觉的模式和规律，提供新的研究方向和理论框架。交叉影响分析法可以定性和定量地研究事件之间的相互影响关系，较为全面地反映系统中各个因素之间的相互作用。

1. 交叉影响分析法在中医药学的应用

交叉影响分析法广泛应用于各个领域，包括管理决策、风险评估、政策制定、市场预测等。它可以帮助决策者更全面地考虑不同因素之间的关系，提供科学依据和决策支持。交叉影响分析法在中医药学中有多种应用。

1）药物配伍研究：中药常采用多种药材组合使用，交叉影响分析可以帮助评估不同药材之间的相互作用，了解它们的综合效应。

2）方剂优化：通过交叉影响分析，可以评估方剂中各组成药材的相互作用，优化方剂的处方组合，提高疗效。

3）中药质量控制：交叉影响分析可用于评估不同因素对中药质量的影响，如产地、存储条件等，以确定最佳的质量控制策略。

4）中医治疗效果评估：通过对患者的病情和治疗方案进行交叉影响分析，可以评估中医治疗的效果，并为改进治疗方案提供指导。

2. 交叉影响分析法的步骤

1）确定研究目标和对象：明确所要研究的中医药问题和相关因素，并对其进行分类和定义。

2）收集数据：收集与研究目标相关的数据，包括药材性质、方剂组成、临床疗效等。

3）建立交叉影响分析模型：根据收集到的数据，建立适当的数学模型来描述中医药问题和因素之间的相互关系，可以是定性的也可以是定量的。

4）模型验证和检验：运用交叉影响分析方法对数据进行分析，得出相关结果，并加以解释和讨论。交叉影响分析是一种较为复杂的统计方法，建议寻求专业人士的指导或者与相关领域的研究团队合作。

5）结果应用和评估：根据分析结果，评估其在中医药实践中的应用价值，并提出进一步改进和研究的建议。

三、内容分析法

内容分析法（content analysis）是一种社会科学研究方法，用于对文本、图像、音频或视频等非结构化数据进行系统分析和解释。它以系统化的方式分析及总结数据，并从中提取出有意义的信息和模式。内容分析法可以用于研究定性和定量问题，并且灵活适用于各种类型的数据。它具有客观性、可重复性和系统性的特点，使研究者能够深入理解和解释数据中的信息。

1. 内容分析法在中医药学的应用

内容分析法可以对中医药学领域的文本数据进行系统分析和解释，深入了解中医药的特点、趋势、观点和实践，认识中医药概念的演变，以及指导中医药政策和实践的发展。

1）文献分析：对中医药相关的经典文献、临床试验报告、研究论文等进行内容分析，可以研究中医药理论、方剂组成、疗效评估等方面的特点和趋势。

2）媒体分析：对中医药相关的媒体报道、社交媒体帖子、新闻文章等进行内容分析，以了解中医药在社会中的形象、知识传播、观点表达等方面的情况。

3）临床实践分析：通过内容分析方法对临床实践中的诊断记录、治疗方案、中药配方等进行分析，以探究中医药在实际临床应用中的模式、特点和效果。

4）患者反馈分析：通过内容分析方法对中医患者的问诊记录、病历资料、患者评价等进行分析，以了解患者对中医药治疗的认知、体验和满意度。

5）中医药政策分析：对中医药相关政策文件、法规、规范等进行内容分析，以了解政策制定和实施的情况，以及对中医药发展的影响。

2. 内容分析法的步骤

内容分析法的具体步骤可能因不同的研究目标和不同的样本而有所差异，但下述步骤是进行内容分析法的基础框架，可以为实际操作提供参考。

1）确定研究目标与问题。对研究问题进行定义，明确研究目标和研究假设。确定要分析的内容是什么，以及您想要回答的研究问题是什么。

2）建立分析框架或编码方案：确定要分析的内容，并对其进行明确定义和计量。制定一个清晰的分析框架或编码方案，将非结构化数据转化为可量化的变量，包括定义要分析的关键概念、主题、类别、变量或者编码标准。

3）数据采集：收集中医药领域的文本、图像、音频、视频或其他非结构化数据。数据来源可能包括文献、病历、研究论文、临床实践记录、患者反馈、社交媒体帖子等。

4）数据预处理：对采集到的数据进行初步的整理和清洗，以确保数据的质量和一致性。这可能包括去除重复数据、标准化文本格式、处理缺失数据等。

5）编码和分类：根据要分析的内容，建立相应的分类体系，并对每个类别进行定义和说明。根据建立的分析框架或编码方案，对数据进行系统的编码和分类，将数据与特定概念或类别关联起来，并进行标记或编码。必要时对编码员进行培训，确保编码的准确性和一致性。

6）数据分析：使用适当的分析方法对编码后的数据进行统计和定性分析。这可能包括计算频次、比例、关联性、主题分析、情感分析等，以回答研究问题。

7）验证和信度：确保内容分析的可信度和有效性。这可能包括多个研究者之间的独立编码和分类以验证结果，或者使用可重复性测试来评估编码的一致性。

8）结果解释和报告：解释分析结果，提取有意义的信息和模式，并撰写报告或论文，以呈现研究的发现、结论和建议。要注意回答研究问题并提供深入的上下文分析。

9）讨论和推论：在报告中深入讨论分析结果，分析结果与已有文献的关系，提出可能的解释和理论，并讨论研究的局限性和未来研究方向。

10）报告和分享：最终将研究结果报告分享给相关利益相关者、同行研究者或社会大众，以促进知识传播和应用。

四、层次分析法

层次分析法（analytic hierarchy process，AHP）是一种定性和定量相结合的决策分析方法。它可以帮助决策者在复杂的决策问题中，根据不同因素的重要性和相对优劣进行排序和权衡，从而做出最佳的决策。

层次分析法的优点是能够将主观意见和定性因素转化为定量权重，提供了一种科学、系统的决策方法。它可应用于各种决策问题，如项目选择、投资决策、资源分配等。然而，层次分析法也有一些限制，包括对专家知识和主观判断的依赖性，以及一致性检验的要求等。因此，在使用层次分析法时，需要谨慎处理数据和模型的构建，确保结果的可靠性和合理性。

1. 层次分析法在中医药学的应用

层次分析法作为一种多准则决策方法，可以帮助决策者更系统地考虑多个因素，做出更科学和合理的决策，在中医药学领域有很多应用，如中药选择、方剂研究、治疗方法比较等。

1）中药药效和质量评价：AHP可以用于评估不同中药药材或中药方剂的药效，帮助中医药学研究人员确定哪些药材或方剂在特定疾病治疗中更有效。

2）中医病症诊断：AHP 可以帮助医师在诊断中考虑多个病症、症状和体征，确定最可能的诊断结果，提高诊断的准确性。

3）中医治疗方案选择：在中医治疗中，AHP 可以用于考虑不同治疗方法、方剂和疗程的优先级，帮助医师为患者选择最合适的治疗方案。

4）药物研发决策：在中药研发中，AHP 可以用于评估不同化合物或药物的活性、毒性、稳定性等因素，以确定哪些化合物有潜力成为新的中药药物。AHP 可以用于考虑不同的临床试验设计方案，包括样本大小、试验持续时间、控制组选择等，以优化临床试验的设计。

2. 应用层次分析的步骤

以下是在中医药学领域应用层次分析法的一般步骤：

1）确定决策目标：明确要解决的中医药学问题，如选择某种疾病中医药治疗方案。

2）构建层次结构：将决策问题拆分成目标层、准则层和方案层。目标层表示决策的最终目标，准则层表示评估中医药治疗方案的指标或因素，方案层表示备选的中药方剂或治疗方法。

3）两两比较准则和方案：对准则层和方案层进行两两比较，判断它们之间的相对重要性或优劣程度。使用数值量表，根据专家经验或问卷调查，评估各个准则和方案之间的差异。

4）构建判断矩阵：根据两两比较的结果，构建准则层和方案层的判断矩阵。判断矩阵是一个正互反矩阵，反映了各个元素之间的相对权重关系。

5）计算权重向量：通过对判断矩阵进行特征值分解，或使用一致性指标计算每个准则和方案的权重向量。权重向量表示各个元素在决策中的相对重要性。

6）一致性检验：对判断矩阵进行一致性检验，以评估专家判断的一致性程度。计算一致性比率（consistency ratio，CR），并与预设的阈值进行比较，判断矩阵是否具有合理的一致性。

7）综合评价和排序：将各个层次的权重向量进行综合，计算得到最终方案的综合得分或排序。根据决策目标，选择得分最高或最符合要求的中药方剂或治疗方案作为最佳决策。

五、系统综述法

系统综述（system review）是一种定性和定量相结合的信息分析方法，它旨在综合、总结和分析已有研究文献，以回答特定研究问题或解决特定问题。通过系统综述，研究人员能够获取广泛的、最新的研究证据，以支持决策、政策制定和进一步研究。系统综述法和前面讲到 Meta 分析是两种不同的方法，但经常结合使用，用于合成和分析研究文献中的数据。

1. 系统综述法在中医药学的应用

系统综述法可为中医药学的研究、教育和临床实践提供可靠的证据支持，帮助我们更好地了解中医药的作用和应用，为中医药的发展和应用提供科学依据。

1）中医药防治疾病效果的评价：系统综述可用于评估不同中药治疗特定疾病的疗效。通过整合和分析各种临床研究的数据，系统综述可以提供关于中药治疗效果的综合评估，并对临床应用提供指导。

2）中药药理作用和机制的研究：系统综述可用于分析中药的药理作用及其作用机制。通过系统综述，可以汇总并比较不同研究中的药理实验数据，以发现中药的常见药理作用及其潜在机制。

3）中医药临床实践指南的制定：通过对相关文献的系统综述，可以总结出针对某种疾病或症状的中医药临床实践指南，为临床医生提供指导和参考。

4）中医药科研选题和方案设计：通过对已有文献的系统综述，可以了解该领域的研究现状和不足，为科研选题和方案设计提供参考和依据。

2. 系统综述法的步骤

进行系统综述时，需要明确研究问题和相关的关键词，通过系统地搜索已发表的研究文献，以获取所有与研究问题相关的研究。从符合标准的研究中提取数据，并将这些数据进行整合、总结和分析，以回答研究问题。具体包括以下步骤：

1）明确综述的目的和范围：首先需要明确综述的目的和范围，例如是对整个中医药学领域的全面综述，还是对某一疾病或某一种草药的研究进行综述等。

2）搜索和初筛文献：制订详细的文献搜索策略，文献搜索策略应包括关键词、词的组合方式和数据库的选择。搜索范围可以涵盖多个学科数据库、中医药特定数据库和临床试验注册库等。根据预先设定的包含和排除标准对检索到的文献进行初步筛选。筛选的标准通常包括研究类型、研究对象、研究设计等。初步筛选可以通过阅读标题和摘要来进行。

3）全文评估：对初步筛选的文献进行全文评估，以确定是否符合最终纳入标准。根据纳入标准，评估文献的质量、方法学偏倚风险、样本量等因素，并根据需要进行互评。

4）提取和分析文献：对筛选出的文献进行仔细阅读和分析，包括对其设计、方法、结果和结论进行分类及比较分析。从符合纳入标准的研究中提取数据，并将这些数据进行整合和总结。数据提取应包括研究设计、样本特征、干预措施、主要结局等信息。为确保准确性，应使用两个独立的评估者对数据提取进行验证。

5）数据分析和结果呈现：将文献中得到的各种信息进行归纳整理，将不同的研究结果进行比较和综合，以得到整个领域或特定方面的研究现状和发展趋势。从符合纳入标准的研究中提取数据，并将这些数据进行整合和总结。数据提取应包括研究设计、样本特征、干预措施、主要结局等信息。为确保准确性，应使用两个独立的评估者对数据提取进行验证。

6）评估证据质量：对所得结论和证据的质量进行评估，通常使用工具如 Cochrane 工具、GRADE 等，以评估研究的方法学质量、偏倚风险、证据一致性和可信度。

7）结论和推荐：根据综述的结果，对研究问题给出结论并提供进一步的建议。结论和推荐应该根据证据的可信度和适用性进行解释，并参考临床实践指南等相关文献。

本 章 小 结

信息分析方法在中医药学领域已经得到广泛的应用。前面介绍了一些经常使用的定性、定量，以及定性定量相结合的信息分析方法。除了这些方法外，还有文本挖掘、时间序列分析、聚类分析、决策树法和人工神经网络等方法，可以对中医药文献、生物信息数据、医学图像、临床病历和科研管理项目等信息进行分析和挖掘，为科研、临床和教学管理和决策提供支持。除此之外，还可以通过机器学习的人工智能技术，从大规模的医学数据中发现潜在的模式、关联和趋势，发现某种疾病的风险因素或预测疾病的发展趋势。对个体健康数据、健康调查数据以及大规模的流行病学数据进行分析，揭示潜在的健康趋势、风险因素和预测模型。

（张　玢）

参 考 文 献

崔雷，2022. 信息分析方法及医学应用. 第 3 版. 北京：人民卫生出版社.

何文星，2015.《伤寒论》经方治疗肺炎的文献计量分析及临床证候研究. 广州中医药大学.

黄琴峰，2007. 消化系统针灸疾病谱现代文献计量分析与评价. 中国针灸，27（10）：4. DOI：CNKI：SUN：ZGZE. 0.2007-10-021.

汪南玥，于友华，闪增郁，等，2011. 脉诊信息分析方法. 中国中医基础医学杂志，17（11）：3. DOI：CNKI：SUN：ZYJC. 0.2011-11-057.

王连心，谢雁鸣，2012. 基于文献计量分析的参麦注射液临床安全性评估. 中国中药杂志，（18）：3. DOI：

10.4268/cjcmm20121826.

魏琦，徐蕴，2016. 基于中国科学引文数据库的中医护理学文献计量分析. 解放军护理杂志，33（21）：5. DOI：10.3969/j. issn. 1008-9993.2016.21.002.

肖扬，李国政，刘莹，2021. 基于临床试验信息分析冠心病心绞痛中药新药研发特点和趋势. 医学信息，34（9）：23-27.

朱庆华，2023. 信息分析基础、方法及应用. 北京：科学出版社.

HE J，DU L，LIU G J，et al，2011. Quality assessment of reporting of randomization，allocation concealment，and blinding in traditional Chinese medicine RCTs：a review of 3159 RCTs identified from 260 systematic reviews. Trials，12（1）：122.

XU L，LI J，ZHANG M M，et al，2008. Chinese authors do need CONSORT：reporting quality assessment for five leading Chinese medical journals. Contemporary Clinical Trials，29（5）：727-731.

信息系统与工程篇

第五章　中医药大数据与人工智能

在当今数字化时代，中医药领域正积极探索中医传统知识与现代科技的融合，其中中医药大数据和人工智能技术的结合正引领着医疗和健康领域的革新。中医药大数据是指通过互联网、医疗设备等手段收集和存储的与中医药有关的大规模数据，包括临床医疗信息、患者诊断数据、药物信息等。人工智能则借助机器学习、自然语言处理等技术，对这些大数据进行智能化的分析和挖掘，以提供更精准的医疗决策、个性化的治疗方案以及中医药知识的推广。

中医药大数据与人工智能的关系在于，大数据为人工智能提供了丰富的数据源，而人工智能则赋予中医药大数据更深入的洞察和应用价值。通过分析庞大的中医药数据，人工智能可以识别潜在的模式和规律，辅助医生进行疾病诊断、药物配方和治疗方案的制定。此外，人工智能还可以将中医药知识进行数字化整理和智能推广，促进传统医药知识的传承与发展。

第一节　概　　述

一、中医药大数据概述

（一）大数据

1. 大数据的定义

大数据是新时代最重要的"数字金矿"，是全球数字经济发展的核心动能。由于不同领域对大数据的认知不同，使得学界与业界对大数据的定义很难达成一致。通过梳理现有大数据的定义，可以归纳为三大类定义。

1）比较型定义。2011 年麦肯锡研究所发布报告 *Big data：The next frontier for innovation，competition，and productivity* 第一次给出了相对清晰的定义："大数据是指大小超出了常规数据库工具获取、存储、管理和分析能力的数据集。"

2）属性型定义。2012 年高德纳（Gartner）对大数据定义为："大数据是大量、高速、多变的信息资产，它需要新型的处理方式来促成更强的决策能力、洞察力与最优化处理。"

3）架构型定义。美国国家标准与技术研究院（NIST）对"大数据"的定义："大数据是指数据的容量、数据的获取速度或者数据的表示，限制了使用传统关系方法对数据的分析处理能力，需要使用水平扩展机制来提高处理效率的技术和方法体系。"中国信息通信研究院发布的《大数据白皮书（2022 年）》称："大数据是数据的集合，是围绕数据形成的一套技术体系，并衍生出了丰富的产业生态，成为释放数据价值的重要引擎。"

从上述定义可以看出大数据是一个宽泛的概念，是新资源、新技术、新理念的混合体。

2. 大数据的特点

当前，业界公认的大数据特点为"4V"，即数量（Volume）、种类（Variety）、速度（Velocity）和价值（Value）。

1）数量：数据量大是大数据的主要特征。

2）种类：数据种类多，根据数据来源、数据类型、数据所有者等可以分为不同的种类。

3）速度：数据生成、存储、分析、处理的速度是大数据区别于传统数据或小数据的显著特征。

4）价值：大数据拥有巨大的潜在价值，但是其价值密度低。

（二）中医药大数据

1. 中医药大数据概念

中医药大数据的概念尚未有明确的定义。有学者提出中医药大数据应整合中医古籍专著、文献期刊、名老中医的医案专著、医院保存的病历、社区健康档案、可穿戴设备数据及天文、地理等各种中医诊疗相关数据，去除无效重复数据，通过标准化词库转换为统一的标准化信息。我们认为具备大数据 4V 特征的中医药相关数据，如中医药文献数据、中医药临床数据、中医药实验数据、中医药多组学数据等，均可认为是中医药大数据。

2. 中医药大数据获取

中医药大数据获取来源多样、数据存储和组织形式复杂。数据来源主要包括中医药图书馆及文献馆的文献数据、中医药诊疗机构产生的临床诊疗数据、中医康养机构产生的体检康养数据，中医药四诊仪器采集的四诊数据、实验室产生的中医药实验数据等；按照数据的结构化程度划分，数据存储和组织形式包含结构化、非结构化和半结构化。

3. 中医药大数据处理

中医药大数据处理包含数据清洗、数据集成、数据转换、数据规约等，目的是提高数据质量，降低后续数据统计、分析和挖掘所需要的时间。

4. 中医药大数据分析

中医药大数据分析主要是利用分布式计算集群对海量中医药大数据进行统计和分析，常用的方法有描述性分析、聚类、关联规则等，目标是从数据中发现趋势、异常、模式、关联等信息，以支持决策和创新。

（三）中医药大数据应用领域

1. 中医药文献

中医药文献对于传承和保护中医药知识、推动中医药理论研究、指导中医临床实践以及促进中医药科学研究都具有重要的价值和作用。利用文本挖掘、信息抽取、关联分析、主题建模等方法，从大量的中医药文献中提取有价值的信息和知识，进行分析、整理和发现新的知识。

2. 中医药临床

中医药学是我国独具特色的医学科学，经过几千年的演化和发展，积累了海量数据。以真实世界的中医临床数据为基础，综合运用关联规则、聚类方法、复杂网络等多种统计学习和数据挖掘方法，挖掘名老中医的诊疗经验，助力名老中医经验传承与发展，已经成为中医药研究领域的热点之一。

3. 中药生产制造

中药生产制造包括了中药材种植、中药饮片加工、中药制剂等众多内容。以中药饮片生产为例，通过收集、整合和追溯中药饮片生产、加工、流通和使用等环节的相关信息，以确定中药饮片的来源和生产过程，保障中药饮片的质量和安全性。中药饮片质量追溯系统将物联网技术中的射频识别（radio frequency identification，RFID）、无线传感器网络（wireless sensor networks，WSN）等应用于中药饮片行业，实现从种植、生产到消费全过程端到端的控制与管理。

4. 中医药生物信息

中药组学数据包括基因组学、代谢组学、蛋白质组学等，结合生物信息学技术可以深入了解中药在体内的代谢过程和作用机制，揭示中药的多成分、多靶点、多途径的特点，为中药的研发、质量控制和临床应用提供科学依据。

二、中医药人工智能

（一）人工智能

人工智能的提出可以追溯到 1956 年 8 月，在美国达特茅斯学院中，约翰·麦卡锡、马文·闵斯基、克劳德·香农、艾伦·纽厄尔、赫伯特·西蒙等顶尖科学家讨论"用机器来模仿人类学习以及其他方面的智能"，并提出了"人工智能"的概念，这次会议被认为是人工智能领域的开端。随后，人工智能经历了符号主义、知识工程、机器学习、深度学习等发展阶段。人工智能是模拟、延伸和扩展人类智能活动的技术科学，涉及计算机科学、控制论、信息论、哲学、生物学、仿生学、心理学、语言学等多个学科。

（二）中医药人工智能

中医药人工智能是从中医药领域问题出发，以人工智能技术和方法为基础，研究、开发用于模拟、延伸和扩展中医药智慧的理论、方法、技术及应用系统的一门新的交叉技术科学。中医学思维模式与人工智能思维模式存在相似性，注重整体、强调开放动态、重视经验、关注预测推理，人工智能与中医药的有机结合，将是中医药发展的良好契机。

（三）中医药人工智能应用领域

1. 中医专家系统

中医专家系统是一种模拟中医专家辨证论治思维过程，以辅助进而代替中医专家诊疗疾病的计算机应用系统。其集中医学、知识工程、计算机科学等为一体，早期的中医专家系统多采用"知识库-推理机"模式，通过知识工程师总结名老中医诊疗经验，形成中医专家知识库，利用推理机进行知识推理和演绎，模拟名老中医诊疗过程。

2. 中医智能辅助诊疗

借助人工智能模拟中医诊疗思维，辅助临床医生智能问诊、辨证、开方、审方，为提高临床医生诊疗水平、学习中医诊疗经验提供帮助。"望、闻、问、切"是中医辨证诊治的基本方法，借助自然语言处理、计算机视觉、知识图谱等深度学习技术，促进中医四诊逐渐向着数据化、标准化、客观化乃至智能化的方向发展。用中医理论指导智能化进程，用现代科学解释中医原理，从而创建四诊融合的多维信息诊断方法。

3. 中医药知识图谱

知识图谱具有知识语义化、数据易关联、易扩充等特性，逐渐被国内医疗界接受。中医药知识图谱是将中医药知识进行语义关联，形成全新的知识组织形式。当前，中医领域出现了众多的知识图谱，如中国中医科学院中医药信息研究所名老中医临床诊疗知识图谱、中医针灸知识图谱、中医方剂知识图谱等。

4. 计算机辅助中药新药设计

计算机辅助药物设计（computer aided drug design，CADD）通过学习与药物相关的大数据知识，开发针对药物合成的新算法，能够迅速筛掉大量理论上绝对无意义的化合物合成结果，极大地缩短新药研究和设计的时间。在中药药物设计中，CADD 将中药网络药理学获得的分析结果利用计算机建立模型，从已经被证明对疾病确实有效的中药方剂中对中药活性成分多次进行提取、分离，通过对分离的成分进行活性评价，找出活性最显著的成分也是一个重要的研究方向。

三、常用工具

（一）Hadoop 与 Spark

1. 简介

Hadoop 是 Apache 软件基金会旗下的一个开源分布式计算平台，是基于 Java 语言开发的。Hadoop 可以用单节点模式安装，但是只有多节点集群才能发挥 Hadoop 的优势。Hadoop 设计之初即考虑从单一服务器扩展到上千台机器，每台机器都可以提供本地计算和存储。

Hadoop 是一个能够让用户轻松架构和使用的分布式计算平台，用户可以轻松地在 Hadoop 上开发运行处理海量数据的应用程序。Hadoop 分布式文件系统（hadoop distributed file system，HDFS）的数据管理能力、MapReduce（Google MapReduce 的开源实现）处理任务时的高效率以及它的开源特性，使其在同类分布式系统中大放异彩，并在众多行业和科研领域中被广泛应用。在处理问题时，它采用分布式存储方式来提高读写速度和扩大存储容量，HDFS 的高容错性、高伸缩性等优点允许用户将 Hadoop 部署在低廉的硬件上，同时不限于某个操作系统，形成分布式系统；采用 MapReduce 整合分布式文件系统上的数据，保证高速分析处理数据；与此同时还采用存储冗余数据来保证数据的安全性。

2. Hadoop 结构

Hadoop 生态系统仍在增长，图 5-1 展示了其核心组件。

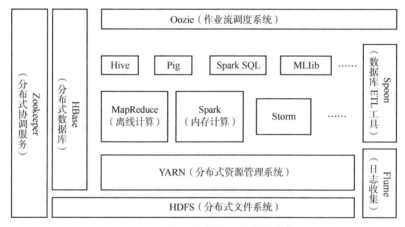

图 5-1　Hadoop 生态系统的核心组件

Hadoop 生态系统包含以下核心组件：

（1）HDFS

Hadoop 生态系统的基础组件是 Hadoop 分布式文件系统（HDFS）。HDFS 的机制是将大量数据分布到计算机集群上，数据一次写入，但可以多次读取用于分析。HDFS 采用了主从（master/slave）结构模型，一个 HDFS 集群是由一个 NameNode 和若干个 DataNode 组成的。其中 NameNode 作为主服务器，管理文件系统的命名空间和客户端对文件的访问操作；集群中的 DataNode 管理存储的数据。HDFS 允许用户以文件的形式存储数据。从内部来看，文件被分成若干个数据块，而且这若干个数据块存放在一组 DataNode 上。NameNode 执行文件系统的命名空间操作，比如打开、关闭、重命名文件或目录等，它也负责数据块到具体 DataNode 的映射。DataNode 负责处理文件系统客户端的文件读写请求，并在 NameNode 的统一调度下进行数据块的创建、删除和复制工作。

图 5-2 为 HDFS 的体系结构。一个典型的部署场景是集群中的一台机器运行一个 NameNode 实

例，其他机器分别运行一个 DataNode 实例。当然，并不排除一台机器运行多个 DataNode 实例的情况。集群中单一 NameNode 的设计大大简化了系统的架构。NameNode 是所有 HDFS 元数据的管理者，用户需要保存的数据不会经过 NameNode，而是直接流向存储数据的 DataNode。

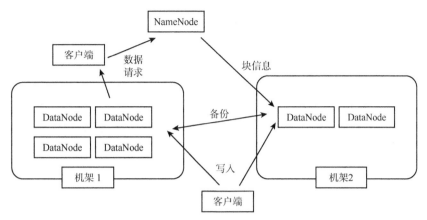

图 5-2　HDFS 体系结构图

（2）Yarn

Yarn 是一个资源管理系统，其作用是把资源管理和任务调度/监控功能分割成不同的进程，Yarn 有一个全局资源管理器称为 ResourceManager，每个 application 都有一个 ApplicationMaster 进程。一个 application 可能是一个单独的 job 或者是 job 的 DAG（有向无环图）。在 Yarn 内部有两个守护进程：ResourceManager 负责给 application 分配资源；NodeManager 负责监控容器使用资源情况，并把资源使用情况报告给 ResourceManager。ApplicationMaster 负责从 ResourceManager 申请资源，并与 NodeManager 一起对任务做持续监控工作。

（3）MapReduce

MapReduce 是一个简单易用的软件框架，基于它可以将任务分发到由上千台商用机器组成的集群上，并以一种可靠容错的方式并行处理大量的数据集，实现 Hadoop 的并行任务处理功能。MapReduce 将作业分为 mapping 阶段和 reduce 阶段。开发人员为 Hadoop 编写 MapReduce 作业，并使用 HDFS 中存储的数据，而 HDFS 可以保证快速的数据访问。

（4）Spark

Apache Spark 是分布式计算平台，是一个用 scala 语言编写的计算框架，基于内存的快速、通用、可扩展的大数据分析引擎。Spark 计算框架在处理数据时，所有的中间数据都保存在内存中。正是由于 Spark 充分利用内存对数据进行计算，从而减少磁盘读写操作，提高了框架计算效率。同时 Spark 还兼容 HDFS、Hive，可以很好地与 Hadoop 系统融合，从而弥补 MapReduce 高延迟的性能缺点。所以说，Spark 是一个更加快速、高效的大数据计算平台。用户提交的任务称为 application，一个 application 对应一个 SparkContext，app 中存在多个 job，每触发一次 action 操作就会产生一个 job。这些 job 可以并行或串行执行，每个 job 中有多个 stage，stage 是 shuffle 过程中 DAGScheduler 通过 RDD 之间的依赖关系划分 job 而来的，每个 stage 里面有多个 task，组成 taskset，由 TaskScheduler 分发到各个 executor 中执行；executor 的生命周期是和 app 一样的，即使没有 job 运行也是存在的。所以 task 可以快速启动读取内存进行计算。

3. Hadoop 和 Spark 特点

（1）Hadoop 特点

高可靠性。Hadoop 按位存储和处理数据的能力值得人们信赖。

高扩展性。Hadoop 是在可用的计算机集簇间分配数据完成计算任务的，这些集簇可以方便地扩展到数以千计的节点中。

高效性。Hadoop 能够在节点之间动态地移动数据，以保证各个节点的动态平衡，因此其处理速度非常快。

高容错性。Hadoop 能够自动保存数据的多份副本，并且能够自动将失败的任务重新分配。

（2）Spark 特点

速度快。Spark 实现了高效的有向无环图（directed acyclic graph，DAG）执行引擎，能够通过内存计算高效地处理数据流。

易用性。Spark 支持交互式的 Shell 操作，开发人员可以方便地在 Shell 客户端中使用 Spark 集群解决问题。

通用性。Spark 提供了包括 Spark SQL、Spark Streaming、MLib 及 GraphX 在内的多个工具库，我们可以在一个应用中无缝地使用这些工具库。

兼容性。Spark 可以运行在 Hadoop 模式、Mesos 模式、Standalone 独立模式或 Cloud 中，并且还可以访问各种数据源，包括 LFS、HDFS、Cassandra、HBase 和 Hive 等。

4. 常用中医药大数据分析算法包

1）Frequent Pattern Mining：提供了两种频繁模式挖掘方法——FP-Growth 和 PrefixSpan。

2）Clustering：提供了五种聚类算法——K-Means、Latent Dirichlet Allocation（LDA）、Bisecting k-means、Gaussian Mixture Model 以及 Power Iteration Clustering（PIC）。

3）GraphX：一个支持图计算和图并行计算的组件，包含多种图算法和构造器，可以简化图分析任务。GraphX 仅支持 Scala 语言，本书不涉及 Scala 相关知识，后续案例分析使用 Python NetworkX。

（二）Python

1. 简介

Python 是一种简单易学并且结合了解释性、编译性、互动性和面向对象的编程语言。Python 提供了高级数据结构，它的语法和动态类型以及解释性使它成为广大开发者的首选。

2. Python 的特点

1）简单易学：拥有 C/C++、JavaScript、Java 等编程语言基础，甚至没有基础的初学者也可以快速上手。

2）免费开源：Python 是 FLOSS（自由/开放源码软件）之一。使用者可以自由地发布这个软件的拷贝、阅读它的源代码、对它作改动、把它的一部分用于新的自由软件中。

3）面向对象：Python 既支持面向过程的编程也支持面向对象的编程。

4）功能齐全：Python 标准库很庞大，可以帮助处理正则表达式、文档生成、数据库等操作。除了标准库以外，还有许多其他高质量的扩展库，用户可自定义安装。

5）规范代码：Python 采用强制缩进的方式使得代码具有较好的可读性。

3. Python 环境介绍

常用的 Python 开发环境有 Pycharm、Anaconda、Jupyter Notebook。

1）Pycharm：是由 JetBrains 打造的一款 Python IDE，具备调试、语法高亮、项目管理、代码跳转、智能提示、自动完成、单元测试、版本控制等一般 IDE 的通用功能。另外 PyCharm 还能支持 Django 开发、Google App 以及 IronPython。

2）Anaconda：是可以便捷获取科学包且对这些包能够进行管理，同时对环境可以统一管理的开源的 Python 发行版本，其包含了 Conda、Python 等 180 多个科学包及其依赖项。

3）Jupyter：Notebook 是一个交互式笔记本，本质是一个 Web 应用程序，便于创建和共享程序文档，支持实时代码，数学方程，可视化和 markdown，允许创建和共享包含实时代码、方程、可视化和说明文本的文档。在实际使用过程中，可以通过网页的形式打开 Jupyter Notebook，进行简便编写和运行代码块，其结果直接显示于代码块下方。

　　Pycharm IDEA 环境界面如图 5-3 所示。

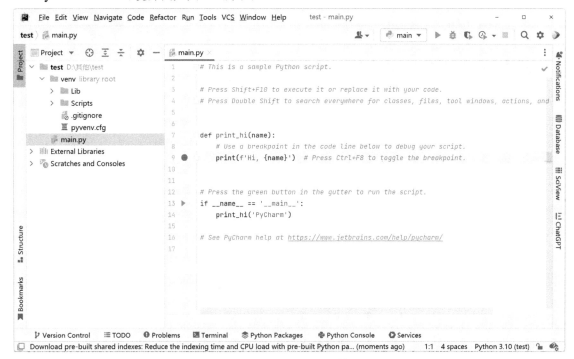

图 5-3　Pycharm IDEA 环境界面

Anaconda 下载安装配置环境成功后如图 5-4 所示。

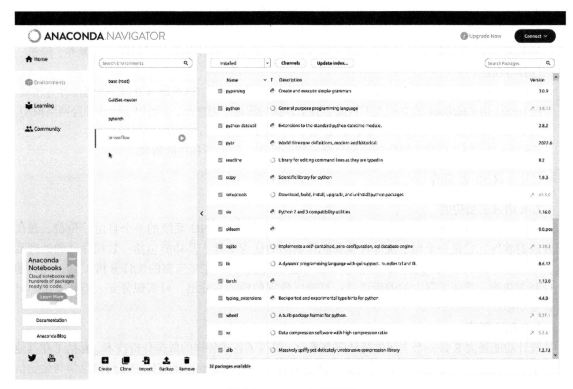

图 5-4　Anaconda 展示图

Jupyter Notebook 操作界面如图 5-5 所示。

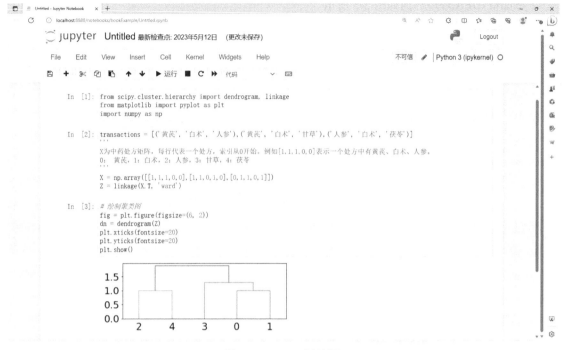

图 5-5　Jupyter 展示图

在 Python 项目开发中，有很多常用的数据分析和数据挖掘包（Library）和工具（Tools）。

NumPy：高效处理多维数组、线性代数计算以及傅里叶变换等数学运算。

Pandas：处理结构化数据，支持数据清洗、预处理、分组、筛选、汇总等操作。

SciPy：针对科学计算问题的基础功能库，包含了信号处理、优化计算、统计分布等模块。

Scikit-learn：用于机器学习算法和数据挖掘的库，内置了各种分类和回归算法、聚类、降维、特征选择等功能。

TensorFlow：谷歌开源的深度学习框架，主要应用于图像识别、自然语言处理、智能推荐等领域。

PyTorch：由 Facebook 成立的人工智能实验室开源的深度学习框架，主要用于构建神经网络模型。

Efficient_apriori：内置 Apriori 算法，适用于 Python 3.7+。

NetworkX：用于创建、操作和研究复杂网络的结构、动力学和功能研究。

（三）R 语言简介

1. R 语言主要功能

R 是用于统计分析、绘图的语言和操作环境。R 是属于 GNU 系统的一个自由、免费、源代码开放的软件，它是一个用于统计计算和统计制图的优秀工具。其功能包括：数据存储和处理系统；数组运算工具（其向量、矩阵运算方面功能尤其强大）；完整连贯的统计分析工具；优秀的统计制图功能；简便而强大的编程语言：可操纵数据的输入和输出，可实现分支、循环，用户可自定义功能。

2. R 语言特点

统计功能强大 R 是一个全面的统计研究平台，提供了各式各样的数据分析技术。囊括了在其他软件中尚不可用的、先进的统计计算例程。Bioconductor-clusterProfiler 支持中医药信息学与生物信息学。

可视化水平高 R 拥有顶尖水准的制图功能。grid、lattice 和 ggplot2 所提供的图形系统，克服了 R 基础图形系统的低效性，大大扩展了绘图能力。

3. R 语言环境

默认情况下，R 只提供了一个简单的 CLI（command line interface，命令行界面）。用户在命令行提示符（默认是＞）后面输入命令，每次执行一个命令。RStudio 是一款免费开源的 R 语言 IDE，具有控制台、语法高亮显示编辑器，以及用于绘图、历史记录、调试和工作空间管理的工具。

4. R 语言基础

（1）数据结构

R 拥有许多用于存储数据的对象类型，包括标量、向量、矩阵、数组、数据框和列表。它们在存储数据的类型、创建方式、结构复杂度，以及用于定位和访问其中个别元素的标记等方面均有所不同。

1）向量是用于存储数值型、字符型或逻辑型数据的一维数组。执行组合功能的函数 c（）可用来创建向量。

2）矩阵是一个二维数组，可通过函数 matrix（）创建矩阵。Nrow 和 ncol 用以指定行和列的维数，dimnames 设置行名和列名，byrow 为 TRUE 时表示矩阵按行填充，默认情况下为 FALSE 表示按列填充。

3）数组（array）是矩阵的一个自然推广，维度可以大于 2，可通过 array 函数创建。

4）数据框的不同列可以包含不同模式（数值型、字符型等）的数据。例如一个病例数据集，包含了（年龄 age）、字符型（慢性肾脏病分期 CKD stage）、逻辑型（是否接受中医药治疗 TCM）。

5）列表（list）是 R 的数据类型中最为复杂的一种。一般来说，列表就是一些对象的有序集合，可以使用函数 list（）创建列表。

（2）读写数据

通过 read 和 write 方法读入和写出常见的数据文件 excel、csv 和 txt。

（3）可视化

ggplot2 是一个较为流行的可视化 R 包，采用（+）号创建图。例如，"+geom_point（）"创建一个散点图。ggplot（）函数指定要绘制的数据源和变量，几何函数则指定这些变量如何在视觉上进行表示（使用点、条、线和阴影区）。常见的几何函数如表 5-1 所示。

表 5-1　ggplot2 常用图表说明

函数	说明	函数	说明
geom_bar（）	条形图	geom_line（）	线图
geom_boxplot（）	箱线图	geom_point（）	散点图
geom_density（）	密度图	geom_vline（）	小提琴图
geom_histogram（）	直方图		

5. R 语言常用中医药分析算法包

1）Arules：提供表示、操作、分析事务数据和模式的基础方法。

2）hclust：提供了层次聚类分析方法。

3）Igraph：可用于分析简单图和网络，处理大型图，提供生成随机图和正则图、图的可视化等功能。

R 语言在中医药方面可以进行多种分析和应用。

通过数据挖掘方剂信息，运用 R 语言，分析其配伍特点及组方规律，为临床合理应用及药物开发提供指导，对方剂组成、剂量、配比、功效、病证等进行频次统计及关联分析。

利用潜在变量模型探讨疾病证候的主要四诊信息与证候要素和证候间的关系，可用 R 语言实现中医证候或证候要素不同的潜在变量模型。为中医的辨证论治的量化研究提供参考。

使用 R 语言可以对中医药相关数据进行统计分析、预测模型构建和数据可视化。例如，可以通过 R 包进行中医药临床试验数据的数据清洗、处理和分析，以及生成相关的图表和报告。

药物分子模拟和虚拟筛选：通过 R 语言中的生物信息学工具和药物设计软件，可以进行药物分子的模拟和虚拟筛选。例如，可以使用 R 包进行中草药活性成分与靶蛋白相互作用的分子对接模拟，以及筛选出潜在的药物候选物。

（四）Weka 简介

Weka 是一种使用 Java 语言编写的数据挖掘机器学习软件，是 GNU 协议下分发的开源软件。Weka 是一套完整的数据处理工具、学习算法和评价方法，包含数据可视化的图形用户界面，同时该环境还可以比较和评估不同的学习算法的性能。

Weka 功能简介：Weka 系统汇集了最前沿的机器学习算法和数据预处理工具，以便用户能够快速灵活地将已有的成熟处理方法应用于新的数据集。它为数据挖掘的整个过程提供全面的支持，包括准备输入数据、统计评估学习方案、输入数据和学习效果的可视化。

使用 Weka 的方式主要有三种：第一种是将学习方案应用于某个数据集，然后分析其输出，从而更多地了解这些数据；第二种是使用已经学习到的模型对新实例进行预测；第三种是使用多种学习方案，然后根据其性能表现选择其中的一种来进行预测。用户使用交互式界面菜单选择一种学习方案，大部分学习方案都带有可调节的参数，用户可通过属性列表或对象编辑器修改参数，然后通过同一个评估模块对学习方案的性能进行评估。

下面演示 Weka 对一个治疗肺癌的方药数据集聚类分析的过程。

首先要配置 Java 环境，然后在官网下载 Weka，安装好界面如图 5-6 所示。

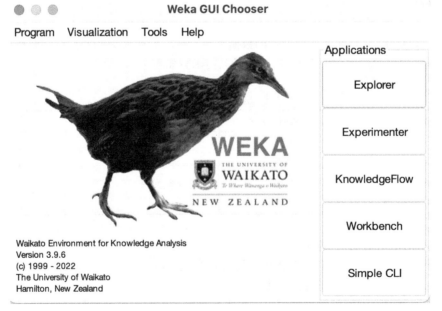

图 5-6　Weka

导入治疗肺癌的方药数据集，该数据集包含了治疗肺癌的方药数据。对数据集进行预处理，如图 5-7 所示。

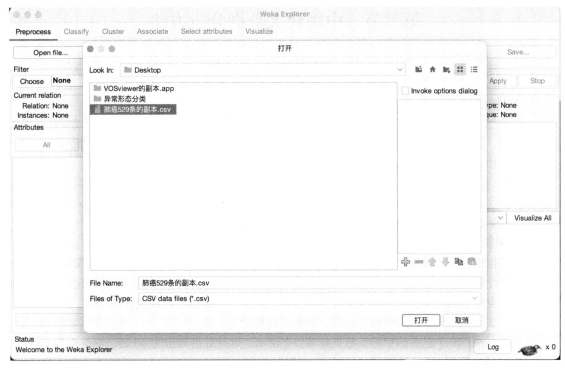

图 5-7　Weka 导入数据

　　对治疗肺癌的方药数据集进行聚类分析，聚类后的实例统计，显示了数据集中每个聚类的实例数和百分比。结果如图 5-8 所示。

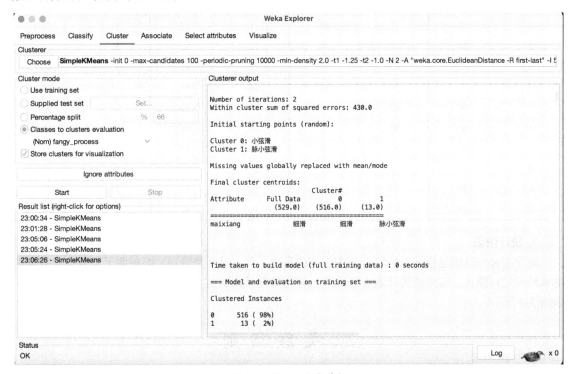

图 5-8　Weka 聚类分析

第二节 中医药大数据分析方法

一、描述性统计分析

1. 定性数据分析

定性数据也称为计数资料，表现为互不相容的类别或属性，且类别（属性）之间没有程度或顺序上的差别，如性别分为男和女，血型分为 A、B、O、AB 等。

常用方法有频数分布、集中趋势描述、离散程度描述等方法。

例 5.1 在某 256 个治疗肺癌的中药处方中，统计中药的频数分布。部分中药的使用情况为北沙参 243 次、麦冬 227 次、南沙参 226 次、山慈菇 193 次、太子参 187 次、半枝莲 186 次、仙鹤草 184 次、僵蚕 184 次、肿节风 160 次、制天南星 157 次。

2. 定量数据分析

定量数据也称为计量资料。变量的观测值是定量的，其特点是能够用数值大小衡量其水平的高低，一般有计量单位。根据变量的取值特征可分为连续型数据和离散型数据。连续型定量数据如身高、体重、血压、温度等。离散型定量数据通常取正整数，如脉搏、白细胞计数等。

常用方法有频数分布、集中趋势描述、离散程度描述等方法。

例 5.2 分析 40 个患者的年龄，数据如表 5-2 所示，可计算得均值为 60.25，标准差为 10.94，最小值 37，最大值 81，上四分位数（Q3）为 68.75，下四分位数（Q1）为 55，中位数（Q2）为 62.5，四分位间距 [（Q3-Q1）/2] 为 3.75。

表 5-2   40 个患者的年龄

序号	年龄	序号	年龄	序号	年龄	序号	年龄
1	63	11	63	21	37	31	73
2	38	12	47	22	65	32	70
3	63	13	60	23	62	33	60
4	60	14	60	24	81	34	63
5	60	15	79	25	70	35	70
6	63	16	63	26	61	36	76
7	50	17	57	27	63	37	47
8	55	18	63	28	53	38	69
9	38	19	38	29	70	39	60
10	68	20	55	30	47	40	70

3. 统计图表

统计表和统计图是描述性统计分析中常用的重要工具，以形象直观、简单明了的方式对数据的基本特征进行描述。常用的统计表有三线表，常用的统计图有柱状图、饼图、雷达图、箱线图等，如图 5-9 所示。

二、关 联 规 则

1. 关联规则相关概念

关联规则是当前数据挖掘研究的主要方法之一，具备从庞大数据集中探寻项集间相互关系的能力，进而揭示数据间潜在的、有价值的关联性信息。

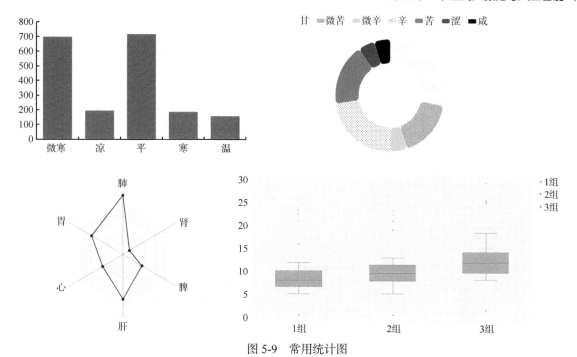

图 5-9　常用统计图

（1）项目与项集　数据库中不可分割的最小信息单位，称为项目，用符号 i 表示。项目的集合称为项目集，简称项集。设集合 $I=\{i_1, i_2, \cdots, i_n\}$ 是项集，I 中项目的个数为 n，则集合 I 称为 n⁻项集。

（2）关联规则　是形如 $X \Rightarrow Y$ 的蕴含式，其中事务 X，Y 分别是 I 的真子集，并且 $X \cap Y = \varnothing$。X 称为规则的前提，Y 称为规则的结果。关联规则反映 X 中的项目出现时，Y 中的项目也跟着出现的规律。

（3）支持度（support）　是事务集中同时包含 X 和 Y 的事务数与所有事务数之比，记为 $support$（$X \Rightarrow Y$），即 $support$（$X \Rightarrow Y$）$=support$（$X \cup Y$）$=P$（XY），支持度反映了 X 和 Y 中所含项在事务集中同时出现的频率。

（4）置信度（confidence）　是事务集中包含 X 和 Y 的事务数与所有包含 X 的事务数之比，记为 $confidence$（$X \Rightarrow Y$），即 $confidence$（$X \Rightarrow Y$）$=/=P$（$Y|X$），置信度反映了包含 X 的事务中，出现 Y 的条件概率。

（5）频繁项集　设 $U=\{u_1, u_2, \cdots, u_n\}$ 为项目的集合，且 $U \subseteq I$，$U \neq \varnothing$，对于给定的最小支持度 min_sup，若 $support$（U）$\geq min\_sup$，则称为频繁项目集，否则称为非频繁项目集。频繁 k-项集的集合通常记作 L_k。

（6）性质　设 X 和 Y 是数据集中的项目子集，

1）若 $X \subseteq Y$，则 support（X）$\geq$ support（Y）。

2）若 $X \subseteq Y$，且 X 是非频繁项集，则 Y 也是非频繁项集，即任意弱项集的超集都是弱项集。

3）若 $X \subseteq Y$，如果 Y 是频繁项集，则 X 也是频繁项集（先验性质）。

2. 关联规则挖掘算法

关联规则挖掘首先找出频繁项集，然后，由它们产生形如 $X \Rightarrow Y$ 的强关联规则。这些规则还满足最小置信度阈值。通过进一步分析关联，发现项集 A 和 B 之间具有统计相关性的相关规则。对于频繁项集挖掘，已经开发了多种有效的算法，最经典的是 Apriori 和 FP-growth，在中医药大数据领域常用的是 FP-growth 算法。

Apriori 是为布尔关联规则挖掘频繁项集的原创性算法。它逐层挖掘，利用先验性质：频繁项集的所有非空子集也都是频繁的。在第 k 次迭代（$k \geq 2$），根据频繁（$k-1$）项集形成 k 项集候选，并扫描数据库一次，找出完整的频繁 k 项集的集合 L_k。频繁模式增长（FP-growth）是一种不产生候选的挖掘频繁项集方法。它构造一个高度压缩的数据结构（FP 树），压缩原来的事务数据库。与 Apriori 不同，它聚焦于频繁模式增长，避免了高代价的候选产生，可获得更好的效率。

3. 中医药处方关联规则分析

利用 FP-growth 实现一个简单的中医药处方关联规则分析，示例代码如图 5-10 所示。

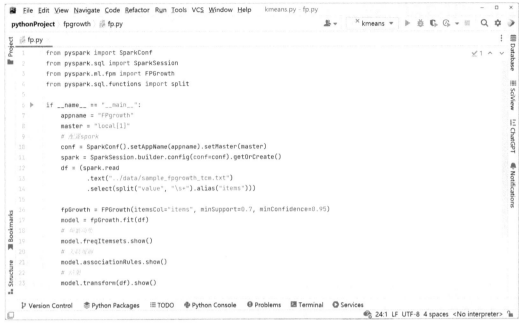

图 5-10　FP-growth 示例代码

中医药处方关联规则分析示例代码运行结果如图 5-11 所示。

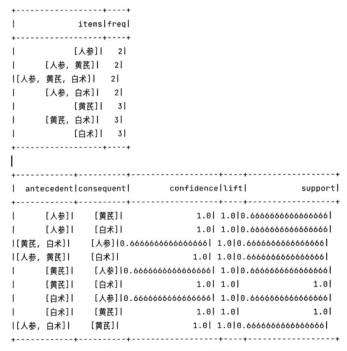

图 5-11　FP-growth 示例结果

中医药处方关联规则分析频繁项集如表 5-3 所示。

表 5-3　频繁项集

序号	频繁项集	频数	序号	频繁项集	频数
1	人参	2	5	黄芪	3
2	人参，黄芪	2	6	黄芪，白术	3
3	人参，黄芪，白术	2	7	白术	3
4	人参，白术	2			

中医药处方关联规则分析关联规则部分结果如表 5-4 所示。

表 5-4　关联规则部分结果

序号	关联规则	支持度	置信度	提升度
1	{人参}->{黄芪}	0.67	1	1
2	{人参}->{白术}	0.67	1	1
3	{黄芪，白术}->{人参}	0.67	0.67	1
4	{人参，黄芪}->{白术}	0.67	1	1
5	{黄芪}->{人参}	0.67	0.67	1
6	{黄芪}->{白术}	1	1	1
7	{白术}->{人参}	0.67	0.67	1
8	{白术}->{黄芪}	1	1	1
9	{人参，白术}->{黄芪}	0.67	1	1

三、聚 类 分 析

（一）聚类相关概念

聚类分析（cluster analysis）简称聚类（clustering），是一个把数据对象划分成子集的过程。每个子集是一个簇（cluster），使得簇中的对象彼此相似，但与其他簇中的对象不相似。由聚类分析产生的簇的集合称作一个聚类。在相同的数据集上应用不同的聚类方法，可能会产生不同的聚类。在某些应用中，聚类又称作数据分割（data segmentation），根据数据的相似性把大型数据集合划分成组。聚类还可用于离群点检测（outlier detection），其中离群点更值得注意。聚类属于无监督学习（unsupervised learning）。基本的聚类方法有划分方法、层次方法等。

（二）常用聚类算法

1. 划分方法

给定一个 n 个对象的集合，划分方法构建数据的 k 个分区，其中每个分区表示一个簇，$k \leqslant n$。数据被划分成 k 组，每组至少包含一个对象。基本划分方法采取互斥的簇划分，即每个对象必须恰好属于同一个组。经典算法有 K-means。

2. 层次聚类算法

层次方法创建给定数据对象集的层级分解，可分为凝聚和分裂。凝聚也称为自底向上，开始将每个对象作为单独的一组，然后逐次合并相近的对象或组，直到所有的组合并为一个组，或者满足某个终止条件。分裂也称为自顶向下，开始将所有的对象置于一个簇中，在每次迭代中把簇划分成更小的簇，直到最终每个对象在单独的一个簇中，或者满足某个终止条件。经典算法是层次聚类方法（hierarchical clustering method）。

（三）中医药处方聚类分析

使用 Spark 层次聚类算法 Bisecting KMeans 完成一个简单的中医药处方聚类分析，示例代码如图 5-12 所示。

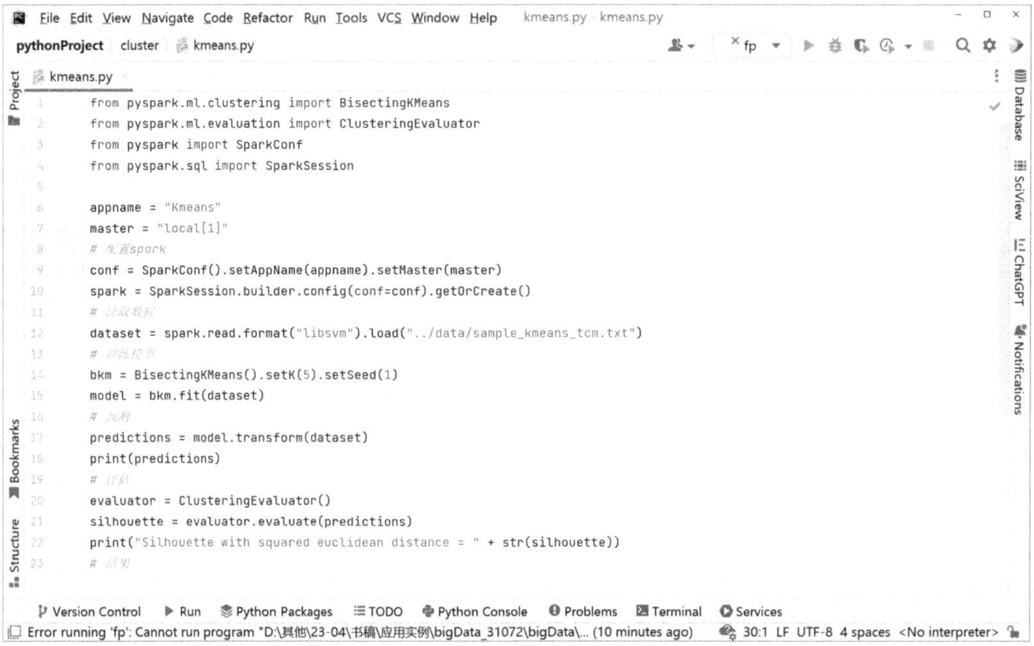

```python
from pyspark.ml.clustering import BisectingKMeans
from pyspark.ml.evaluation import ClusteringEvaluator
from pyspark import SparkConf
from pyspark.sql import SparkSession

appname = "Kmeans"
master = "local[1]"
# 配置spark
conf = SparkConf().setAppName(appname).setMaster(master)
spark = SparkSession.builder.config(conf=conf).getOrCreate()
# 读取数据
dataset = spark.read.format("libsvm").load("../data/sample_kmeans_tcm.txt")
# 训练模型
bkm = BisectingKMeans().setK(5).setSeed(1)
model = bkm.fit(dataset)
# 预测
predictions = model.transform(dataset)
print(predictions)
# 评估
evaluator = ClusteringEvaluator()
silhouette = evaluator.evaluate(predictions)
print("Silhouette with squared euclidean distance = " + str(silhouette))
# 结果
```

图 5-12　Spark 层次聚类示例代码

```
+-----+--------------------+----------+
|label|            features|prediction|
+-----+--------------------+----------+
|  0.0| (3,[0,1],[1.0,1.0])|         1|
|  1.0|(3,[0,1,2],[1.0,1...|         1|
|  2.0| (3,[0,2],[1.0,1.0])|         1|
|  3.0|       (3,[1],[1.0])|         0|
|  4.0|       (3,[2],[1.0])|         0|
+-----+--------------------+----------+
```

图 5-13　Spark 层次聚类示例结果

Spark 层次聚类分析结果有两个聚类，如图 5-13 所示。

四、复　杂　网　络

（一）复杂网络相关概念

复杂网络源于数学中的图论研究，它将复杂系统内部元素的元素抽象为节点，元素和元素之间的关系抽象为节边，根据节点间抽象关系建模，形成具有复杂关系的点线交织网络。复杂网络的拓扑模型主要分为规则网络、随机网络、小世界网络和无标度网络等，其统计特征主要包括度、节点相似性、平均路径和网络直径、集聚系数和中介等。

1. 度

度（Degree）是节点的一个重要属性，表示一个节点与其他节点之间的链接个数。使用 k_i 表示网络中第 i 个节点的度。在无向网络中，总链接数 L 可以用节点度之和来表示：

$$L = \frac{1}{2}\sum_{i=1}^{N} k_i$$

在有向网络中，需要区分入度和出度。入度 k_i^{in} 表示指向节点 i 的链接个数，而出度 k_i^{out} 表示节点 i 指向其他节点的链接个数，从而节点 i 的度为：

$$k_i = k_i^{in} + k_i^{out}$$

2. 距离

网络距离即路径长度。路径是指沿着网络中的链接行走经过的线路，路径的长度表示其包含的链接个数。最短路径的长度通常被称为节点 i 和 j 之间的距离，记为 d_{ij}。同一对节点之间可能有多条长度相同的最短路径。平均路径长度，表示为 $\langle d \rangle$，是指网络中所有节点对之间的平均距离。网络直径，记为 d_{max}，是指网络中所有最短路径的最大长度。

3. 集聚系数

集聚系数刻画了一个节点的邻居节点之间彼此连接的稠密程度。对于一个度为 k 的节点 i，其局部集聚系数定义为：

$$C_i = \frac{2L_i}{k_i(k_i-1)}$$

L_i 表示节点 i 的 k_i 个邻居之间的链接数。集聚系数 C_i 的取值介于 0 和 1 之间，表示节点 i 的任意两个邻居彼此相连的概率。$C_i=0$ 表示节点 i 的所有邻居彼此都不相连，$C_i=1$ 表示节点 i 的所有邻居形成了一个完全图，$C_i=0.5$ 意味着节点 i 的任意两个邻居有 50%的概率彼此相连。

（二）中药复杂网络构建

1. 构建一个简单的中药复杂网络

构建一个包含 5 个中药节点和 5 个关系的网络如图 5-14 所示。

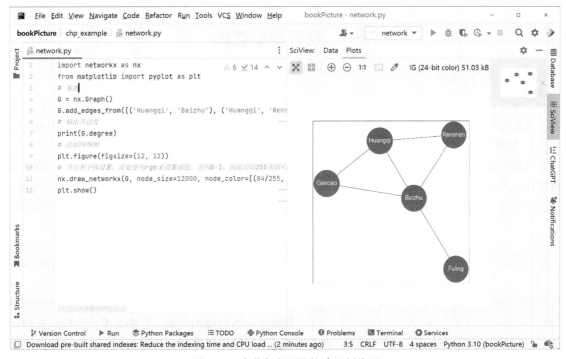

图 5-14　中药复杂网络构建示例代码

2. 中药复杂网络可视化

当网络中的节点和关系数量较多时，可以利用 Cytoscape 3.9.1 进行可视化，结果如图 5-15 所示。网络中节点越大，颜色越深，显示药物的中药连接度越高；线条越粗，亮度越高，则药物共现次数越多。

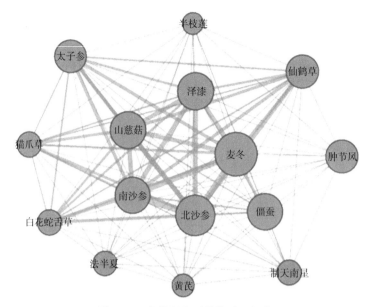

图 5-15 中药复杂网络构建可视化

第三节 中医药人工智能方法

一、特征提取基础

（一）数学基础

在中医药人工智能的开发中，数学方法是基础和关键。导数和梯度是优化算法中常用的数学概念，它们可以帮助优化算法在训练过程中不断调整参数，提高预测准确性，下面对此进行介绍。

1. 导数

导数（derivative）是微积分的重要概念，设函数 $y=f(x)$ 在点 x_0 的某个领域内有定义，当自变量 x 在 x_0 的某个邻域内有定义，当自变量 x 在 x_0 的处取得增量 Δx 时，相应的函数 y 将取得增量 Δy；如果 Δy 与 Δx 之比在 $\Delta x \to 0$ 时存在极限，则称函数 $y=f(x)$ 在点 x_0 处可导，并称这个极限为函数 $y=f(x)$ 在点 x_0 的导数。在机器学习中，导数可以帮助我们找到损失函数的最小值，从而最小化预测误差缺少图。

如图 5-16 所示，曲线为某一函数，而直线即导数就是函数曲线的斜率，是曲线变化快慢的反应；而二阶导数是斜率变化快慢的反应，表征曲线凹凸性。至于偏导数，简单来说是对于一个多元函数，选定一个自变量并让其他自变量保持不变，只考察因变量与选定自变量的变化关系，指对于多元函数 $y=f(x_1, x_2, \cdots, x_n)$，假设其偏导数都存在，则该函数共有 n 个偏导数，可以表示为 $f'xn = \partial y = \partial xn$。

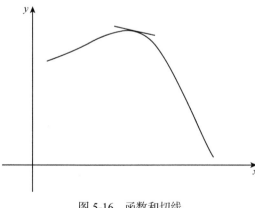

图 5-16 函数和切线

2. 梯度

梯度（gradient）是一个向量，它既有方向又有大小，它的方向是某一函数在某点处变化率最大的方向，此时它的大小就是变化率。梯度可以定义为一个函数的全部偏导数构成的向量。梯度是多元函数的偏导数，也可以用于优化算法中。梯度可以告诉我们函数在当前点的最陡峭上升方向，从而帮助我们找到损失函数的最小值。可以认为，梯度向量的方向即为函数值下降或增长最快的方向。梯度下降即不断在反复求取梯度的过程中，达到函数局部最小值的过程，其过程如图5-17所示，其中曲线代表待优化的损失函数，多条直线代表损失函数不断优化、寻找最低点的过程。

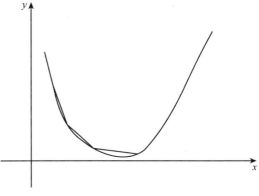

图 5-17　梯度下降

（二）特征类型和特征选择

在现实生活中，一个对象往往具有很多属性（也称为特征），这些特征大致可以被分成三种主要的类型：相关特征，即对于学习任务（如分类问题）有帮助，可以提升学习算法的效果；无关特征，即对于我们的算法没有任何帮助，不会给算法的效果带来任何提升；冗余特征，即不会给我们的算法带来新的信息，或者这种特征的信息可以由其他的特征推断出。

对于一个特定的学习算法来说，哪一个特征是有效的还是未知的，需要从所有特征中选择出对于学习算法有益的相关特征。然而，中医药领域中的特征选择问题是一个具有挑战性的问题，如何通过采用一些有效特征选择方法，结合中医药领域本身的特殊性质来提升算法性能，仍是一个开放性问题。

（三）特征提取

特征可以从数字、文本、图像、视频等数据中提取。中医药大数据领域，大部分数据为文本和图像格式，例如处方数据就是典型的文本格式，针对每一味中药的量化编码，可以形成相应特征；针对面部、舌头等图像数据，则需采用图像处理方法提取图像特征。图像特征指的是图像中被提取出来的、有助于模型学习和分类的关键信息。这些特征可以用来描述图像的属性、形状、纹理、颜色等特征，以及对象的位置、方向和大小等信息。运用卷积神经网络等机器学习算法可以从这些特征中学习到模式和规律，并用于图像分类、目标检测、图像分割等任务。在中医药领域，舌象诊断是中医师在诊断病情时观察患者的舌头颜色、形态、质地等指标的一种方法。舌象图像可以通过数字化技术获取并用于辅助诊断。在舌象图像处理中，图像特征提取是一个重要的步骤，可以通过提取舌面颜色、纹理等特征，帮助医生进行定量化分析和诊断，如图 5-18 所示，通过图像特征可提取舌象特征信息。

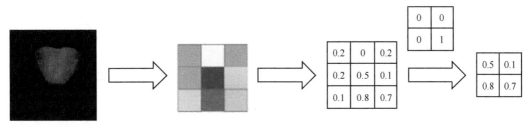

图 5-18　舌象特征图

二、机 器 学 习

机器学习是人工智能的一个分支，即设计特定的算法模型，使其能够根据提供的训练数据按照一定的方式来学习数据内部的联系。随着训练次数和训练数据量的增加，系统可以在性能上不断学习和改进。通过参数优化的学习模型，能够用于预测相关问题的输出。机器学习方法包括监督学习、无监督学习、半监督学习和强化学习等多种方法。

（一）监督学习

监督学习（supervised learning）是机器学习中一种基于已知标签的数据训练模型，用于预测新数据的标签的方法。在监督学习中，给定一个数据集，其中每个数据点都有一个预定义的标签或输出变量，目标是学习一个模型，能够对新的数据点进行标签预测。常见的监督学习方法包括：

1. 线性回归（linear regression，LR）

线性回归是一种常见的机器学习算法，用于预测一个连续的数值输出，基于一个或多个输入变量与目标变量之间的线性关系建立模型。在统计学中，线性回归可以用来探索和建立两个或多个变量之间的线性关系。在这个算法中，目标变量（也称为响应变量）是连续的，而输入变量（也称为自变量或特征）可以是连续或离散的。线性回归的目标是找

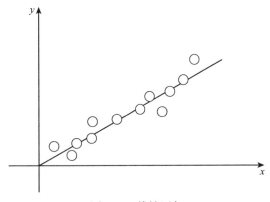

图 5-19　线性回归

到一条直线或超平面，使得目标变量与输入变量之间的残差平方和最小化，其原理如图 5-19 所示。

2. 逻辑回归（logistic regression，LR）

逻辑回归是一种二分类算法，用于对数据进行分类，基于一些输入变量来预测离散的输出变量。逻辑回归的主要思想是将输入特征与相应的权重相乘，然后对结果进行一个 sigmoid 函数变换，使得结果值落在 0 到 1 之间，表示概率估计。在二分类问题中，0.5 通常被用作阈值，将概率估计大于 0.5 的样本分配为正类，否则分配为负类，其原理如图 5-20 所示。

3. 支持向量机（support vector machine，SVM）

支持向量机是一种二分类问题的监督学习方法，通过构建一个最优的超平面来实现分类。SVM 可以处理非线性问题，通过引入核函数将输入特征映射到高维空间，从而实现线性分类。SVM 的核心思想是将低维度的数据映射到高维度的空间中，然后在这个高维度空间中找到一个最优的超平面，使得两个不同的类别能够被最大程度地分开。这个最优的超平面是由支持向量确定的，即最接近决策边界的数据点，这些点也是训练样本中最具有代表性的点，如图 5-21 所示，可划分数据的超平面可以有很多个，但只有实线才是高维空间中的最优超平面。

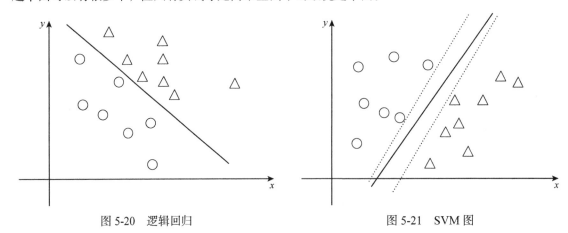

图 5-20　逻辑回归　　　　　　　　　　图 5-21　SVM 图

4. 决策树（decision tree，DT）

决策树是一类常见的医疗数据挖掘方法，以二分类任务为例，从给定训练数据集学得一个模型用以对新样本进行分类，把样本分类的任务可看作对"当前样本属于正类吗？"这个问题的"决策"或"判定"过程。例如，需要对"是否为痰热闭肺证？"这样的问题进行决策时，通常会进行一系列的判断或"子决策"，先看看"痰多黏稠吗？"如果"是"，则再看"舌苔黄吗？"如果"否"，则偏向于诊断痰热闭肺证，得出最终决策若"痰多黏稠=是"且"苔黄=否"偏向于诊断痰热闭肺证，如图 5-22 所示。

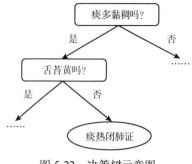

图 5-22　决策树示意图

决策过程的最终结论对应了判定结果，例如"痰热闭肺证"或"非痰热闭肺证"。决策过程中提出的每个判定问题都是对某个属性（特征）的测试。一般的，一棵决策树包含一个根节点、若干个内部节点和若干个叶节点；叶节点对应于决策结果，其他每个节点对应于一个属性测试；每个节点包含的样本集合根据属性测试的结果被划分到子节点中；根节点包含样本全集。从根节点到每个叶节点的路径对应了一个判定测试序列，决策树学习的目的是产生一棵处理未见样本能力强的决策树。

决策树分类算法一般是自上而下地生成决策树，根据不同的属性。划分可得到不同的决策树结果。决策树学习的关键一步是如何选择最优划分属性。例如，ID3 决策树算法用信息增益（information gain）为准则来选择划分属性；C4.5 决策树算法以信息熵的下降速度为准则来选择划分属性，面对数据遗漏等问题时较稳健；CART 决策树算法用基尼指数（Gini index）准则来选择划分属性；卡方自动交互检测（chi-squared automatic interaction detection，CHAID）、快速无偏有效统计树（quick unbiased efficient statistical tree，QUEST）以独立性检验和分裂后自变量与目标变量的相关性来选择划分属性。

（二）无监督学习

无监督学习（unsupervised learning）是机器学习中一种没有标签或者没有事先确定的目标变量的学习方法。无监督学习的目标是在没有任何先验知识的情况下，从数据本身中发现其内在的结构和规律。相比于监督学习，无监督学习的数据集通常更难获取，并且没有预先定义的目标。常见的无监督学习方法包括：

1. 聚类（cluster）

聚类是将数据集中的对象分成不同的群组，使得每个群组内的对象相似度高，而不同群组之间的相似度低。根据在数据中发现的描述对象及其关系的信息，将数据对象分组。组内的对象相互之间是相似的，而不同组中的对象是不同的。组内相似性越大，组间差距越大，说明聚类效果越好。

聚类的目标是得到较高的簇内相似度和较低的簇间相似度，簇内样本与簇中心的距离尽可能小，使得簇间的距离尽可能大。K-means 为最经典的聚类方法，通过指定簇类的数目或者聚类中心，通过反复迭代，直至最后达到"簇内的点足够近，簇间的点足够远"的目标，其聚类结果如图 5-23 所示。具体案例见于第二节三小节。

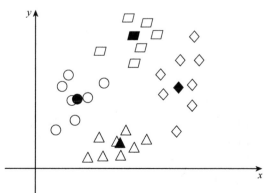

图 5-23　聚类结果图

2. 降维（dimensionality reduction）

降维是另一种常见的无监督学习方法，其目的是将高维数据映射到低维空间中，以便于数据可视化或处理。降维方法有很多，按照算法计算逻辑可以分为线性降维和非线性降维，非线性降维又分为基于核函数和基于特征值的方法。在中医药领域，主成分分析（principal component analysis，PCA）是常用的数据集降维方法，在降低维度的同时保持数据集中的对方差贡献最大的特征。

（三）半监督学习

半监督学习是介于监督学习和无监督学习之间的一种学习方式，旨在利用少量的有标签数据和大量的无标签数据进行学习及分类。在实际问题中，往往存在大量未标注的数据，而标注数据的获取成本较高，半监督学习可以利用这些未标注的数据来提高学习的效果。

半监督学习的核心思想是利用有标签数据和无标签数据的关系来建立模型，通过将无标签数据分配到与有标签数据相同的类别来完成分类。具体案例见于第五节第二小节。

（四）强化学习

强化学习（reinforcement learning，RL），又称再励学习、评价学习或增强学习，是机器学习的范式和方法论之一，用于描述和解决智能体（agent）在与环境的交互过程中通过学习策略以达成回报最大化或实现特定目标的问题。强化学习通过自主学习提高模型质量，例如围棋游戏中棋手通过棋子的交互学习以达到预期目标。

强化学习系统一般包括四个要素：策略、收益信号、价值函数、环境模型。策略定义了智能体对于给定状态所做出的行为，收益信号定义了强化学习问题的目标，价值函数定义了对长期收益的衡量，环境模型定义了对环境的模拟，它对环境的行为做出推断，强化学习的流程如图所示。通过机器，即智能体与环境的交互来学习最优策略的过程。强化学习的主要特点是通过试错的方式，让智能体自主学习，并根据环境的反馈来调整自己的行为，以获得最大化的奖励，以基于强化学习的处方序列生成优化框架为例，其流程如图 5-24 所示。

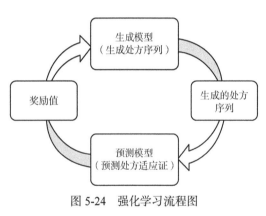

图 5-24　强化学习流程图

三、深　度　学　习

深度学习是一种利用多层神经网络进行模式识别和预测的机器学习方法，其目标是从数据中自动学习抽象的特征表示。与传统的机器学习方法不同，深度学习使用由多个层次组成的神经网络模型来学习和提取数据的高级特征。这些模型可以使用反向传播算法进行训练，从而可以对大量复杂数据进行分类、回归、聚类等任务。深度学习已经被广泛应用于计算机视觉、自然语言处理等领域，并且在许多应用中取得了非常出色的结果，下面介绍一些中医药领域常用的神经网络和模型。

（一）感知机

感知机是一种最简单的人工神经网络模型，它可以对输入数据进行二分类，即是一个二分类模型。感知机模型的结构包含输入层、输出层和一个单一的神经元（也称为感知机）。输入层接收外部输入数据，输出层输出模型的预测结果。神经元通过对输入数据进行一系列线性加权和非线性激活运算来得出输出结果，其结构如图 5-25 所示。

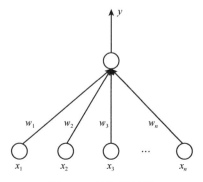

图 5-25　感知机结构

　　感知机的学习过程可以通过基于误差的梯度下降算法来实现。具体来说，感知机根据输入数据的标签和预测结果之间的误差来更新其参数，使其更加准确地预测数据的标签。感知机的参数更新过程类似于线性回归，但是使用了一个阶跃函数或者 sigmoid 函数作为激活函数。

（二）神经网络（neural networks，NN）

　　神经网络是一种模仿人类神经系统的模型，用于解决分类和回归问题。神经网络模型包括输入层、隐藏层和输出层，其中隐藏层包含多个神经元，可以学习非线性关系，神经元结构如图 5-26 所示。

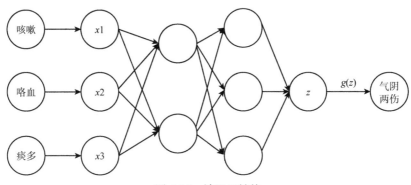

图 5-26　神经元结构

　　众所周知，深度学习正逐渐获得越来越多的关注，并且毫无疑问成为机器学习领域最热门的话题。深度学习的概念源于人工神经网络的研究，含多个隐藏层的多层感知器就是一种深度学习结构，见图 5-27。深度学习通过组合低层特征形成更加抽象的高层表示属性类别或特征，以发现数据的分布式特征表示。研究深度学习的动机在于建立模拟人脑进行分析学习的神经网络，它模仿人脑的机制来解释数据，如图像、声音和文本等。

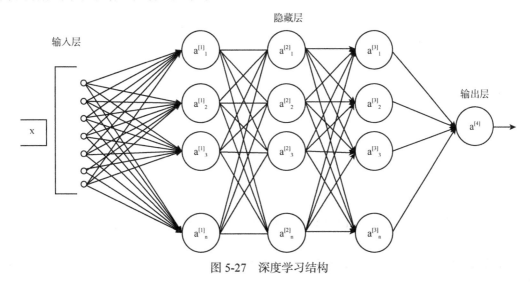

图 5-27　深度学习结构

（三）卷积神经网络

　　卷积神经网络（convolutional neural network，CNN）是一种用于图像、语音、文本等数据处理的神经网络模型，主要用于图像和视觉相关的任务。

　　卷积神经网络通过卷积操作实现对图像特征的提取和抽象，通过池化操作降低特征图的尺寸和维度,最终通过全连接层实现对目标的分类或回归。卷积神经网络具有局部连接和参数共享的特性,使得其对图像特征的提取非常高效,能够在大规模数据上进行训练。

卷积神经网络的核心是卷积层（convolutional layer）,它采用卷积核对输入图像进行卷积操作,生成特征图（feature map）,然后通过激活函数进行非线性变换。池化层（pooling layer）则用于对特征图进行降维和抽象,减少特征数量和参数量,同时具有一定的平移和旋转不变性,卷积网络结构如图 5-28 所示。

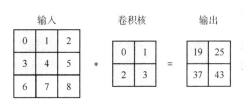

图 5-28　卷积网络结构

U-Net 是目前常用的人工智能图像分割网络模型,是一个用于医学图像分割的全卷积神经网络。U-Net 的初衷是解决生物医学图像的问题,由于效果显著被广泛应用在语义分割的各个方向。

U-Net 网络结构简单,如图 5-29 所示,前半部分的作用是特征提取,后半部分是上采样。在一些文献中也把这样的结构叫作 Encoder-Decoder 结构。因为此网络整体结构类似于大写的英文字母 U,故得名 U-Net。

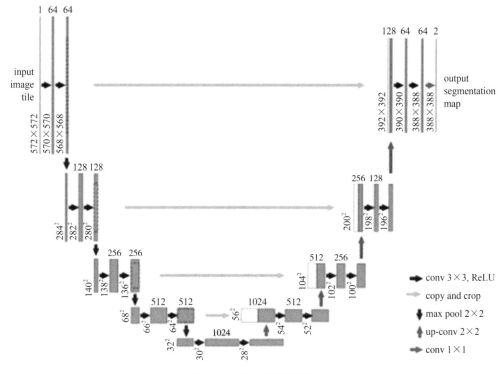

图 5-29　U-Net 网络模型

左半部分为编码器（encoder）,由两个 3×3 的卷积层+一个 2×2 的池化层组成一个下采样的模块。

右半部分为译码器（decoder）,由一个上采样的卷积层+特征拼接 concat+两个 3×3 的卷积层反复构成。

U-Net 网络相比于传统的全卷积网络,使用特征拼接 concat 来作为特征图的融合方式,将上采样产生的特征图与左侧特征图进行特征拼接,通道数的拼接可以形成更加丰富的特征。

（四）BART 模型

Transformer 模型最早是用于解决序列到序列任务（如机器翻译）的编码器-解码器模型。其编码器可以获取文本的语义特征，例如上下文语句的依赖关系，主要是将输入文本转化为高维度的特征向量，而解码器则是在该特征向量的基础上生成相应的文本进行输出。Transformer 编码器主要是基于其多头注意力机制和全连接前馈神经网络来实现其编码能力，多头注意力机制可以帮助模型通过权重的分配来减少噪声对模型的影响，获取更重要的元素，帮助模型更好地获得全局信息。在 Transformer 基础上衍生出 BERT、GPT 和 BART 等一系列语言模型。

　　BERT 模型使用多个双向 Transformer 编码器，采取遮盖语言模型（masked language model，MLM）以及下一句预测（next sentence prediction，NSP）两种任务，使用大规模语料，通过充分的自监督训练来学习文本的语义特征。

　　GPT 模型是被广泛应用于自然语言处理任务。与 BERT 不同，GPT 采用了单向 Transformer 编码器，它以单向的方式处理文本序列，从左到右逐词生成文本。GPT 的训练方法主要依赖于自监督学习，通过预测下一个词来训练模型。

　　BART 是一种基于序列到序列（seq2seq）模型的生成式预训练模型，其全称为 Bidirectional and Auto-Regressive Transformer，其核心组成部分是基于自注意力机制的 Transformer 模型。

　　与其他预训练模型（如 GPT 和 BERT）不同的是，BART 使用了双向编码器和自回归解码器，因此可以用于多种自然语言处理任务，如文本生成、摘要生成、机器翻译和文本重构等。BART 的预训练过程包括无监督预训练和有监督微调两个阶段。在无监督预训练阶段，BART 使用了一种特殊的任务，称为"填充遮挡语言建模"，即用掩码遮挡部分文本并预测遮挡部分的词语。在有监督微调阶段，BART 模型使用特定的任务对模型进行微调，使其适应特定的下游任务，利用其端到端的文本生成特性，可将其应用于中医诊断任务上来，其任务结构如图 5-30 所示。

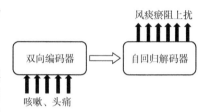

图 5-30　BART 应用于中医诊断任务结构图

　　深度学习具体例子可见于第五节第二小节。

第四节　数字新技术体系

　　云计算、物联网、大数据和人工智能作为现代数字新技术体系的重要组成部分，共同构成了一个高度协同的工具性生态系统，为各行各业带来了前所未有的创新和发展。云计算提供了灵活的计算和存储资源，使得数据处理和应用部署更加高效和可扩展。物联网则将各种设备、传感器和对象连接到互联网，实现了实时数据采集和传输，使得物理世界与数字世界之间建立起紧密的联系。大数据则涵盖了从各种来源收集的海量数据，这些数据蕴含着宝贵的信息和价值，为进一步分析处理提供基础。人工智能技术通过机器学习、深度学习等手段，能够自动从大数据中学习和识别模式，实现智能决策和预测。这个数字新技术体系的高度集合，形成一个有机整体，促使不同技术相互促进、协同作用，进一步推动了技术的创新和发展。

一、云　计　算

　　云计算是一种通过互联网提供计算服务和存储资源的模式。它允许用户通过网络连接到远程的云服务提供商的服务器，以获取计算资源和存储空间，而无需自己购买和维护这些资源的硬件和软件。

　　云计算提供了一种灵活的方式来管理和使用计算资源，用户可以根据自己的需求随时调整所使用的资源量，从而避免了对固定的硬件和软件资源的投资和浪费。此外，云计算还提供了高可用性、弹性扩展、数据备份和恢复等功能，以保障用户的数据安全和业务的连续性。

云计算的三种服务模式包括：基础设施即服务（infrastructure as a service，IaaS）、平台即服务（platform as a service，PaaS）和软件即服务（software as a service，SaaS）。在 IaaS 模式下，用户可以租用云服务提供商的基础设施，包括计算、存储、网络等资源，来构建自己的应用程序和服务。在 PaaS 模式下，用户可以使用云服务提供商提供的平台来开发、运行和管理自己的应用程序，而无需关心底层的基础设施。在 SaaS 模式下，用户可以直接使用云服务提供商提供的软件应用程序，而无需关心应用程序的运行环境和基础设施。相关的资源分配如图 5-31 所示。

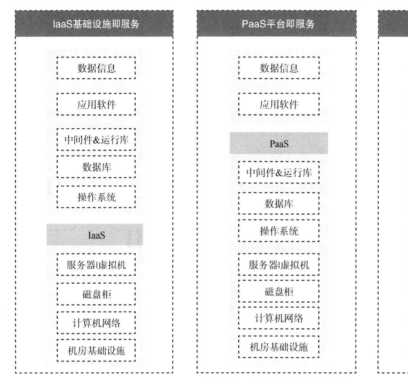
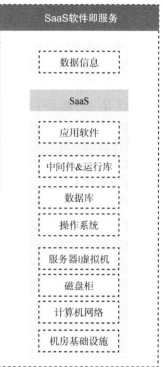

图 5-31　云计算资源分配图

云计算是一种新的计算和资源共享模式，已经成为海量计算和存储任务处理的主流技术方案。中医药信息是我国各族人民在几千年的生活和医疗实践中认识、预防、诊断和治疗疾病所积累的宝贵经验，它不仅记载了许多与疾病相斗争中成功的经验与失败的教训，还包含着与中国传统文化密切相关的许多创新理念和技术，拥有海量的数据。中医药领域要得到长远发展，必须对海量数据进行保存、研究和规范化整理，通过充分利用云计算技术，中医药科研人员可进一步深化中医药诊疗信息化和科研信息化的建设工作。同时，云计算将大量计算资源、存储资源和软件资源虚拟化，有效解决了中医药领域中对 IT 资源的弹性需求，不仅提供了灵活的计算、存储能力，还提供按需自助服务和方便灵活的网络访问。

二、物　联　网

物联网（internet of things，IoT）是指通过网络连接和通信技术，将各种设备、物品、传感器、计算机等智能化装置连接起来，实现相互通信和数据交换的网络系统。它将现实世界中的各种物体和设备互联互通，形成一个巨大的信息网络，为人们带来更智能、更便捷、更安全、更高效的生活和工作体验。

物联网的核心技术包括传感器技术、嵌入式系统技术、网络通信技术等。其中，传感器是物联网系统的核心组成部分之一，它可以感知物体的温度、湿度、光线等各种环境参数，将这些数据转换成数字信号，并通过网络发送到云端进行处理和分析；嵌入式系统是指将计算机系统集成到物理设备中，以实现特定的控制和处理功能。在物联网系统中，嵌入式系统被广泛应用于各种设备中，如传感器、智能家电、智能门锁等；网络通信技术指将设备和数据连接起来，如 Wi-Fi、蓝牙、近场通信（near field communication，NFC）、ZigBee 等。通过这些网络技术，设备可以实现相互通信和数据交换。

物联网的体系结构如图 5-32 所示，分别由感知层、网络层以及应用层组成，分别完成智能感知、接入与传输、处理与决策等功能，即基于对物理环境的智能感知，最终实现对目标对象的智能控制。

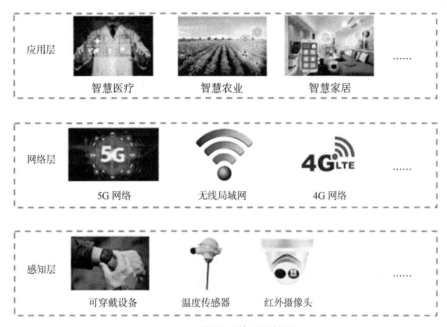

图 5-32　物联网体系结构图

感知层是物联网系统的最底层，主要负责采集各种物理信息。感知层包括各种传感器、执行器、智能硬件等设备，可以感知物理世界中的各种参数，如温度、湿度、压力、光线、声音等。感知层还可以执行各种控制操作，如开关灯、调节温度等。

网络层是物联网系统的中间层，主要负责将感知层采集到的信息传输到上层系统进行处理。网络层包括各种通信设备，如路由器、网关、交换机等，它们通过各种通信协议，如 Wi-Fi、蓝牙、ZigBee 等，将信息传输到上层系统。

应用层是物联网系统的最上层，主要负责对采集到的信息进行处理和分析，从中提取有用的信息，并根据需要做出相应的决策。应用层包括各种应用程序，如数据分析程序、控制程序、人机交互程序等，它们可以对感知层采集到的信息进行处理，并根据需要执行相应的控制操作，在各领域皆取得了较好的应用效果。

三、区　块　链

区块链源于中本聪提出的比特币数字技术，该技术在去中心化、分布式的结构中实现了可信的交易过程，其底层的技术被称作区块链技术。一般将区块链分为应用层、合约层、共识层、数据层、网络层 5 层，如图 5-33 所示。

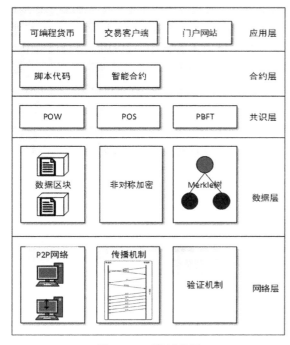

图 5-33　区块链分层

区块链具有数据不可更改、操作不可抵赖、恶意节点可容忍等特性，适用于中医药数据的安全管理。但传统区块链去中心化的网络架构要求所有参与节点具有相同的功能和权限，这与我国现有的医疗机构管理模式和终端用户的数据使用需求不兼容。因此，在实际应用中通常需要对去中心化架构进行优化，区分不同用户的功能和权限，确保国家主管部门的监管地位。

一种可行的方案是指采用弱中心化的区块链架构。在此结构中，区块链上节点分普通用户和管理者两种，管理者有较大的权限和较强的计算资源，有且仅有一个，一般由可信政府机构担任，如中医药大数据中心，确保链上信息不会泄露。假设病人在 A 医院看病，需要调阅病人之前在 B 医院的历史诊疗数据时，病人可以授权 A 医院调阅自己之前的病历数据。此时，医院 B 可以将病人的电子病历存放在区块链上，且允许病人授权访问自己的电子病历。为了保证在数据共享过程中数据拥有者和数据请求者的匿名性，我们引入弱中心节点。弱中心化区块链架构拥有数据链和密钥链两条链，如图 5-34 所示。

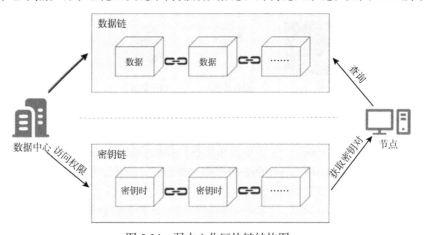

图 5-34　弱中心化区块链结构图

数据链存放中医药数据和链上的交易数据，密钥链上存储所有节点的额外密钥对。所有的节点需要先加入密钥链获取密钥对，然后再加入数据链进行查询。为了提高加解密性能，可以采用 ECC 加密算法产生密钥，我们将对应的公钥私钥称为全局密钥和本地密钥。

弱中心化区块链架构的核心部分有三点：节点上链初始化、节点对 *diploma* 的认证过程、数据的加密解密方案，具体如下：

1. 上链初始化

节点首次上链后，智能合约自动执行密钥生成代码，并将密钥对和节点身份使用私有数据发送到密钥链上，密钥链的创世区块存放数据中心的身份凭证和自身公钥。使用 Fabric 中的私有数据是其特色关键技术，以往的区块链中，节点属于不同组织，相同组织之间传输数据需要创建一条新的通道。随着系统中的组织增加，需要的通道越来越多，不利于系统的维护。而 Fabric 中可以通过私有数据实现私有数据在一个通道中只能被同组织节点访问。它将私有数据分为私有数据本身和私有数据 hash 两部分，如图 5-35 所示。

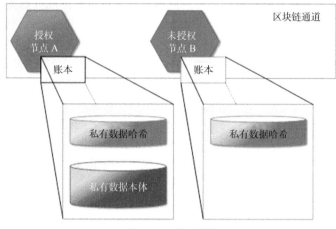

图 5-35 私有数据

其中，私有数据本身仅能被相同组织的节点访问，被授权节点存储在私有数据库中，通过 gossip 协议进行点对点的传输，非授权节点仅存储私有数据的哈希。设计访问机制使经过数据中心组织的节点拥有访问密钥私有数据的权限。

节点加入区块链后，首先进行初始化操作，主要涉及 ECC 密钥对的分发和通过私有数据上链，初始化关键代码如表 5-5 所示。

表 5-5 初始化关键代码

```
List〈String〉 keypairList=new ArrayList〈〉（）;

try {

keypairList.addAll（consKeys（））;

//consKeys 生成密钥对并返回列表

} catch（Exception e）{

e.printStackTrace（）;

}

keyData kd=new keyData（）; //密钥数据结构

kd.creator=chaincodeStub.getCreator（）; //获取节点身份，存入密钥数据结构

kd.setPuk（keypairList.get（0））;

kd.setPrk（keypairList.get（1））;

chaincodeStub.putPrivateData（"keydata", kd.puk, kd.creator）;
```

2. 认证过程

认证过程如图 5-36 所示。首先，请求者节点确定需要区块链上的某个数据后，需要在区块链上发出请求。由于区块链上除数据中心外所有节点互相不知身份，请求者想要在不暴露真实身份的情况下请求数据，就需要在请求之前从数据中心获得数据中心提供的访问许可。请求者节点向数据中心发送身份和请求（request），其中 request 包含请求节点所请求的区块高度和数据实际拥有者（一般是病人）的授权许可。授权许可中，一般有病人的签名，属于敏感数据，不可公开验证，所以利用可信第三方即数据中心对授权进行验证。数据中心验证身份和授权许可，通过则给予节点访问许

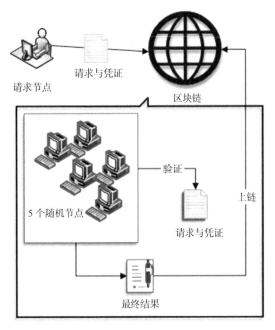

请求节点

请求与凭证

区块链

验证

5 个随机节点

请求与凭证

上链

最终结果

图 5-36　认证过程

可凭证（diploma），这一步骤也可以在链外进行。

为防止恶意节点伪造凭证来得到数据，得到凭证的节点 A 将请求 request 和凭证 diploma 发送到链上，请求区块链对凭证进行核验。区块链智能合约从所有节点中随机选择 5 个节点，对 diploma 的合法性进行认证。在随机算法的选择上，因为所有节点在加入区块链时，需要在密钥链上发送自身密钥对，所以密钥链的高度即为当前所有节点数量，记为 n。从 1~n 之间随机选择 5 个数，每个数值作为区块链高度，数据中心从对应的密钥链区块中取出该区块内部的节点身份，令节点执行验证 diploma 操作。

区块链中，节点通过 gossip 协议，向区块链中广播存活消息，消息中包含节点的签名，不能被恶意节点伪造。在选择节点过程和验证过程中，数据中心监控节点的存活状态，如果出现节点损坏，则重新执行随机选择过程。

被选出进行认证的节点首先验证 diploma 是否有数据中心的签名，然后验证 diploma 中请求的区块高度是否和 request 中请求的区块高度一致。将通过认证的结果记为 1，不通过的记为 0，智能合约将所有结果的值相加并除以 5 得出最终审核结果，审核结果的值只要大于等于 3/5 便通过此次认证。如果请求合法，A 从数据中心处获得被加密的密钥 pk（a，b），进入解密过程。

3. 加密解密过程

ECC 算法中每个节点有一对密钥，与常规使用方法不同，本章使用私钥加密，公钥解密。假设有任意一条待加密的消息 m，m' 为加密后的数据，pk 和 sk 分别为加密者持有的公钥和私钥，将算法简化为加解密两步，其中 $Encode$ 为加密函数，$Decode$ 为解密函数，定义公式：

$$m'=Encode(m,sk)=sk(m)$$
$$m=Decode(m',pk)=pk(m')$$

数据拥有者将数据 $data$ 使用自身私钥加密为 $data'$ 并打包为区块上链，完成加密。

假设 A、B 为区块链上的两个用户，A 和 B 具有自身的公钥分别为 pk_a，和 pk_b，私钥为 sk_a 和 sk_b，A 已经在区块链通过证书验证身份，取得了该区块的查询权利，需要执行解密过程。数据中心在密钥链上查询 A、B 的密钥，使用 ECC 算法加密 B 的公钥发送到区块链上，公式如下：

$$pk_{(a,b)}=Encode(pkb,pka)=pka(pkb)$$

A 从区块链中取得被加密的数据 $data'$，使用 $pk_{(a,b)}$ 解出 B 的公钥 pk_b，再由 pk_b 解出区块内的数据，再通过 B 的公钥解出区块中的数据 $data$。

$$pkb=Decode(pk_{(a,b)},ska)=ska(pk_{(a,b)})$$
$$data=decode(pkb,data')$$

解密完成，流程结束。

四、云计算、物联网、大数据与人工智能的融合

云计算、物联网、大数据和人工智能是当前信息技术领域发展的四大重要趋势，它们的融合可以带来更加强大的应用和产业变革。当云计算、物联网、大数据和人工智能技术相互融合时，将会

带来更加强大的数据处理和分析能力，产生更大的价值和效益，融合时的相互关系如图 5-37 所示。

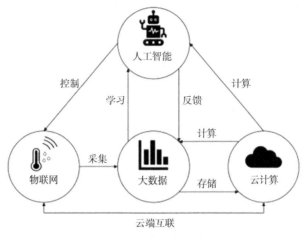

图 5-37　融合的相互关系

1. 云计算与物联网的融合

物联网设备可以通过云计算平台进行管理和控制。通过将物联网设备连接到云平台，可以实现对设备的远程监控和控制，并为用户提供更丰富的服务。目前，物联网设备与云计算设备之间通信方式包括数据发送、数据咨询、命令管理、通知管理。其中数据发送是指物联网底层设备将采集数据按照协议将数据传输至云计算端，该过程是单向传输，云计算端只负责数据存储。数据咨询是指云端设备向物联网端设备发送指令，该过程是双向传输，如果物联网设备端设备接收信息成功，则云端设备继续发送数据，否则云端设备不断发送咨询命令直到发送成功。命令是指物联网设备向云端设备发送指令，云端设备根据指令做出回应，如果云端设备接收成功，则指令发送成功的回应信息，否则指令继续发送。通知是指云端设备向物联网设备发出重要通知。

2. 云计算与大数据的融合

云计算与大数据是相互依存，相辅相成的。大数据技术的发展离不开云计算的加持，而云计算的存在也可以深度挖掘大数据潜在的价值。云计算可以提供大规模的存储和处理能力，同时大数据技术可以帮助云计算平台更好地处理海量数据。通过将大数据技术与云计算平台结合，可以实现更高效的数据处理和分析。大数据收集海量数据成为信息库，存储数据再根据所需进行筛选分析，云计算汇聚计算资源，支撑着大数据技术的应用。

3. 云计算与人工智能的融合

云计算平台可以为人工智能提供大规模的计算和存储资源，帮助人工智能算法更快地训练和部署，具体来说，其优势包括云计算平台可以提供高效的数据处理和存储能力，实现更加高效的数据处理和分析，从而提高人工智能的准确性和性能。帮助人工智能开发者优化算法和提高性能。通过云计算平台可以实现模型的远程部署和管理，从而更加方便地进行模型更新和维护。

4. 物联网与大数据的融合

物联网设备产生的数据可以通过大数据技术进行收集、存储和分析，从而实现更精准的预测和决策，具体来说，其优势包括物联网设备可以采集大量的数据，包括温度、湿度、气压、声音等多种类型的数据。通过将这些数据上传到云平台进行处理，可以实现更加高效的数据处理和分析。云平台进行实时监控和控制，可以更加精准地了解设备状态，及时发现问题并采取相应措施。

5. 物联网与人工智能的融合

物联网和人工智能的融合是当前信息技术领域的热点之一，也是实现智能化、自动化和智能服务的重要手段。物联网设备可以采集大量的数据，而人工智能技术可以从这些数据中提取有用的信息和知识，从而实现更加智能化和自动化的应用。

6. 人工智能与大数据的融合

大数据为人工智能的训练提供数据基础，而人工智能技术也可以反馈帮助大数据进行更好管理和利用。具体来说，人工智能与大数据的融合是将人工智能技术与大数据技术相结合，利用大数据作为输入，通过机器学习、深度学习、自然语言处理等人工智能技术来分析和挖掘数据中的隐藏模式、规律和价值信息以实现更准确、高效和智能化的数据处理和应用。

第五节　应　用　实　例

一、名老中医医案大数据分析

利用统计方法、关联规则、复杂网络对名老中医医案进行分析，计算高频药物，分析中药性味归经、分类，挖掘中药组合，建立中药复杂网络。实验环境为操作系统 Ubuntu 20.04；分布式计算架构 Hadoop 3.2.1，Spark 3.0.1；开发工具 IDEA Pycharm 2023.1.1；编程语言 Python 3.10；工具包 numpy 1.24.3，pandas 2.0.1，pyarrow 12.0.0，pyspark 3.4.0 等。

（一）数据预处理

收集整理中医药治疗肺癌中药处方共计 529 首。中药名称参考 2020 年版《中国药典》进行规范统一，例如"夜交藤"修改为"首乌藤"，"制白附子"修改为"附子"。中药的性味归经、分类参考《中药学》。

（二）基本统计

1. 高频药物

涉及 284 味中药，中药使用总频次为 12 316 次，其中使用频次≥190 次（频率≥35%）的中药有 20 味，如北沙参（485 次，91.68%）、南沙参（465 次，87.90%）、麦冬（464 次，87.71%）、泽漆（446 次，84.31%）、山慈菇（446 次，84.31%），见表 5-6。

表 5-6　高频用药

序号	中药	频数	百分比	序号	中药	频数	百分比
1	北沙参	485	91.68	11	肿节风	313	59.17
2	南沙参	465	87.90	12	制天南星	304	57.47
3	麦冬	464	87.71	13	半枝莲	292	55.20
4	泽漆	446	84.31	14	鳖甲	278	52.55
5	山慈菇	446	84.31	15	法半夏	254	48.02
6	仙鹤草	410	77.50	16	薏苡仁	251	47.45
7	太子参	404	76.37	17	露蜂房	216	40.83
8	白花蛇舌草	386	72.97	18	黄芪	211	39.89
9	猫爪草	376	71.08	19	桑白皮	192	36.29
10	僵蚕	363	68.62	20	白术	190	35.92

collections.Counter 用于统计可迭代对象中每个元素出现的次数，返回是一个字典。可迭代对象包括列表、字符串、元组等。示例中定义了一个函数 cal_herbCount，其传入参数 chufang 是一个列

表，列表中的每一个元素表示一个处方，例如［［A，B，C］，［A，C，D］，［D，E，F，G］］，表示有三个处方，第一处方中包含中药A、中药B、中药C，第二个处方包含中药A、中药C、中药D，第三个处方包含中药D、中药E、中药F、中药G。sorted（）将统计结果进行降序排列。返回值herb_dict是一个字典，形如{A：count1，B：count2，C：count3}。将此示例代码运用在个人数据上只需将chufang替换即可，如图5-38所示。

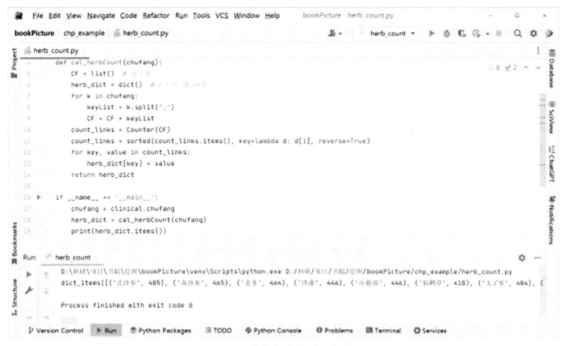

图 5-38　药物频次统计示例代码

2. 药物性味归经

利用OneHot编码定义中药的性味归经向量xwgj=［0，0，0，0，0，0，0，0，0，0，0，0，0，0，0，0，0，0，0，0，0，0，0，0，0，0］。xwgj［：5］表示中药的药性：寒、热、温、凉、平，xwgj［5：12］表示中药的药味：辛、甘、酸、苦、咸、淡、涩，xwgj［12：］表示中药的归经：心、肝、脾、肺、肾、胃、大肠、小肠、膀胱、胆、心包、三焦，对应位置为1说明中药有这个属性。函数getXingWeiGuiJing的输入参数是中药列表herbList，中药数量字典herbCount，herbCount计算可参考上一个示例。中药频数与OneHot向量相乘，再将每个结果相加即可得到性味归经分布情况。输出结果'xing_result_list'：［2176，0，1335，697，1490］表示药性：寒2176次、温1335次、凉697次、平1490次，如图5-39所示。

3. 药物类别

中药类别计算方法与性味归经类似，计算单个中药的类别频数，再将同一类别的中药频数进行相加。函数getGongxiao的输入参数是中药列表herbList，中药数量字典herbCount。herbBook是一个字典，包含了中药的类别，例如'北沙参'：［'补虚药'，'补阴药'］表示北沙参的一级类别是补虚药，二级类别是补阴药，如图5-40所示。

（三）关联规则

关联规则是一种常见的无监督学习方法，使用Spark FP-Growth算法中药处方关联规则分析，具体步骤为：

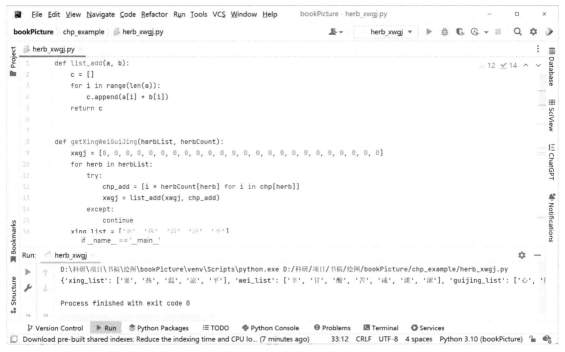

图 5-39　药物性味归经示例代码

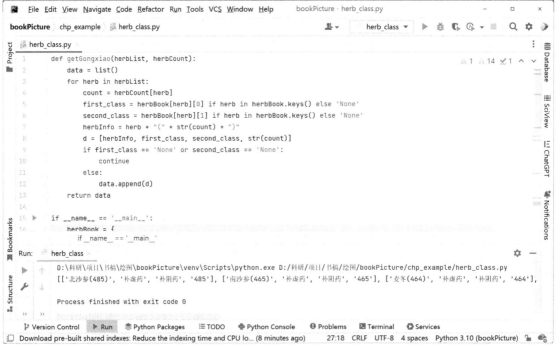

图 5-40　药物类别示例代码

1）配置 Spark：setAppName（appname）设置任务名，setMaster（master）设置 Spark master URL 连接，比如"local"设置本地运行，"local［*］"本地运行*个 cores。SparkSession 通过静态类 Builder 来实例化。

2）读取本地数据：使用 spark.read.text 读取本地的 txt 文件，txt 的数据一行为一个处方，中药之间用空格分隔，如图 5-41 所示。

3）调用模型并设置参数：导入 FPGrowth 模型，设置 minSupport 最小支持度为 7，minConfidence 最小置信度为 95，示例代码如图 5-42 所示。

4）查看结果：使用 show（）查看 freqItemsets 频繁项集和 associationRules 关联规则，结果如图 5-43 和图 5-44 所示。中药处方关联规则分析结果形式化表格展示如表 5-7 和表 5-8 所示。

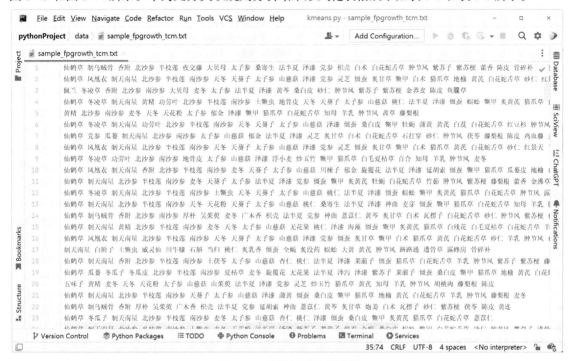

图 5-41　关联规则示例数据

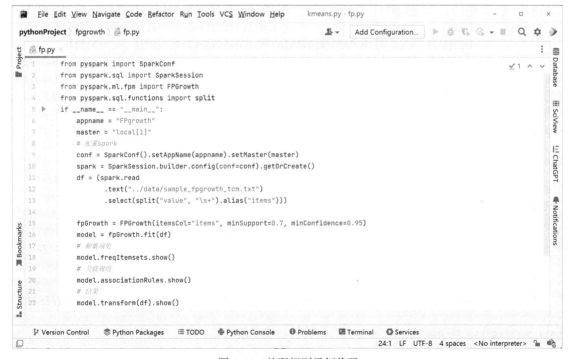

图 5-42　关联规则示例代码

```
+------------------------------+----+
|                        items|freq|
+------------------------------+----+
|                       [猫爪草]| 376|
|                        [麦冬]| 464|
|                  [麦冬，南沙参]| 441|
|           [麦冬，南沙参，北沙参]| 441|
|                  [麦冬，北沙参]| 453|
|                       [仙鹤草]| 410|
|                  [仙鹤草，麦冬]| 373|
|                [仙鹤草，山慈菇]| 372|
|                [仙鹤草，南沙参]| 378|
|         [仙鹤草，南沙参，北沙参]| 378|
|                [仙鹤草，北沙参]| 393|
|                       [山慈菇]| 446|
|                  [山慈菇，麦冬]| 404|
|           [山慈菇，麦冬，南沙参]| 390|
|[山慈菇，麦冬，南沙参，北沙参]| 390|
|           [山慈菇，麦冬，北沙参]| 399|
|                [山慈菇，南沙参]| 412|
|         [山慈菇，南沙参，北沙参]| 412|
|                  [山慈菇，泽漆]| 400|
|           [山慈菇，泽漆，南沙参]| 375|
+------------------------------+----+
only showing top 20 rows
```

图 5-43 关联规则示例结果 1

```
+----------------------+----------+----------+------------------+------------------+------------------+
|            antecedent|consequent|           confidence|              lift|           support|
+----------------------+----------+----------+------------------+------------------+------------------+
|          [山慈菇，麦冬]|    [南沙参]|0.9653465346534653|1.0982114340466305|0.7372400756143668|
|          [山慈菇，麦冬]|    [北沙参]|0.9876237623762376|1.0772226191691334|0.7542533081285444|
|   [山慈菇，麦冬，南沙参]|    [北沙参]|               1.0|1.0907216494845362|0.7372400756143668|
|                [南沙参]|    [北沙参]|               1.0|1.0907216494845362|0.8790170132325141|
|                [仙鹤草]|    [北沙参]|0.9585365853658536|1.0454966054815187|0.7429111531190926|
|                 [麦冬]|    [南沙参]|0.9504310344827587|1.0812430478309234| 0.833648393194707|
|                 [麦冬]|    [北沙参]|0.9762931034482759|1.0648640241734804|0.8563327032136105|
|        [仙鹤草，北沙参]|    [南沙参]|0.9618320610687023|1.0942132479684807|0.7145557655954632|
|   [山慈菇，泽漆，南沙参]|    [北沙参]|               1.0|1.0907216494845362|0.7088846880907372|
|   [山慈菇，泽漆，北沙参]|    [南沙参]| 0.97911227154047|1.1138718099890508|0.7088846880907372|
|                 [泽漆]|    [北沙参]|0.9506726457399103| 1.036919236281263|0.8015122873345936|
|   [泽漆，麦冬，北沙参]|    [南沙参]|0.9874371859296482|1.1233425190468471|0.7429111531190926|
|   [泽漆，麦冬，南沙参]|    [北沙参]|               1.0|1.0907216494845362|0.7429111531190926|
|                [太子参]|    [北沙参]|0.9678217821782178| 1.055624170664489|0.7391304347826086|
|        [山慈菇，北沙参]|    [南沙参]|0.9694117647058823|1.1028361796331436|  0.77882797731569|
|             [白花蛇舌草]|    [北沙参]|0.9818652849740933|1.0709417231985472|0.7164461247637051|
|          [山慈菇，泽漆]|    [北沙参]|            0.9575|1.0443659793814433| 0.724007561436673|
|          [泽漆，麦冬]|    [南沙参]|0.9727722772277227|1.1066592143085277|0.7429111531190926|
|          [泽漆，麦冬]|    [北沙参]|0.9851485148514851| 1.074522813106053|0.7523629489603024|
|                [北沙参]|    [南沙参]|0.9587628865979382|1.0907216494845362|0.8790170132325141|
+----------------------+----------+----------+------------------+------------------+------------------+
only showing top 20 rows
```

图 5-44 关联规则示例结果 2

表 5-7 药物组合

序号	药物组合	频数	序号	药物组合	频数
1	猫爪草	376	11	仙鹤草，北沙参	393
2	麦冬	464	12	山慈菇	446
3	麦冬，南沙参	441	13	山慈菇，麦冬	404
4	麦冬，南沙参，北沙参	441	14	山慈菇，麦冬，南沙参	390
5	麦冬，北沙参	453	15	山慈菇，麦冬，南沙参，北沙参	390
6	仙鹤草	410	16	山慈菇，麦冬，北沙参	399
7	仙鹤草，麦冬	373	17	山慈菇，南沙参	412
8	仙鹤草，山慈菇	372	18	山慈菇，南沙参，北沙参	412
9	仙鹤草，南沙参	378	19	山慈菇，泽漆	400
10	仙鹤草，南沙参，北沙参	378	20	山慈菇，泽漆，南沙参	375

表 5-8 关联规则

序号	前项	后项	支持度	置信度	提升度
1	山慈菇，麦冬	南沙参	73.72	96.53	1.10
2	山慈菇，麦冬	北沙参	75.43	98.76	1.08
3	山慈菇，麦冬，南沙参	北沙参	73.72	100	1.09
4	南沙参	北沙参	87.90	100	1.09
5	仙鹤草	北沙参	74.29	95.85	1.05
6	麦冬	南沙参	83.36	95.04	1.08
7	麦冬	北沙参	85.63	97.63	1.06
8	仙鹤草，北沙参	南沙参	71.46	96.18	1.09
9	山慈菇，泽漆，南沙参	北沙参	70.89	100	1.09
10	山慈菇，泽漆，北沙参	南沙参	70.89	97.91	1.11
11	泽漆	北沙参	80.15	95.07	1.04
12	泽漆，麦冬，北沙参	南沙参	74.29	98.74	1.12
13	泽漆，麦冬，南沙参	北沙参	74.29	100	1.09
14	太子参	北沙参	73.91	96.78	1.06
15	山慈菇，北沙参	南沙参	77.88	96.94	1.10
16	白花蛇舌草	北沙参	71.64	98.19	1.07
17	山慈菇，泽漆	北沙参	72.40	95.75	1.04
18	泽漆，麦冬	南沙参	74.29	97.28	1.11
19	泽漆，麦冬	北沙参	75.24	98.51	1.07
20	北沙参	南沙参	87.9	95.88	1.09

（四）聚类分析

聚类分析是一种常见的无监督学习方法，使用 Spark Clustering 进行中药聚类分析，具体步骤为：

1）配置 Spark setAppName（appname）：设置任务名，setMaster（master）设置。

2）Spark master URL 连接，比如"local"设置本地运行，"local［*］"本地运行*个 cores。SparkSession 通过静态类 Builder 来实例化。

3）读取数据：读取本地 txt 文件，第一列为行号表示中药，以第一行为例，1：1 表示中药 0 在第一个处方中出现，17：0 表示中药 0 在第 17 个处方中没有出现，如图 5-45 所示。

4）训练模型：使用 BisectingKMeans 聚类模型，setK（5）设置分为 5 类，聚类分析示例代码如图 5-46 所示。

5）预测与评估：预测聚类结果，计算 Silhouette 分数评估聚类结果。

6）查看结果：使用 show（）查看聚类结果，如图 5-47 所示。

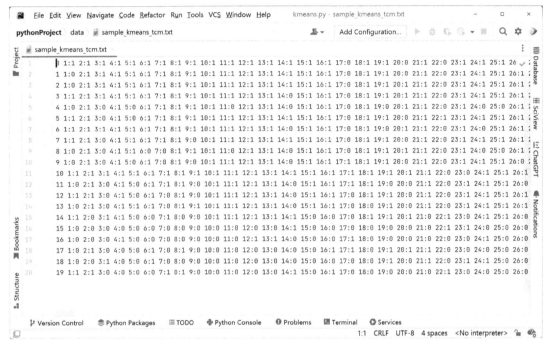

图 5-45　聚类分析示例数据

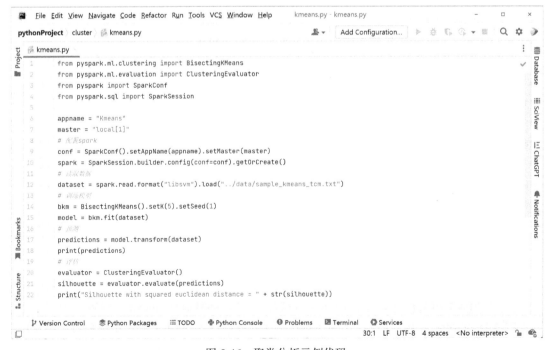

图 5-46　聚类分析示例代码

（五）复杂网络分析

计算中药之间的关系，构建治疗肺癌核心中药共现网络，计算中药共现次数，如图 5-48 所示。

1）读取数据：clinical.chufang 是一个列表中的每一个元素表示一个处方，例如 [[A, B, C], [A, C, D], [D, E, F, G]]。

2）生成共现关系：使用 getGraphLinks 函数，生成中药共现关系，例如一个处方中有 A、B、C 三种中药，则生成关系 A-B、A-C、B-C。

3）计算共线关系：使用 collections.Counter 函数计算次数。

4）查看结果：查看前 5 个共现次数最多的中药组合。分别是南沙参-北沙参、北沙参-麦冬、南沙参-麦冬、北沙参-山慈菇、北沙参-泽漆。

上述输出结果可以整理为 source、target、count 三个类别的内容，例如 source：仙鹤草、target：北沙参、count：2。为了将结果导入 Cytoscape 3.9.1 进行可视化，可将 count_Links. items() 输出在控制台，然后复制到 Excel 中，结果包含 source、target、count 三列，以空格分隔。

```
|label|          features|prediction|
+-----+------------------+----------+
|  0.0|(529,[0,1,2,3,4,5...|        4|
|  1.0|(529,[1,2,3,4,5,6...|        4|
|  2.0|(529,[1,2,3,4,5,6...|        4|
|  3.0|(529,[0,1,2,3,4,5...|        4|
|  4.0|(529,[1,3,5,6,7,8...|        4|
|  5.0|(529,[0,1,3,5,6,7...|        3|
|  6.0|(529,[0,1,2,3,4,5...|        3|
|  7.0|(529,[0,1,3,4,5,6...|        3|
|  8.0|(529,[1,3,4,7,8,9...|        3|
|  9.0|(529,[1,3,5,7,9,1...|        3|
| 10.0|(529,[0,1,2,3,4,5...|        2|
| 11.0|(529,[1,3,5,6,7,9...|        2|
| 12.0|(529,[0,1,3,5,7,9...|        2|
| 13.0|(529,[1,3,4,5,7,8...|        2|
| 14.0|(529,[0,2,3,6,9,1...|        1|
| 15.0|(529,[13,21,22,26...|        2|
| 16.0|(529,[3,11,12,16,...|        1|
| 17.0|(529,[1,5,7,15,16...|        1|
| 18.0|(529,[2,5,18,20,2...|        0|
| 19.0|(529,[0,1,6,7,13,...|        0|
+-----+------------------+----------+
```

图 5-47　聚类分析示例结果

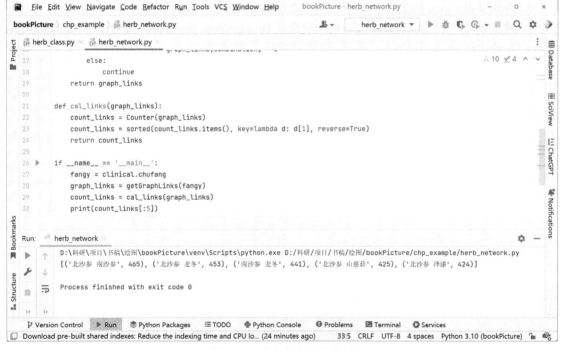

图 5-48　中药复杂网络分析

在 Cytoscape 3.9.1 设置节点度阈值 210，绘制核心药物共现网络，详见图 5-49。网络中节点越大，颜色越深，显示药物的中药连接度越高；线条越粗，亮度越高，则药物共现次数越多。具体步骤为：

1）计算网络属性：选择顶部工具栏 Tools->Analyze Network，计算连接度（degree）、接近中心性（closeness centrality）、中介中心性（between centrality）等网络属性，如表 5-9 所示。

表 5-9　中药复杂网络拓扑属性

中药	连接度	接近中心性	中介中心性
麦冬	261	0.9279	0.0355
北沙参	254	0.9071	0.0291
山慈菇	247	0.8871	0.0265
泽漆	247	0.8871	0.0282
南沙参	245	0.8816	0.0243
僵蚕	245	0.8816	0.0299
仙鹤草	238	0.8628	0.0219
太子参	237	0.8602	0.0208
肿节风	237	0.8602	0.0280
白花蛇舌草	220	0.8179	0.0134
猫爪草	220	0.8179	0.0139
制天南星	219	0.8156	0.0181
法半夏	218	0.8132	0.0176
黄芪	214	0.8040	0.0169
半枝莲	212	0.7994	0.0120

2）筛选节点：在左侧工具栏点击 Filter，添加 Degree，输入阈值即可。

3）调整布局：点击顶部工具栏 Layout，包含了 Grid Layout，Hierarchical Layout，Circle Layout，Stacked Node Layout 等布局方式，根据个人需求选择。

4）个性化：点击左侧工具栏 Style，设置节点和边的属性。

生成的中药复杂网络如图 5-49 所示。

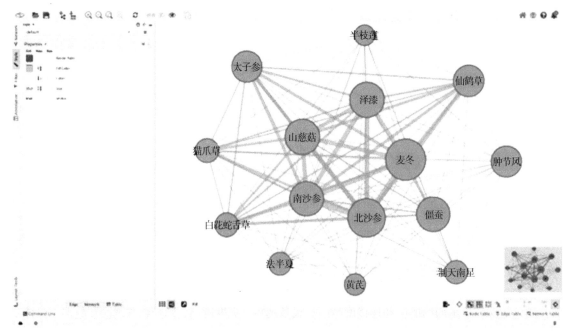

图 5-49　中药复杂网络

（六）总结

通过高频药物分析、中药性味归经功能分析、关联规则、复杂网络可以分析名老中医医案中蕴藏的用药规律。南北沙参、麦冬养阴清肺化痰，太子参益气养阴，泽漆、山慈菇、猫爪草、制天南星、僵蚕化痰散结、抗癌解毒，仙鹤草活血补虚接续，鳖甲滋肾清热、活血软坚散结，白花蛇舌草、半枝莲清热解毒、消肿散结。符合肺癌"痰瘀热毒、气阴两伤"的病机。化痰药重于活血化瘀药，体现了肺癌"痰"重于"血瘀"。祛邪药多于扶正药，体现了"祛邪重于扶正"的治疗原则。

二、人工智能在中医学的应用

（一）基于类 ChatGPT 文本生成技术的中医自动化诊断

1. 基于类 ChatGPT 文本生成技术的中医自动化诊断任务简介

序列到序列（sequence-to-sequence，seq2seq）属于一种监督学习方法，是一种常用于文本生成任务的模型架构，包括两个主要的部分：编码器和解码器。编码器将输入序列（如源语言句子）转换为固定长度的向量表示，解码器则将该向量作为上下文信息，生成输出序列（如目标语言句子）。这种模型架构可以通过最大化生成序列的概率来优化模型。

具体来说，在 seq2seq 模型中，编码器将输入序列中的每个单词转换为一个向量，并将这些向量组合成一个上下文向量。这个上下文向量包含了输入序列的所有信息，并传递给解码器。解码器则从这个上下文向量开始，逐步生成输出序列中的每个单词。在每个时间步，解码器都会基于前一个时间步的输出字符和上下文向量生成下一个字符。

类似于聊天型的大语言模型，例如 ChatGPT，它也可以看作是一个生成式智能模型，具备理解和生成自然语言文本的能力。当用户输入一段对话或问题时，模型的"编码器"部分会将输入转化为内部表示，类似于上下文向量。然后，模型的"解码器"部分使用这个内部表示，逐步生成一系列回复或响应。

由于中医医案中临床症状描述和诊断皆是以文本的形式进行记录。例如，临床症状描述为"代诉：肺癌脑部多发性转移，11 月 21 日上海华山医院 γ 刀治疗，面色萎黄欠华，腰酸隐痛，两侧胁肋时有痛感，活动不利，食纳尚可，咳嗽，痰黏色黄"，中医诊断："热毒痰瘀阻肺，清阳不张，气阴两虚"。因此，利用上文中提到的 Transformer 模型进行端到端的文本生成技术，可将临床症状描述文本映射为相应的诊断文本，以此来实现中医自动化诊断任务。

2. Transformer 模型诊断实验过程

（1）实验准备

使用 python3.7 安装 pytorch1.13.1、scarebleu2.3.1、transformers4.18.0、datasets2.9.0、sentencepiece0.1.97 模块，其中 transformers 库可以提供轻松下载和训练最先进的预训练模型的 API，极大程度上便利和丰富了开发者对大型语言模型的利用方式。

（2）数据处理

将临床症状文本和中医诊断文本通过存入 CSV 文件的方式构造数据集，其结构如图 5-50 所示，其中每一行包括序号和临床症状文本和中医诊断文本的组合。

（3）模型训练

运行代码"中医诊断.py"，如图 5-51 所示。

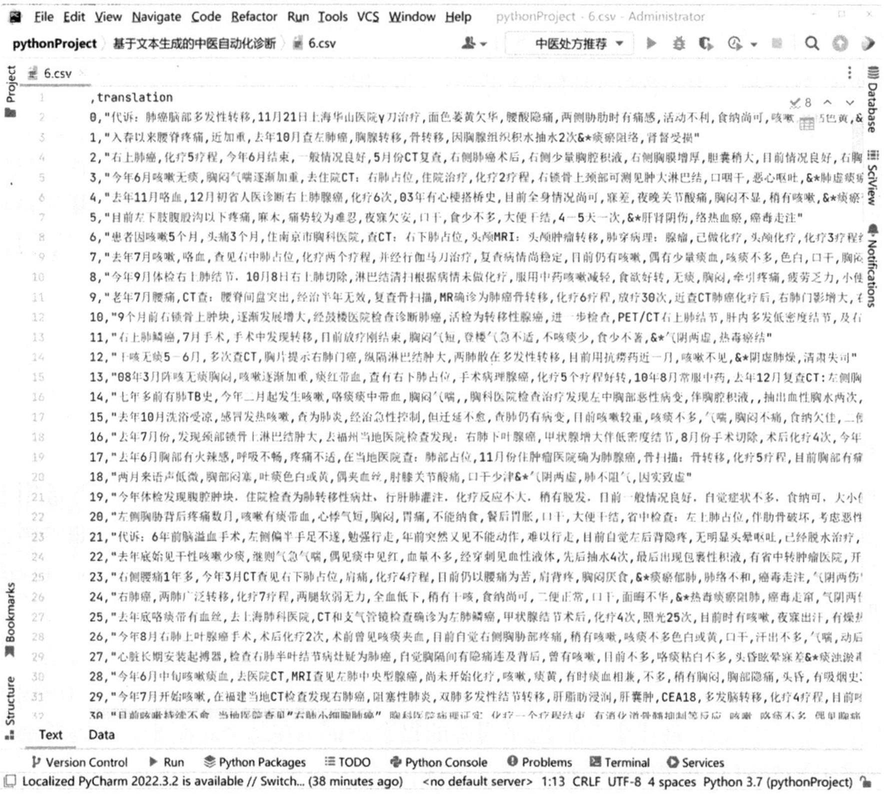

图 5-50　中医诊断数据格式

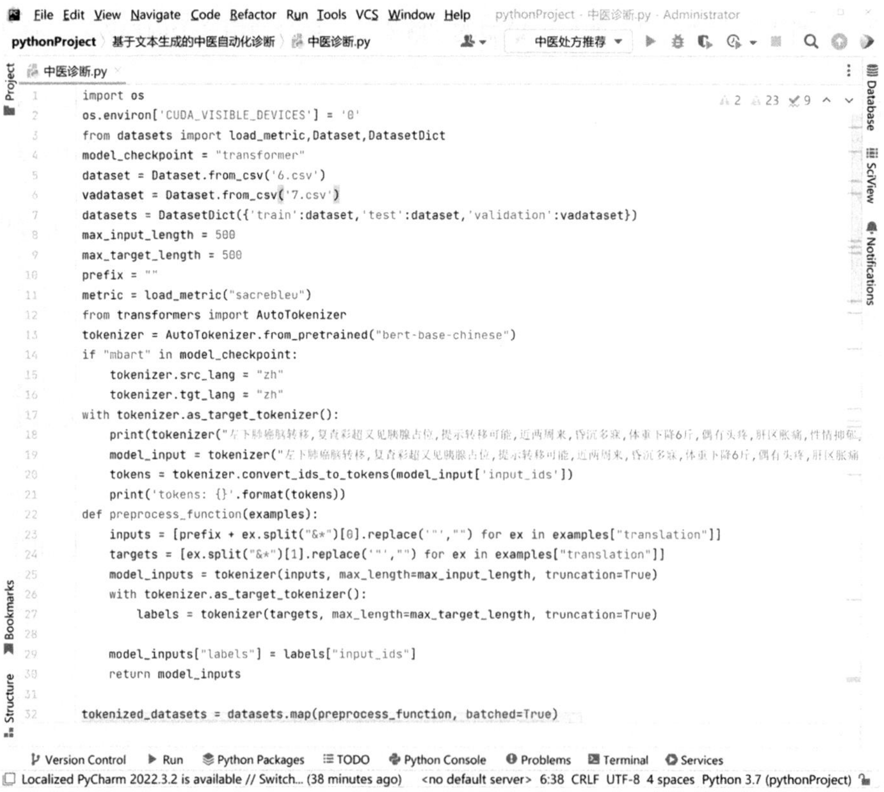

```python
import os
os.environ['CUDA_VISIBLE_DEVICES'] = '0'
from datasets import load_metric,Dataset,DatasetDict
model_checkpoint = "transformer"
dataset = Dataset.from_csv('6.csv')
vadataset = Dataset.from_csv('7.csv')
datasets = DatasetDict({'train':dataset,'test':dataset,'validation':vadataset})
max_input_length = 500
max_target_length = 500
prefix = ""
metric = load_metric("sacrebleu")
from transformers import AutoTokenizer
tokenizer = AutoTokenizer.from_pretrained("bert-base-chinese")
if "mbart" in model_checkpoint:
    tokenizer.src_lang = "zh"
    tokenizer.tgt_lang = "zh"
with tokenizer.as_target_tokenizer():
    print(tokenizer("左下肺癌脑转移,复查彩超又见腋腺占位,提示转移可能,近两周来,皮沉多寐,体重下降6斤,偶有头痛,肝区隐痛,性情抑郁,"))
    model_input = tokenizer("左下肺癌脑转移,复查彩超又见腋腺占位,提示转移可能,近两周来,皮沉多寐,体重下降6斤,偶有头痛,肝区隐痛")
    tokens = tokenizer.convert_ids_to_tokens(model_input['input_ids'])
    print('tokens: {}'.format(tokens))
def preprocess_function(examples):
    inputs = [prefix + ex.split("&*")[0].replace('"',"") for ex in examples["translation"]]
    targets = [ex.split("&*")[1].replace('"',"") for ex in examples["translation"]]
    model_inputs = tokenizer(inputs, max_length=max_input_length, truncation=True)
    with tokenizer.as_target_tokenizer():
        labels = tokenizer(targets, max_length=max_target_length, truncation=True)

    model_inputs["labels"] = labels["input_ids"]
    return model_inputs

tokenized_datasets = datasets.map(preprocess_function, batched=True)
```

图 5-51　中医诊断代码图

运行结果如图 5-52 所示。

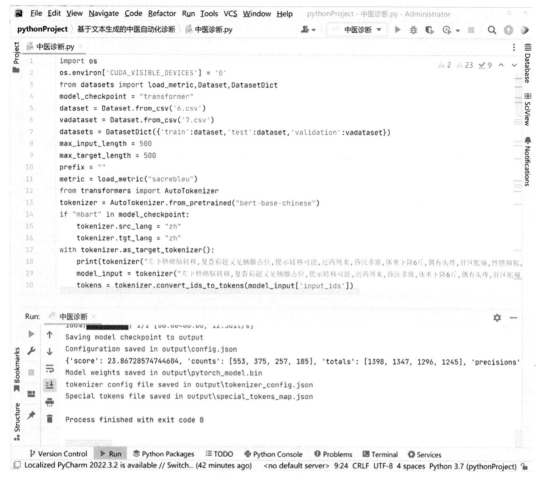

图 5-52　运行结果图

代码具体步骤为：

1）使用 Dataset 函数来对 CSV 文件中的数据集进行读取并分别归类为训练集和测试集。

2）使用 transformers 模块的 Tokenizer 函数来对文本进行分词，将其转换为计算机所能处理的数字序列。

3）使用 AutoModelForSeq2SeqLM 模块来加载模型。

4）使用 DataCollatorForSeq2Seq 模块对读取的数据集进行处理，利用 Tokenizer 将其统一转换为字符 token 序列。

5）Seq2SeqTrainingArguments 模块设置模型训练时的 epoch、batch-size 等参数，再调用 Seq2SeqTrainer 模块进行模型的实际训练。

6）在训练后加载 scarebleu 中的 bleu 指标来对自动化诊断的效果进行评估。在模型训练结束后将其保存在 output 文件夹内。

（4）模型预测

运行代码"run.py"，将需要预测的临床症状输入 text。以代诉"住院化疗稍恶心呕吐，厌食，右侧腹胀，上腹有肿胀感，化疗后大便排出鲜血，量不多，下肢肿"为例，如图 5-53 所示。

其中，model.generate 函数可以将输入序列生成为对应的诊断文本系列，并由 tokenizer.batch_decode 进行解码，由结果可知，模型生成的文本具有一定的诊断能力。

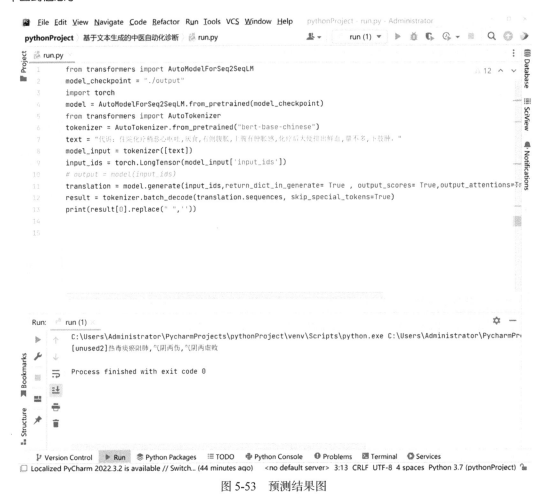

图 5-53　预测结果图

（二）基于类 ChatGPT 文本生成技术的中医自动化处方推荐

1. 基于类 ChatGPT 文本生成技术的中医自动化处方推荐实验概述

由于中医医案中临床症状描述和处方皆是以文本的形式进行记录。例如：临床症状描述为"肝功接近正常，自觉症状不多，日来感冒，尿黄，大便自调，苔薄黄腻质黯，细滑"，处方文本为"赤芍、蒲公英、茵陈、醋柴胡、广郁金、垂盆草、炒芩、炒苍术、黄柏、叶下珠、夏枯草、酢浆草、苦参、鸡骨草、熟大黄、藿香、金钱草、黑山栀、地肤子、田基黄、龙胆草、野菊花、芦根、连翘、天葵子"。因此，利用上文中提到的 transformer 模型进行端到端的文本生成技术，也可将临床症状描述文本映射为相应的处方文本，以此来实现中医自动化处方推荐任务。

2. Transformer 模型处方推荐实验过程

（1）实验准备

使用 python3.7 安装 pytorch1.13.1、scarebleu2.3.1、transformers4.18.0、datasets2.9.0、sentencepiece0.1.97 模块。

（2）数据处理

将临床症状文本和处方文本通过存入 CSV 文件的方式构造数据集，其结构如图 5-54 所示，其中每一行包括序号和临床症状文本及处方文本的组合。

（3）模型训练

运行代码"中医处方推荐.py"，如图 5-55 所示。

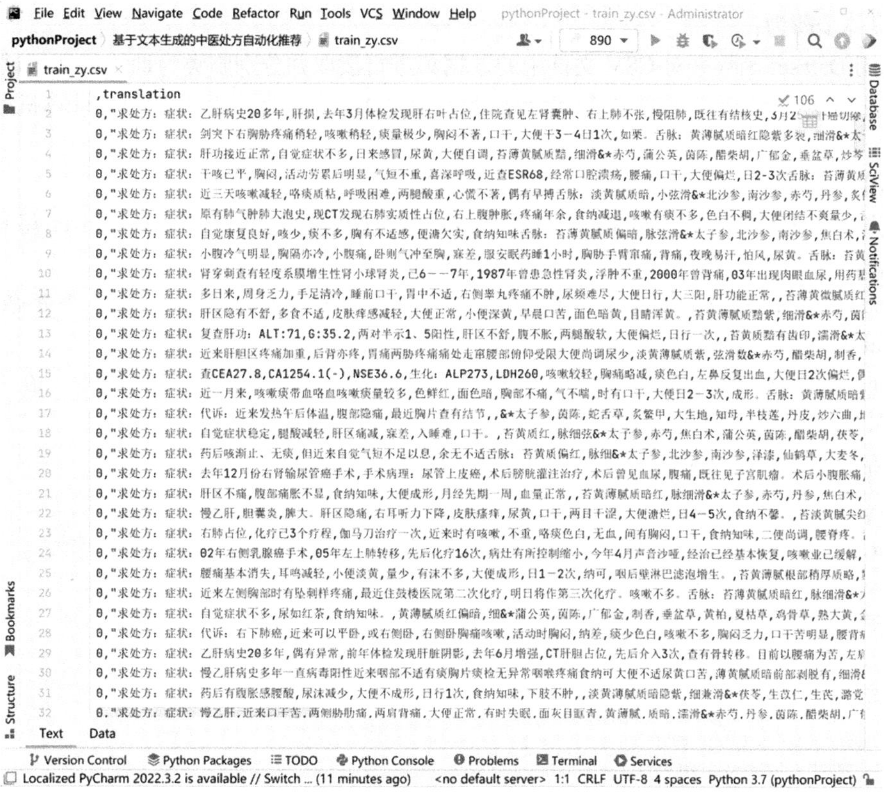

图 5-54　中医处方推荐数据格式

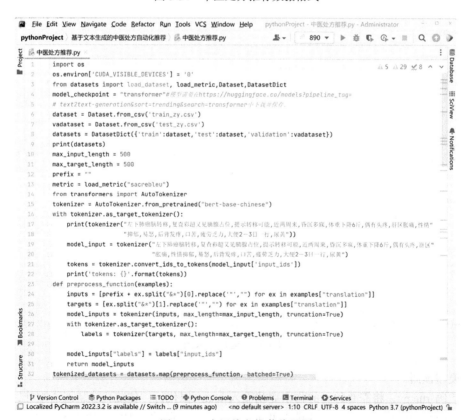

图 5-55　中医处方推荐代码图

代码具体步骤为：

1）使用 Dataset 函数来对 CSV 文件中的数据集进行读取并分别归类为训练集和测试集。

2）使用 transformers 模块的 Tokenizer 函数来对文本进行分词，将其转换为计算机所能处理的数字序列。

3）使用 AutoModelForSeq2SeqLM 模块来加载模型。

4）使用 DataCollatorForSeq2Seq 模块对读取的数据集进行处理，利用 Tokenizer 将其统一转换为字符 token 序列。

5）Seq2SeqTrainingArguments 模块设置模型训练时的 epoch、batch-size 等参数，再调用 Seq2SeqTrainer 模块进行模型的实际训练。

6）在训练后加载 scarebleu 中的 bleu 指标来对自动化处方推荐的效果进行评估。在模型训练结束后将其保存在 output 文件夹内。

运行结果如图 5-56 所示。

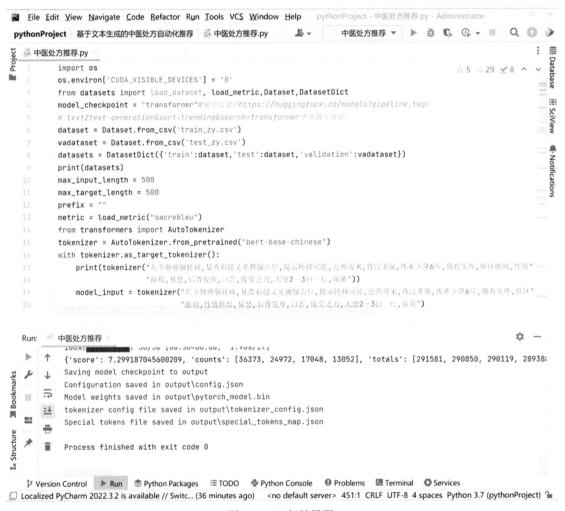

图 5-56　运行结果图

（4）模型预测

运行代码 run.py，将需要预测的临床症状输入 text。以代诉"住院化疗稍恶心呕吐，厌食，右侧腹胀，上腹有肿胀感，化疗后大便排出鲜血，量不多，下肢肿"为例，如图 5-57 所示。

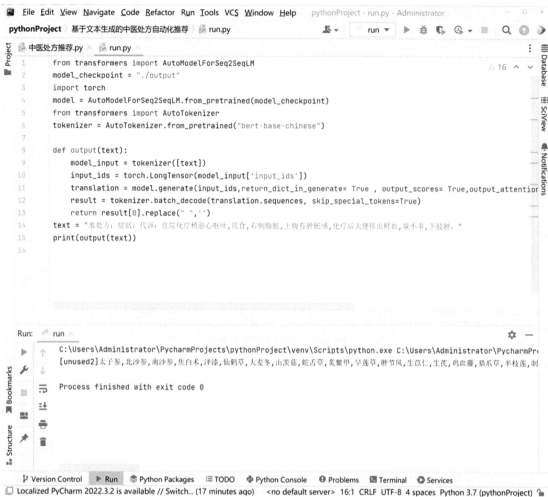

图 5-57　预测结果图

其中，model.generate 函数可以将 token 输入序列生成为对应的处方文本序列，并由 tokenizer. batch_decode 进行解码，由结果可知，预测文本可以起到一定的处方推荐需求。

（三）基于 U-net 的中医舌象分割

1. 基于 U-net 的中医舌象分割任务简介

图像分割是把图像分成若干个特定的、具有独特性质的区域，并提出研究目标的技术和过程。一个图像由若干个像素组成，通过图像分割，对图像中的像素划分区域，每个区域具有特定的意义。图像分割在医学成像、自动驾驶汽车和卫星成像等方面广泛应用。

2. 实验过程

1）数据处理：在图像分割前，要对训练数据进行标注，代码运行如图 5-58 所示，将舌部区域标注为原始颜色，背景区域标注为黑色。

2）运行代码舌象分割.py，代码运行图 5-59 所示。

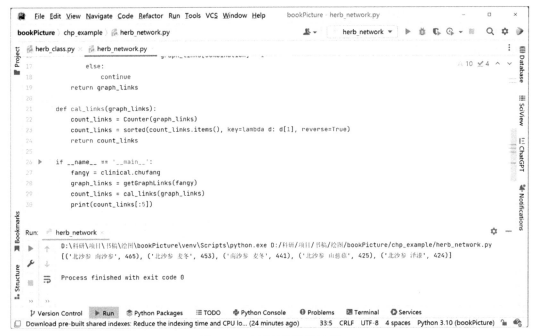

图 5-58　中医舌象数据处理

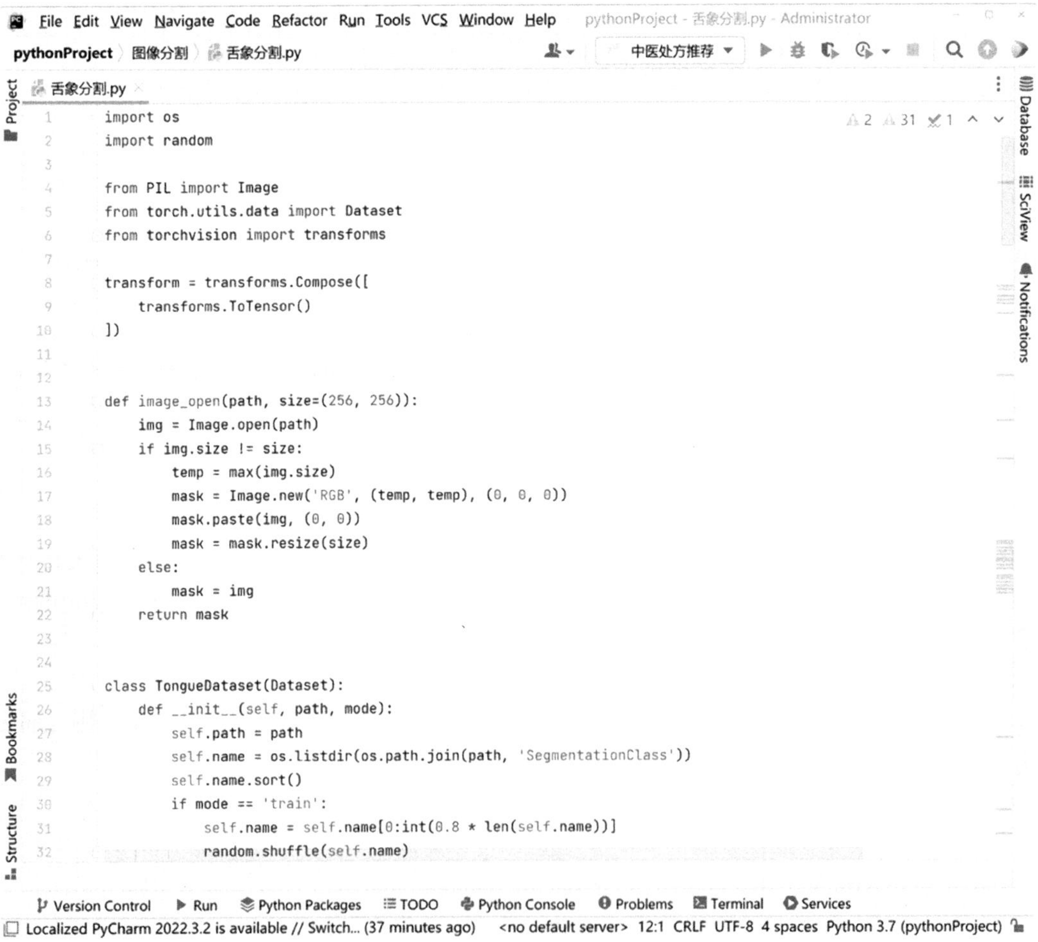

图 5-59　中医舌象分割代码运行

实验结果如图 5-60 所示。

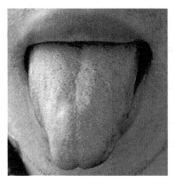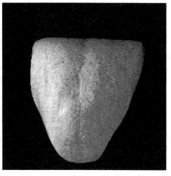

图 5-60　中医舌象分割实验结果

本 章 小 结

关于中医药大数据与人工智能，本章首先对中医药大数据以及中医药人工智能的基本概念和应用场景进行介绍，以期让读者对相关概念有一个基础了解，并介绍了大数据和人工智能领域常用到的一些开源平台和工具；其次针对中医药大数据分析问题，介绍了中医药领域常用到的描述性统计分析、关联规则、聚类分析以及复杂网络等方法；针对中医药人工智能，介绍了中医药领域常使用的特征提取基础以及机器学习和深度学习相关方法；随后，针对数字新技术体系，分别介绍了云计算、物联网以及区块链技术的基本概念以及其与人工智能相融合的发展趋势；最后，本章通过探讨中医药大数据分析与人工智能相关算法应用案例，以展示中医药大数据和人工智能的前沿应用及潜力。

（胡孔法、杨　涛、谢佳东）

参 考 文 献

埃里克·马瑟斯，2023. Python 编程从入门到实践. 第 3 版. 北京：人民邮电出版社.

巴拉巴西艾伯特-拉斯洛，2020. 巴拉巴西网络科学. 郑州：河南科学技术出版社.

弗朗索瓦·肖莱，2022. Python 深度学习. 第 2 版. 张亮译. 北京：人民邮电出版社.

华为区块链技术开发团队，2021. 区块链技术及应用. 第 2 版. 北京：清华大学出版社.

李红岩，李灿，郎许锋，等，2022. 中医四诊智能化现状及关键技术探讨. 中医杂志，（12）：1101-1108.

李心怡，罗思言，徐常胜，等，2022. 人工智能在中医药的研究现状及展望. 生物医学转化，（3）：003.

刘鹏，2017. 大数据. 北京：电子工业出版社.

罗伯特·I. 卡巴科弗，2023. R 语言实战. 第 3 版. 王韬译. 北京：人民邮电出版社.

倪敬年，曹天雨，陈雅静，等，2023. 名老中医经验数字化传承的思考. 中医杂志，64（17）：1754-1758.

潘玉颖，崔伟锋，范军铭，2020. 中医药大数据应用核心问题探究. 中医学报，35（5）：3. DOI：10.16368/j. issn. 1674-8999.2020.05.207.

孙忠人，游小晴，韩其琛，等，2021. 人工智能在中医药领域的应用进展及现状思考. 世界科学技术-中医药现代化，023（6）：1803-1811.

田赛男，刘琦，夏帅帅，等，2021. 人工智能技术在中医药领域中的应用与思考. 时珍国医国药，（11）：032.

王雨晴，胡孔法，胡晨骏，2023. 系统生物学在计算机辅助药物设计领域的应用与发展. 中国中药杂志，48（11）：2868-2875.

杨涛，朱学芳，2021. 中医辨证智能化研究现状及发展趋势. 南京中医药大学学报，37（4）：5.

张雨琪，李宗友，王映辉，等，2022. 中医药知识图谱的构建与应用研究. 世界中医药，17（4）：553-558.

HAN J W，KAMBER M，PEI J，2012. 数据挖掘概念与技术. 第 3 版. 范明，孟小峰，译. 北京：机械工业出版社.

OUYANG L，WU J，JIANG X，et al，2022. Training language models to follow instructions with human feedback. arXiv e-prints. DOI：10.48550/arXiv. 2203.02155.

SANTOS A，COLACO A R，NIELSEN A B，et al，2022. A knowledge graph to interpret clinical proteomics data. Nature Biotechnology，（5）：40.

ZHU X，GU Y M，XIAO Z F，2022. HerbKG：Constructing a herbal molecular medicine knowledge graph using a two-stage framework based on deep transfer learning. Frontiers in genetics 13. https://doi.org/10.3389/fgene.2022.799349.

## 第六章

中医药真实世界数据

第一节　真实世界数据与真实世界研究

传统中医药学的研究从根本上来说就是真实世界研究，其传承与真实世界理念相一致。它注重在临床实践中深刻领悟，通过医案学习，依据患者的具体病情制定治疗方案，通过长期、大样本的临床观察，对其临床价值进行评估。真实世界研究（real-world study，RWS）强调研究结果的实用性和推广性，并不执着于发现因果关系。真实世界数据（real-world data，RWD）是生成真实世界证据（real-world evidence，RWE）的源头，并且具有基础性的地位。相较于传统的临床试验数据，RWD 能够更好地满足多元化的需求，如来自真实社区、家庭、临床等多样化的情境，因此数据的使用更加准确可靠。这种研究方法符合个体化诊疗和中医药学复杂干预的临床特点，提供了中医临床评价的新思路。因此，RWD、RWS 以及所产生的 RWE 获得广泛关注。

一、真实世界数据

不同国家和不同监管机构对真实世界数据的定义存在差异。根据我国国家药品监督管理局（NMPA）在 2020 年发布的《真实世界证据支持药物研发与审评的指导原则（试行）》以及美国食品和药物管理局（FDA）在 2018 年发布的《真实世界数据框架》，本书对此进行探讨。

（一）定义

来源于多种途径且可以获得的患者健康情况、疾病诊断、治疗措施、医疗保健等数据。

（二）大数据为中医药真实世界研究提供时代背景

传统的中医药很少开展严格限定条件的"理想"情况下的随机对照试验（randomized controlled trial，RCT），而是强调理论从临床中来，到临床中去，更多地应用归纳总结的方法。中医药具有个体化诊疗的特点，往往根据辨证论治确定复方加减的干预方法，这就决定了其疗效和优势很难通过严格的 RCT 得到彰显。大数据被概括为"全体性""混杂性"和"相关性"，医学大数据由于提供研究对象人在社会中各个维度的数据，与中医药有诸多相同之处，真实世界中医药研究影响因素众多，必须通过大量样本来获得准确的结论。随着大数据科技时代兴起，它深深地依赖着迅速增长的信息科学与通信技术的进步。传感器的广泛使用及信息的有效传递方式使得我们能够轻松采集到医疗实况的数据，并且网络也让这些资料得以低成本且高效率的方式传播出去。智能可穿戴装置技术的不断提升能让我们长期追踪并记录患者的健康状况，这为真实世界研究提供了全面时间段内所有连续数据的可能来源；利用互联网资源我们可以从全世界范围同步搜集众多患者的相关动态健康的详细情况。因此，大数据时代的来临，对真实世界的研究来说，是一个重大的机遇。大数据时代的中医学必定有着全新的发展前景。在大数据时代，现实世界研究的思想完全可以得到呈现。在关注临床实际，产生更实用、更可推广性的证据，维护患者健康等方面达到了一个新水平。

（三）中医药真实世界数据来源与分类

真实世界数据一般来源于非研究场景的数据，如医院信息系统、医疗保险赔付系统、公共卫生监测系统、药品不良反应/事件监测系统、电子健康记录等。当然，也可以来自围绕特定目的所开展的观察性研究数据，如真实医疗场景下的患者前瞻性注册登记研究数据、实用性随机对照试验等。《真实世界数据指导原则（试行）：产生真实世界证据》指出，数据根据功能类型进行分类。

1）医院信息系统：医院的信息管理系统涵盖了医院管理和医疗活动中的信息管理的全过程，具有结构化和数字化的特点。例如，临床信息系统、图像存档和通信系统、放射信息系统、实验室信息系统，其字段涵盖患者人口学一般特征、诊断信息、治疗信息、实验室检查数据信息、干预措施暴露和临床结局以及基于临床诊疗实践过程的记录。

2）医疗保险管理系统：是一种专门为医疗保险机构设计开发的计算机软件系统，目的在于对医疗保险相关信息进行集中管理和处理。在医疗保险管理系统中，医疗保险机构可以通过该系统对医保人员、医疗机构、药品、诊疗和理赔等各项业务进行管理和控制，在移动医疗、电子政务、公共服务等方面提供助力和支持，还可以对各种数据进行实时监控和分析，以做出更加精准的规划和决策，提升医疗保险管理机构在市场上的竞争力。

3）自发呈报系统（spontaneous reporting system，SRS）：是全球各地区监测药品不良反应的一种不可或缺的方法。药物警戒的关键工作是利用数据挖掘技术从大量的 SRS 数据中获取到可疑药品的不良反应信号。

4）自然人群队列数据：是通过一定时程的前瞻性动态观察和随访而收集的各种数据。这类数据通常具有标准统一、样本量巨大、观察时程长、信息共享等特点，可以通过建立合适的数据分析模型进行分析从而获得科学依据。

5）登记研究数据：运用前瞻性观察方法，有组织地收集临床和其他来源的数据，从而评估人群的特定健康状况和特定暴露人群的临床结局。例如，医疗机构和药品生产企业开展的对某种药品的前瞻性注册登记研究，以进行临床疗效观察或不良反应/事件监测。

6）组学数据：包括基因组学、表观遗传组学、转录组学、蛋白质组学和代谢组学等数据，从系统生物学视角提供患者的遗传学、生理学、生物学特点。组学数据与临床数据相结合，共同作为真实世界数据。

7）药品安全性主动监测数据：是通过国家或地区药品安全监测网络获取的数据，包括医疗机构数据、医学文献数据、患者报告结局、药品生产企业数据、各种媒体报道数据。药品生产企业和医疗机构自行建立的中成药临床安全监测数据库，也可以看作数据源之一。

8）个人电子数据：使用可穿戴设备和智能手机等移动设备实时获取的数据，这些数据涵盖了个体的生理和体征状况。可穿戴设备具有便捷性、即时性等优点，在采集生理和体征数据方面具有优势。

9）私人征信机构：征信机构收集和记录个人信用评分、财务信息等，这些数据也可以为 RWS 提供价值。

10）社区健康档案管理系统：是一种为社区居民提供多项健康服务的管理系统，可以提供居民的基本信息、健康档案、健康体检结果、健康指导等，通过对居民身体状况信息进行记录、整理、分析、预测，通过预约管理、随访服务、健康教育，从而实现对居民的个性化健康管理，还可以为医疗机构建立健康档案、提供数据分析和决策支持，推进医疗卫生服务的信息化和科学化。

（四）国内外真实世界数据库举例

随着医疗行业对大数据技术不断开发利用，目前国内外已有多个知名的真实世界数据库，可用于疾病诊断、新药和器械研发等科研工作。

（1）国家人口健康科学数据中心（National Population Health Data Center）

该中心除包含基础医学、临床医学、药学、中医药学的数据资源外，同样也包含人口与生殖健康、公共卫生等数据资源，是经由国家科技部和财政部认定的科学数据中心。

（2）中国慢性病前瞻性研究项目（China Kadoorie Biobank，CKB）

组建了基础健康数据库，主要包含中国健康人群队列及其血样，从遗传、环境和生活方式等多层次、多水平、多角度深入研究影响中国人群的重大慢性疾病的流行规律和趋势、研究发病机制及主要致病因素及保护性因素。该项目由北京大学、中国医学科学院、英国牛津大学联合开展。

（3）中国健康与养老追踪调查（China Health and Retirement Longitudinal Study，CHARLS）

该项目开展多阶段抽样的全国基线调查，从 2011 年开始，其目标是获取中国≥45 岁的老年人的个人及家庭的数据信息，用于分析我国人口老龄化问题。该项目调查是由北京大学国家发展研究院牵头。

（4）中国老年健康影响因素跟踪调查（Chinese Longitudinal Healthy Longevity Survey，CLHLS）（1998—2018）

主要搜集老年人死亡年月、死因、死前健康与生活自理能力等信息，旨在探索影响人类健康长寿的社会因素、行为因素、环境因素与生物学因素。该调查由北京大学国家发展研究院组织，是国内最早、持续时间最长的社会科学调查，为老龄工作与卫生健康政策信息提供依据。

（5）国际支付方数据库

国际支付方数据库指国外的支付方数据库。国际上支付方数据库主要有三类，即商业保险为主导的数据库、国家医疗保险为主导的数据库、混合型数据库。美国是典型的以商业保险为主导的国家，商业保险数据由各商业保险公司管理，以美国最大的医疗集团 Kaiser Permanente 为例，其数据量覆盖了超过 1200 万会员的医疗和支付数据；而美国最大的非营利保险组织 Blue Cross Blue Shield（BCBS）覆盖长达 10 年超过 2 亿条的医疗记录，通过 BCBS 数据库已经产出近 4000 篇学术论文。英国的 National Health Service（NHS）是全国性卫生服务数据库，涵盖社区用药、健康咨询、医院内用药、疾病注册、实验室检查、癌症及疾病编码等数据。日本全国医保数据库 National Insurance Claims Database（NDB）是基于医疗保险理赔和特定健康检查的理赔数据库。

（6）国际临床数据库

美国 Electronic Medical Records and Genomics（eMERGE）、欧洲 Electronic Health Records for Clinical Research（EHR4CR）等是国外比较成熟的临床数据库。eMERGE 整合了美国电子疾病记录和基因组学的数据，可用于支持健康效益评估。EHR4CR 包含了欧洲 5 个国家、10 家企业、35 家医疗机构的 EHR 数据，涵盖患者基本人口学、临床症状、用药、医疗咨询、转院、疫苗接种、辅助检查、治疗处方和手术等临床信息，其核心功能在于患者招募的精准筛选及定位。

（7）TCMBank（https：//TCMBank.CN/）

该数据库提供了 9192 种草药，61 966 种成分，15 179 个靶标，32 529 种疾病，以及其之间的关联信息。

（8）国外组学数据库

发达国家政府较早重视生命与健康大数据的收集、分析和应用，国际上具有代表性组学数据库主要包括收录基因组、转录组、蛋白质组和代谢组数据的数据库：①NCBI GenBank 数据库，是综合性核苷酸序列数据库，由美国国家生物技术信息中心（National Center for Biotechnology Information，NCBI）维护，与欧洲生物信息学研究所（European Bioinformatics Institute，EBI）以及日本 DNA 数据库（DNA Data Bank of Japan，DDBJ）共同成立了国际核酸序列数据库联盟（International Nucleotide Sequence Database Collaboration，INSDC），形成领域内数据存储和共享使用的标准，也是国际公共领域数据共享方面最著名的组织之一；②NCBI Genome 数据库，是综合性基因组数据库，包括序列、图谱、染色体、组装和注释等信息；③GEO 数据库，是由 NCBI 维护的基因表达数据库，收录了全球研究机构提交的高通量基因表达数据，包含人类疾病多种基因表达数据，除二代测序数据，还包含芯片测序、单细胞测序数据等，目前已经发表的论文中涉及的基因表达检测的数据可以通过这个数据库中找到；④ArrayExpress 数据库，是 EBI 的微阵列实验和基因表达谱的公共数据库，收录了芯片和高通量测序的相关数据；⑤Uniprot 数据库，是包含蛋白质序列，功能信息，研究论文索引的蛋白质数据库；⑥PRIDE 数据库，是欧洲生物信息研究所建立的主要基于质谱鉴定数据的蛋白质组学数据库；⑦PROSITE 数据库，集合了生物学具有显著意义的蛋白位点和序列模式，可快速分析未知蛋白的家族归属；⑧MitoMiner 数据库，集合了哺乳动物、斑马鱼及酵母线粒体蛋白质组数据；⑨HMDB 数据库，是人类代谢组数据库，包含人类代谢物及其生物学作用、生理浓度、疾病关联、化学反应、代谢途径和参考光谱的全面信息。

（9）国内组学数据库

目前，我国各种类型的组学大数据中心也相继建成。具有代表性的包括：①深圳国家基因库生命大数据平台（China National GeneBank DataBase，CNGBdb），整合了来源于国家基因库、NCBI、EBI、DDBJ 等平台的数据，元信息达 10 TB 以上；②国家组学数据百科全书（The National Omics Data Encyclopedia，NODE）系统，由中国科学院上海营养与健康研究所生物医学大数据中心开发的新一代生物组学数据的汇交管理平台，具有"分层分级、安全共享"的数据管理与共享机制；③国家基因组科学数据中心（National Genomics Data Center，NGDC），依托中国科学院北京基因组研究所（国家生物信息中心），有近 25 PB 的存储资源，2018 年被期刊 Nucleic Acids Research 列为与美国 NCBI、欧洲 EBI 齐名的全球核心数据中心；④生命与健康大数据中心（BIG Data Center，BIGD），依托中国科学院北京基因组研究所，围绕国家人口健康和重要战略生物资源，建立生物大数据管理平台和多组学数据资源体系。

（五）法律法规和伦理标准

真实数据来源均需要遵循相关法律法规和伦理标准，以保障数据合规和隐私安全。RWD 与临床患者密切相关，甚至直接衍生于临床实践，因此伦理审查不容忽视。依据我国《药物临床试验质量管理规范》、《用于产生真实世界证据的真实世界数据指导原则（试行）》以及《涉及人的生物医学研究伦理审查办法》等原则规定，RWD 伦理要求主要从患者安全和数据安全两个方面考虑，包括是否采取受访者隐私保护的有效措施及其是否遵循医疗大数据安全管理规定以及国家信息安全技术规范，是否建立数据加密、风险评估和应急处置操作规程，是否去标识化处理个人的敏感信息，是否建立防止信息损毁、丢失、篡改的管理措施，是否制定正规的知情同意规范，是否考虑当地实际情况和法律法规等。

二、真实世界研究

尽管 RCT 被认为是衡量干预措施有效性的最高准则，但它也存在局限性，包括研究结论的临床外推性、是否能切实体现中医自身的诊疗特点等。还有不可回避的就是开展 RCT 需要的成本较高。因此，如何利用 RWE 或将其与 RCT 作为协同证据，用以评价干预措施的有效性和安全性，成为目前的新热点。

（一）概念

在真实环境下获取研究对象的 RWD 和由此产生的汇总数据，以便分析干预措施的有效性、安全性和适用范围，并估评潜在利益与风险，这些都是为了解决即将面临的临床问题，从而为临床实践提供科学证据。

（二）应用场景

RWS 的产生源于真实临床诊疗环境，因此产出的 RWE 可以作为干预措施有效性、安全性、作用机制的科学依据，用以推动精准用药以及用于支持临床决策及卫生政策。

1）疗效评价：将其与那些有着清晰且固定单一的干预方法的解释性随机对照试验（explanatory randomized controlled trial，ERCT）做比较，中医药临床实践有着中医药领域的特点，例如辨证论治、标本兼治以及治病必求于本，故而 RWS 可以较好地保留中医药理论特征。近些年，我国已经进行了许多关于中医药的 RWS 以弥补中医药上市后证据不足的问题。既可为中药注册审评"三结合"证据体系提供证据，也能被用作已上市药品上市后的研究和评估工具，持续优化给药方案及精准定位，从而推动临床实践。

2）机制阐释：传统中药及中药处方已经在现实世界的临床环境中使用了数千年，从根本上来说属于真实世界数据，然而由于中药成分复杂，基础机制不明确，有效药方的推广与应用十分有限。网络药理学研究方法是基于系统生物学、基因组学、蛋白组学、多向药理学等学科理论，综合运用人类疾病组学数据、高通量筛选、网络可视化及网络分析等技术揭示药物、基因、靶点、疾病之间复杂的生物网络关系，从系统层次和生物网络的整体角度出发，解析药物及治疗对象之间的分子关联规律。网络药理学的概念与传统中医的哲学有许多相似之处，将网络药理学引入中医药真实世界研究领域，一方面有利于理解中医治疗复杂疾病的作用机制，另一方面也有利于发现中药活性成分、阐释中药对人体整体作用机制以及解析药物组合和方剂配伍规律，可为中药复杂体系研究提供新思路，为中医临床合理用药、中药新药研发等提供新的科技支撑。

3）精准中药：精准医学是与患者分子生物学特征（如基因组信息）相匹配的个体化诊断和治疗策略，是现代医学领域科技发展的新概念新趋势。精准药学是精准医学的重要分支，对于推进个体化用药和临床合理用药具有十分重要的意义。在寻找精准药物方面，与现代医学相比，中医学具有更加成熟的方法和灵活的机制，"精准中药"概念应运而生。长期以来，中医药早已经体现精准用药的思想，古人"传方不传量"，即为典型精准用药的例子。将网络药理学引入中药真实世界数据研究领域，通过系统生物学研究方法结合统计学、复杂网络等数学手段，对人类疾病高通量组学数据进行挖掘分析，能够在分子水平上更好地理解细胞以及器官的行为，加速药物靶点的确认以及发现新的生物标志物，有利于推动精准中药创新发展，使传统中医中药的"治未病"理论实现现代化、精准化、个性化应用。

4）安全性评价：尽管 RCT 可以提供更高级别的证据证明比其他类型研究如非随机对照干预性研究和观察性研究更为有效，但是它也存在很多限制因素，比如严格的纳排标准、单一的干预措施、限定的研究结局、较小的样本量、较短的随访时间等。这些限制因素都使药品安全性证据的获得处在一种"理想条件"下，因此反而受到限制。除此之外，中药用药在真实世界中通常具有涉及使用人群广泛、多种联合用药、超说明书用药等特点，因此上市前的 RCT 可不能完全反应药品在实际情况下的安全性。与此同时，RWS 成为上市后药品的安全性监测新的解决方案。RWS 与 RCT 相比，在研究对象方面 RWS 异质性更大，同时研究人群与 RCT 相比更加丰富，无论是在健康状况还是年龄跨度方面，还包括孕产妇、儿童、老年人等特殊人群，因此发现亚组人群特殊的不良反应或者非预期的不良反应的可能性大大增加。另外，样本量较大的 RWS 相对来说更容易发现罕见出现的药品不良反应，更易发现不合理用药、药物间相互作用产生的影响。同时，由于 RWS 研究随访时间较长，除了药物本身药理机制引起的不良反应外，还可观测到由于药品质量、运输保管、临床用药等多环节产生的安全问题。《中成药上市后安全性医院集中监测技术规范》（T/CACM011-2016）规定了适用于中成药安全性监测的真实世界注册登记研究的设计类型，属于前瞻性、大样本、多中心医院集中监测。

5）支持临床决策及卫生政策：RWE 可以对药品本身的安全性进行评价，此外，还能提供很多信息，例如，关于疾病自然史信息（如临床特征、病程等）、药品真实的临床应用信息（如用药模式、药物依从性等）、疾病负担信息（如患者结局、经济成本等），一方面可以识别不合理用药、掌握用药人群特征，进而推进医疗质量的提升和临床决策的改善；在另一方面，同样对不同人群用药成本-效果、成本-效益、风险-获益进行评价，从而优化临床路径、降低医疗成本、达到实现精准医疗的目的。例如，《中药保护品种指导原则》（2009）要求以药品广泛应用的安全性评价为研究目的的临床安全性研究结果，以及与上市药品自身特性和适应证相关的特殊安全性观察（如有配伍禁忌的中成药品种、既往研究提示有特殊不良反应的中成药品种）。

（三）主要方法

RWS 大致分为观察性（非干预性）研究和干预性研究。观察性研究包括回顾性和前瞻性两种，包括队列研究、病例对照研究和横断面研究等类型。干预性研究较为接近真实世界的临床实践，鼓励 RWS 与 RCT 结合，获得中医药临床有效性、安全性、经济性评价证据。

1）队列研究：通过对随机抽样组成的队列进行长期追踪研究，收集相关的指标和变量，以探索某个健康事件的发生与特定病因因素之间的关系。队列研究设计主要考虑目标人群队列、因果推断和质量控制三个方面，主要可以用于真实世界中医药广泛应用的不良反应观察及比较效果分析。观察性研究由于变量间因果关系的不确定性和复杂性使得因果推断具有挑战，为使研究结果更为准确和稳健，应考虑混杂偏倚、选择偏倚、信息偏倚等重要偏倚识别及控制方法。

2）病例对照研究：属于回顾性的观察性研究方法，研究者从已知患者群中选取与疾病或研究对象相匹配的对照人群，通过比较两组人群的病因因素差异，评估这些差异因素对某种疾病或健康状况的影响。在中医证候和体质研究方面，常开展病例对照研究，另外，也可用于中药不良反应/事件分析、中医病因学研究等方面。

3）横断面研究：从一个特定的时间点收集不同个体数据的研究设计方法，一般多用于医学、心理学、经济学和其他社会科学研究。在中医药真实世界研究中，横断面研究多用于中医证候学调查等。需要注意的是，在指南中没有特别说明的观察性研究往往指队列研究，不包含病例对照研究和横断面研究。因为在现阶段的药物临床研究领域，需要在足够大的人群基础上选用非常严格的抽样方法，因而欲通过病例对照研究进行因果推断还比较难实现。

4）巢式病例对照研究（nested case-control study，NCC）：在一个事先设定队列基础上，应用病例对照研究方法进行分析，对照的选择可采用匹配的方法和非匹配的方法（对照只要求为未出现研究结局事件）。因为 NCC 中的病例组和对照组是从同一个队列中提取，可以较好地控制选择偏倚，因而更具有可比性。该研究多用于中医证型与预后相关性探索研究和中药上市后临床安全性影响因素的研究，也可以用于罕见病研究。

5）实用性随机对照试验：指在临床实践环境条件下，将干预措施用于具有代表性的患者群体，采用对临床医生、患者、医疗决策者等有重要意义的结局指标（如生存质量、死亡、成本等）进行评估的方法，实用性随机对照试验实质是一种试验性研究，可用于常规临床实践中干预措施的疗效测量，更加适合于对复杂干预为特点、辨证施治为特征的中医药干预措施的整体疗效的评价，从而有助于在现有不同干预措施中做出最佳选择。

6）单臂研究（single arm study）：即单组临床试验，不设相应的对照组，分为单臂试验和单臂观察性研究。单臂试验要求定义标准干预，并在实施过程中严格执行。单臂观察性研究从真实世界研究中发起，干预措施往往复杂多样，通常无统一标准，通过设置合理的纳入排除标准即可。在对照设置方面，平行对照往往被优先考虑，也可采用历史外部对照，即以既往获得的疾病自然史队列或其他外部真实世界数据作为对照。在无法获取外部对照时，可采用目标值对照方法，目标值选择顺序依次为国家标准、行业标准、专家共识。另外可采用混合对照，即将既往的 RCT、队列研究等数据尽可能收集齐全进行综合分析的方法。例如，中医药对新冠的控制作用往往采用单臂研究。

7）网络药理学研究：网络药理学（network pharmacology）由 Andrew L Hopkins 在 2007 年首次提出，是在生物医药大数据、人工智能的时代背景下诞生的新兴、交叉、前沿学科，其定义为基于系统生物学（Systems Biology）的理论，对生物系统的网络分析，选取特定信号节点（nodes）进行多靶点药物分子设计的新学科。美国科学院"国家研究理事会"（National Research Council）在2011 年《迈向精确医学—构建生物医学研究的知识网络和新的疾病分类法》战略研究报告中指出"真实世界证据不仅仅是大数据，而且是多种数据来源的整合"。真实世界证据的多种数据整合特征正是体现了系统生物学的基本理念：生物体是一个复杂系统，并且与环境有着复杂的相互作用，不能只考虑一个局部，一类分子，甚至不能仅考虑一个层次，需要从多层次和多因素相互作用的全局性角度，才能够完整地认识和揭示生命的复杂生理和病理活动。网络药理学研究是从系统生物学和生物网络平衡的角度阐释疾病的发生发展过程，从改善或恢复生物网络平衡的整体观角度认识药物与机体的相互作用并指导新药发现。将网络药理学应用于中医药真实世界研究，综合运用组学数据、高通量筛选、网络可视化及网络分析等技术揭示中药、基因、靶点、疾病之间复杂的生物网络关系，从系统层次和生物网络的整体角度出发，解析中药及治疗对象之间的分子关联规律，可用于揭示中药药效物质基础、加速中药靶点确认、阐释整体作用机制、发现中药活性成分及新的生物标志物，有利于推动精准中药创新发展，为临床合理用药、新药研发等提供科技支撑。

第二节　医院信息系统真实世界数据采集与治理

经过十几年的进步和完善，医院信息系统已具备了患者大量真实的临床数据，其中包含病案首页、临床医嘱、住院主记录、化验数据、诊断结果以及经济指标在内的数据等，具有较高的真实世界研究价值和条件。利用信息采集系统和数据仓库（data warehouse，DW）技术，可以将来自多个医院信息系统的数据实现结构标准化、数据规范化，有机整合为一个数据仓库。基于此类真实世界数据仓库，在中医药适应证、剂量疗程方面展开相应的研究设计，以及不良反应、联合用药、合并疾病等方面，开展真实世界大样本观察性研究，可以获得科学依据。高质量的 RWD 是开展 RWS的基础。

一、数据采集与数据仓库构建

对医院信息系统的电子数据，数据仓库构建技术、数据规范化整合技术、数据采集规范化技术，集成数据仓库，数据采集时要根据原始数据的格式（如结构化数据、非结构化数据）制定数据提取规范，并需要核查原始数据与源数据是否一致，以时间戳的方式进行管理，以减少数据转录中的错误。对于归一化的数据进行数据仓库的构建。首先，需要制定数据存储的规范以实现各医院信息系统数据的整合，并需要考虑新增医院信息系统数据的入库和现有数据的增量更新。然后，进行维度表与事实表的标准化，并生成视图。维度表数据来源于标准化后相应的数据仓库维度表，对其创建合并，增加代理键，并使其名称唯一化，从而作为数据源导入到合并数据仓库的维度表中。经过对控件派生转换并将其嵌套进目标数据源里，得以完成事实表的构造。在这个过程中，每一阶段都包含两个转变步骤：首先，使用标准数据仓库维度表来替换事实表里的代理键标准化的名称；其次，再用维度表和这个标准化的名称去取代此维度的代理键。这样一来，就实现了所有维度的事实表的一致化规范。维度标准化即数据字典的标准化，可实现对各医院信息系统数据的统一描述。在各医院信息系统标准化视图基础上，将医院信息系统中的数据对照表和原始表相结合从而创建一致的数据仓库标准化视图。第一步是明确数据仓库维度表的数据构造方式以便达到结构标准化。然后左外连接对照表主键和原始表主键从而建立起视图，与此同时替换原始表与对照表的名称，最终替换成标准名称，并且可以完成数据的规范化处理。经过这个步骤后，实现了所有医疗机构字典表的结构和内容的一致性。

二、数 据 集 成

建立医院信息系统的集成数据仓库的过程中，我们需要从多家医院抽取、转换、加载以及整合数据，最终形成一系列研究用的专题子数据仓库。在这个过程中，有几项核心任务需要攻克。比如，因为各个医院的信息系统架构各异，所以无法把分散的数据汇合到一起，这就需要在每个医院都单独进行数据获取工作；而那些未给出相关文件如数据结构等信息的医疗机构，则只有靠不断分析他们具体数据来了解其意义，这意味着我们需要制定一套数据采集标准化策略，用一种规范的工程方法来指导数据采集流程，以便于统一部署实施，完成数据的归一。此外，为了实现在众多医院间的大规模数据聚集和共享，就必须采用一致性的标准并且采取切实有效的规范化整合措施，这是实现医疗信息资源数据集成的根本保障。多源数据的整合中，患者唯一标识码又是数据链接的关键性枢纽。在各医院信息系统中确认拟分析的维度及相应字典表，明确哪些字段被视为标准结构，而哪些则会被标准化处理，并且决定其标准化后的命名方式，接着确立与之匹配的数据对照表，包括医院名称和系统的种类，这都是构建集成的数据仓库数据的主键所必需的部分。此外，还需要设定并固定一些额外的信息如创建日期、修订日期、医疗机构名称、系统类型等附加信息，而创建日期和修改日期需要保存到每条维度记录的历史信息，这也是完成数据整合的关键环节。集成的数据仓库是基于标准的数据仓库建立起来的，它能更有效地为高层次的数据分析模式和挖掘模式提供服务。

三、数 据 治 理

真实世界数据治理是由真实世界数据源到可供分析数据仓库的必经清洗过程。医院信息系统真实世界集成数据仓库往往包括患者的一般信息、诊断信息、治疗信息和治疗结局信息，具体而言，包括年龄、籍贯、性别、婚姻状况、费别、身份等一般信息，同时还有入院方式、入院科室、诊断类型、入院病情、出院方式、出院科室、诊断名称（中医辨证）等住院信息，检验指标（生物样本类型、项目名称、正常值范围）等的实验室检查信息，医嘱（类别和名称）、治疗措施种类、剂量（单位）、用药途径、持续时间、治疗结果等的治疗信息。治理计划书需要与研究计划书同步，同样需要在数据分析前确定研究设计类型。数据治理计划书包括但不限于源文件类型、数据分析模型、潜在偏倚控制措施、缺失数据处理方法等。如果出现数据源与数据分析模型映射关系不准确的情况，需要进行溯源核查，尤其变量值逻辑核查。事实表标准化的过程的实施通常是依赖于建立标准化视图视角，与维度标准化相比没有包括创建对照表和数据对照的部分内容，并且在构建视图的过程中也可以同步执行结构标准化和数据规范化任务。数据对照工作可以通过使用 SQL 语句或者手动方法去解决。利用 SQL 语句能够有效地创建和初始化对照表的内容，一旦获取新的数据后就可以自动化的方式将其同对照表的数据相互匹配起来，如果能匹配成功就会输出相应字段值然后形成标准化视图，如果没有匹配成功那么就只能把这种类型的信息记录为未知并附上未知标签，需要由人工审查后再作决定如何处置这些未知情况。

对于重复或冗余数据，可以从数据集中删除不需要的观测值；对于异常值经逻辑核查后处理，如出院时间早于入院时间的情况。当然，对于错误数据和异常数据的处理，应严谨核实才可修正，以免产生偏倚，修正过程应记录清晰。为了确保数据的真实性，如果无法确定修正数据的主要研究者或源数据负责人，不应进行数据的修改。为适于真实世界数据分析，需要对多源异构的原始数据格式、术语、编码、衍生变量等，按照相应的标准进行清洗与转化。对于文本数据转化可以使用经过验证的自然语言处理算法；在进行衍生变量的计算的过程中，必须清楚指定原始数据变量、变量值，此外还需要衍生变量的定义以及计算方法，同时要进行时间戳管理，来确保计算的准确性和可追溯性。对于数据缺失，可以通过数据分析模型进行处理。

四、数 据 存 储

真实世界数据的传输与存储，首先应该确认并保障其环境的安全性，如需要是可靠的网络环境；进而，需要制定数据传输和存储过程加密保护的 SOP。对于数据采集、集成、治理（销毁）、分析的全过程，都应该建立安全保障 SOP，包括操作设置、审批流程、权限控制、最小授权等控制策略。随着信息数据技术的发展，可以构建自动化系统，实现监测记录数据的处理和访问活动。

第三节 中药网络药理学数据采集与分析

一、数据收集与处理

网络药理学应用于中医药真实世界研究，需要收集三类原始数据，包括人类疾病基因数据、中药活性成分数据、药物作用靶标数据。①人类疾病基因数据可通过临床样本组学检测及数据库查询的方法获取，目前已有许多数据库记录了人类疾病相关基因的信息，如 GEO 存储了大量临床样本芯片数据、OMIM 收录了迄今已知人类孟德尔遗传性疾病致病基因；②中药活性成分数据可通过文献挖掘及数据库查询的方法获取，我国中药研究及生物信息学领域的科学家在中药信息化方面进行了大量工作，构建了大量中药数据库，TCM-ID 数据库、TCMGeneDIT 数据库、HIT 数据库、TCM@TAIWAN 数据库、TCMID 数据库、TCMSP 数据库、ETCM 数据库、Symmap 数据库、HERB 数据库等均收录了中药及其主要化学成分内容；③药物作用靶标数据可通过数据库查询方法获取，如 DrugBank 数据库主要收录 FDA 批准的西药，STITCH 数据库主要收录来自实验、数据库及文献挖掘的小分子与蛋白质之间相互作用信息，HIT 数据库收录了 1300 种中药 586 种成分与 1301 种已知靶点蛋白间的相互作用信息。值得注意的是，不同于 FDA 批准西药的作用靶点，中药相关靶点蛋白多采集自临床前研究阶段的体外细胞实验或体内动物实验，不符合真实世界数据范畴，目前处理方式是采用同源基因转化的方式将实验动物基因同源映射到人类，以模拟中药对人类靶点的作用。数据收集应符合世界中医药学会联合会《网络药理学评价方法指南》中针对网络药理学数据收集过程制定的可靠性、规范性及合理性评价标准。

二、网 络 构 建

网络的构建是网络药理学研究的核心，是根据研究目的选用合适的评价算法或模型获得节点元素间的相互关联，并构建相应网络模型的过程。网络由节点和边组成，通常节点是被调查的主体或实体，如基因、蛋白质。根据网络节点种类的不同，可分为同质网络和异质网络两种基本类型：①同质网络，如蛋白-蛋白相互作用网络（protein-protein interaction，PPI）、药物-药物关联网络（drug-drug interactions，DDI）、疾病相似网络等；②异质网络又称二部网络（bipartite network），如药物-靶点网络（drug-target interactions，DTI）、疾病-基因网络（disease-gene interactions，DGI）、药物-副作用网络等。异质网络中同类节点间不存在连接关系，而更复杂的网络模型可以通过整合同质网络和异质网络形成。

三、网络分析与可视化

药物、靶点、基因、疾病可形成具有大量节点和连接的复杂生物网络，网络可视化软件使网络表现更加直观，并可通过网络分析获得节点拓扑学信息。根据编程语言的自由度，现有网络可视化软件可分为三类：①Java、C 语言等是使用直接编程语言的工具，对使用者编程基础要求高；②Matlab、R 语言等属于可编程的脚本性软件，能下载程序包及其源代码；③Cytoscape、VisANT、Pajek 等是开源的网络显示和分析软件，在网络药理学研究中使用率较高。为方便研究，多数网络可视化软件也包含网络分析工具，以使用最广泛的 Cytoscape 为例，Cytoscape 不但可将高通量的基因表达数据和分子信息有机整合在一起，通过生物分子相互作用网络可视化呈现，同时可以跟功能注释数据库链接在一起方便网络分析查询，并且支持插件开发，软件功能可通过安装工具包插件进行扩展，例如：①Network Analyzer 工具包可分析网络的拓扑属性，网络拓扑分析是网络药理学研究中重要的分析算法之一，通过 betweenness、degree、coef-ficient 等拓扑学属性，计算节点拓扑属性、挖掘网络隐藏信息、筛选生物关键节点，为预测中药有效成分及作用机制等提供依据。②MCODE 插件可进行聚类网络构建及分析。③iRegulon 插件可以用于调控基因集的转录因子预测分析等。网络分析应符合世界中医药学会联合会《网络药理学评价方法指南》中针对网络药理学网络分析过程制定的可靠性、规范性及合理性评价标准。

四、基因富集分析

基因集富集分析（gene set enrichment analysis，GSEA）是在一组基因或蛋白中找到一类过表达的基因或蛋白。一般是高通量实验，如基因芯片、转录组测序、蛋白质组学的后续步骤。其基本思想是使用预定义的基因集，把基因按照在两组样本中的差异表达程度进行排序，然后采用统计学方法检验预先设定的基因集合是否在排序列表的顶端或底端富集。研究方法可分为三种：过表征分析（over-repressentation analysis，ORA）、功能分类评分（functional class scoring，FCS）和通路拓扑结构分析（pathway topology，PT）。ORA 是目前应用最多的方法，基因本体论（gene ontology，GO）和京都基因与基因组百科全书（Kyoto encyclopedia of genes and genomes，KEGG）就是使用的这种方法。中药网络药理学研究中，对药物和疾病共有蛋白进行药理机制和功能分析最常采用 GO 富集分析及 KEGG 富集分析。GO 有三个本体（ontology），分别描述基因的分子功能（molecular function，MF）、细胞组分（cellular component，CC）和参与的生物过程（biological process，BP）；KEGG 中的 pathway 模块，可将基因映射到某些通路上，了解基因参与生物体中的代谢过程等。

五、分 子 对 接

分子对接（molecular docking）是计算机辅助设计药物领域的重要技术，不仅可以研究药物中活性成分与靶点的相互作用，还可用来发现并优化先导化合物。分子对接技术早期的原理是"锁-钥模型"，即配体进入受体的方式如同锁和钥匙，当配体与受体结合时不发生构象变化，受体与配体被视为刚性结构；由于其局限性后期又提出了"诱导契合学说"，这一原理说明蛋白与底物结合并且发生构象变化，此时的受体与配体被视为柔性结构，该原理得到的对接结果更为准确。分子对接技术与网络药理学联用，优选网络药理学分析结果中重要的中药有效成分和核心靶点进行分子对接，通过结合能（binding energy）高低和形成氢键数多少判断结合程度，一般情况下，结合能越低、氢键数越多，说明成分和靶点结合越稳定。

第四节　中医药真实世界数据研究范例

一、基于医院信息系统真实世界数据库对重大疾病患者临床特征的探析

选择以肝硬化（hepatic cirrhosis）为例，在中医学中没有相对应的病名，但其腹痛、腹胀的特点属"积聚"范畴，腹水的临床表现则属于"鼓胀"的范畴，而其中期所出现的黄疸可归入"黄疸"范畴，在西医学属于由多种因素长时间影响肝脏导致的慢性和进行性的弥漫性的肝病的终末阶段。肝硬化临床上以门静脉高压及肝功能减退为特征，晚期出现肝衰竭及各种合并症，病死率高。为了了解肝硬化患者的基本发病情况及中医临床特征，开始本研究。

（一）资料与方法

（1）数据来源

该研究采用中国中医科学院中医临床基础医学研究所构建的 20 家三甲医院信息管理系统数据仓库，进行研究时，提取了 2007～2011 年 HIS 数据库中的肝硬化患者数据。

（2）纳入标准

第一诊断为肝硬化者。

（3）排除标准

100 岁以上；费用＜1000 元；住院天数＞365 天。

（4）数据标准化

1）诊断信息及合并病的标准化参照西医诊断 ICD-10 对信息中的诊断信息和合并疾病进行标准化。

2）中医诊断信息的标准化参照《中医内科学》对中医诊断信息进行标准化。

3）中医证候诊断的标准化参照《国家中医药管理局"十一五"重点专科协作组积聚（肝硬化）诊疗方案》进行标准化。

（5）分析内容

对患者一般信息、诊断信息、亚型分布、中医辨证、合并疾病、医嘱信息、实验室检查、治疗结果等真实世界数据进行分析，以全面了解肝硬化的中医临床特征，为肝硬化的中西医诊疗提供临床依据。

（6）统计学方法

这项研究使用了 SAS 9.3 来描述和分析数据，并利用 SPSS clementine12.0 数据挖掘软件来实现关联规则。

（二）研究结果

该研究最终纳入患者 35 984 例，并对其基本资料进行了初步的统计和分析，涉及的内容包含患者的年龄、性别、职业分布、入院科室、入院方式、住院天数、入院病情、付费方式及费用情况等。年龄按照 WHO 年龄划分标准进行分段，患者入院方式包括门诊、急诊等，入院病情包括一般、危、急等，住院天数一周为分段，患者付费方式包括医保支付、公费医疗、自费等。根据《诊断学》分为 10 个常见亚型，对于有中医证候的数据采用描述分析。治疗结果方面，包括治愈、好转、无效等。同时，该研究观察了患者的地区分布，例如：中部地区患者中肝硬化（乙型，活动性）例数最多，南部地区中肝硬化（未分型）例数最多；从治疗效果上看，中部地区肝硬化（肝炎）的好转治愈率最高，南部地区肝硬化（酒精性）的好转治愈率最高。

（三）讨论

通过对医院信息系统中的患者基本信息、中医证候、临床亚型与合并病进行探究，为临床诊疗

提供科学依据。

（1）基本信息分析

从肝硬化患者基本信息可以看出，肝硬化的发病年龄集中在 45～59 岁，这与该年龄段的多重角色有关，尤其是在家庭和工作各个方面都作为主要角色，同时所纳入的男性患者例数明显多于女性患者，一般与部分男性患者有饮酒等不良嗜好有关，同时与部分男性患者喜欢高蛋白、高脂肪饮食有关。入院方式以门诊为主，急诊入院较少，这体现了肝硬化是多种疾病缓慢发展的结果，同时在肝硬化的诸多病因中，慢性疾病成为其主要原因。

（2）中医证候分析

从 147 例有中医证型的数据可见，中医证候频次较高的为脾肾阳虚，湿热蕴结，可能由于肝硬化主要责之于肝胆，而肝肾同源，久病及肾，同时肝胆易感湿热邪气，所以结合病机分析，清热祛湿被认为是中国传统治疗肝硬化方法中的关键策略之一，方药可以考虑龙胆泻肝汤。

（3）亚型及治疗结果分析

对肝硬化亚型及治疗结果的数据分析可知，肝硬化（肝炎）治愈好转率最高，这与诊断为肝炎后病因相对明确，可采取积极治疗，而静止性疾病大多隐匿，易出现诊疗不及时，因此出现治愈好转率较低的情况。

（4）合并疾病分析

肝硬化最常见的合并病是肝恶性肿瘤和腹水，可能由于肝硬化处于肝病的终末阶段，部分患者会发展成为肝恶性肿瘤。肝硬化会导致门静脉高压，门静脉高压是引起腹腔积液的主要原因，而引起腹腔积液的重要原因则是血清白蛋白减少所导致的胶体渗透压降低。

由上可见，HIS 数据来自临床诊疗真实世界，信息量大，可以用于进行相关分析，相比于 RCT 研究，可以更好地反映临床诊疗真实世界的实效，为临床工作提供借鉴。但是，其性质为回顾性临床数据信息，各医院难免会出现选择标准不一致、信息混淆甚至缺失的情况，这也是它自身的限制。因此，仍需结合前瞻性临床研究进一步分析中医证候特点、辨证论治以及联合用药等情况以得到相对更为真实准确的结果、结论，指导临床实践。

二、基于巢式病例对照研究的医院信息系统真实世界中药注射剂疑似过敏反应影响因素分析

由于中药注射剂的组成成分相当多样化，其在制造过程中的大分子物质例如酶等蛋白质通常无法被精确提纯，同时《中国药典》也没有出示不溶性检测规定，因此容易导致过敏反应的发生。基于 HIS 真实世界临床应用的海量数据信息，通过科学设计及分析研究，有助于发现导致过敏反应发生的疑似因素，从而为进行中药药物警戒提供依据。

（一）资料与方法

（1）研究目的

分析探讨可能引发某一中药注射剂过敏反应发生的可疑因素，以便为前瞻性研究和临床安全用药提供科学依据。

（2）数据信息

本项调查的数据源自 20 家三甲医院信息管理体系内的住院患者信息，医院信息系统数据仓库的整合参照集成的数据仓库构建模式，纳入使用该中药注射剂的患者，并深入研究与分析了其包含的患者基本情况（如一般信息、医嘱信息、诊断信息、实验室检查记录等）。

（3）过敏组与对照组设定

该研究根据处方序列分析的原理，过敏组和对照组的设定方式见下。在使用该中药注射剂之前

和使用期间没有使用地塞米松、氯雷他定、异丙嗪（非那根）、葡萄糖酸钙和维生素 C 等抗过敏药物，但在停止使用中药注射剂后的 24 小时内使用上述过敏药物的被纳入过敏组；过敏组又细分为三个亚组：使用中药注射剂至停止使用 1 天内、1~2 天和 2~7 天的分别作为过敏组 a、b 和 c；另外，对照组则是那些在使用该中药注射剂后从未使用过地塞米松、氯雷他定、异丙嗪（非那根）、葡萄糖酸钙和维生素 C 等抗过敏药物，且使用至停药时间超过 7 天的患者。回顾性巢式病例对照研究的对照组的选择是用匹配方法进行的，通过匹配年龄、性别等因素，选择条件相同或相近、尚未发生相同结局的一个或几个数据对象作为对照，按照性别相同、年龄±5 岁的条件以 1∶4 的比例进行配比，匹配后的患者不再作为下一组匹配的备选对象。

（4）分析内容

确定过敏组与对照组后，基于医院信息系统数据，采用队列研究的设计方法，对患者年龄、性别、过敏史、入院病情、用药剂量及合并用药、溶媒等进行分析。

（5）统计方法

对过敏组以及对照组进行均衡性检验，计量资料比较采用 t 检验，计数资料进行卡方检验；通过 ONE-Way ANOVA 分析所得的数据运用 Logistic 回归分析对导致过敏反应发生的可疑因素进行相关性分析，采用倾向性评分方法控制混杂因素，从而获得接近诊疗实际的研究结果。

（二）结果

（1）一般情况

该研究最终纳入过敏组 491 例，分为三个亚群：过敏组 a（含 359 人）、b（含 35 人）和 c（含 97 人）；同时还设立了对照组，共有 1964 人，并根据与过敏组的匹配标准进行了配对处理，结果显示出三组对照人群分别为 a 组（含 1436 人）、b 组（含 140 人）及 c 组（含 388 人）。对患者年龄、性别进行描述分析。

（2）疑似过敏反应可疑影响因素

对可疑影响因素进行分析，并运用条件 Logistic 回归建模，通过逐步选择法筛选变量，根据联合用药频数选择参与 Logistic 回归建模的药物，初步判断了哪些药物与该中药注射剂联用容易引发过敏。首先，通过比较过敏组 a 和对照组 a，选取频次≥100 的 33 种药物进行分析，结果显示该中药注射剂与美托洛尔、地西泮联合使用时过敏情况较少，未筛选出其他可疑联合用药因素。然后，通过比较过敏组 b 和对照组 b，选取频次≥10 的 47 种药物进行分析，结果显示该中药注射液联合使用维生素 B6、甘露醇、甲硫氨酸维 B1、依达拉奉等药物容易引发过敏，而联合使用肝素时过敏情况较少。最终，我们对过敏组 c 和对照组 c 进行了比较，选择了 69 种频次≥20 的药物进行建模分析。结果表显示在过敏组中，药物注射剂联合使用高渗氯化钠、泮托拉唑、肌苷等药物时，发生过敏的可能性更高；而与氢氯吡格雷、硝酸异山梨酯、三磷酸胞苷发生过敏反应的可能性较低。

（三）讨论

中药注射剂成分复杂，其中大多数的不良反应是变态反应，特别是Ⅰ型变态反应。此外，患者本身的个体差异也被视为造成过敏反应的一个重要原因，部分过敏体质的患者使用后可能会出现严重过敏症状；老年人群通常患有多系统并发症，脏器的功能也在逐渐减弱，因此他们更容易发生过敏反应。现阶段用于开展中药注射剂上市后的临床安全性的研究包括：通过已经发布的文献来获取相关的统计数据（即文献计量学）；利用特定的时期和地理区域内的医疗机构的相关病例进行病例对照或者采用大型的前瞻性队列研究等方式。但是，文献计量学的结果可能受限于文献质量及发表偏倚；病例对照研究容易出现回忆偏倚，从而降低了证据的说服力；而队列研究则需要大量的样本和长期的跟踪观察来发现发生率较小的过敏反应，这也会带来较高的成本。相比较而言，基于医院信息系统真实世界数据的研究既可以通过倾向性评分等科学方法控制混杂因素，同时也可以借助巢式病例对照匹配的方法使得过敏组与对照组之间的均衡度和可比性较好，进一步增强了论证的力度。该项研究所选取的是一种中药注射液作为案例分析对象，探讨其发生的疑似过敏反应的可疑因素，经过对数据的研究和统计后得出结果：过敏组与对照组在性别、年龄方面匹配良好，患者在入院病情危重程度方面没有差异，溶媒是两组中可能导致过敏反应的可疑因素之一；在使用中药注射剂 2~7 天亚组中，患者过敏史是值得警惕的危险因素；同时，在该中药注射剂使用小于 1 天的亚组里，中药注射剂与美托洛尔、地西泮联合使用时过敏情况较少，未筛选出其他可疑联合用药因素；使用 1~2 天的亚组里，合并使用维生素 B6、甘露醇、甲硫氨酸维 B1、依达拉奉等药物容易引发过敏，而联合使用肝素时过敏情况较少；在使用 2~7 天的亚组里，联合使用高渗氯化钠、泮托拉唑、肌苷等药物时，发生过敏的可能性更高；而与氢氯吡格雷、硝酸异山梨酯、三磷酸胞苷发生过敏反应的可能性较低。

三、网络药理学在中药治疗临床疾病机制阐释中的应用-疾病数据来源于 GEO 芯片

（一）研究目的

基于网络药理学研究黄芎方治疗缺血性脑卒中的作用机制，为黄芎方治疗缺血性脑卒中的临床应用提供一定的理论依据，其技术路线图见图 6-1。

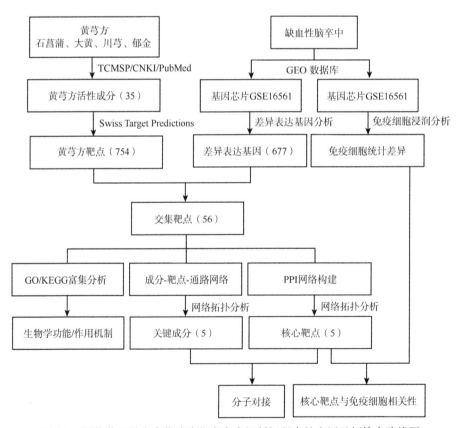

图 6-1　网络药理学在中药治疗临床疾病机制阐释中的应用示例技术路线图

（二）研究内容

本研究采用网络药理学分析方法揭示黄芎方治疗缺血性脑卒中的作用机制，为中药治疗缺血性

脑卒中提供新的策略和研究思路。第一，从 GEO 平台获取 24 例缺血性脑卒中患者和 39 例健康对照受试者基因芯片检测数据集，并进行差异基因分析；第二，利用数据库查询和文献检索方法获得黄芎方的主要活性成分，并基于化学相似性算法预测活性成分对应的靶点；第三，获取黄芎方成分靶点和缺血性脑卒中差异基因靶点的交集靶点；第四，对交集靶点进行 GO 富集分析和 KEGG 富集分析，预测黄芎方治疗缺血性脑卒中的作用途径；第五，构建成分-靶点-通路网络筛选关键成分，并构建 PPI 网络筛选核心靶点；第六，利用分子对接模拟分析关键成分与核心基因之间的结合能；第七，通过单样本基因集富集分析方法（single-sample gene set enrichment analysis，ssGSEA）分析免疫细胞的浸润情况，获取免疫细胞在缺血性脑卒中患者和健康人中的统计差异。

（三）研究方法与技术路线

1. 基于 GEO 数据库的缺血性脑卒中差异表达基因筛选

从 GEO 数据库（https：//www.ncbi.nlm.nih.gov/geo/）获得基因芯片 GSE16561，该数据集纳入缺血性脑卒中患者样本 24 例和健康对照受试者 39 例，测序方法是 Illumina，芯片平台是 GPL6883。利用 R 软件 limma 包进行差异分析，差异基因的筛选标准为|log2FC|>1，$P<0.05$。

2. 黄芎方活性成分及靶点筛选

利用中药系统药理学数据库与分析平台（TCMSP，https：//old.tcmsp-e.com/tcmsp. php）数据库以及中国知网（CNKI）、PubMed 相关文献报道获取黄芎方组方药材石菖蒲、大黄、川芎和郁金的主要活性成分，以口服生物利用度（OB）≥30%和类药性（DL）≥0.18，筛选出黄芎方潜在的活性成分。同时通过查阅文献寻找不满足上述筛选条件，但在治疗缺血性脑卒中方面有相关活性的化合物，如 α-细辛醚、β-细辛醚、阿魏酸、藁本内酯、洋川芎内酯 A 等，将这些成分一并作为候选成分纳入分析。基于数据库 Swiss Target Predictions（http：//www.swisstarget prediction. ch/），将可能性设置为 Probability>0，提取上述筛选得到的化学成分的潜在作用靶点。利用 Venny 2.1 软件分析缺血性脑卒中与黄芎方交集靶点。

3. GO 富集分析和 KEGG 富集分析

在 DAVID（https：//david.ncifcrf.gov/）数据库提交获得的交集靶点，以 "homosapiens" 和 "$P<0.05$" 为筛选条件，进行 GO 富集分析和 KEGG 通路富集分析。

4. 成分-靶点-通路网络构建与分析

将药物活性成分、交集靶点及通路靶点导入 Cytoscape 软件，构建成分-靶点-通路可视化网络。网络中节点分别为成分、靶点、通路，边表示各节点之间的相互关系。利用插件 CytoNCA 对网络图进行分析，获取黄芎方治疗缺血性脑卒中的关键成分。

5. PPI 网络分析

将交集靶点基因导入 STRING 平台（http：//string-db.org/），物种限定为 "Homo Sapiens"，获取 PPI 网络，导出 TSV 格式文件，将 TSV 格式文件导入 Cytoscape 软件，用插件 cytoHubba 筛选核心靶点。

6. 分子对接

在 RCSB PDB（https：//www.pdbus.org/）搜索靶点基因对应的蛋白结构，以 score 值为标准，选取 score 值最高的蛋白，获取其 3D 分子结构 pdb 格式。然后通过 Pymol 对分子进行去水和剔除修饰配体，并利用 AutoDock Tools 将活性成分和靶点基因对应的蛋白受体转换为 pdbqt 格式，再通过 AutoDock Vina 进行分子对接。

7. 免疫浸润分析

利用 R 语言 GSVA 包中 ssGSEA 分析免疫细胞的浸润情况。通过缺血性脑卒中与正常样本的免疫细胞的差异分析，结合相关性分析核心基因与免疫细胞的相关性。

（四）研究结果

1. GEO 数据库筛选缺血性脑卒中差异表达基因结果

利用 R 软件和 limma 包分析 GSE16561 中的数据，根据筛选标准筛选绘制火山图，共获取 677 个差异基因，其中上调基因 509 个、下调基因 168 个。

2. 黄芎方活性成分及靶点筛选结果

基于 TCMSP 数据库检索得到有 21 个活性成分，对应潜在靶点 624 个。基于文献检索有 14 个候选化合物纳入研究，对应的潜在靶点有 392 个。其中通过查阅文献获取的 3,4,5-三甲氧基肉桂酸，无法在 TCMSP 平台检索到其 OB 及 DL，故采用 ETCM v2.0 补充其 DL，并进行后续分析。

3. 交集靶点富集分析结果

通过韦恩分析获取黄芎方与缺血性脑卒中的交集靶点 56 个，即为黄芎方治疗缺血性脑卒中的潜在作用靶点。将 56 个交集靶点上传至 DAVID 数据库进行 GO 富集分析和 KEGG 分析。GO 功能注释分析显示，生物过程（BP）主要涉及炎症反应、脂多糖反应和环氧化酶途径等；细胞组分（CC）主要涉及分泌颗粒膜、胞外体和质膜等；分子功能（MF）主要涉及对蛋白丝氨酸/苏氨酸激酶活性、葡萄糖结合和蛋白激酶活性等，表明黄芎方中活性成分可能通过分泌颗粒膜、胞外体和质膜等细胞组分参与炎症反应、脂多糖反应和环氧化酶途径等生物学过程，从而发挥治疗缺血性脑卒中的功效。KEGG 通路富集结果显示，与缺血性脑卒中相关的信号通路主要包括代谢途径、中性粒细胞胞外诱捕网形成、缺氧诱导因子-1 信号转导途径等，这表明代谢途径、中性粒细胞胞外诱捕网形成、HIF-1 信号转导途径等可能在黄芎方治疗缺血性脑卒中发挥重要作用。

4. 成分-靶点-通路网络

采用 Cytoscape 软件构建黄芎方治疗缺血性脑卒中的成分-靶点-通路网络，再利用 CytoNCA 插件进行度值分析，α-细辛醚（度值=9）、3,4,5-三甲氧基肉桂酸（度值=9）、β-细辛醚（度值=8）、异阿魏酸（度值=8）、阿魏酸（度值=8）作为关键成分，这些成分可能在黄芎方治疗缺血性脑卒中发挥重要作用。

5. PPI 网络分析结果

将 56 个交集靶点上传至 STRING 数据库，物种选择人类，设置相互作用阈值≥0.4，隐藏游离节点，构建 PPI 网络，并保存为 TSV 格式文件，利用 cytoHubba 插件进行分析，按度值排序，前 5 位靶点基因分别为 Toll 样受体 4（TLR4）、信号转导和转录激活因子 3（STAT3）、缺氧诱导因子 1A（HIF1A）、髓过氧化物酶（MPO）、基质金属蛋白酶 9（MMP9）。

6. 分子对接结果

利用分子对接模拟分析关键成分与核心基因之间的结合能，结合能<-5.0 kJ/mol 代表具有较强的结合活性。黄芎 5 个关键成分为 α-细辛醚、3,4,5-三甲氧基肉桂酸、β-细辛醚、异阿魏酸、阿魏酸，治疗缺血性脑卒中的 5 个核心靶点为 TLR4、STAT3、HIF1A、MPO、MMP9。将关键成分与核心靶点分别进行分子对接，结果显示 5 个关键成分与 5 个核心靶点具有稳定的结合能力。

7. 免疫浸润分析结果

对 GSE16561 进行 ssGSEA 分析，得到了免疫细胞在缺血性脑卒中患者和健康人中的统计差异。GSE16561 数据集显示中性粒细胞、肥大细胞、嗜酸性粒细胞、巨噬细胞、浆细胞样树突状细胞、激活树突状细胞、自然杀伤细胞、记忆性 B 细胞、调节性 T 细胞、2 型辅助性 T 细胞、γδT 细胞、效应型 CD4 T 细胞、中枢型记忆 CD8 T 细胞的浸润水平在缺血性脑卒中患者中显著提高。提取患者免疫细胞相关数据，将缺血性脑卒中患者按照核心基因分析免疫细胞数量差异。结果显示，TLR4 表达与中性粒细胞呈显著正相关，激活 B 细胞呈显著负相关；STAT3 表达与激活树突状细胞呈显著正相关，激活 CD8 T 细胞呈显著负相关；HIF-1A 表达与自然杀伤细胞呈显著正相关；MPO 表达与肥大细胞呈显著正相关，激活 CD4 T 细胞呈最显著负相关；MMP9 表达与肥大细胞呈显著正相关，激活 CD8 T 细胞呈显著负相关。

（五）结论

本研究通过 GEO 芯片分析获取缺血性脑卒中基因芯片差异表达基因 677 个。通过 TCMSP 数据库和文献检索共筛选得到黄芪方的有效活性成分 35 个，成分靶点 754 个。共得到黄芪方与缺血性脑卒中交集靶点 56 个。GO 富集分析表明，黄芪方治疗缺血性脑卒中与细胞对炎症反应、脂多糖反应和环氧化酶途径等生物学过程相关。KEGG 通路分析显示，主要涉及包括代谢途径、中性粒细胞胞外诱捕网形成、HIF-1 信号传导途径等通路。筛选出 5 个核心成分 α-细辛醚、3,4,5-三甲氧基肉桂酸、β-细辛醚、异阿魏酸、阿魏酸，5 个核心靶点 TLR4、STAT3、HIF1A、MPO、MMP9。分子对接结果显示，5 个关键成分与 5 个核心靶点具有稳定的结合能力。免疫浸润分析表明，核心靶点基因与中性粒细胞、激活 B 细胞、自然杀伤细胞、肥大细胞等关系密切。综上，黄芪方可能通过多成分、多靶点、多通路治疗缺血性脑卒中，其可能通过 TLR4、STAT3、HIF1A、MPO 和 MMP9 核心靶点发挥治疗作用。

四、网络药理学在中药治疗临床疾病机制阐释中的应用-疾病数据来源于转录组测序

（一）研究目的

基于网络药理学研究济川煎治疗帕金森病的作用机制，为阐明济川煎治疗帕金森病的作用机制提供科学依据，其技术路线图见图 6-2。

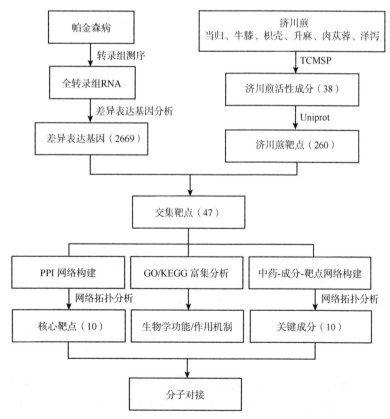

图 6-2 网络药理学在中药治疗临床疾病机制阐释中的应用示例技术路线图

（二）研究内容

济川煎是中医经典方剂，最早见于明代医学家张景岳所著的古代医学名著《景岳全书》。在临床上长期用于治疗帕金森病，但其活性成分、作用靶点及潜在机制尚未完全阐明。本研究采用网络药理学方法揭示济川煎治疗帕金森病的相关生物学途径，为临床应用提供理论依据。第一，基于转录组测序方法获取 12 例帕金森病患者和 12 例健康对照受试者全转录组 RNA 检测数据集，并进行差异表达基因分析；第二，利用数据库查询方法获得济川煎的主要活性成分及对应的靶点；第三，获取济川煎和帕金森病共同靶点，并构建 PPI 网络筛选核心靶点；第四，构建中药-成分-靶点网络并筛选关键成分；第五，进行 GO 富集分析和 KEGG 富集分析，预测济川煎治疗帕金森病的作用途径；第六，利用分子对接模拟分析关键成分与核心靶点之间的结合能，验证成分与靶点结合的稳定性。

（三）研究方法与技术路线

1. 基于转录组测序的帕金森病差异表达基因筛选

从南京中医药大学附属南京中医院抽取具有书面知情同意书的帕金森病患者 12 例和健康对照 12 例的血液样本，进行 RNA 提取与全转录组 RNA 测序，使用 Illumina Sequencing Analysis Viewer（Illumina，San Diego，USA）进行差异表达基因分析，差异基因的筛选标准为 $|log2FC| > 0.5$，$P < 0.05$。

2. 济川煎活性成分及靶点筛选

利用中药系统药理学数据库与分析平台（TCMSP，https：//old.tcmsp-e.com/tcmsp.php）数据库获取济川煎组方药材当归、牛膝、枳壳、升麻、肉苁蓉和泽泻的主要活性成分，以口服生物利用度（OB）≥30%和类药性（DL）≥0.18，筛选出济川煎潜在的活性成分。从 TCMSP 中下载活性成分靶点文件并借助 uniprot 搜寻对应的 gene symbol。利用 R 软件 VennDiagram 包进行交集靶点分析，获取济川煎和帕金森病共同靶点。

3. PPI 网络分析

为了进一步研究济川煎和帕金森病相关靶点之间的相互作用，将交集靶点导入 STRING 平台（http：//string-db.org/），物种限定为"Homo Sapiens"，置信度>0.4，获取 PPI 网络，导出 TSV 格式文件，并将 TSV 格式文件导入 Cytoscape 软件筛选出核心靶点。

4. 中药-成分-靶点网络构建与分析

为了更好地论证济川煎和帕金森病的作用机制，构建了中药-成分-靶点网络。将济川煎所含中药、活性成分及交集靶点导入软件 Cytoscape，构建中药-成分-靶点网络。网络中节点分别为中药、成分、靶点，边表示各节点之间的相互关系，边数较多的节点具有较高的度值（degree），表明其在网络中的重要性更大，依据节点度值排序获取关键成分。

5. GO 富集分析和 KEGG 富集分析

通过 GO 富集和 KEGG 富集分析核心靶点的生物学功能和相关通路。GO 富集分析从基因功能角度解释目标基因的生物过程（BP）、细胞成分（CC）和分子功能（MF）。使用 R 软件 clusterProfiler 包进行分析，参数 pvalueCutoff 设置为"0.05"，qvalueCutoff 设置为"0.2"。对于 KEGG 通路分析，重叠的靶基因由 R Project 执行。只有 p values<0.05 的功能术语和通路被认为具有统计显著性。

6. 分子对接

在 RCSB PDB（https：//www.pdbus.org/）下载靶点基因对应的蛋白 3D 结构，在 TCMSP 数据库下载药物小分子 2D 结构。将靶点蛋白氢化并利用 AutoDock Tools 将活性成分和靶点蛋白受体转换为 pdbqt 格式，并构建对接口袋，再通过 AutoDock Vina 进行分子对接。

（四）研究结果

1. 基于转录组测序的帕金森病差异表达基因结果

基于全转录组 RNA 测序数据，帕金森病患者和健康对照者之间总共鉴定了 2669 个差异表达基因，其中下调基因 1914 个，上调基因 755 个。

2. 济川煎活性成分及靶点筛选结果

基于 TCMSP 数据库检索得到有 38 个活性成分，对应潜在靶点 260 个。通过韦恩分析获取帕金森病和济川煎交集靶点 47 个，为济川煎治疗帕金森病的潜在靶点。

3. PPI 网络分析结果

将 47 个交集靶点上传至 STRING 数据库构建 PPI 网络，按网络节点度值（degree）排序，择定 degree＞20 的节点为网络中的关键节点，前 10 位靶点分别为 MAPK3、TP53、VEGFA、PPARG、HIF1A、MMP9、FN1、JUN、ERBB2、NFKBIA。其中 MAPK3、TP53、VEGFA 程度值最高。

4. 中药-成分-靶点网络

采用 Cytoscape 软件构建济川煎治疗帕金森病的中药-成分-靶点网络，明确 47 个交集靶点与济川煎中 20 种对应成分之间的关联。网络中红色菱形节点代表济川煎中与交集靶点相关的五味中药：当归（DG）、升麻（SM）、肉苁蓉（RCR）、枳壳（ZQ）、牛膝（NX）。绿色方块节点代表济川煎中与交集靶点相关的活性成分。黄色椭圆节点代表帕金森病中的靶基因。对网络进行拓扑学分析，按网络节点度值（degree）排序，择定 degree 前 10 位的成分为关键成分，具有重要抗帕金森病作用，包括槲皮素（quercetin）、豆甾醇（stigmasterol）、β-谷甾醇（beta-sitosterol）、黄芩素（baicalein）、山奈酚（kaempferol）、川陈皮素（nobiletin）、汉黄芩素（wogonin）、柚皮素（naringenin）、小檗碱（berberine）、大黄藤素（palmatine）。

5. 交集靶点富集分析结果

为了进一步阐明济川煎抗帕金森病的潜在机制，对 47 个交集靶点进行了 GO 富集分析和 KEGG 通路富集分析。GO 功能注释分析显示，生物过程（BP）主要涉及氧化应激（oxidative stress）、化学应激（chemical stress）、血管生成调节（regulation of angiogenesis）、转录调节复合物（transcription regulator complex）、RNA 聚合酶Ⅱ转录调节复合物（RNA polymerase Ⅱ transcription regulator complex）、RNA 聚合酶Ⅱ特异性 DNA 结合转录因子结合（RNA polymerase Ⅱ-specific DNA binding transcription factor binding）、DNA 结合转录因子结合（DNA binding transcription factor binding）和 MAP 激酶活性（MAP kinase kinase activity），表明济川煎中活性成分可能通过氧化应激、化学应激等生物学过程来治疗帕金森病。对于 KEGG 通路分析，获得了多条与 PD 相关的通路，最显著富集的信号通路是 HIF-1 信号通路（HIF-1 signaling pathway）和 IL-17 信号通路（IL-17 signaling pathway）。

6. 分子对接结果

利用分子对接模拟分析关键成分与核心靶点之间的结合能。结合能＜−5.0 kJ/mol 代表具有较强的结合活性。济川煎 10 个关键成分 quercetin、stigmasterol、beta-sitosterol、baicalein、kaempferol、nobiletin、wogonin、naringenin、berberine、palmatine，治疗帕金森病的 10 个核心靶点为 MAPK3、TP53、VEGFA、PPARG、HIF1A、MMP9、FN1、JUN、ERBB2、NFKBIA。将关键成分与核心靶点分别进行分子对接，结果显示 MMP9 与柚皮素（naringenin）、槲皮素（quercetin）、黄芩素（baicalein）、山奈酚（kaempferol）和汉黄芩素（wogonin）更稳定地结合。

（五）结论

本研究通过转录组测序获取帕金森病差异表达基因 2669 个。通过 TCMSP 数据库筛选得到济川煎中 38 种活性成分的 260 个靶点。在这些靶点中，47 个与帕金森病相关。根据 PPI 分析，确定了济川煎治疗帕金森病的核心靶点为 MAPK3、TP53、VEGFA、PPARG、HIF1A、MMP9、FN1、

JUN、ERBB2、NFKBIA。根据中药-成分-靶点网络分析，确定了济川煎治疗帕金森病的关键成分为槲皮素、豆甾醇、β-谷甾醇、黄芩素、山奈酚、川陈皮素、汉黄芩素、柚皮素、小檗碱、大黄藤素。GO 富集分析表明，济川煎中活性成分可能通过氧化应激、化学应激等生物学过程来治疗帕金森病。KEGG 通路分析显示，最显著富集的信号通路是 HIF-1 信号通路和 IL-17 信号通路。将关键成分与核心靶点分别进行分子对接，结果显示基质金属蛋白酶 9（MMP9）与柚皮素（naringenin）、槲皮素（quercetin）、黄芩素（baicalein）、山奈酚（kaempferol）和汉黄芩素（wogonin）更稳定地结合。综上，本研究利用网络药理学的方法揭示济川煎治疗帕金森病的关键成分、核心靶点和潜在机制，为鉴定中药生物活性成分提供有前景的方法，为进一步阐明中药方剂治疗疾病的机制提供科学依据。

本 章 小 结

　　临床数据是医学发展的源泉，采集真实世界临床实际数据，具有即时性、客观性、真实性、全面性等优势，积极开展真实世界临床研究是医学传承创新的关键内容之一，因此，通过真实世界研究，使真实世界数据转化成真实世界证据，可以用于支持临床决策。但是，同时也需要认识到，真实世界数据及其研究同样存在局限性，例如，不同医生对疾病主客观指标认识、表述、界定标准不同，各医院的原始数据在格式和标准上存在差异，数据缺失、混杂因素较多，该数据的研究成果服务临床周期较长等。因此，更适合将基于真实世界数据的研究作为探索性研究，使其与临床前瞻性确证研究循序渐进，优势互补。

（王连心、刘方舟）

参 考 文 献

陈德鹏，2013. 实用内科学. 长春：吉林科学技术出版社.

国家中医药管理局，2011. 中医医院信息系统基本功能规范.

李蕴铷，王连心，谢雁鸣，等，2014. 基于真实世界的病毒性肝炎患者临床特征与用药分析. 中国中药杂志，（18）. DOI：10.4268/cjcmm20141807.

世界中医药学会联合会，2021. 网络药理学评价方法指南. 世界中医药，16（4）：6.

王永炎，杜晓曦，谢雁鸣，2013. 中药注射剂临床安全性评价技术指南. 北京：人民卫生出版社.

王永炎，鲁兆麟，1999. 中医内科学. 北京：人民卫生出版社.

危北海，张万岱，陈治水，等，2004. 肝硬化中西医结合诊治方案. 世界华人消化杂志，12（11）：869-871. DOI：10.3969/j. issn. 1009-3079.2004.11.042.

杨薇，谢雁鸣，庄严，2011. 基于 HIS "真实世界" 数据仓库探索上市后中成药安全性评价方法. 中国中药杂志，36（20）：4. DOI：10.4268/cjcmm20112005.

叶冬青，2001. 巢式病例对照研究的设计及分析. 疾病控制杂志，（1）：69-72. DOI：CNKI：SUN：JBKZ. 0.2001-01-023.

曾霞，江俊伸，牟书娟，2023. 公立医院互联网医院服务体系的建设和运营探索. 中国数字医学，18（1）：107-111.

张红，2019. 中医药信息化十年变迁：古典外表下的现代化. 科技新时代，（1）：33-34.

张建楠，查裕忠，周佳卉，等，2022. 关于医疗领域规则表达的浅识. 浙江数字医疗卫生技术研究院：imit 白皮书，（24）：5-9，14.

CHEN C Y, 2011. TCM Database@Taiwan: the world's largest traditional Chinese medicine database for drug screening in silico. PLoS One, 6（1）: e15939.

ERNSTER V L, 1994. Nested Case-Control Studies. Preventive Medicine, 23（5）: 587-590. DOI: 10.1006/pmed.

1994.1093.

FANG S S, DONG L, LIU L, et al. HERB：a high-throughput experiment-and reference-guided database of traditional Chinese medicine. Nucleic Acids Research（D1）：D1 [2024-05-08]. DOI：10.1093/nar/gkaa1063.

FANG Y C, HUANG H C, CHEN H H, et al, 2008. TCMGeneDIT：a database for associated traditional Chinese medicine, gene and disease information using text mining. Bmc Complementary & Alternative Medicine, 8. DOI：10.1186/1472-6882-8-58.

HAO Y, LI Y, HONG K, et al, 2011. HIT：linking herbal active ingredients to targets. Nucleic Acids Research, 39（Database issue）：D1055. DOI：10.1093/nar/gkq1165.

HOPKINS A L, 2013. Network pharmacology：the next paradigm in drug discovery.

HUANG L, XIE D L, YU Y R, et al, 2018. TCMID 2.0：a comprehensive resource for TCM. Nucleic Acids Research,（D1）：D1117-D1120. DOI：10.1093/nar/gkx1028.

IDEKER T, GALITSKI T, HOOD L, 2013. A new approach to decoding life：systems biology.

KUHN M, MERING C V, CAMPILLOS M, et al, 2008. STITCH：Interaction networks of chemicals and proteins. Nucleic Acids Research, 36（Database issue）：D684-8. DOI：10.1093/nar/gkm795.

MORRIS G M, LIM-WILBY M, 2008. Molecular docking. Methods in Molecular Biology, 443：365-382. DOI：10.1007/978-1-59745-177-2_19.

RU J, LI P, WANG J, et al, 2014. TCMSP：a database of systems pharmacology for drug discovery from herbal medicines. J Cheminform, 6（1）：13. DOI：10.1186/1758-2946-6-13.

WANG J F, ZHOU H, HAN L Y, et al, 2005. Traditional Chinese medicine information database. Clinical Pharmacology & Therapeutics, 103（3）：501-501. DOI：10.1016/j. jep. 2005.11.003.

WISHART D S, KNOX C, GUO A C, et al, 2006. DrugBank：a comprehensive resource for in silico drug discovery and exploration. Nucleic Acids Res.（34）：D668–672.

WU Y, ZHANG F L, YANG K, et al, 2018. SymMap：an integrative database of traditional Chinese medicine enhanced by symptom mapping. Nuclc Acids Research,（D1）：D1. DOI：10.1093/nar/gky1021.

XIE Y M, TIAN F, et al, 2013. Regulations and Guidelines Should Be Strengthened Urgently for Re-evaluation on Post-marketing Medicines in China. Chinese Journal of Integrative Medicine. DOI：CNKI：SUN：ZXYY. 0.2013-07-002.

XUE R C, FANG Z, ZHANG M X, et al, 2013. TCMID：traditional Chinese medicine integrative database for herb molecular mechanism analysis. Nucleic Acids Research,（D1）：D1089. DOI：10.1093/nar/gks1100.

ZHOU J Q, XU Y, LIN S F, et al, 2018. iUUCD 2.0：an update with rich annotations for ubiquitin and ubiquitin-like conjugations. Nucleic Acids Research,（D1）：D447-D453. DOI：10.1093/nar/gkx1041.

第七章　中医院信息系统与智慧中医

本章主要讲述了中医院信息系统的定义和发展历程，详细地介绍了中医医院信息系统构成、业务流程与功能。在此基础上，重点阐述了中医临床决策支持系统的构建方法、应用场景和实例。近年来，随着"互联网+"、5G、人工智能和大数据等新一代信息技术与医疗信息化的深度融合，中医院的信息化建设呈现电子病历、智慧服务、智慧管理"三位一体"的智慧中医院新趋势。本章着重介绍了智慧中医院的内涵和实施路径。而互联网中医院作为互联网技术与医院信息化的应用实例，本章介绍了其概念、建设思路和架构设计。

第一节　概　　述

一、定义与发展历程

（一）定义

中医医院信息化是指中医医院内临床诊疗、医疗服务和医院管理等业务的数字化、电子化、网络化，是中医药现代化的动力引擎和技术支撑。根据国家中医药管理局 2019 年 3 月发布的《中医医院信息系统基本功能规范（修订）（征求意见稿）》，中医医院信息系统是利用计算机软硬件技术、网络通信技术等现代化手段，对中医医院的人流、财流、物流、信息流进行综合管理，对中医医疗活动各阶段产生的数据进行采集、存储、处理、分析、传输及交换，为中医医院的整体运行提供全面的、自动化的管理及各种服务的信息系统。

（二）发展历程

中医医院信息化建设过程需要经过全面翔实的调查、分析与研究，与中医的"望闻问切"思想有着异曲同工之处。中医医院的信息化建设发展历程分为基础信息化、平台建设和大数据与"互联网+"3 个阶段。

1. 基础信息化

医院信息系统建设起步，基础数据库搭建，并且建立了以经济管理为核心的医院信息系统。部分中医院在中医医疗服务方面开展了电子病历系统和中医医院信息管理系统建设，为实现医疗信息共享创造必要的基础条件。

2. 平台建设

由于中医医院信息系统建设时间不同、业务相对分散、缺乏统一的规划和管理，部分中医院积极推进以中医电子病历为核心的医院信息平台建设，推进中医护理、中医临床路径等信息化的建设，开展了中医医院与区域卫生信息平台的试点及医疗信息互联互通的共享与业务协同。

3. 大数据与"互联网+"

以大数据与"互联网+"为契机，结合人工智能、物联网、互联网等新兴信息技术，实现整合线上线下资源的"互联网+"中医药新型医疗服务模式,中医医疗服务向诊前和诊后流程延伸,应用互联网和大数据技术开展中医医联体内的分级诊疗和远程会诊,拓展了中医医院的医疗服务范围,为实现"人人基本享有中医药服务"提供了有力的信息支撑和技术保障。

中医医院信息化建设是随着现代信息技术水平提升所必然经历的中医医院管理变革。加强中医医院的信息化建设,是激发中医药行业新发展活力,实施健康中国战略、推动中医药振兴发展的内在要求。随着人工智能、云计算、大数据、物联网等信息技术的推动发展,为中医药信息化高质量发展营造了强大势能、创造了广阔的发展空间,对中医医院信息化建设提出了更高的要求。

二、系统构成

(一)总体架构

中医医院信息化建设要求构建以中医电子病历为核心的医院信息平台,立足中医药特色,实现中医医院内部与区域之间信息资源的系统整合、高效统一、信息共享和互联互通。中医医院信息平台是基于患者中医电子病历的信息采集、存储和集中管理连接中医临床等信息系统的医疗业务协作和信息共享平台,实现中医医院内各业务系统之间的集成、资源整合、业务协同和高效运转,基于中医电子病历的医院信息平台也是区域范围内支持实现以患者为中心的跨机构医疗业务协同服务和信息共享的重要载体,中医医院信息集成平台的总体架构如图 7-1 所示。

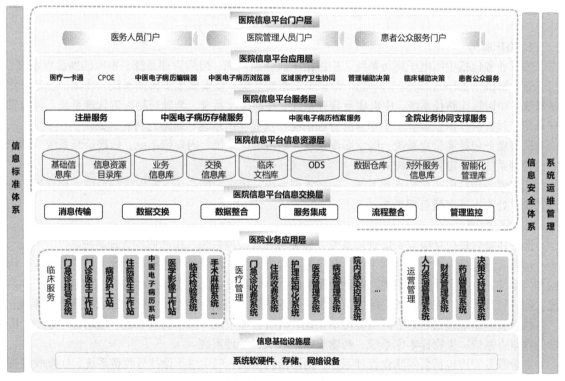

图 7-1 中医医院信息集成平台总体架构

(二)结构和组成

根据国家中医药管理局 2019 年 3 月发布的《中医医院信息系统基本功能规范(修订)(征求意见稿)》,中医医院信息系统如图 7-2,包括临床服务、医院管理、新兴技术、信息安全及医院信息平台,各部分业务系统如下:

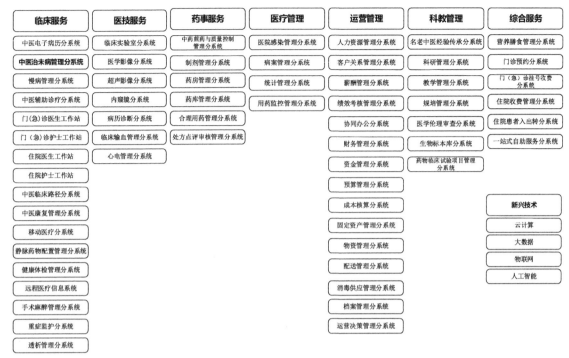

图 7-2　中医医院信息系统构成

1. 临床服务

临床业务包括中医电子病历系统、中医治未病管理系统、慢病管理系统、中医辅助诊疗系统、门（急）诊医生工作站系统、门（急）诊护士工作站系统、住院医生工作站系统、住院护士站工作站系统、中医临床路径系统、中医康复管理系统、移动医疗系统、静脉药物配置管理系统、体检管理系统、远程医疗信息系统、手术麻醉管理系统、重症监护系统、血液透析管理系统。

医技服务包括实验室系统、医学影像系统、超声影像系统、内窥镜系统、病理诊断系统、临床输血管理系统、心电管理系统。

药事服务包括中药煎药管理系统、制剂管理系统、药房管理系统、药库管理系统、合理用药管理系统、处方点评审核管理系统。

2. 医院管理

医疗质量管理包括医院感染管理系统、病案与统计管理系统、用药监控管理系统。

运营管理包括人力资源管理系统、客户关系管理系统、薪酬管理系统、绩效考核管理系统、协同办公系统、财务会计管理系统、资金管理系统、预算管理系统、成本核算系统、固定资产管理系统、物资管理系统、配送管理系统、消毒供应管理系统、档案管理系统、医院运营决策管理系统。

科教管理系统包括名老中医经验传承系统、科研管理系统、教学管理系统、规培管理系统、医学伦理审查系统、生物样本库系统、药物临床试验项目管理系统。

综合服务管理包括营养膳食管理系统、门诊预约系统、门（急）诊挂号收费系统、住院收费管理系统、住院患者入出转系统、一站式自助服务系统。

3. 新兴技术

新兴技术包括大数据技术、云计算技术、人工智能技术、物联网技术等。

4. 信息安全及医院信息平台

医院信息安全包括用户授权认证、权限管理、通信安全、日志审计、灾难恢复、安全监测、数据防泄漏（含防统方）等基础功能。医院信息平台包括医院门户、单点登录、电子证照管理、数据中心、医院信息平台服务、医院业务协同、平台配置及监控等基础功能。

三、业务流程与功能

（一）门急诊信息系统业务流程与功能

1. 门急诊信息系统概述

门急诊信息管理系统是在中医医院门急诊业务科室应用的系统，以病人门急诊就诊的医疗活动为中心，采集和管理病人的基本信息和挂号信息，对门急诊病历、检查或检验申请、门急诊处置和手术等进行规范化管理，负责向其他业务系统提供必需的门急诊诊疗信息，实现门急诊业务的自动化流程。

2. 门急诊信息系统业务流程

门急诊信息系统业务流程包括挂号，分诊叫号，医生接诊，医生书写门急诊病历，开具检查检验申请，处方和治疗处置，患者缴费后到医技科室检查检验，执行科室治疗和取药等业务流程。

3. 门急诊信息系统功能

（1）门急诊挂号收费系统

门急诊挂号收费系统主要是以门急诊患者挂号和缴费为服务中心的应用系统，该系统包括诊疗卡管理，挂号管理，费用管理，综合管理，查询与统计功能和医保外部接口等，为门急诊患者提供挂号缴费服务，提高门诊收费工作的效率。

（2）门急诊分诊叫号系统

门急诊分诊叫号系统通过自助报道机，护士站分诊，虚拟叫号器和信息发布软件及显示终端，为病人在公共等候区、诊室等候区等各种医院业务场景提供排队信息的语音播报和信息提示。

（3）门急诊医生工作站

门诊医生工作站是门急诊医生进行诊疗使用的信息系统，提高门急诊医生病历书写效率，规范门急诊各项医疗文书，并为医生诊疗提供各种辅助工具。主要功能包括门诊病历信息录入、诊断录入、门急诊检查检验申请开具和报告结果查看、开具药品处方、治疗处置开具和外部接口等功能。

（4）医技检查、检验和治疗

医技检查、检验和治疗业务系统包括 PACS 系统、实验室检验 LIS 系统、心电管理系统、内窥镜管理系统、病理管理系统和治疗管理系统等，医技检查、检验和诊疗系统获取门诊医生电子申请，进行医技检查、检验和治疗过程的信息记录，并将报告结果反馈给门诊医生。

（5）药房发药系统

药房发药系统，服务于药房药师，医生开完处方，患者缴费完成后到药房进行取药，通过药房发药系统进行库存核减。对于有叫号系统的药房，患者到药房交处方后，药房药品调剂完成后呼叫患者取药。

（二）住院信息系统业务流程与功能

1. 住院信息系统概述

住院信息系统是在中医医院住院业务科室应用的系统，以住院患者诊疗的医疗活动为中心，采集和管理住院患者的基本信息，规范化管理医嘱信息、病历文书信息、检查或检验结果信息和护理信息等，并向其他业务系统提供必需的住院诊疗信息，实现住院业务的自动化流程。

2. 住院信息系统业务流程

住院信息系统包括住院登记、预交金支付、病人入院、病程记录、医嘱处理、药品领取、护理管理、住院检查、住院检验、住院输血、住院手术、出院结算等业务流程。

3. 住院信息系统功能

（1）住院登记系统

住院登记系统实现住院登记所需的各种功能，根据患者在门诊开具的住院证为患者办理住院登记、住院预交金管理等业务，支持预交金结账功能。

（2）住院护士工作站

护士工作站实现住院护士日常业务所需的各种功能，包括病房患者入院、患者出院与转科出院、患者医嘱转抄和校对处理、患者住院费用查询和统计及其他。

（3）住院医生工作站

住院医生工作站实现了住院病房临床医生日常业务所需的各种功能，包括患者转入、转科和出院，住院医嘱开具，住院检查检验申请和报告结果查看，住院手术申请，住院电子病历书写，以及住院会诊等。

（4）中医住院电子病历系统

中医住院电子病历系统的中医特色功能体现在医疗文书的病历信息采集具有中医药特色，如辨证施治，望、闻、问、切四诊，舌象、脉象及发病节气，可根据中医治法治则关联添加中医处方，并可对中药处方进行必要标注，且支持处方的剂量用法调整，以及中医专科电子病历和标准化中医诊断录入。

（5）中医临床路径系统

中医临床路径系统是指根据已建立的中医临床路径，对中医临床路径的标准化诊疗规范、诊疗流程、业务协同进行信息化管理。业务功能包括病种定义、路径模板管理、诊疗工作内容定义、医嘱内容定义、护理工作内容定义、路径日维护、路径规则管理、路径改进、入径管理、流程管理、变异管理、出径管理和查询统计等功能。

（6）移动护理系统

移动护理系统是基于无线网络实现护士工作到患者床边的延伸和扩展，主要功能包括 PDA 端和 PC 端。PDA 端功能包括体征待测、病房巡视、医嘱执行、输血执行、人员入出、扫码登记、手术病人流转。PC 端功能包括腕带打印、输液贴条码打印、评估评分、心电监测、扫码统计、执行结果统计、出入库查询、护理文书、中医护理技术、体温单打印。

（7）病区摆药系统

病区摆药系统面向住院药房的药师，通过系统自动提取病房申请的医嘱信息，住院药房的药师打印摆药单进行自动摆药计价，可根据单病人和护理单元进行医嘱摆药查询。

（8）重症监护系统

重症监护系统是指协助实现危重患者诊疗数据的实时快速获取、共享，支撑重症监护业务精细化管理的应用系统，功能包括生命体征采集，出入量记录，医嘱执行管理，日常基础护理记录，皮肤管理记录，管路维护记录，专科评估、统计分析和相关质控报表。

（9）手术麻醉系统

手术麻醉系统主要以麻醉科和手术室为中心，提供麻醉管理信息、手术与手术室管理信息的应用系统，功能包括数据字典、模板管理、患者登记、手术申请、手术排班、术前管理、入室管理、体征数据采集、术中管理、出室管理、病案管理、术后管理、麻醉管理、抢救管理、质控管理、复苏室管理、查询统计和药品管理及外部接口等功能。

（10）住院收费管理系统

住院收费管理系统是实现住院患者费用结算的业务应用系统，包括住院患者费用结算、住院费用结算报表管理等功能。

（三）医技信息系统业务流程与功能

1. 医技信息系统概述

医技信息系统是在医技科室使用的系统，医技科室采用医疗设备对患者进行影像、检验等检查，采集和记录医疗设备、辅助质量等数据，医技医生根据设备检查结果进行诊断并提出相应的检查和检验报告等，实现医技科室内部工作流程信息化。

2. 医技信息系统业务流程

门诊医生为患者开具检查检验申请单后患者进行缴费，缴费后到预约中心预约，患者按照预约时间到医技科室报到登记和检查、检验，报告医师书写报告，审核医师审核发布报告，患者自助打印报告。住院患者由医生开具申请单，护士处理后为患者进行检验标本采集或检查科室预约，患者到检查科室报到登记和检查，检查科室书写和审核报告，住院医生查看检查、检验结果。

3. 医技信息系统功能

（1）医学影像系统

医学影像系统主要用于影像科以医学影像为核心服务的应用系统，获得医学影像管理操作和信息记录的规范化。医学影像系统可以根据功能分为登记报道模块、图像采集模块、技师管理模块、诊断报告模块、质量控制模块、管理模块、主任管理模块。

（2）实验室信息系统

实验室信息系统主要是用于临床试验科室完成实验室工作全流程管理的应用系统，主要功能包括临床申请、门诊采血、病房采血、检验模块、无纸化微生物管理、大屏显示、流程管理、自助取单、危急值模块、临床查报告、TAT统计、质控管理和人员权限管理等。

（3）心电管理系统

心电管理系统是协助医院心功能科进行心电图检查全流程信息化管理的应用系统，系统功能包括预约登记、患者检查、心电图诊断、报告管理、统计分析和接口功能。

（4）病理信息系统

病理信息系统主要用于病理图像为核心业务的应用系统，获得病理图像管理操作和信息记录的规范化的应用系统，系统功能包括标本登记、标本取材、切片管理、诊断报告、特殊检查、归档管理、计费管理和科室管理等模块。

（5）内窥镜信息系统

内窥镜分系统主要用于以内窥镜影像为核心服务的应用系统，主要功能包括信息管理、检查预约登记、影像采集及处理、数据存储归档、诊断及诊断报告管理、图像检索及影像调阅、质控管理和外部接口功能。

（6）输血信息系统

输血信息系统是指对从临床用血全过程进行管理和监控的应用系统，主要功能包括用血申请管理、配血发血管理、输血管理、输血监控、血库管理、用血评价管理和外部接口功能。

（7）医技预约系统

医技预约平台可自动获取患者检查检验申请信息，准确自动地完成患者的各项检查预约，功能包括信息维护模块、预约规则模块、排班管理模块、预约管理模块、签到模块、申请单模块。

（四）药事管理信息系统业务流程与功能

1. 药事管理系统概述

药事管理系统是依据国家关于药事管理的法律法规，同时结合中医医疗机构药事管理的具体业务需求，尤其是对于中药的管理，实现合理用药监测与处方点评和药品管理工作的信息系统。

2. 药事信息系统业务流程

（1）药库管理系统业务流程

药库管理系统基本流程，包括采购计划、药品字典维护、验收入库、药品退库、库存管理、药品出库和查询统计等业务流程。

（2）药房管理系统业务流程

药房管理系统基本流程，包括药房基础信息维护、发药/退药、库存管理和查询统计等业务流程。

（3）合理用药与审核系统业务流程

合理用药与审核系统对医生开具的处方、医嘱进行监测，根据系统内部设置的合理用药规则对医嘱进行监测并对可能给患者造成伤害和临床不合理用药进行不同程度的警示提醒，以规范临床合理用药。

3. 药事信息系统功能

（1）药库管理系统功能

药库管理系统主要用于药库以药品管理为核心服务的应用系统，获得药品管理操作和信息记录管理的规范化。主要功能包括字典基础数据管理、药品出库人管理、药品调价、药品盘点和会计核算功能。

（2）药房管理系统功能

药管房理系统主要用于药房以药品管理为核心服务的应用系统，主要功能包括信息维护、药品维护、库存管理、处方审核、药品调价、发药管理、退药管理、代煎处方功能。

（3）合理用药与处方审核系统功能

合理用药管理系统主要用于以合理用药管理为核心服务的应用系统，主要包括合理用药知识库、智能获取信息、智能审方、实时提醒、药历管理和外部接口。

（五）医院管理信息系统概述与功能

1. 医院管理信息系统概述

医院管理信息系统是服务于医院医、教、研等有关人、财、物等管理的业务信息系统，主要包括医院医疗质量管理、医院运营管理、科教管理、综合服务等。

2. 医院管理信息系统功能

（1）医院感染管理信息系统功能

医院感染管理信息系统是围绕提高医院感染管理水平而提供综合监测和目标监测功能的系统。主要功能包括医院感染疑似病例预警、病例基本信息查询、科室预警与展示、细菌耐药性监测、抗菌药物监测、手术监测和统计分析等。

（2）医院病案管理系统功能

医院病案管理系统主要用于病案管理部门以及病案管理为核心服务的应用系统，主要包括病案首页管理、索引台账功能、病案借阅管理、病案追踪、病案质量控制和外部接口功能。

（3）医院疾病诊断相关分类（DRGs）绩效管理系统功能

医院 DRGs 绩效管理系统通过对患者病历信息进行采集，利用 DRGs 分类方式对医疗服务进行评价，主要功能包括患者信息管理、DRGs 评价、医疗资源管理、医疗费用管理、医疗质量评估、绩效报表生成。

（4）医院财务管理系统功能

医院财务管理系统为实现财务管理的会计核算、预算管理、成本管理、绩效管理等业务相关的财务信息系统。会计核算包括会计凭证填制、总账明细账查询、资产折旧与摊销计提、会计报表编制、银行对账等工作。预算管理主要包含业务预算、收入预算、支出预算、资金预算等功能。成本管理包括数据采集、数据归集、分摊配置、成本分摊、成本报表、成本分析、基础设置等。绩效管理包括系统管理、科室绩效分配、员工绩效分配、绩效单元查询关键绩效指标（KPI）考核结果、工作量点数明细数据、绩效审核等功能。

（5）医院人力资源管理系统功能

医院人力资源管理系统是为实现医院人事部门人力资源管理的应用系统，功能包括人事档案、招聘管理，人力资源规划、薪酬管理，职称评审，员工自助，预警管理，基础字典，统计与分析，基础配置和外部接口等。

（6）医院协同办公系统功能

医院协同办公系统是指中医医疗机构内部支持医院综合办公业务的应用系统，主要功能包括员工信息管理、部门信息管理、术语和字典注册服务、运行监督与日志管理、流程管理、任务管理、项目管理、办公门户、信息发布、规章制度管理、文档管理、院内电子邮件、院内即时通信、值班管理、通讯录、公文流转、会议管理、车辆管理、文明服务管理等。

（7）医院资源管理系统功能

医院资源管理（hospital resource planning，HRP）系统主要功能包括物资基础档案、医院物资管理模块、医院固定资产模块、医院财务管理模块、医院人员信息管理模块、医院 HIS 收入接口、医院 HIS 高值耗材接口等功能模块。

（8）医院科研管理系统功能

医院科研管理系统是实现科研项目全生命周期管理的信息系统，主要功能包括科研课题项目管理、科研经费管理、科研成果管理、科研绩效管理、科研人员管理、科研专家库管理、科研信息服务、科研设备管理及外部接口等。

（六）中医特色信息系统功能

1. 中医特色信息系统概述

中医诊疗相对于西医更多依靠医生的主观感受和个人经验，中医医院针对中医药特色服务具体业务和管理规范要求，中医医院建设中医药特色服务系统，包括中医护理方案与效果评价系统、中药煎药管理系统、中医特色治疗系统、中医营养膳食系统、中医远程会诊系统。

2. 中医特色信息系统功能

（1）中医护理方案与效果评价系统功能

中医护理方案与效果评价系统功能包括四诊评估功能、阳性病症评分功能、技术实施功能、护理评分量表功能、护理记录功能和健康宣教功能。四诊评估支持护士进行便捷的中医四诊的评估和评分。护理记录功能支持患者主诉、诊断、入院方式、护理措施、宣教、护理评分结果等信息记录。健康宣教支持专科、通科的项目宣教，提供辨证饮食、生活起居、情志调理等功能。

（2）中药煎药管理系统功能

中药煎药管理系统实现了中药煎药全流程条码化管理，包括取药通知、煎药进度监控、药品超量提醒、反药提醒、煎药任务自动分配，药品发放智能定位，超时智能提醒等功能。管理人员根据查询条件随时再现煎药过程及病人用药情况，实现煎药管理的追溯性。

（3）中医特色治疗系统功能

中医特色治疗系统功能包括智能预约排班、治疗评估、治疗闭环流程和治疗统计功能。中医特色治疗系统体现了治疗过程中评估表单包含的辨证施治，中医望、闻、问、切四诊，舌象，脉象，辨证依据，治则治法等中医特色的内容。

（4）中医营养膳食系统功能

中医营养膳食系统是以中医营养膳食管理为核心服务的应用系统，提高膳食管理效率和为患者提供便捷的中医营养膳食服务，系统功能包括膳食基础数据维护、膳食医嘱定制食谱和食疗药膳食谱。定制食谱结合中医特色，根据节气和不同的体质，根据食疗知识对照膳食医嘱，实现患者的菜单定制。食疗药膳食谱支持中医营养师针对典型病例的膳食规则和中医的不同治疗原则进行配置，以达到体现中医药膳治疗疾病的效果。

（5）中医远程会诊系统功能

中医远程会诊系统在传统远程会诊系统的基础上，有效地将中医"望闻问切"的诊断方式用技术手段转化，形成集线上诊疗、中医教学、专家会诊、名医传承于一体的有中医特色的远程会诊系统，提供基于多种角色的远程会诊流程服务。

（七）医院信息集成平台与数据中心

1. 医院信息集成平台

医院信息集成平台是以患者电子病历的信息采集、存储和集中管理为基础，连接临床信息系统和管理信息系统的医疗信息共享和业务协同平台，为建设医疗协同、辅助决策、临床业务、教学科研、医疗知识库奠定数据基础。

医院信息集成平台基础应具有数据交换、数据存储、数据质量、平台服务、业务协同、平台配置及监控、医院门户、单点登录、电子证照管理、数据中心等基础功能。

2. 医院数据中心

医院数据中心按照信息整合、业务整合以及数据整合为原则，将医疗数据进行汇总，建立数据中心，实现院内的信息共享和互联互通。

医院数据中心提供历史数据的抽取、去重、合并、清洗、转换和集成整合，提供历史数据的标准化、规范化和结构化处理。提供实时消息的集成整合，提供集成平台业务调研和消息分析服务，提供消息的标准转换服务，提供自动化消息集成处理功能。

医院数据中心管理配置，提供主数据管理功能，提供数据中心图形化监控管理功能，提供数据平台配置的动态修改调节，提供对数据中心的图形化管理、配置和维护功能，包括集群的管理监控、数据采集核对，支持知识库维护等，为运维人员提供易于操作的管理工具，方便前期的实施部署和后期的运维管理。

基于医院数据中心的应用包括临床数据视图、运营平台、医院决策支持、临床辅助决策系统、支持各类评级统计数据的监管维护。

（八）新兴技术应用

1. 新兴技术应用概述

在数字化时代的背景下，随着科技边界的不断外延，新兴技术不断涌现，运用新兴技术打造更加丰富智能的医疗应用场景，提高医疗质量、打磨医疗服务、精细医院管理，成为医疗信息化发展的重要环节。"云大物移智"是新兴的五个重要技术，分别指云计算技术、大数据技术、物联网技术、移动互联网技术、人工智能技术。

2. 新兴技术应用主要内容

物联网技术目前已经在医疗行业进行广泛的应用。通过物联网技术，运用 RFID 标签实现对患者衣物、病房被服、各类内窥镜、医疗仪器等进行数字化表达，采集他们的各类信息及状态，满足智慧化管理的需求。

（1）智能被服系统

智能被服系统将 RFID 标签缝制在织物之上，借助智能自助更衣系统设备，实现医务人员的自助领衣、更衣，住院患者的自动被服领用，对所有织物进行统计、清点的数字化管理，领用、回收、清洗、存储全流程自动识别。

（2）内窥镜洗消追溯系统

在每个内窥镜上粘贴或捆绑 RFID 标签，实现对内窥镜的电子记录。在整个洗消过程中，人、物、洗消环节均实现互联互通，构成完整的清洗、漂洗、消毒、终末漂洗、存储的闭环。通过数字大屏实时显示每条内窥镜的清洗流程及清洗人员，动态掌握当前内窥镜的洗消情况。

（3）智能药柜系统

智能药柜分布在各个病区、护士站使用，实现楼层备用药、抢救药物、管制毒麻药品和高质耗材的智能管理。药品调剂时自动检测抽屉内药品属性，抽屉药盒引导灯智能指引精准拿取药品，感应盒盖自动记录取药操作。

（4）智能输液监控系统

智能输液监控系统实现医护人员对病人输液状态及呼叫状态的实时监控，通过大屏显示病区全部床位的输液情况，如有输液中止、输液量低于警戒值，滴速超过设定值等异常情况时会及时报警，使输液过程更加智能，减少医护人员的工作量，保障医疗安全。

（5）医疗废弃物管理系统

医疗废弃物实时定位系统根据医院医疗废物回收实时定位的需求，在实时定位路径上部署定位器，当 RFID 标签移动该位置时被定位器激活并获得位置信息，通过部署物联网模块的无线接入点（access point，AP）将信息上传，在医疗废物管理系统中进行实时显示，为医疗废物的全闭环全路径管理工作提供有效的技术保障。

（6）院内导航系统

院内导航系统为采用互联网、蓝牙定位等新兴技术，为患者提供与就诊流程相结合的医院内场景导航、路径规划和模拟导航等服务，节省患者院内就诊时间，提升患者的就医体验。

第二节　中医临床决策支持系统

一、临床决策支持系统概述

（一）临床决策支持系统发展历程

临床决策支持系统（clinical decision support system，CDSS）是通过应用信息技术，综合分析医学知识和患者信息，为医务人员的临床诊疗活动提供多种形式帮助，支持临床决策的一种计算机辅助信息系统。CDSS 的研究最早开始于 20 世纪 50 年代末，当时的研究是医学专家通过推理引擎，将临床经验和专业知识有机结合后形成知识库，利用模式匹配及逻辑推理方式，为临床提供诊断推荐。到 20 世纪 70 年代中期，世界上第一个临床决策支持系统（MYCIN）在美国斯坦福大学研发完成。MYCIN 根据输入的检验信息，自动识别病菌与抗生素，协助医生诊断及治疗细菌感染性疾病。此后，不同功能特色的临床决策支持系统相继出现，如美国哈佛大学的 DXPLAIN，匹兹堡大学的 Internist-I、犹他州立大学的 ILIAD 等。

我国在 20 世纪 70 年代末开始了临床决策支持系统的研究，自 2014 年才开始快速发展，当时大多数停留于以知识库应用为主的阶段。近年来，一系列的国家政策指引推动了中医临床决策支持系统的建设发展，特别是国务院发布的"十四五"中医药发展规划中指出，中医智能辅助诊疗系统的研究与实践是推进中医药发展的重要支撑。中医的临床决策支持系统除包含西医的所有元素外，还应具有中医特色，体现在对于中医辨证辨病的支持、对于异病同治的辨别以及对中医诊疗方案的制定起到推动和引导作用。中医临床决策支持系统绝不简单地等同于中医知识库，建设临床决策支持系统的核心，一是决策；二是支持。从中医"理法方药"的角度，中医决策的内容有三个方面：第一是如何根据病人的症状、体征确定证型；第二是如何根据病机确立合适的治则治法；第三是如何根据治法组方用药。

（二）临床决策支持系统建设现状

2018 年前后，在电子病历系统应用水平分级评测等政策引导下，作为医院信息化建设高级阶段的"必选项"，临床决策支持系统建设迎来新一轮的发展高峰；在建设应用中，医疗质量的监管要求、提高医疗诊治水平、有效降低医疗差错发生率、提升临床效率等都成为医院临床决策支持系统建设发展的内在驱动力。

特别是 2023 年 7 月，国家卫生健康委办公厅印发了《医疗机构临床决策支持系统应用管理规范（试行）》，在智慧医院建设中占据重要地位的临床决策支持系统（CDSS）迎来了规范性文件。

中医临床决策支持系统的研究需要克服中医临床思维计算机模拟转化、中医临床术语标准化、临床数据质量参差不齐等先天问题。对中医临床病历中的结构化、半结构化、自由式文本进行分类挖掘分析，将中医理论、基本概念以及其内在之间的关系形成医学本体，结合人工智能模型，自然语言处理、机器语言学习等，形成面向医生、患者的个体化中医知识图谱，应用于临床各场景。

（三）临床决策支持系统分类

1. 按照技术原理分类

从技术原理角度来看，临床决策支持系统分为以下两类：

（1）基于知识库的临床决策支持系统

通过建立可模拟相关领域专家诊疗思维的计算机程序，采用条件判断规则模式来存储使用专家诊疗经验，从而为临床医师提供医学知识检索、辅助诊断推荐及治疗建议。但是该类系统只能基于规则进行临床指导与评估，无法针对个体的实际情况进行准确的差异化挖掘分析。而系统的规则都需要人为不断补充与更新，造成系统更新维护烦琐和缺乏时效性。

（2）基于非知识库的临床决策支持系统

基于非知识库的临床决策支持系统从历史临床数据中分析挖掘信息，从而提供鉴别诊断、临床诊疗方案、治疗方式等。在数据采集中集成了电子病历，使系统提供的临床决策支持更符合不同临床科室医师的临床诊疗行为习惯。该类系统的数据样本不断增加可以有效地提高推荐方案的质量和完善度，因此临床病历样本数据的数量和质量是影响此类临床决策支持系统所提供决策方案准确性和完善性的最重要因素。

2. 按照使用时间分类

在临床决策的过程中可以分为诊前决策、诊中决策、诊后决策。

3. 按照使用场景分类

传统决策用于医生诊断、治疗，随着近年来临床决策支持系统的建设发展，应用向纵深发展，从单纯的诊断决策、诊疗决策、知识库检索拓展到合理用药、影像诊断、预后判断、病历质控、导诊服务、随诊提醒等涵盖临床、管理、患者服务应用场景。

二、中医临床决策支持系统的构建方法

（一）基于知识库的构建方法

1. 临床知识库的形成

临床决策支持系统中的一个重要元素是基于临床经验及经典医案建立的临床知识库，它应涵盖疾病、药学、检查、检验、循证医学文献等全方位知识，同时，通过大数据和人工智能的技术手段，将院内历史病历中诊疗过程中的知识纳入进知识库，形成了适合医院的自主知识库。中医临床知识库的形成主要包含医药古籍、中医临床案例、名老中医专家经验等已有的中医临床诊疗经验形成中医临床知识库。

2. 医学规则库构建

（1）医学规则库构建概述

医学规则库来源于国内外最新的临床指南、研究成果、权威的教科书、政策文件以及行业标准规范，使用并沉淀临床知识库的同时，结合医院的实际临床诊疗路径，梳理医学知识条目，定位临床诊疗中的决策点，生成医学规则内容。

利用计算机推理和解释使用临床知识库中各种类型的医学规则内容，通过结构性断言（术语和事实）规则触发推理引擎，可以对新病例给出诊断建议并进行相关评分以明确病情，形成临床辅助诊断规则库；通过推导和演绎规则触发推理引擎从而提供与当前患者病情相似的疾病治疗原则与诊疗方案，并对患者的病情描述、临床用药、检查结果、检验结果等相关临床处置措施进行合理性判断，从而形成临床辅助诊疗规则库；通过操作断言（完整性约束、条件、授权）规则触发推理引擎对不符合诊疗规则的医疗处置进行预警提醒形成临床预警提示规则库。由于不断增多的临床医学规则，需要通过建立临床医学规则引擎对规则库进行管理和维护，临床医学规则引擎结合临床知识库可以提供多项临床决策支持功能。

1）规则获取：构建基于规则的系统首先要解决的问题是如何让计算机"理解"规则。人类可以使用自然语言灵活地表达规则，但当前的人工智能和软件系统还无法像人类一样交换信息，那么将人所理解的规则进行分析、归纳、整理输入到系统中就成了最基本的方式。为了保证业务逻辑的一致性与完整性，在系统中使用形式简单、语义明确且严谨的语言描述业务规则成为必然的选择。一般来说，规则的表述需要符合基于一定语法及其包含的全部要素组成的规则描述语言。

2）规则的表示方法：根据国内相关学者的研究发现，针对规则类知识表示方法主要采用逻辑表示法、产生式表示法、框架表示法等。

逻辑表示法主要使用命题逻辑和谓词逻辑描述事实，根据已有事实推出事实。利用逻辑公式，能描述对象、性质、状况和关系，主要用于自动定理的证明。最常用的逻辑表示有命题逻辑和谓词逻辑。

产生式表示法又称为"产生式规则表示法""规则表示法""IF-THEN 表示"，是基于美国数学家波斯特（Post）在 1943 年提出的"产生式"概念发展出的一种知识表示方法。

框架表示法（Frame Representation）是基于美国人工智能学者明斯基（Minsky）在 1975 年提出的"框架（Frame）"理论，是一种用于描述对象属性的知识表示方法。

3）规则的实现形式：规则表示方法需要结合程序语句或者描述语言等将业务规则以计算机可以执行的方式进行呈现。规则的实现形式就是指用一套约定的符号将规则编码成计算机可以直接识别，并能够系统、正确地利用和管理的数据结构。规则的实现形式从编码类型来说可分为指令式编码方式和声明式编码方式。指令式编码主要使用指令式的"IF THEN""DO WHILE"语句来表示规则。声明式编码采用决策表、决策树、规则模板等表达格式。

（2）规则的存储和管理

业务规则在系统中集中存储信息后形成规则库，独立于应用程序。规则库从字面上看就是数据库中用来存放规则的集合。原有系统中的应用规则主要是通过原生编程方式直接使用程序设计语言实现，但随着企业对于信息系统业务变更及时性要求越来越高，传统信息系统代码进行修改的方式并不能及时更新业务规则变化，规则引擎的出现实现了程序维护和业务规则维护的分离，而规则库是规则引擎的基本组成部分，用于集中存放规则。

（二）基于非知识库（机器学习）的构建方法

1. 基于非知识库（机器学习）的构建方式

对于医院存在的大量历史非结构化病历数据，并不能直接应用于临床决策支持系统，需要利用自然语言处理（natural language processing，NLP）技术，通过机器学习中医病历内容：病案首页、病历文书、临床诊断、检查报告、检验报告、病理报告、治疗医嘱、药品医嘱、手术医嘱等，完成对非结构化中医病历分类、理解形成结构化临床病例模型的过程。对结构化临床病例模型采用大数据人工智能技术以数学方程式表达规律,展示结构和关系,用图谱的形式加以呈现,形成医疗知识图谱。医疗知识图谱是医疗人工智能的基础,通过医疗知识图谱发现潜在的医学逻辑联系服务于临床决策支持系统。通过神经网络算法学习历史病历结合当前患者的电子病历信息训练出模型,采用深度学习技术对医疗知识图谱、患者病例、训练模型进行深度学习,根据患者的病史和症状,通过智能推理,为医生提供辅助诊断支持,实现预测新病例的疾病诊断,给出诊断、诊疗、药品、手术等方面的判断,同时,可以查询获取诊断、药品、手术等的医疗知识库相关的信息,以及相似病例,全方位提供患者可用参考信息。临床决策支持功能要求,见图7-3。

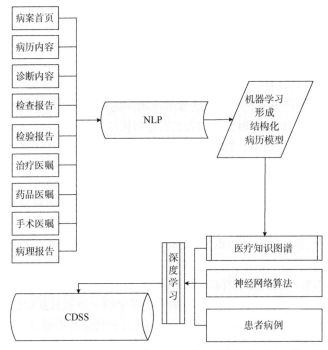

图 7-3 利用机器学习采用人工智能技术建设临床决策支持系统

2. 技术选择

利用 NLP 技术获取可识别字段,NLP 技术的中文分词、词性标注、句法分析、指代消解、语义分析等可以将电子病历文书的信息提取转化为结构化元素数据,实现非结构化的历史住院记录及门诊记录转化为结构化的病历模型如现病史、既往史等机器深度学习的基础病历模型。

三、中医临床决策支持系统应用场景与实例

中医临床决策支持系统使用数据采集、数据清洗等自然语言处理、机器语言迭代学习,算法、模型构建等技术,通过与集成平台、数据中心集成,形成数据标准化管理子系统、数据归集引擎子系统、数据主索引子系统、数据存储与维护子系统、数据安全策略配置子系统、数据核对与监控子系统、数据应用子系统。通过大数据人工智能的技术手段,将院内历史病历中一些诊疗过程涉及的知识,梳理成术语,形成适合本院特有的知识库体系。

(一)辅助临床诊疗

在辅助临床诊疗方面,通过治疗方案、伴随疾病治疗方案、病情联想分析、量表辅助计算、评估历史查看、术前核查分析、中医辨证施治诊疗方案推荐,疾病推荐模型本院个性化适配、危重疾

病推荐、中医辨证推荐、既往疾病推荐、既往史集中查看、疾病发现、检验检查报告解读、辅助回填等功能,帮助医生尽早了解患者整体综合情况。通过使用疾病推荐等模型有效缩短确诊时长,提高医生工作效率;相对精准的诊断推荐,缩短了患者的等待时间,改善了患者的就医感受。

(二)临床预警提示

临床预警提示,通过配置检验危急值、药品配伍禁忌等相关规则,设定程序预警点,各个业务系统则根据规则在下达医嘱、申请单开立、下达诊断等场景下,进行必要的预警提示,从而避免临床出现不合理处置、不合理用药、医疗任务疏漏等情况或涉及患者安全问题的发生,从而提升医疗质量,保障患者安全。系统为预警规则提供配置和管理工具,方便医院根据自身情况维护;对临床诊断进行合理性判断;对临床用药进行合理性判断;化验单回报触发相应规则;检查医嘱合理性判断。

(三)临床知识库

根据临床数据类型及数据来源,通过大数据计算方式进行病历文书归集,对全量数据进行抽取、清洗、加工、标准化等处理,为后续的机器学习及病种分析提供数据支持。构建形成中医病证库、饮片知识库、中成药知识库、辅助检查知识库、循证医学知识库等临床知识库,方便临床诊疗工作中使用。同时,形成疾病知识图谱和词云。

(四)合理用药

西药标准库的基础上,补充含毒性成分的中成药、中药饮片、中药饮片配伍禁忌等中医特色知识。针对药品的剂量、禁忌证、过敏史、诊断、给药途径等制定审核规则,从多角度把控临床用药。当医生开立处方或医嘱进行保存时,合理用药规则库首先自动进行拦截处理,医生根据规则进行用药调整;处方前置审核则通过药师、医师的互动,医生用药不合理时药师直接线上干预,处方返回医生重新调整进行实时审核。同时提供药品说明书、药典信息等相关药品信息的查阅功能。

(五)单病种大数据决策分析

支持借助时间序列、逻辑回归等数据挖掘算法,实现基于特定单病种的分析和预测,包括疾病危险因素分析、再住院率分析、再手术率分析、预后分析、不同治疗措施干预分析以及基于疾病的各种门诊量、住院量、手术量等多维指标预测分析。

(六)病历内涵质控

病案质量是医院医疗质量的核心环节,病案质量控制在病历时限质控、格式质控的基础上,关注专科、专病等病历内涵,成为医院医疗质量管理的重点。病历内涵质控主要针对临床病证、诊疗行为质控,包含书写前预警和书写时提醒,基于患者真实病情记录、临床诊治行为,为临床医师及质控人员提供首页编码推荐、书写问题预警、书写内涵提醒、推荐问题病历、推荐质控结果、辅助质控员、监控质控结果等功能。

第三节 智慧中医院

一、智慧中医院内涵

智慧中医院建设是以电子病历为核心,以智慧服务建设为体现,在此基础上以智慧管理实现医院精细化管理。同时需要以总体国家安全观为统领,建立涵盖网络数据和个人信息安全的国家网络安全空间保障体系。智慧中医院信息化建设要按照网格化布局,总体规划,分步实施、全面推进一体化管理,构建形成与高质量发展相一致的医疗、服务、管理"三位一体"的智慧医院。

(一) 智慧中医院核心与要义

在智慧医院三位一体的建设标准中,以电子病历为中心的智慧医疗建设是里面最基础和最重要的内容。智慧医院的核心与要义,可分为3个方面:①智慧医疗中电子病历建设的核心是推进医疗质量安全的有效应用与落实,这是推进医疗质量安全持续改进的核心内容;②智慧服务以推进信息技术与医疗服务融合发展,提供患者的全流程智能化服务为核心;③智慧管理建设的核心是促进临床业务活动与经济活动的深度融合,这里的经济活动涵盖效率成本,以及由此而产生的临床业务活动的资源配置等相应的与临床活动相一致的经济活动的内容,同时鼓励探索适应专科特色发展和适应医院创新能力发展的精细化管理。

(二) 智慧中医院业务范围

智慧中医院建设需按照整体规划、分步实施的原则,逐步推进医院的信息化建设。最终目标是:以"电子病历"为核心,推进门诊、住院多系统功能优化和流程再造的智慧医疗建设;以"智慧服务"为抓手,多途径提升患者自助化、智能化、扁平化智慧服务要求;以"智慧管理"为方法,切实为职工办公、成本核算等多样化需求提供便捷渠道和精细化管理;以"智慧医院"为方向,开展高水平医院信息化建设多轮业务需求与系统功能论证;以"数字健康"为指导,形成医院运营、管理、科研全方位数据支撑服务。

通过推动"互联网+"、5G、人工智能和大数据等新一代信息技术与医疗应用深度结合,引领电子病历、智慧服务、智慧管理"三位一体"的智慧中医院建设新趋势,打造现代医院服务管理新模式,支撑公立医院高质量发展。最终以智能开放平台为基础,实现医护患一体化、临床科研一体化和运营管理与区域医疗系统,达到电子病历、智慧服务和智慧管理分级评估高水平级别的要求。

1. 智慧中医医疗业务范围

中医电子病历是智慧中医医疗建设里最基础和最重要的内容。中医电子病历智慧医疗涉及临床工作,从医嘱处理、检查检验、病历处理、护理管理、病人管理、知识库、处方管理、申请单、手术麻醉、监护管理、用血管理、用药处理、病历质量、数据安全和系统安全的15个业务领域,涵盖病房医师、病房护士、门诊医生、检查科室、检验处理、治疗信息处理、医疗保障、病历管理、电子病历基础和信息利用的10个角色,39个大项目,细项291个。

其中39个大项目明细按角色分类如下:①病房医生角色:医嘱处理、检验申请、检验报告、检查申请、检查报告、病历记录和医疗知识库;②病房护士角色:医嘱执行、护理记录和患者管理与评价;③门诊医生角色:处方书写、检验检查申请、检验检查报告、病历记录和医疗知识库;④检查科室角色:申请与预约、检查记录、检查报告和检查图像;⑤检验处理角色:标本处理、结果记录和报告生成;⑥治疗信息处理角色:治疗记录、手术预约登记、麻醉信息和监护数据;⑦医疗保障角色:血液准备、配血与用血、门诊药品调剂和病房药品调剂;⑧病历管理角色:病历质量控制;⑨电子病历基础角色:病历数据存储;电子认证签名;病历数据访问控制;系统灾难恢复体系;⑩信息利用角色:临床数据整合、医疗质量控制和知识获取管理。

2. 智慧中医服务业务范围

面向患者的智慧中医服务涵盖患者的全程服务和基础与安全5类17大项133个细项。通过智慧中医服务的建设,多途径提升患者自助化、智能化、扁平化,智慧服务要求充分践行"患者少跑路、信息多跑路"的服务理念,通过诊前咨询预约、优化诊中流程、搭建诊后沟通渠道,显著提升患者体验,真正做到"足不出户看中医"。

其中 17 个大项按照 5 个类别明细如下：①诊前服务：诊疗预约、急救衔接和转诊服务；②诊中服务：信息推送、标识与导航和患者便利保障服务；③诊后服务：患者反馈、患者管理、药品调剂配送、家庭服务和基层医师指导；④全程服务：费用支付、智能导医、健康宣教和远程医疗；⑤基础与安全：安全管理和服务监督。如图 7-4 所示。

3. 智慧中医管理业务范围

智慧中医管理业务涵盖医疗护理管理、人力资源管理、财务资产管理、设备设施管理、药品耗材管理、运营管理、运行保障管理、教学科研管理、办公管理和基础与安全 10 个工作角色，33 个管理的业务内容，如图 7-5 所示。这是涵盖评价内容最多的一项智慧医院建设的内容。

其中 33 个管理业务项目按照 10 个角色明细如下：①医疗护理管理：医疗护理质控管理、医疗准入管理、医院感染管理与控制、不良事件管理和和

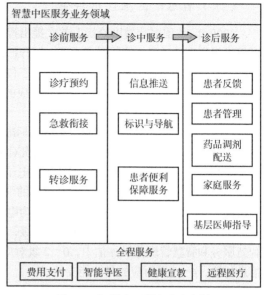

图 7-4 智慧中医服务业务领域

谐医患关系；②人力资源管理：人力资源规划、人事管理和人员考核与薪酬管理；③财务资产管理，医疗收入管理、财务会计、预算管理和资产账务管理；④设备设施管理：购置管理、使用运维管理、质量管理和效益分析；⑤药品耗材管理：药品耗材遴选与购置、库存管理、消毒与循环物品管理和监测与使用评价；⑥运营管理：成本控制、绩效核算管理和医疗服务分析评价；⑦运行保障管理：后勤服务管理、安全保卫管理、医疗废弃物管理、楼宇管控和信息系统保障管理；⑧教学科研管理：教学管理和科研管理；⑨办公管理：协同办公管理和档案管理；⑩基础与安全：基础设施与网络安全管理。

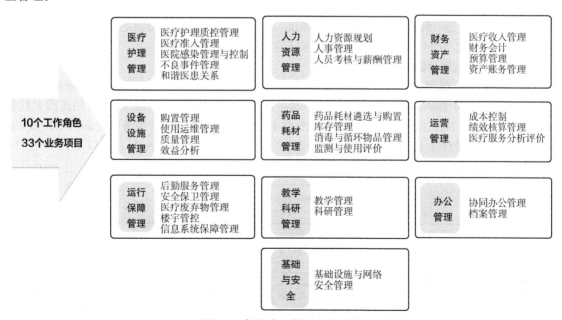

图 7-5 智慧中医管理业务领域

（三）智慧中医院评价模型

2009 年，美国医疗健康论坛上首次提出智慧医院，其目标是将信息技术广泛应用于医院各科室，以促进提高医疗质量、控制医疗成本、提升患者满意度，涵盖疾病预防、治疗、康复和保健全过程。我们以电子病历、智慧服务、智慧管理"三位一体"的智慧中医院建设为目标，全面建设深度支撑引领创新医院全方位业务应用，来制定相应的智慧中医院的评价体系。

1. 智慧中医院评价模型

智慧中医院的评价模型按照三个评估标准，根据不同应用水平分为三个层次：数据采集、信息共享和智能支持，如表 7-1 所示。三个层次对照电子病历的分级评价有 9 个等级，0～8 级；智慧服务和智慧管理均有 6 个等级，0～5 级。在电子病历分级评估中，数据采集对应电子病历的 0～3 级，目标是实现日常临床工作中手工记录表单的电子化，即将操作记录录入计算机；信息共享对应电子病历的 4～6 级，目标是在手工记录转化为电子记录后，能够通过网络在相应的协同部门间进行共享和协同；智能支持对应电子病历 7～8 级，目标是实现知识库支持和综合信息判断自动警示。在智慧服务和智慧管理分级评估中，0～2 级对应的是初级阶段数据采集，3 级对应的是多部门共享的信息传输，4～5 级对应的是智能支持。

表 7-1　智慧中医院评价模型

对应功能	应用水平对应的不同层次		
	数据采集（数据进入计算机）	信息共享（网络数据传输、信息多部门共享）	智能支持（知识库支持、综合信息判断、自动警示）
电子病历	0～3 级	4～6 级	7～8 级
智慧服务	0～2 级	3 级	4～5 级
智慧管理	0～2 级	3 级	4～5 级

智慧中医院分级评估模型中，每一级别在各层次之间并没有明确的划分，且均相互交叉。评估模型是从功能、范围、环境和安全 4 个维度展开，采用定量评分和整体分级的方法，综合评价中医院信息系统具备的功能有效的应用范围、技术环境与信息安全。

2. 智慧中医院评分细则

智慧中医院分级测评的评分细则涵盖三个内容：功能评分、有效应用评分和数据质量评分。所有评价的项目分为基本项目和选择项目，其中基本项目是一票否决项，要求应用范围要达到 80% 以上，选择项目要求应用范围要达到 50% 以上。智慧中医院每一个等级中达标的项目数（基本项+选择项）整体上均要求不低于全部项目的 2/3，数据质量指数在 0.5 以上，如图 7-6 所示。

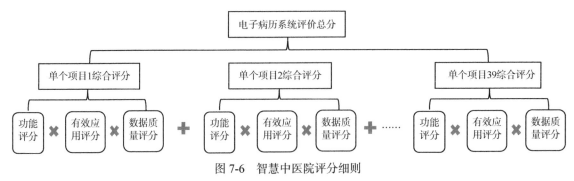

图 7-6　智慧中医院评分细则

以血液管理为例对智慧中医院的评分细则进行解读，血液管理是电子病历分级评估 15 个业务领域中的业务领域，它对应的评价项目是血液配血与用血，对应实现的信息系统是输血管理系统。输血管理系统功能包含：医生开立申请—血库审核—交叉配血—血库发血—血袋接收—输血开始—血袋回收—输血结束，实现了输血流程的全闭环管理，形成了从临床医生到血库到护士的有效闭环。此内容是电子病历关于血液管理考察的功能应用，实现了功能之后有效的应用范围。血液管理作为基本项，有效应用范围要达到80%，应用范围是按医院近6个月产生的输血总人次，在系统里面的输血人次的比例要大于80%，如果小于80%，就是一票否决项，则这项的功能得分和有效应用评分均为0分。如果达到了80%以上，下一项评价是数据质量，数据质量需从一致性、完整性、符合性、整合性和及时性4个方面进行考核，如表7-2所示。一致性和整合性是考核数据应用的规范性和操作的完整性。数据的完整性则是以库存血液的库存记录为例，要求库存记录涵盖血液的入库时间、出库记录和操作人员，只有具备了这三项属性，才能够达到血液记录的完整性。数据的及时性是根据医疗相关记录过程中的逻辑时间和逻辑关系来考核执行过程的及时性，比如血液的入库时间一定要小于出库时间，出库时间一定要小于输血时间。通过该功能80%的有效应用以及数据质量的考核，在血液管理的业务领域里，这项评价项目才能够达到相应的分值，即满足电子病历评价的要求。

表7-2 血液管理评分内容

项目序号	工作角色	评价项目	有效应用评价指标	数据质量评价指标
27	医疗保障	血液准备	按输血人次比例计算	按血液记录数据中符合一致性、完整性、整合性、及时性要求数据的比例系数计算
28		配血与用血	按输血人次比例计算	（1）血液库存记录时间项目完整性 （2）血液库存记录与医疗相关记录时间项目符合医疗过程的逻辑关系配血记录与用血记录相关时间项目符合医疗过程的逻辑关系

二、智慧中医院实施路径

　　智慧中医院建设过程中不但需要参考智慧医院的顶层设计框架、实施路径及评价体系，同时需要结合中医特色循序渐进、科学发展，尊重信息化发展规律，勇于探索有所突破；保持信息化发展战略的稳定性；先试点推广，以点带面，逐步完善，最终促成智慧中医院实践落地。

　　智慧中医院建设目标是提升人民群众的满意度，为医院高质量发展，中医药事业的传承和创新提供有力支撑。最终将中医院建设成具有中医特色的服务医生、护士、患者和管理的高水平智慧医院系统、一体化中医医疗信息共享服务体系和数据共享交换标准体系。

（一）建设智慧中医院存在的问题及技术难点

　　智慧中医院建设需顶层规划，在建设方面存在很多挑战，存在顶层设计缺失、系统间缺乏统一标准导致难以有效整合、互联互通困难等问题。因此在构建智慧中医院总体框架时，需总体规划、分步实施、全面推进一体化管理模式。

　　同时，由于智慧服务总体建设水平不高，且中医院药品调剂和煎制流程均与西医院药品流程不一致，建设过程中需要以患者为中心，重塑服务全流程和管理全流程，实现患者诊前、诊中和诊后的全流程闭环管理。

　　传统中医院管理存在管理理念落后，管理制度不健全和医疗设备较难管理等问题，智慧管理建设不但要以提升医院精细化管理水平为核心提高中医院在信息化和信息管理方面的投入；也要完善医院管理流程和制度，加强信息化人才和团队的全面建设，最终实现提升医院管理精细化、智能化、数字化水平的目标。

（二）以"中医电子病历"为核心推进智慧医疗建设

智慧医疗要以建设中医电子病历为核心的智慧医疗工作为抓手，实现全流程高效智能闭环和高级医疗决策支持，全面提升临床诊疗工作的智慧化程度。建设重点如下：①一体化医生工作站，将医嘱录入、病历书写、院感上报、临床决策支持等系统进行联通，实现全业务流程的电子化和智能化。②基于信息平台及临床数据存储库（clinical data repository，CDR）的患者360°全息视图，构建以患者就诊记录为主线，以医疗过程数据为核心的患者360全息视图，方便临床医护人员全面了解患者当前及历史病情。③护理智能化管理，支持多种数据的直接引用，各类结果的辅助评分，给护理工作带来了极大的方便的同时，保证医疗安全。④数字化闭环追溯系统，实现闭环流程各节点执行情况的实时追踪。⑤临床辅助决策，对临床行为进行预警，如药品用量，检验异常结果等，有效提高临床的诊疗质量及安全，提高管理的科学性和准确性，进一步提升患者的就医满意度。⑥药学审方，通过事后点评、住院医嘱审核、药物监测和电子药历等，最大限度的保证用药安全。

在此基础上，采用物联网感知等技术进一步实现智慧中医病房的建设，构建智能被服、智能输液和智能药柜等系统，实现各环节的智能监控和预警，给病房护士工作带来了极大的方便。同时，建立多学科联合会诊（multi-disciplinary treatment，MDT）平台，以患者数据服务为核心，构建统一的患者数据整合视图，为医生提供统一、高效的多学科会诊和协作应用，并实现多场景、多终端下的MDT应用模式。最后，实现临床科研分析平台的建立，以研究方案为驱动，面向专病的诊疗特点，基于机器学习的病历自然语言处理构建专科数据集，形成专病子队列以开展不同研究方向的课题。

（三）以患者服务为核心推进"互联网+"智慧中医药服务建设

智慧中医院服务要始终以患者为中心，全面提升医疗服务能力，通过信息化手段优化医疗业务流程，提高医疗服务质量，从患者服务全流程和医、护、药等方面，打造高品质的便民惠民医疗服务体系。首先实现基于患者APP和微信小程序打造门诊全流程线上服务，实现从预约挂号、进院流调、院内导航、线上支付、医技预约、报告查询到快递送药的一站式服务。互联网+智慧中医药服务建设需为患者提供APP、微信小程序、自助机、复诊预约、候补预约、电话预约和分时段预约等多种预约挂号服务。医院现场部署数量充足的自助机，为门诊患者提供随时随地的自助挂号、自助交费、自助费用查询、检验报告自助打印和发票自印等服务。

"互联网+"智慧中医药服务建设还需通过信息化手段整合形成院内缴费信息、药品信息和患者物流信息数据流，实现患者药品的物流配送，节省了患者在院取药的等待时间。智能导诊、院内导航与就诊流程的深度融合，为患者提供基于移动端精准的院内导航服务，有效改善患者就诊体验。在此基础上充分利用中医远程会诊平台，建立中西医共同参与、全程协作的中西医联合会诊机制，为异地患者进行会诊，提出中医治疗方案，提升当地医院的中医救治水平，提升患者治疗效果和满意度。

（四）以精细化管理为目标推进智慧中医院管理建设

智慧中医院管理建设需以提升医院精细化管理水平为核心，构建形成了包含智慧办公、智慧运营的智慧管理体系。智慧办公需实现一站式的通知公告、员工服务、智能报账、人力资源和在线审批等流程，提高职工的工作效率。智慧运营，需以运营数据为中心，全面驱动管理工作精细、准确、协同、高效开展，实现现代化医院的智慧管理。同时，实现绩效考核指标数据一体化展示，指标维度需精确到院领导、主管部门、科主任、医生等维度，实现绩效考核数据的精确抓取。

(五) 以网络安全为基础推进智慧中医院基础设施建设

网络安全建设, 是智慧中医院业务系统、应用功能的底层支撑。在进行智慧中医院网络安全建设过程中, 需遵循《关于促进"互联网+医疗健康"发展的意见》和智慧中医院分级评估体系的要求进行智慧医院网络安全基础设施建设工作, 满足基础设施、安全管理、安全技术、安全监测指标, 上述指标中网络安全涉及方面如表 7-3 所示:

表 7-3 智慧中医院网络安全标准要求

指标要求	互联网医院	电子病历	智慧服务	智慧管理
安全管理制度	√	√	√	√
网络互联控制	√	√	√	√
防病毒		√	√	√
物理环境	√	√		√
权限管理			√	√
三级等保	√	√		√
应急预案	√	√		√
网络审计	√	√	√	√
数据容灾	√	√		√
安全加固			√	√
数据安全	√	√	√	√
物联网安全		√		
终端安全		√		
守时系统		√		
集中管控警告		√		
身份认证			√	
应用防护			√	

1. 安全体系建设

安全管理体系和安全制度建设, 是智慧中医院网络安全基础设施建设的指引和规范, 通过形成覆盖组织机构、人员管理、系统建设、系统运维、数据安全等多方面内容的完整安全管理体系, 明确组织机构与岗位工作职责, 细化审批流程与应用权限划分规则, 完善应急响应及演练机制, 定期开展培训, 并根据国家、行业规范和医院实际安全业务需求, 动态修订制度内容, 形成符合智慧中医院网络安全要求的管理体系。

2. 安全技术防护

为实现智慧中医院的智慧医疗、智慧服务、智慧管理和互联网诊疗等多方面需求, 在网络安全技术防护中, 首先要形成清晰的网络架构, 根据业务功能对核心域、业务域、互联网域、数据交换域等进行边界划分, 在制定网络互联和数据交互策略的基础上, 部署相应的安全防护设备, 实现数据容灾备份, 记录网络与数据审计日志, 构建防病毒系统, 完成数据传输与存储加密, 最小化数据暴露风险, 并通过定期进行安全设备优化、安全监控和风险加固以持续提升医院系统的安全性, 满足智慧中医院对医院内部系统、互联网服务功能以及区域医疗机构互联要求下的安全技术防护能力。

第四节　互联网中医院

一、系　统　概　述

（一）发展背景

互联网医院是医疗服务领域的一种新形态，在挂号结算、远程诊疗、咨询服务等方面进行了探索。2018 年，国务院办公厅印发《关于促进"互联网+医疗健康"发展的意见》，提出允许医疗机构开展部分常见病、慢性病复诊等互联网医疗服务，为"互联网+医疗健康"明确了发展方向。

（二）简介

互联网医院是互联网与医疗健康的融合，实现患者服务和医疗业务的互联网化，让患者通过互联网享受医院的诊疗服务，它是实体医院的服务延伸。目前互联网医院仅支持复诊患者，要在互联网医院就诊，患者首先得在实体医院看过病，有过病历，即互联网医院不能接待首诊患者，且只能接待慢性病、常见病的复诊患者，比如糖尿病、高血压等。医生通过图文、音视频方式问诊并做出诊断和建议。互联网诊疗模式，实际上是线上跟线下的紧密结合，满足患者多元化就诊的需求。目前互联网医疗服务快速发展，已成为我国医疗服务体系的重要组成部分。截止到 2023 年 12 月，全国已建成互联网医院 3000 余家。

（三）诊疗及管理规范

为规范互联网诊疗行为，提高医疗服务效率，保证医疗质量和医疗安全，国家卫生健康委员会和国家中医药管理局先后组织制定和发布了《互联网诊疗管理办法（试行）》、《互联网医院管理办法（试行）》和《远程医疗服务管理规范（试行）》。相关规范对"互联网+医疗"进行了分类管理，针对利用互联网技术开展诊断和治疗的核心业务出台了相应的配套管理办法，明确了互联网医院和互联网诊疗活动的准入程序和互联网医院的法律责任关系。

医院开展互联网医院业务，按《互联网诊疗管理办法（试行）》《互联网医院管理办法（试行）》的要求管理、开展和执行。遵守开展业务活动规则，保证医疗质量和医疗安全。

二、系　统　构　成

互联网医院开展的主要业务有在线咨询、在线复诊、结算与物流配送、互联网监管等，以及基于互联网的患者服务应用。

（一）在线咨询

支持初诊、复诊患者的在线咨询，医患问诊方式支持图文、语音、音视频，并可将音频转译成文字在线阅读。医生可以根据患者的病情描述和问诊，向患者提供诊疗建议，不形成医疗文书。

（二）在线复诊

支持复诊患者在线复诊，医患之间支持图文、语音、音视频的问诊。同时，医生能够在线查看患者历史诊疗记录，如患者的在院健康档案，为患者开具诊断、调剂处方，在必要情况下，可以为患者开具检查、检验单据。根据患者病情，为患者提供转线下就诊服务。问诊结束后，患者可在线进行支付，医院进行处方的审方和安排物流的配送。

1. 在线复诊

支持复诊患者在线选择就诊科室、专家，问诊方式支持图文、语音、音视频，并可将音频转译成文字在线阅读。在问诊前，患者填写并提交与个人有关的病情资料，以文字描述或者上传图片、文件的方式，如症状、病史、过敏史、个人健康行为特征等。也可以采用填写预问诊表单的方式进行信息采集，对于填写的表单医生可以调阅和引用。

2. 复诊患者的实名就诊

患者发起在线复诊时，需要对患者进行实名认证，认证内容有以下几种：

（1）复诊身份验证

患者复诊身份验证，如是否在规定时间范围内在医院有就诊记录、是否在就诊科室有就诊记录。

（2）就诊人实名认证

确认选择的就诊人与问诊人为同一人，如采用人脸核验的方式进行身份验证和实名挂号。

只有在以上两个判断节点通过后，患者才能顺利挂在线复诊号。

3. 一体化医生工作站

医院可以通过不同的、适用不同环境的医生站，为患者提供服务，如手机端的 APP，基于互联网的 WEB 医生站，医院院内医生工作站，实际上是线上、线下数据的互联互通，线上、线下诊疗一体化。

1）医生可以调取患者在院的历次就诊记录，如挂号、病历、开单、检查检验报告等。

2）结合当次问诊情况，书写诊断、病历。

3）医生引用患者历史处方，调方或开具新的处方。

4）医生为复诊患者开具检查、检验申请单。

5）医生开单完成后需要电子签名（实体 UKEY 签名或移动协同签名）。

4. 药品审核

医生开具药品处方时，医院审方系统支持前置审方，对处方的合理性进行审核。审核通过后生成处方记录，审核未通过，处方则会被驳回，开单医生需要修改处方后再次提交。

5. 患者线上线下转诊业务

在复诊诊疗过程中，医生确认患者有来院复诊的需求，可以通过系统为患者预约线下就诊，如通过线上复诊预约的方式。

6. 互联网复诊中的中医特色

（1）舌象信息采集

在问诊前或问诊过程中，需要采集和上传患者的舌象照片，以满足中医四诊中"望"诊需求。

（2）中医门诊病历

支持标准化的中西医诊断名称、中医病名分类、中医证候分类；支持辨证依据、治则治法中医元素信息录入；支持中医四诊（望、闻、问、切）元素信息录入。

（3）中医药处方

支持中药方剂的录入；中药脚注，如先煎、后下等；中医特色模板：中医经典处方、协定处方，特殊方药。

（三）结算与物流配送

1. 在线结算

支持互联网复诊患者的费用在线支付，包括挂号在线支付，医生开单的在线支付。结合当地医保政策，选择支持医保患者的在线支付方式。

2. 物流订单

支付完成后，患者可在线选择不同的物流公司下单配送，填写物流配送信息，物流配送地址采用结构化格式。订单完成后，可在线实时查询物流信息。

3. 药品交接与物流配送

1）已缴费的处方订单，药房可以按不同的物流公司集中筛选打印清单、打印处方、门诊病历和进行系统发药处理。

2）药房拣药完成后，与物流进行清单、实物的交接。

3）物流工作人员凭交接清单到收费处领取发票后，集中进行配送。

（四）互联网监管

1. 院内监管

互联网诊疗管理部门，对互联网诊疗的过程进行监督和管理，包括互联网问诊记录、患者评价以及药品的物流配送。

（1）订单问诊记录监管

对互联网订单进行管理，掌握订单详情，如订单时间、科室、医生、医患之间音视频、图文问诊记录。

（2）评价监管

对患者关于医生诊疗服务的评价进行管理，如医生的服务态度、效率和诊疗效果。

（3）物流监管

对物流的配送订单进行管理，包括物流配送的节点、目的地以及药品的接收情况。

2. 互联网监管平台

与当地的互联网监管平台对接，按监管平台数据接口要求，及时准确地上传诊疗数据。

（五）基于互联网的患者服务应用

互联网医院，作为医院服务的外延，共享院内系统资源，为患者提供各种便民服务，如处方的查询下载、门诊病历的查询下载、检查检验报告的查询下载、电子票据的查询下载、病案复印及配送、诊前预问诊、取药提醒、候诊提醒、住院登记与预交金、问卷调查等。

三、架构设计

随着医院业务系统及医疗设备数字化程度不断提高，部分关键系统特定时间负载过重，医院发展受制于 IT 基础设施。医院互联网信息系统在业务连续性、升级改造、容灾备份、安全防护、数据存储、数据治理、数据应用都面临着重大挑战。如果不能很好地解决这个问题，必将阻碍医院的信息化发展。本篇通过介绍互联网中医院架构设计以及典型样例来阐述对医院互联网中医院架构设计的方法。

（一）本地化架构设计

满足医院互联网化架构转变的需求，深化中医诊疗与互联网融合。搭建符合互联网化信息要求的支撑平台应遵循高可用性、高性能和高负载能力、高安全性和可靠性、灵活扩展性、高兼容性，经济性设计原则。

1. 本地化架构建设方案

本设计方案将微服务架构运行在超融合集群系统之上，通过超融合集群系统为微服务提供底层计算、存储、网络。互联网诊疗系统的计算集群将以虚拟机的形式实现，确保整套应用系统安全可用。互联网诊疗系统，基于容器化和 Kubernetes 技术，遵循 DevOps 理念，构建了互联网诊疗云生态服务体系的技术架构。该架构分为基础设施层（IaaS）、平台层（PaaS）和软件服务层（SaaS）。

基础设施层涉及 IDC、云服务器和硬件设备，采用高可用和分布式调度系统确保安全和管理。平台层是核心，包括开放式工具平台、数据中台、AI 中台和业务中台。开放式工具平台基于微服务架构，由开发、发布和运维平台组成，采用微服务框架进行产品开发。运维平台利用 Kubernetes 实现自动化运维，包括资源弹性管理和发布策略。

2. 基于超融合集群的互联网本地化架构设计

超融合架构（HCI）整合了计算、网络、存储和虚拟化技术，并含有缓存加速、数据重删、压缩、备份和快照等特性。该架构通过节点聚合实现横向扩展，形成统一的资源池。

本案例基于超融合集群的互联网本地化架具有冗余性、安全性、可灵活扩展以及高资源利用率、统一管理易维护、资源配置灵活等特性，满足业务连续性和数据长期保护。

超融合集群的互联网本地化架构平台，为整个互联网诊疗应用提供所需的计算资源池和存储资源池，将网络、计算、存储、软件服务整合为通用的融合节点，实现分布式计算架构部署，允许自由扩展，简化 IT 架构管理。互联网诊疗应用系统的计算集群将以虚拟机的形式运行在超融合集群中。超融合集群的互联网本地化架构设计如下图 7-7 所示。

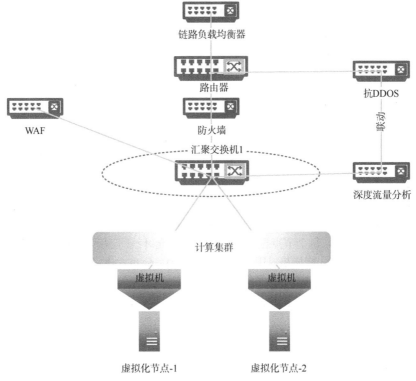

图 7-7　互联网本地化架构设计图

架构设计描述：

以某三甲中医院互联网诊疗应用系统部署至本地为例。某中医院超融合系统配置 3 个超融合节点，每个节点配置 2 颗 10 核心 2.2GHzCPU，196GB 内存，2 块 400GBSSD 缓存盘，6 块 2.4TB 硬盘。能提供 112 颗 2.2GHz 的虚拟 CPU，576GB 内存的计算资源和 21TB 可用容量的存储资源（14 台 8CPU 32G 内存 1.5T 硬盘的虚拟机）。超融合集群的互联网本地化架构设计见图 7-8。

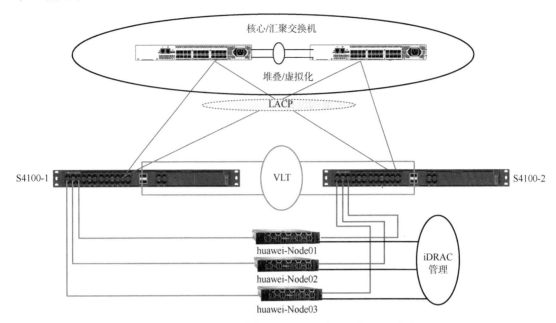

图 7-8 DMZ 超融合集群的互联网本地化架构设计图

3. 超融合集群搭建

以华为 FusionCube 超融合软件为例，建立一个简单、高效的集计算、网络、存储、虚拟化于一身的数据中心管理云平台。搭建方法如下。

（1）FusionCube 设备安装物理环境

3 个节点共 6U，两台交换机 2U 的设备。单节点电源要求：电源 2 路，每路 2000W 220~240VAC，C19/C20prower。

（2）网络环境准备

2 台万兆交换机，通过 4 个端口交叉互联组成 port-channel 与现网交换机互联，增加带宽及冗余性，模式为二层，透传 VLAN。每个节点至少需要两个万兆光纤线（连接到万兆交换机）及一个 100Mb 网线(iDRAC)(连接到 1000Mb 交换机，用于 iDRAC 管理)。分布式虚拟的共享存储与 VMotion 必须分开，此两个 VLAN 无须通过上链端口。

（3）启动 FusionCube 并 iDRAC 端口配置

将 FusionCube 网卡端口连接到 TOR 交换机。启动节点服务器，完成配置 iDRAC 管理地址。

（4）FusionCube 初始化安装

通过 FusionCube Builder，在服务器上安装 OceanStor Pacific、FusionCube Vision 等系统软件，完成节点的安装。

登录 FusionCube Builder WebUI。进入选择安装场景界面。选择虚拟化超融合基础设施 FusionSphere。单击"下一步"。进入发现服务器界面。FusionCube Builder 默认使用自动发现方式发现设备，即通过部署在设备中的简单服务发现协议（Simple Service Discover Protocol，SSDP）协议发现设备。关闭自动发现，将通过输入设备的 IP 地址发现设备。建议优先使用自动发现。

完成安装后，登录 FusionCube 以进行"系统初始化"调试。具体步骤如下：①点击"初始化"按钮。②确认端口绑定信息，见图 7-9。

（5）登录管理界面

登录查看系统校验和系统状态，如图 7-10、图 7-11。

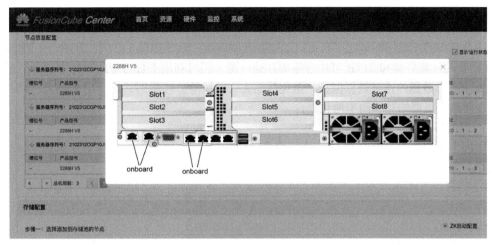

图 7-9 确认端口绑定信息

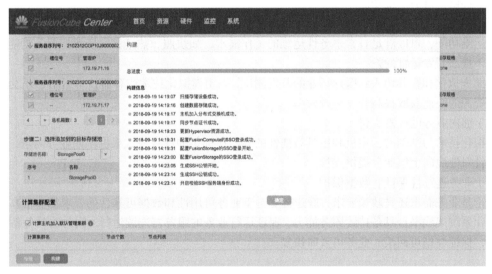

图 7-10 系统校验

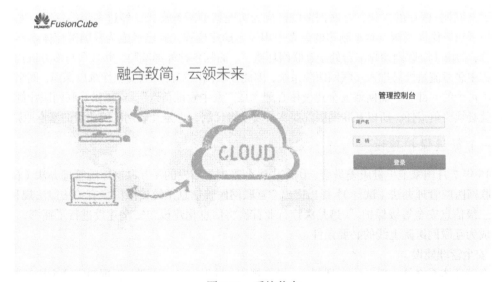

图 7-11 系统状态

（二）系统部署情况描述

超融合集群的互联网本地化平台可以给这些互联网诊疗系统提供 112 颗 2.2GHz 的虚拟 CPU，576 GB 内存的计算资源和 21TB 可用容量的存储资源。同时利用平台自带的 recoverpoint for virtual machines 来进行数据的连续数据保护，避免数据丢失的风险。互联网诊疗应用系统 15 台虚拟服务器部署在超融合集群的互联网本地化平台。

1. 互联网本地化系统资源配置

互联网本地化系统资源配置 15 台虚拟服务器配置如下：

操作系统：centos 7.6

CPU:8 核

内存：32G

硬盘：500G

2. 系统运维与调优

（1）提供丰富的运维功能

互联网本地化系统架构平台从本质上是服务于业务系统的，作为支撑基础，提供丰富、易用、简单的运维功能，可以满足日常事务性运维的工作需求，如快照、热迁移、资源配置等功能。

（2）提高开发运维的效率

借助虚拟化和容器切入到医疗行业的开发测试，采用虚拟化技术或容器技术运用于开发测试环境实现资源的快速获取提高开发运维效率。

（3）面向业务的按需交付

虚拟化技术为基础的云主机和更具敏捷性的容器所提供的计算模式根据不同业务需求，灵活、动态有针对性地向上层业务提供支撑。

（4）业务连续性保证和数据保护

无论是业务需求还是政策要求，医疗行业对于业务可用性和数据可靠性的要求都非常高。互联网本地化系统架构平台具备持续服务能力，保证运行业务的服务器连续运行，同时需具备备份和容灾能力，保证数据可回滚、业务可及时恢复。

四、网络安全建设

随着互联网+医疗的兴起，互联网医院已成为医院新型医务模式，经过多年的发展，尤其疫情期间，患者出入医院受限，越来越多的患者采用线上诊疗模式，其已经成为我国医疗体系不可或缺的一部分，但由于互联网诊疗平台处于互联网环境下，面临各种外部威胁，并且在与多方机构进行连接的过程中恶意流量极易进入互联网医院系统，因此互联网医院自身的安全性难以保障，网络安全建设是必不可少的一部分。而网络安全建设核心理念是"谁主管谁负责"，谁提供互联网医疗健康的服务，谁就必须要负责任，所以互联网医院要实行安全责任制，也是互联网医院建设的基本原则。

（一）等级保护建设

2018 年 7 月国家卫生健康委员会、国家中医药管理局印发的《互联网医院管理办法（试行）》和《互联网医院管理办法（试行）》提出提出"互联网医院信息系统按照国家有关法律法规和规定，实施第三级信息安全等级保护。"这是医疗行业首次将信息化建设与安全建设进行了捆绑，等级保护建设成为互联网医院上线的必要条件。

1. 安全管理建设

安全管理体系文件主要分为管理制度、操作规程、过程记录三大类。管理制度这个比较好理解，主要就是各类管理办法规定、各类通知等，操作规程主要是各类设备操作指南，比较像 CNAS（中国合格评定国家认可委员会）的作业指导书，用于指导人员对日常设备的操作维护，过程记录则是所有管理措施的文档，包括审批记录、修订记录、巡检记录、变更记录、分析记录等。安全管理制度要求中主要有安全策略、管理制度、制定和发布、评审和修订 4 个要求，实践中不一定按照这个顺序。安全管理体系的建设，必须先建立组织架构才能开展后面的安全策略、管理制度等工作。安全管理机构主要在岗位设置、人员配备、授权和审批、沟通和合作、审核和检查方面有要求。安全管理人员主要在人员录用、人员离岗、安全意识教育和培训、外部人员访问管理 4 个方面有一些要求。安全建设管理主要包含定级和备案、安全方案设计、产品采购和使用、自行软件开发、外包软件开发、工程实施、测试验收、系统交付、等级测评、服务供应商选择等要求。如图 7-12 所示。

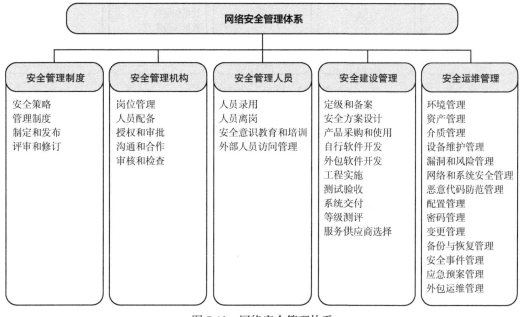

图 7-12　网络安全管理体系

2. 安全技术建设

技术支持是促进医院信息网络建设安全的重要基础。强化对医院信息网络建设的技术支持，需要从以下多方面展开：物理环境、通信网络、区域边界、计算环境、管理中心等多方面安全进行技术防护，实现对医院信息网络建设的全方位的技术安全支持，为医院信息网络建设的安全稳定运行保驾护航。如图 7-13 所示。

（二）网络高可用性建设

随着数据业务量的增长和对服务质量要求的提高，高可靠性日益成为网络设备最重要的特征之一，尤其是处于核心位置的网络设备。网络设备的高可靠性是信息建设的基础，通过多种冗余技术的结合应用，保障互联网医院网络的可靠性和健壮性。

1. 核心交换网络部署描述

核心交换机采用 IRF 技术，IRF 是网络中常用的软件虚拟化技术，它的核心思想是将多台设备通过 IRF 物理端口连接在一起，进行必要的配置后，虚拟为一台设备。使用这种虚拟化技术可以集合多台设备的硬件资源和软件处理能力，实现多台设备的协同工作、统一管理和不间断维护，同时，IRF 还具备高可靠性，增加设备缓存的优势。

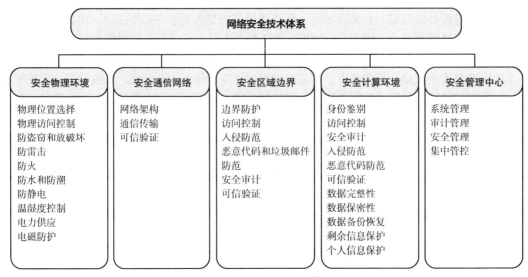

图 7-13　网络安全技术体系

核心交换机下联采用链路聚合技术与超融合集群光纤交换机进行互联，通过链路聚合技术，极大地扩展了互联链路的带宽。聚合组存在多条链路，单条链路成员链路故障不会引起聚合链路传输失败，故障链路承载的业务流量可自动切换到其他成员链路进行传输。业务流量按照一定的规则被分配到多条成员链路进行传输，提高了链路使用率。

2. 互联网出口部署描述

互联网出口部署应用交付（application delivery，AD）设备，能够为互联网医院应用发布提供多链路负载均衡。通过智能路由、DNS 透明代理和智能 DNS 解析等技术，通过轮询、加权轮询、静态就近性、动态就近性等算法，解决多链路网络环境中流量分担的问题，充分提高多链路的带宽利用率，为用户分配最佳的通信线路，使用户获得绝佳的访问体验。此外，AD 应用交付设备还利用链路健康检查及会话保持技术，实现了在某条链路中断的情况下仍然可以提供访问链接能力，充分利用了多条链路带来的可靠性保障，使对于用户的访问得到了最全面的支持。

本 章 小 结

本章主要阐述了中医院信息系统的定义和发展历程，详细地介绍了中医院信息系统构成、业务流程与功能。以中医临床决策支持系统应用为实例，详细介绍了该系统的构建方法、应用场景和实例。

（张　红、李　婧、刘　昊、赵亚平、束　研、白　岩、直　言、刘堃靖、周建伟、姜又琳、李　享、陈志勇、马兆辉、刘海龙、张金辉）

参 考 文 献

国家卫生和计划生育委员会，2014. 基于电子病历的医院信息平台技术规范：WS/T 447-2014. 北京：中国标准出版社.

国家卫生计生委规划与信息司，国家卫生计生委统计信息中心. 医院信息化建设应用技术指引（2017年版）（试行）.（2017-11-28）[2017-11-28]. http://www.nhc.gov.cn/guihuaxxs/gongwen12/201712/aed4d45c8f75467fb208b4707cceb0ad.shtml.

国家中医药管理局. 中医医院信息系统基本功能规范.（2011-10-14）[2011-10-14]. http://www.natcm.gov.cn/

bangongshi/zhengcewenjian/2018-03-24/951.html.

国务院办公厅. 国务院办公厅关于印发"十四五"中医药发展规划的通知.（2022-03-29）[2022-04-28]. http://www. gov.cn/zhengce/content/2022-03/29/content_5682255.htm.

胡铁骊，周博翔，凌志，等，2022. 互联网中医医院建设现状与发展趋势研究. 医学信息学杂志，43（9）：7-11.

姜又琳，张红，马兆辉，等，2023. 智慧中医药服务新模式的实践与思考，中国卫生信息管理，20（3）：333-338.

姜又琳，张红，张金辉，2022. 基于微服务架构体系的医院一体化治疗平台设计与实践. 中国医疗设备，37（11）：107-111.

李婧，张红，姜又琳，2023. 中医临床科研专病库信息标准的研究思路与方法//第九届中国中医药信息大会暨健康产业展览会论文集，22-26.

李婧，张红，刘昊，等，2021. 基于互联互通五级测评的闭环管理示踪系统建设. 中国卫生信息管理杂志，18（3）：375-381.

李享，张金辉，李婧，等，2020. 大型医院网络安全持续性改进工作要点. 中国数字医学，15（1）：65-67.

刘昊，张红，刘堃靖，2021. 中医营养膳食管理系统建设与实践. 中国卫生信息管理杂志，18（6）：769-773.

刘堃靖，张红，2023. 中医医院 DRG 管理系统建设与实践//第九届中国中医药信息大会暨健康产业展览会论文集，111-115.

刘堃靖，张红，2020. 中医医院信息化建设实践与研究. 中国卫生信息管理杂志，17（3）：285-289.

刘堃靖，张红，刘昊，等，2023. 智能中医辨证施治诊疗平台构建研究与实践. 中国卫生信息管理，20（3）：358-363.

刘堃靖，张红，马兆辉，等，2021. 中医院临床决策支持系统建设实践. 中国卫生信息管理杂志，18（2）：253-257，277.

刘章锁，刘云，2022. 医院信息系统. 北京：人民卫生出版社.

倪皖东，束研，姜又琳，等，2022. 中医循证影像专病库的建设与实践. 中国卫生信息管理，19（5）：693-699.

庞震，吴鑫，姚远，等，2021. 中医互联网医院网络安全建设的探索与实践. 中国科技纵横，（20）：46-49.

任宇飞，庞兵兵，杨冲，等，2020. 线上线下一体化互联网医院云平台建设实践. 中华医院管理杂志，36（10）：837-840.

孙晖，季国忠，吴文健，2021. 智慧医院背景下医院信息化建设存在的问题及对策. 江苏卫生事业管理，32（5）：640-642.

王笑频，刘堃靖，张红，等，2021. 中医诊疗互联网服务模式研究与实践. 中国卫生信息管理杂志，18（5）：626-629，655.

王映辉，刘保延，2017. 中医临床信息学. 北京：科学出版社.

曾霞，江俊伸，牟书娟，2023. 公立医院互联网医院服务体系的建设和运营探索. 中国数字医学，18（1）：107-111.

张红，2019. 中医药信息化十年变迁：古典外表下的现代化. 科技新时代，（1）：33-34.

张建楠，查裕忠，周佳卉，等，2022. 关于医疗领域规则表达的浅识. imit 白皮书，（24）：5-9，14.

MARTINEZ D A, KANE E M, JALALPOUR M, et al, 2018. An electronic dashboard to monitor patient flow at the Johns Hopkins Hospital：communication of key performance indicators using the Donabedian model. Journal of medical systems, 42（8）：133. DOI：10.1007/s10916-018-0988-4.

SWIRE-THOMPSON B, LAZER D, 2020. Public health and online misinformation：challenges and recommendations. Annual review of public health, 41（1）. DOI：10.1146/annurev-publhealth-040119-094127.

ZHANG H, NI W D, LI J, et al, 2020. Artificial intelligence-based traditional Chinese medicine assistive diagnostic system：validation study. JMIR medical informatics, 8（6）. e17608. DOI：10.2196/17608.

ZHANG H, ZHANG J J, NI W D, et al, 2022. Transformer-and generative adversarial network-based inpatient traditional Chinese medicine prescription recommendation：development study. JMIR medical informatics, 10（5）：e35239.

第八章　中医药数智化装备

第一节　中医诊断数智化装备

一、中医诊断数智化概述

随着科技的不断进步，人工智能、云计算等现代信息技术正高速发展。作为人工智能技术的核心，机器学习、深度学习、大模型等方法在计算机视觉、语音识别、自然语言处理等诸多领域取得许多成就。近年来，中医诊断数智化作为一种新兴的发展方向，通过引入人工智能技术辅助医生诊断，将提高诊断的准确性，这是传统中医在现代社会实现高质量发展的必经之路。

中医诊断数智化发展经历以下四个阶段：初步探索，技术累积，智能化发展，标准化与规范化，见图 8-1。

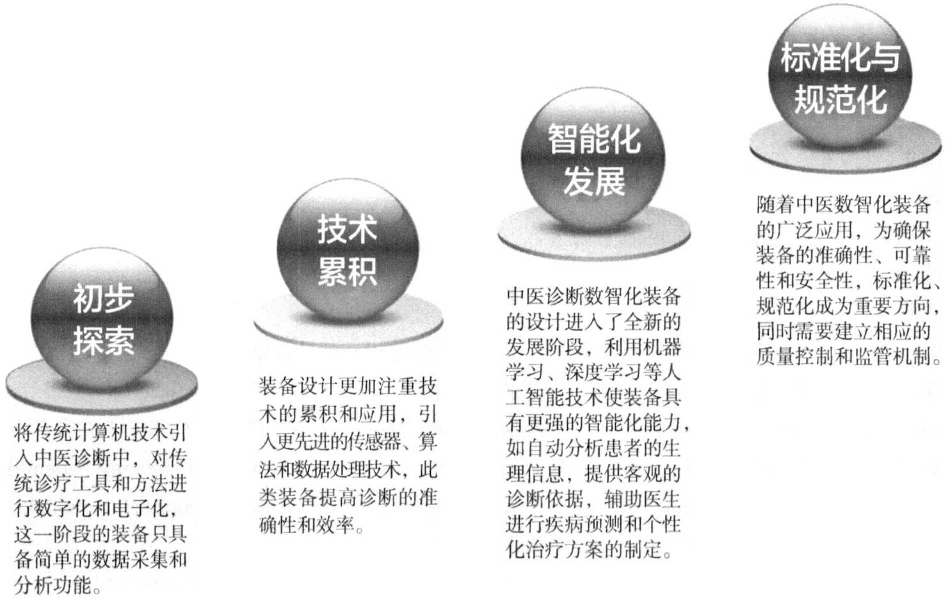

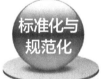

初步探索
将传统计算机技术引入中医诊断中，对传统诊疗工具和方法进行数字化和电子化，这一阶段的装备只具备简单的数据采集和分析功能。
技术累积
装备设计更加注重技术的累积和应用，引入更先进的传感器、算法和数据处理技术，此类装备提高诊断的准确性和效率。
智能化发展
中医诊断数智化装备的设计进入了全新的发展阶段，利用机器学习、深度学习等人工智能技术使装备具有更强的智能化能力，如自动分析患者的生理信息，提供客观的诊断依据，辅助医生进行疾病预测和个性化治疗方案的制定。
标准化与规范化
随着中医数智化装备的广泛应用，为确保装备的准确性、可靠性和安全性，标准化、规范化成为重要方向，同时需要建立相应的质量控制和监管机制。

图 8-1　中医诊断数智化发展阶段

（一）中医诊断数智化的含义

中医诊断数智化指的是通过采用人工智能、云计算、大数据分析等现代科技手段，实现对患者的面部、舌头、眼睛、声音等多个方面的中医诊断信息的数字化采集、处理和分析，通过现代科技手段对诊断信息进行更深入的挖掘和分析，从而使中医诊断过程实现数字化和智能化。

（二）中医诊断数智化的意义

1. 提高诊断准确性

中医诊断往往依赖于医生的临床经验和观察技巧，而人工智能技术的应用可以辅助医生发现潜在的模式和规律，从而提高中医诊断的准确性。

2. 辅助决策支持

基于中医知识图谱和数据分析，可以开发出辅助诊断系统，为医生提供针对特定病症的推荐诊断和治疗方案，帮助医生做出更明智的决策。

3. 远程医疗支持

中医诊断数智化技术可以形成一个系统，实现使中医医生与患者之间进行远程诊断和治疗，为偏远地区和无法前往医院的患者提供便利。推动各级医疗卫生机构间数据共享互认和业务协同，提升突发公共卫生事件的应急指挥能力。

4. 推广中医传统知识

通过中医诊断数智化技术，可以将中医传统知识以更直观易懂的方式呈现，利于中医的传承和发展。

随着技术的日益先进和医疗需求的不断增加，中医诊断数智化装备未来可期。特别是在全球健康领域，中医逐渐受到广泛重视，这无疑为相关智能装备提供了更广阔的应用场景和商业机会（图8-2）。通过不断的技术创新和跨学科合作，这些装备将不仅提升中医药自身的现代化水平，而且为全球健康事业作出重要贡献。

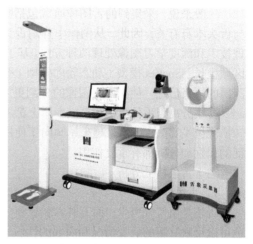

图 8-2　中医诊断数智化装备——中医四诊仪

二、智能望诊仪

中医诊断方法由望诊、闻诊、问诊、切诊四部分构成。其中，"望诊"主要观察患者的神、色、形、态、舌象、头面、五官、四肢、二阴、皮肤以及排出物形态等重要视觉信息，常被认为是四诊之首。其中面诊和舌诊更是在整个望诊过程中占有重要地位。目前中医数智化望诊设备有舌诊仪、面诊仪等，下面将分别对舌诊仪、面诊仪的关键技术以及舌诊仪、面诊仪的装备进行概述。

（一）关键技术

1. 舌诊仪的关键技术

（1）图像采集

标准化舌头图像采集是准确分析舌象特征的重要前提。舌诊仪需要准确地采集患者舌苔的图像，然后对图像进行处理以提取有关颜色、纹理和形状等方面的信息。舌象采集一般需要在光源稳定、相对密闭的环境下进行，以确保所采集的图像不存在色彩失真、图像模糊等问题。

光环境的标准化设定对图像的成像质量有至关重要的作用。孙璇等人研究统计，目前观察舌象所使用的光源排名前三的分别是自然光线、CIE 标准光源（D65 光源）和 LED 光源。2017 年，国际标准化组织（ISO）已出版舌诊仪相关国际标准——ISO 20498-2，制定了计算机化舌头图像分析系统（CRIS）运行所需的光源环境。

（2）图像处理

图像处理技术可以帮助医生更好地分析舌象的特征，通常涉及两个步骤：一个是颜色校正，旨在纠正系统组件引起的颜色变化；另一个是图像分割，旨在消除面部、嘴唇、牙齿等背景干扰，从原始图像中提取舌头区域。

1）颜色校正

颜色校正通常被视为进行图像分析的先决条件。一般来说，根据图像采集环境的差别（封闭环境或自然环境）会采取不同的颜色校正方案。封闭环境下通常控制光照条件和成像设备来保证采集到的图像不存在色彩失真问题。而对于自然环境下因光线问题出现的色差。可将图像转换为标准颜色空间进行校正前后的定量评价，也可应用标准色标卡并结合多项式回归算法进行解决。

2）图像分割

一般来说，采集到的舌图像通常包括脸颊、嘴唇、牙齿和舌体等部位。由于舌诊的诊断结果只与舌头本身有关，因此，从图像中分割舌头区域是必不可少的一步。舌体分割通常基于传统图像处理技术和深度学习图像处理两种方法。基于传统技术的舌体分割方法主要包括边缘检测、阈值分割、区域生长、Snakes 模型（动态轮廓模型）等；基于深度学习方法，不仅能提取颜色特征还能提取更深层的语义信息，使得舌头图像的分割更加精准。

苔质分离与舌体分割一样，本质上都属于图像分割问题。分离舌质和舌苔常使用图像颜色空间转换或聚类算法，近年来越来越倾向于使用无监督聚类算法进行苔质分离。这些研究对后续舌象特征的识别和分析都有重要作用。

（3）舌象特征分析

1）舌色分析

舌苔是由胃气所生，而五脏六腑皆禀气于胃。因此，舌苔颜色与中医理论的关系体现在舌苔颜色可以反映脏腑的病变情况和病邪的性质，是中医诊断疾病的重要依据之一。颜色分析技术可以帮助判断舌苔的颜色变化，而聚类算法可以将不同颜色的舌苔与不同的病症关联起来。

精确的舌头颜色识别有助于提高诊断效率。RGB（红色、绿色、蓝色）是最常见的颜色模型，但它依赖于设备，不同设备对同一图像的 RGB 颜色空间存在许多变化。因此大多数采集设备都以 RGB 拍摄图像然后再转换为其他颜色空间。HIS（色调、饱和度、强度）、HSV（色调、饱和度、亮度）和 Lab（L 代表亮度，0 表示黑色，100 表示白色。a 为正数代表红色，负数代表绿色。b 为正数代表黄色，负数代表蓝色）也是常用的颜色空间模型。

2）舌形分析

对舌象特征的分析主要包括胖瘦、齿痕、裂纹、点刺、舌苔的厚薄、润燥等。如刘斌等人结合灰度共生矩阵、改进的小波纹理特征提取方法，再加上 SVM 回归模型，实现了对舌苔薄厚的定性分析如门韶洋等提出一种融合注意力机制的 Faster R-CNN 算法，应用于舌面裂纹的检测。目前针对舌象形态的研究大多是初步的探讨和算法的改进，尚未形成统一及有重要参考价值的相关指标。

2. 面诊仪的关键技术

（1）图像采集

标准的采集环境是面诊客观化的重要前提。采集环境主要是指面诊仪进行资料采集时的工作环境，主要是保证光源条件能够稳定，并且符合中医临床望诊的实际，能够最大限度地保持面部色泽的真实性。目前舌象采集光源环境的最新标准是 ISO 20498-2：2017 中所规定的标准光源。

（2）面部特征分析

面诊客观化主要针对面部肤色、唇色、光泽等特征进行采集与分析，通过对比面部常色及病色的颜色数据帮助诊断疾病。将人脸图像各区域内各颜色模式下颜色值均值作为特征值，从图像上自动提取面诊特征后，用支持向量机等分类模型自动识别面诊图像，能取得较好的识别率。

（3）图像分割

图像分割就是要将相机获取的图像资料进行处理，让计算机能够从图像中区分要进行分析的部位，对于面部望诊来说主要是区分人脸和背景，以及面部的不同区域，在这个过程中应保持细节和颜色不要失真，对目标区域进行准确分割。常用的方法有轮廓提取法、高斯模型检测、Ada Boost 算法等。

（4）人工智能

类似于智能舌诊仪，人工智能技术可以用于建立面部特征与疾病之间的关联模型，从而提供更准确的诊断。有学者运用 KNN 分类器对肝炎患者和健康对照者的面色图像进行分类，结果表明该方法可正确识别健康组、重症肝炎伴黄疸组和重症肝炎无黄疸组，准确率高达 73%。

（二）装备介绍

1. 舌诊仪的装备介绍

随着舌诊现代化与客观化技术的快速发展，舌诊仪的研发成果显著，且有些舌诊仪已经获得了医疗器械产品注册证。舌诊仪主要分为基于数字图像处理技术的舌诊仪和基于光谱法的舌诊仪。下面分别对两者进行简要介绍（图 8-3）。

（1）基于数字图像处理技术的舌诊仪

此类舌诊仪通过图像传感器对舌部进行成像，获得可见光图像，然后对图像进行分割和特征提取，获得舌

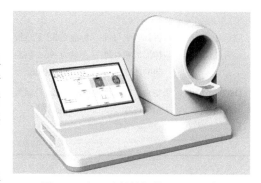

图 8-3　中医诊断数智化——舌诊仪

象信息。其主要分为数字舌图采集系统和舌象特征处理系统两部分。其中，数字舌图采集系统主要由光源、照明环境和感光系统等组成，舌象特征处理系统主要由色彩校正、舌体分割、舌质舌苔分离等舌象特征提取与识别等部分组成。在中医舌诊的量化研究中，数字图像处理技术成果显著。

（2）基于光谱法的舌诊仪

光谱法是一种光学分析法，指根据物质与电磁波的相互作用，测量物质所辐射或吸收的电磁波的波长和强度，或测量与物质相互作用的电磁波的波长和强度改变的分析方法。光（电磁波）与舌体相互作用时，发生折射、反射、散射、干涉、衍射等现象，目前基于光谱法的舌诊仪主要利用反射现象，其通过测量光谱反射率来检测舌体的物理特性。基于光谱法的舌诊仪研究取得了一定的成果，但其舌体表面光源反射点的选取仍需有经验的操作者主观确定，这在一定程度上制约了光谱舌诊的推广。同时，应用光谱数据实现舌诊各项特征值分类的标准化研究仍有待进一步验证。

基于数字图像处理技术的舌诊仪和基于光谱技术的舌诊仪不同点表现在以下几个方面：①成像原理，前者利用相机或传感器拍摄舌面图像，然后通过数字图像处理算法对图像进行分析和诊断。而后者则是通过光谱传感器测量舌面上不同波长的光的吸收和反射，从而获取舌面的光谱信息。②获取的信息，前者主要获取舌面的颜色、形状和纹理等特征信息，通过对图像的处理和分析来辅助舌诊。而后者则获取舌面的光谱信息，通过分析吸收光谱或反射光谱的变化来判断舌质的状态。

表 8-1 简要介绍各类舌诊仪在硬件和软件方面的概况。

表 8-1　常用舌诊仪的硬件设备、软件系统及特点

仪器名称	硬件		软件		特点
	采集环境	光源	颜色空间	舌象分析	
ZBOX-I 型舌脉分析仪	局部暗箱	接近自然光线的特定光源	RGB、HSV	1.舌体区域分割（Snake 模型）；2.采用基于区域的颜色识别方法，分别对舌质和舌苔进行颜色识别；3.舌象形态分析：裂纹、点刺、胖瘦老嫩、瘀斑、齿痕及舌苔润燥、腻腐、厚薄、剥落的识别及量化	采集舌脉信息，运用信息处理、数据挖掘和模式识别分析特征

续表

仪器名称	硬件		软件		特点
	采集环境	光源	颜色空间	舌象分析	
DSO1-B 型舌面仪	采集盒，封闭环境下拍摄	标准光源（显色指数为128，色温为7500K）	RGB、HSV、Lab	舌体自动分割和舌体特征提取：提取3种颜色空间值和10种舌象特征（舌色、苔色、厚薄、腐腻、剥落、胖瘦、齿痕、点刺、裂纹、瘀斑）	高清晰度、光源稳定
TDA-1 小型舌象仪	可拆卸收集与舌体形成相对封闭的环境	标准光源（显色指数为96，色温为约6500K）	RGB、Lab、HSI	单一采集设备、无诊断系统	手持式、便携式
DSO1-A 型中医四诊仪	采集盒，封闭性拍摄环境	恒定光源（色温为5500K）	RGB、Lab、HSV	运用国际照明委员会（CIE）色差公式和支持向量机（SVM）、动态形状模型（ASM）等对舌体及面部图像的颜色、纹理、轮廓进行特征处理	综合了面色、舌象、脉象信息，可进行体质辨识

2. 面诊仪的装备介绍

面诊仪（图 8-4）基于中医面诊理论设计，对面部图像进行采集，并使用计算机软件进行图像分割、数据分析，是目前中医面诊客观化研究的主要仪器。面诊仪研究的主要内容包括面部图像采集环境、面部图像脏腑反射区的区域分割，以及面色识别等方面。目前，市场上常见的面诊仪大致可分为基于数码相机采集的面诊仪与基于新技术（如红外成像技术、光电血流容积检测、色差计等）采集的面诊仪。

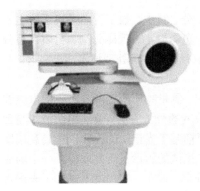

图 8-4 中医数智化装备——面诊仪

（1）基于数码相机采集的面诊仪

此类面诊仪的优势在于它直接从颜色模式的角度对面色进行分析，因此所得到的数据能通过配合的分析软件从不同颜色模式的角度直接、客观地反映面部的色泽情况。但它采集图像时会受到周围光线的明显影响，不同的室外气候条件及室内照明情况均会造成其结果的明显变化。因此，需要对光源进行严格限制，这样得出的数据才有可比性。中医面诊目前较重视数码相机采集面诊仪的应用，因而此类设备的使用相对广泛。

（2）基于新技术的面诊仪

不论是红外技术还是光电血容积检测、分光光度计技术、色差计技术，在中医临床中应用都不广泛。主要因为这些技术有自身的局限性，设备功能都比较单一，所产生的指标还需要在实践中予以解释，赋予它们中医的诊断内涵，指标对于临床的参考意义有限，有的探索还不符合中医理论的特点。

表 8-2 简要介绍各类面诊仪在硬件和软件方面的概况。

表 8-2 面诊仪器概况表

型号	光源及采集环境	相机	系统功能
DKF-I 中医四诊仪	1. 环形光源 RI12045 LED 阵列 2. 色温 5600K 3. 亮度 5000cd/m²	1. Canon APS-C 数码单反，800W像素 2. 类型：CMOS 3. 尺寸：22.2 mm×14.7 mm	1. 智能调节光线 2. 自动分析采集图像，并判断面部特征 3. 采用主动形状模型(active shape model, ASM)对眼睛等进行定位。 4. 采用 K-means 算法对面部图像的颜色进行提取

续表

型号	光源及采集环境	相机	系统功能
YM-Ⅲ中医面诊仪	1. LED 标准光源 2. 显色指数＞90 3. 色温 5000～6000K	1. Canon 5ODAPS 画幅 1510W 2. 类型：CMOS 3. 尺寸：22.3 mm×14.9 mm	1. 图像自动调整、去噪 2. 面部特征提取
红外热成像中医面诊仪	1. 环境温度 23～25℃，湿度 50%～60% 2. 采用漫反射灯，多角度照射 3. 设置匀光罩	红外热成像相机	通过舌面象数据及热像图数据的对比分析，了解人体病理改变

（三）总结与展望

综上所述，舌诊仪和面诊仪的应用为中医诊断客观化发展提供了强大支撑，但也存在一些问题和争议：①各阶段的相关标准如采集环境标准、图像分割标准、图像分类标准等，需规范统一和进一步细化；②现有的自动化舌诊、面诊方案很少有中医辨证论治思想的体现；③虽然我们已采用多种仪器来尽力做到面诊的客观化、标准化，但收集的数据具有一定的片面性。

以中医望面色有无胃气为例，中医认为我国健康人面色有胃气之象应是含蓄隐隐，如薄纱外裹，显而不露，若面色显露，往往提示脏气败露于外。而上述所使用的仪器大多是在皮肤表面进行测量，所得到的数据均仅仅反映皮肤表面的色泽，不能完全体现出中医所谓的有胃气之象。即使从颜色模式的角度来研究面色，也存在不同颜色模式的选择问题。因此，中医望诊仍需要研制符合中医五色诊原理的高性能专属仿真仪器，这是中医望诊今后研究的重要方向。

三、智能脉诊仪

脉诊仪（图 8-5）是一种应用于中医诊断的高级技术设备，其基本原理是通过传感器和数据分析技术来评估患者脉搏的特征，以获取关于患者健康状况的信息。脉诊仪能够实时、客观地捕捉患者的脉搏波形，包括脉搏的节律、强度、速率等多个参数。通过对这些数据进行分析，脉诊仪能够提供关于脏腑功能、气血状况和病理变化的信息，有助于中医医生进行诊断和治疗决策。

（一）关键技术

1. 脉搏信号采集技术

脉搏信号的准确采集是脉诊仪的首要任务。此技术需要依赖精密的传感器，这些传感器能够高度敏感地探测患者的脉搏变化。根据不同的设计，压力传感器、光学传感器等各种类型的传感器被用于记录脉搏信号。传感器的选

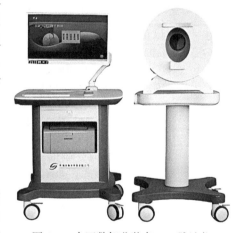

图 8-5 中医数智化装备——脉诊仪

用与性能直接相关，其灵敏度、稳定性和抗干扰能力必须能够确保在各种环境下都能准确捕捉脉搏信号，从而获得精确的生理数据。

2. 信号处理和滤波技术

采集到的脉搏信号通常混杂着噪声和干扰，这些可能来自于周围环境或者生物本身的因素。信号处理技术在这一环节扮演着关键角色，它能够应用一系列算法，例如数字滤波，从原始信号中剔除这些噪声，从而获得清晰、可靠的脉搏数据。通过降低噪声的影响，信号处理提高了脉诊仪的可靠性和实用性。

3. 数据分析和特征提取

脉搏信号的特征识别通常涉及多个方面，围绕着脉搏信号的特征点辨识（如主波、重搏波、潮波等）、时域分析、频域分析、统计特征以及非线性特征展开。这些方面主要通过信号分析方法来探索，包括小波变换、希尔伯特黄变换、近似熵分析等。一些研究方法用于识别脉搏信号的特征点，从而提高识别精度，有助于将脉搏特征与疾病联系起来。例如，可以使用一种基于角度极值最大值法的特征点识别方法，识别出不明显的特征点，有助于建立脉搏特征与疾病之间的联系。也可以通过频谱分析统计脉搏信号在双相情感障碍患者和正常人群之间的差异，以识别这种疾病的脉搏信号特征。

4. 人工智能

人工智能技术在医疗领域中的应用日益广泛，脉诊仪也不例外。通过对大量脉搏数据的学习，脉诊仪可以建立预测模型、分类模型等，从而预测患者的疾病风险或提供诊断建议。这些模型不仅可以根据个体特征做出准确判断，还可以不断优化自身，提升诊断的精确性和全面性。

（二）装备介绍

21 世纪以来，脉诊装备的研发主要围绕阵列式压力传感器来进行。相比于以往的单点压力传感器，阵列式压力传感器具有采集信息多，可重复性强等优点。目前，对于脉诊仪传感器的研究设计，一般而言有普通阵列式压力传感器、柔性阵列式压力传感器和复合脉象采集装置（表 8-3）。他们对于切诊的模拟主要体现于对寸、关、尺区域的覆盖，人手触觉的模拟以及脉搏多维度信息采集等方面。

表 8-3　不同类型脉诊仪的比较

脉诊仪类型	搭载普通阵列式压力传感器的脉诊仪	搭载柔性阵列式压力传感器的脉诊仪	搭载复合脉象采集装置的脉诊仪
优势	阵列式压力传感器能够增加脉诊仪采集的脉搏信息的可靠性，使采集的脉搏信息与人体特征更充分地关联。利用传感器阵列模拟人的 3 个手指，可实现对人手腕寸、关、尺 3 个部位脉搏信息的多点立体采集。随着阵列传感器的形状尺寸的扩大，其面积更接近于人类手指尖面积，同时能够对寸上、尺下区域的面积进一步覆盖。随着阵列排列方式和传感器材料的更新迭代，对于脉象的采集更加精确清晰	柔性阵列式压力传感器是从仿生学的观点出发，为使传感器能客观、全面地模仿人体触觉而进行设计的。柔性阵列式压力传感器除了具有普通阵列式压力传感器的优点外，还具有良好的柔韧性，能够更方便地对人手腕皮肤表面进行脉搏信息的获取	中医脉象包含脉搏搏动的"位、数、形、势" 4 种要素。目前，仅通过压力传感器采集到的脉搏信息难以客观、全面地反映中医脉象的本质。为了对脉搏搏动的位、数、形、势 4 个方面进行综合检测，有研究者尝试将几种能采集不同脉搏信息的传感技术与压力传感结合使用，以构建复合脉象采集装置。利用不同的探头如血流脉冲多普勒检测仪、驻极体传声器等结合脉搏信号，能够使获得的脉象信息更丰富，并对获取的脉象信息进行多维度的评估，使脉象信息不仅仅以压力信号的方式呈现

续表

脉诊仪类型	搭载普通阵列式压力传感器的脉诊仪	搭载柔性阵列式压力传感器的脉诊仪	搭载复合脉象采集装置的脉诊仪
案例	2019 年林福江和吴健康为克服脉搏信息采集过程中因传感器或动脉血管产生位移而导致的测量信号不稳定等问题，设计了一种压力传感器阵列，并通过参考人体桡动脉血管尺寸将传感器阵列设计为星形结构。该阵列由 7 个传感器组成，每个传感器的直径为 2.5mm，相邻两个传感器之间的间隙为 1mm，该设备利用传感器阵列中各传感器之间的相关性，以及相对于动脉血管的位置差异性，可较大程度地压低噪声并增强脉搏信号	2016 年李静茹为精确模拟中医诊脉时的指端感受，设计了一种柔性阵列式压力传感器，通过测量成人单指按压直径范围、中国健康成人桡动脉直径范围和成人指端触觉小体间隔确定传感器阵元的尺寸和间隔，并将与人手指硬度相近的环氧树脂包裹住压力传感器阵列一起构成模拟指面的压力敏感表面，形成柔性面接触型传感模式	2014 年张玉满设计的脉象检测系统采用由电阻式压力传感器和驻极体传声器组成的复合采集模式来获取脉搏信息，在该模式中压力传感器被置于利用气体加压的腕带中与传声器共同检测脉搏动信息。该研究还对采集到的脉搏压力一阶导数信号和脉搏声信号进行分析处理，得出两者强相关的结论
局限	普通阵列式压力传感器的脉诊仪虽然为中医智能脉诊提供了现代化手段，但仍存在单一传感器类型的功能限制、采样点数量不足、感应不同手腕表面的能力有限、传感器间可能相互干扰等问题，以及对重复性和抗干扰性能的要求	柔性阵列式压力传感器虽然已在脉象研究领域展现出良好的应用前景，但在工艺水平上，柔性传感器阵列的集成和封装技术尚未成熟，且常用的柔性基底存在不耐高温的缺点，导致柔性基底与传感器间应力大、黏附力弱	复合脉象采集装置的设计可使脉象仪采集到的脉搏信息更加丰富，但利用多种传感技术在同一部位采集到的脉搏信息存在差异，且脉象仪中对应不同传感技术的采集探头也容易相互影响

综上（表 8-3），研制各种类型的脉诊仪主要目的是更好地模拟医生对于病人的切诊过程以及更完整地获取脉象信息。搭载不同类型传感器的脉诊仪均能在某一方面更好地模拟切诊的过程。搭载普通阵列式压力传感器的脉诊仪能够进行多点采集；搭载柔性阵列式压力传感器的脉诊仪能够更精确地获取人的多维脉搏波信号；搭载复合脉象采集装置的脉诊仪能够以更多维度采集脉象信息。

（三）总结与展望

脉诊仪的优势在于它的客观性和标准化。传统的脉诊可能受到医生主观因素的影响，而脉诊仪消除了这种影响，使诊断更加一致和可靠。此外，脉诊仪还可以记录和存储患者的脉搏数据，使医生可以跟踪病情的变化，并做出更加精准的诊断和治疗建议。

然而，尽管脉诊仪在中医诊断中具有许多优势，但它仍需要医生的专业知识和判断来解读和综合诊断结果。仪器是辅助工具，最终的诊断仍需要结合患者的症状、病史和其他检查结果进行综合判断。脉诊仪的引入为中医诊断带来了现代科技的支持，为医生提供了更多有价值的信息，有助于提高诊断的准确性和治疗效果。

四、智能问诊仪

中医问诊作为传统中医"望、闻、问、切"四诊的重要诊断方式之一，通常指医生通过询问患者或陪诊者以了解病情，有关疾病发生的时间、原因、经过、既往史、患者的病痛所在，被视为"诊病之要领，临证之首务"。富有经验的医生往往通过几个简单的问题，可以对疾病做出初步判断甚至准确诊断，而经验较少的医师则需要结合更多的信息才可以做出比较合理的判断。与其他诊法相比，运用人工智能技术对传统中医问诊进行系统化、智能化、规范化的研究具有更高的可行性和重要应用价值。

（一）关键技术

1. 数据挖掘和机器学习

利用数据挖掘和机器学习技术，中医问诊仪可以从海量医疗数据中提取有价值的信息。这些信息可以用于分析不同病因与症状之间的关系，辅助医生进行诊断和治疗决策。如迪盼祺等采用基于物品的协同过滤算法和遗传算法构建症状获取模块以获取患者的症状，利用随机森林算法构建分类器并基于获取到的症状完成中医辨证，该问诊系统能够较好地解决中医问诊过程中"问什么、怎么问"的两个核心问题。

2. 知识图谱

知识图谱是将医学知识以图谱形式表示的技术，可以更好地呈现中医的理论体系和疾病关联信息。构建中医知识图谱，首先要对中医行业知识建模，主要包括实体的定义、实体的属性定义、实体关系的定义。通过构建中医知识图谱可以帮助人们更加深入地了解症状、疾病、证候、辨证、治法、方药、药物之间的关系，结合名老中医的经验集、中医医案、中医临床数据、诊疗规范、中医临床研究等可以实现中医资源的有效整合，促进中医的标准化、现代化、智能化的发展。如罗智平使用语音识别技术和中医知识图谱两部分算法，使用 React 跨终端前端技术、Tornado 后端技术和 MySQL 数据库设计并实现了一个跨终端的智能中医问诊原型系统，为患者提供一个可交互的智能系统进行自动化的智能问诊。

3. 专家系统与中医大脑

通过前期的专家访谈，结合中医专家对中医问诊信息收集应用的需求点，可基于中医专家问诊信息模型，进行中医专家智能问诊系统的应用设计与规划。随着研究的不断深入，后期或将完善诊后问诊信息的校正，以及治疗处方、调护医嘱等其他诊疗信息的智能化采集与处理，最终将形成以中医专家为依托的专科、专病的中医诊疗数据库。该数据库将具有数据质量高、中医特色显著、信息来源于真实世界等特点，在中医医疗、教学、科研、管理等亟待数字化转型的多场景中，将会发挥重要的作用。

4. 自然语言处理与大模型

自然语言处理技术允许系统解析和理解患者用自然语言描述的症状与问题。通过分析患者的描述，中医问诊仪可以更准确地识别病情，为医生提供初步的诊断建议。大模型可以通过训练、监督微调、奖励模型和强化学习手段实现问答、智能体流程等应用场景。

5. 远程医疗和云服务

中医问诊仪可以与云服务相结合，实现远程医疗和远程监控。患者可以通过设备与医生交流，获得诊断和治疗建议，从而减少就诊的时间和成本，可随时随地完成无线中医问诊咨询。

（二）装备介绍

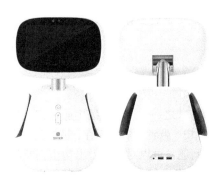

图 8-6　某智能问诊仪

近年来，尽管有相关团队针对中医问诊进行研究，但开展系统化研究较少。目前的中医问诊装备主要分为两类，一类主要采用证候诊断量表进行问卷式问诊，一般通过浏览器或小程序方式对用户健康信息进行问答式采集。另一类是将中医基础理论与人工智能技术相结合，开发出智能中医问诊系统。

目前市面上有多种问诊仪，以某公司研发生产的一种仪器为代表（图 8-6），这种仪器提供了在线问诊服务，可以通过与用户的互动，获取用户描述的症状、病史等信息，根据中医理论和大数据分析，为用户提供初步的诊断建议和健康指导。这种便捷的在线问诊方式，不仅节省了用户的时间和精力，还能让用户在家就能享受到专业的中医诊疗服务。

线上问诊虽可以随时随地进行问答式采集，但本质依旧是通过较为传统的问卷形式进行，所获得的信息从形式来说是较为主观的，后续诊断依旧容易受医生的主观臆断以及临床思维定式的影响，可靠性相对较差，对于临床经验较少的医生来说，优势并不明显。而中医智能问诊系统的开发则有利于提高广大医务工作者临床问诊的规范化以及临床医生辨证的准确性和速度。但同时，智能化过程中的知识准确获取、知识库的复杂、推理机制的单一、中医专家思维的融入等困难，又制约了中医问诊智能化的进一步完善。

（三）总结与展望

从信息化角度分析，设计通用的中医问诊信息模型有利于中医问诊信息的规范化，也更易于信息的流动与共享。同时，从中医专家临床诊疗工作实际出发，专科、专病间中医问诊信息内容的差异性不可忽视，通用的信息模型意味着嵌入的问诊信息颗粒度较粗，在实际使用环节将会为使用者带来额外的工作量，降低了系统的便捷性。未来通过大模型与知识图谱的结合，形成面向中医的智能体应用医疗中心是一个可行的方向。

五、其他中医诊断数智化装备

其他中医诊断数智化装备见表 8-4。

表 8-4　其他中医诊断数智化装备

仪器名称	型号	作用原理	意义
经络诊断仪	DMS 经络检测仪（川械注标 20172270231）	依据中医经络平衡学说，结合 EULAR 检查技术，通过检测人体关节经络值，立体呈现不同关节部位的病变情况	精确判定关节病征，并且为临床治疗提供科学、有效的指导
中医目诊仪	MyEyeD-10 白睛无影成像健康智能分析系统（川械注准 20182160164）	以中医目诊实践和西医球结膜微循环理论为基础，结合临床大数据，利用人工智能 AI 技术和无影成像光学技术，对眼像进行高清采集、特征提取和综合分析	可自动判断中医证候和易发疾病，并提供个性化健康管理方案，为中医临床诊疗提供"影像学"检测工具，推动中医诊疗向客观化、标准化与科学化方向发展。
中医体质辨识仪	中医体质辨识仪 GK-6000	在中医体质理论指导下，利用信息化的技术，根据量表设计原理，以问询录入的方式，采集测量者的信息，通过对 9 种体质分值的结果分析，得出测量者的体质类型、体质特征、环境适应力等信息	给出养生调理建议，协助医疗机构开展中医预防保健服务以及中医特色诊疗服务

多模态数据融合：中医诊断涉及不同类型的信息，如声音、图像和文本等，多模态数据融合技术可以将这些不同类型的数据进行整合和分析，从而获得更全面的患者信息。如融合舌象标注的中医问诊系统，帮助医生进行客观化和标准化的病例采集工作，并使用系统对病例记录进行管理，减轻医生问诊的负担，为中医医疗服务的信息化拓宽思路。浙江省中医院与企业通过研发数字孪生机器人实时采集、快速分析诊疗数据，可实现对名老中医经验的复制和再现。

六、四诊信息客观化和标准化发展

中医四诊信息采集的标准化主要集中在"望、闻、问、切"四诊的客观化、定量化和数字化研究上，同时中医临床诊断辨证与治疗的标准化侧重于制定和应用中医临床实践指南和中医临床路径。在四诊信息采集的标准化方面，通过运用现代医学影像学技术如 CT、MRI 等，可以客观地观察患者的器官和组织情况，进一步拓宽"望"的视野，以辅助望诊。同时，中医诊断数智化装备如电子脉象仪、电子舌诊仪等可辅助闻诊和切诊，这些仪器可以量化和记录患者的生理参数，提高诊断的客观性。将四诊信息转化为数字化的数据，可以进行统计学和数据挖掘分析，挖掘与疾病相关的模式和规律，从而提高诊断的科学性和准确性。

在中医临床诊断辨证与治疗的标准化方面，制定中医临床实践指南及临床路径是至关重要的。实践指南是根据大量临床实践和科学研究，对特定疾病或症状的诊断与治疗进行规范化的指导文件。临床路径是针对特定疾病或治疗过程，按照时间顺序规定患者的治疗过程和预期结果的管理工具。这些指南和路径的制定与应用可以促进中医临床诊疗的规范化和标准化，提高诊疗效率和质量。

总的来说，中医四诊信息采集和中医临床诊断辨证与治疗的标准化是中医现代化和科学化发展的重要方向。通过将传统中医诊断方法与现代科技手段相结合，推动中医的客观化、量化和数字化，同时制定和应用临床实践指南和临床路径，有助于提高中医诊疗的科学性、准确性和规范性，为患者提供更优质的医疗服务。

四诊信息采集的标准化

对患者临床信息的采集与整合是中医临床诊疗的第一步，"望、闻、问、切"四诊合参是临床信息采集的核心方法，是中医诊疗体系的重要支撑，故实现中医诊疗过程的标准化必须建立在标准的四诊信息采集的基础上。

1. 望诊信息的标准化采集

（1）望诊采集环境的标准化

中医望诊主要包括面诊及舌诊，环境光线对于望面色、舌色有重要影响，故标准的望诊采集环境要求有助于提高望诊的客观性和准确性。

1）光线环境：望诊需要充足而柔和的自然光线。最理想的环境是在白天的、温和的自然光下进行。自然光的光谱更接近自然光源，能够更真实地反映患者的面色和舌色。

2）使用标准光源：在现代中医仪器中，望诊设备通常采用人工调试后具有标准的色度、色温参数的光源。这些光源具有较强的稳定性，不会受时间、天气等因素的影响，可以确保望诊的一致性和准确性。

3）避免干扰因素：在望诊环境中，需要避免其他干扰因素的影响。例如，应该避免使用过于刺眼的灯光或有色光源，避免环境中有强烈的杂光，以免干扰到望诊结果的准确性。

4）注意事项：除了保证光线环境的标准化，医生在进行望诊时也需要进行规范操作。在面诊时，应注意观察患者的面色、皮肤状况等；在舌诊时，应注意观察舌苔、舌质等舌面信息。规范的操作有助于准确采集望诊信息。

（2）望诊标准化

1）面诊以望面色为要点，是中医诊断中的重要一环，通过观察面部的青、赤、黄、白、黑五色变化，可以反映脏腑气血的盛衰变化和病情的特点。面诊的特点与中医辨证的对应关系基本可以概括为，青色主寒证、痛证、瘀血、惊风；赤色主热证；黄色主虚证、湿证；白色主虚证、寒证、失血证；黑色主肾虚、水饮、瘀血。

在实际临床诊疗中，对面色的描述确实存在很强的主观性和术语欠规范性。为了提高面诊信息采集的标准化，望诊仪的应用是一种有效的手段。通过建立数字化的色彩空间，将面色的描述转化为具体的数值，可以实现面诊信息的高度一致性。这样的标准化处理使得面诊数据更具客观性和可比性，有助于医生进行准确诊断和辨证。

2）舌诊信息的采集主要包括舌质与舌苔两个方面。舌质与舌苔的信息可以通过颜色特征、形态特征和质地特征进行采集和分析，而色彩空间的识别与分析标准可以帮助实现这些特征的定量化和标准化。

在舌质的形态特征方面，纹理特征对于判断舌的老嫩有重要意义。通过统计纹理分析和小波分解的纹理分析等方法，可以对舌质的纹理特征进行定量化分析，从而实现舌质老嫩信息的标准化采集。另外，通过辨析舌体的长宽比例和舌体前部轮廓的形状，也可以实现对舌体胖瘦信息的标准化采集。

对于舌苔的质地特征，包括舌苔的厚薄和润燥，可以通过图像灰度差分析和光反射特性分析等方法进行量化和标准化。舌苔的厚薄可以通过图像处理技术来测量，而舌苔的润燥可以通过舌体光反射特性的差异来判断。

2. 闻诊信息的标准化采集

闻诊是中医诊断中的重要方法，包括闻气味和听声音两个方面。闻气味，可以闻患者身体及其病理产物的气味；听声音，可以听取语声、呼吸音、咳嗽、呕吐、呃逆、嗳气、太息、喷嚏、呵欠等声音。

在中医闻诊的标准化和智能化研究方面，主要集中在智能语音和语义识别领域。通过智能语音技术，可以对患者的语音进行识别和分析，从中提取有关疾病的信息。同时，将中医学术语标准化，以标准、规范的诊断学语言记录闻诊所采集到的各项信息，有助于提高闻诊信息的可比性和准确性。

在闻诊信息的标准化采集过程中，与中医诊断类似，医生需要通过对声音或呼吸音的大小、强弱、高低、清浊等信息进行观察和采集。通过现代技术对这些信息进行记录和分析，从而实现闻诊信息的标准化采集。

3. 问诊信息的标准化采集

问诊是中医诊断的重要环节，主要通过询问患者病史、疾病发生和发展过程以及症状体征等重要临床信息。对患者的详细询问可以帮助医生了解疾病的病因、病情和病理特点，从而做出准确的诊断和辨证施治。

为了实现中医问诊信息的标准化，中医学界通过多中心、大样本的临床病例信息采集和分析处理，逐步归纳出与疾病相关的证候和特定症状的高频词汇。通过发掘不同病证的基本演变规律，形成了规范化的中医问诊量表、标准化病例报告表和电子问诊表单等标准化采集工具。这些标准化工具可以帮助医生系统、全面地收集患者的临床信息，确保问诊信息的准确、完整和一致性。

中医学标准化术语在中医问诊信息标准化中起着重要的作用。统一的术语可以帮助医生更准确地描述患者的症状和体征，便于信息的整理和分析。通过标准化术语的应用，不同医生之间可以更好地进行沟通和交流，提高诊断的一致性和准确性。

4. 切诊信息的标准化采集

中医切诊主要包括脉诊和按诊两个部分，其中脉诊是中医临床医生通过手指端的触觉切按患者腕关节桡动脉搏动处，感知脉动应指的特征信息，并根据采集的信息判断病情，辅助诊断。脉诊在中医临床中具有非常特征性的地位，被广泛应用于疾病的诊断和治疗。在脉诊中，医生通过触摸患者的脉搏，可以感知到脉搏的频率、节律、力度、长度等特征，从而判断患者体内的阴阳气血状况，了解脏腑功能的盛衰和病理变化。不同的脉象特征对应不同的病证，因此脉诊成为中医临床诊断和辨证的重要依据之一。

（1）脉诊采集条件的标准化

1）脉诊时间：清晨是诊脉的最佳时间。在清晨，患者尚未饮食和进行剧烈活动，阴阳未动，气血未乱，经脉未盛，络脉调匀。这样的状态有利于获取患者的真实脉象，有助于医生做出准确的诊断和辨证施治。然而，临床实际情况常常没有条件能固定在清晨进行脉诊。在其他时间进行脉诊时，要确保患者处于平静的内外环境状态，避免影响脉象的准确采集。

2）脉诊体位：患者可以取坐位或正卧位进行脉诊。在脉诊时，患者的手要放平，与心脏处于同一水平，直腕，手心向上。同时，在腕关节背部垫上脉枕，便于医生切脉。这样的体位有利于确保脉搏稳定，以利于准确感知脉象。

（2）脉诊标准化采集的方法

1）脉诊指法：医生通常面对患者，用左手切按患者的右手脉搏，或用右手切按患者的左手脉搏。

2）脉诊定位：脉诊时首先用中指定关，即医生用中指按在患者掌后高骨内侧的关脉部位，接着用示指按关前的寸脉部位，环指按关后的尺脉部位。对于小儿，由于寸口部位较短，通常多用一指定关法，即用拇指分别按寸脉、关脉和尺脉。

3）脉诊布指：在脉诊时，通常使用示指、中指和环指三指呈弓形，以指尖与指腹交界处的指目触脉。手指的布置应根据患者的身材情况，身高臂长者布指宜疏，身矮臂短者布指宜密。

4）脉诊按指：手指接触皮肤时应平布，用力按脉，称为总按，以感知整体的三部脉象。也可分别用一指单按其中一部脉象，称为单按，用于重点体会某一部脉象特征。按指的方式有轻取和重取，以及左右前后推寻，以寻找脉动最明显的特征，称为中取。

（3）脉诊采集信息的标准化

脉象包含了丰富的信息，可以从位、数、形和势四个方面进行观察和分析。具体来说，通过脉位的浮沉来反映病位的表里、深浅；通过脉数的迟数来反映病证的寒热、虚实；通过脉形的长度宽度来反映病证的虚实；通过脉势的力度、流利度、紧张度和均匀度来反映病证的虚实以及气血盛衰等信息。

为了实现脉诊采集信息的标准化，首先需要确保脉诊的采集条件和方法得到规范和统一。医生在脉诊时应严格遵循脉象的观察要点，并注意排除干扰因素，确保脉象的准确采集。其次，通过应用智能采集设备，如脉搏传感器等，可以实现脉象的自动化采集和记录，避免了人为因素对脉象的影响，并提高了数据的准确性和可靠性。在采集了脉诊信息后，利用深度学习和数据分析等技术，可以对大量的脉诊数据进行处理和分析，从中提取有用的信息，辅助医生进行诊断和辨证施治。这样的信息化和数字化手段有助于提高中医临床诊疗的效率和准确性，为患者提供更好的诊疗服务。

临床实践中，中医四诊是诊疗的第一步，对于认识病证、揭示疾病的本质不可或缺。因此，四诊信息及其采集的客观化、标准化至关重要，是智能化临床诊疗的基础；另外，医工交叉学科的发展、大数据、深度学习及神经网络等人工智能技术又进一步促进了标准化中医四诊的完善，不断提升中医临床诊疗的精度与效率，以提供更优质的中医药临床服务。

七、章 节 总 结

中医诊断数智化的技术应用在现代医学领域扮演着不可忽视的角色。这一趋势将中医的传统诊断方法——望、闻、问、切，即"四诊"与当代信息科技进行融合，极大提高了中医诊断的精准度和效率。

尽管中医诊断数智化在一定程度上已经优化了诊疗流程，依然面临着若干挑战。其中，数据隐私和安全问题是一大焦点领域，涉及患者的个人信息和健康数据处理。在数据的传输和存储环节，必须确保数据的安全，抵御各类安全威胁和数据泄露风险。这需要制定严格的数据保护政策和实施高强度的技术防护。此外，数据质量和标准化也是突破发展的关键。中医的诊断信息千变万化，保障数据采集的准确性和一致性，同时制定和推行一套普适的数据标准和处理流程，显得至关重要。可解释性也面临一定的挑战。中医强调整体观念和辨证施治的治疗方法，在诊疗过程中蕴含了丰富的经验和灵活的应变，确保数智化技术能准确捕捉和反映这些特质，无疑是进一步的技术探讨和研发中不可或缺的一环。

2022 年 12 月 5 日，国家中医药管理局发布的《"十四五"中医药信息化发展规划》为中医药信息化发展提供了明确的方向和指导。结合中医诊断数智化的发展，首先，强调了中医药信息化在推动中医药现代化、国际化方面的重要作用。中医诊断数智化作为中医药信息化的重要组成部分，加速其技术发展和应用推广。同时还鼓励中医药机构利用信息化手段开展远程医疗、互联网诊疗等新型服务模式。这将为中医诊断数智化提供更多的应用场景和发展空间，有助于提升中医药服务的可及性和便捷性，满足人民群众日益增长的中医药需求。

第二节　中医治疗数智化装备

一、中医治疗数智化概述

中医治疗数智化是指将现代信息技术与中医医疗实践相结合，运用人工智能、大数据分析、云计算等技术手段，实现中医治疗过程的信息化、数字化、智能化。这种数智化的方法旨在提高中医临床诊疗的准确性和效率，推动中医医疗模式转型。

中医治疗数智化的主要特点和应用方向包括个性化治疗和远程医疗两个方面（表 8-5）：

表 8-5　个性化治疗与远程治疗

个性化治疗	传统中医治疗注重个体差异，而数智化使其走得更远。通过各种智能硬件如脉诊仪、经络诊断仪等，医生可以更精确地收集患者的健康数据。这些数据会通过人工智能算法进行分析，生成个性化的治疗方案。这不仅能提高治疗的准确性和效果，也能提高患者的满意度和信任度。
远程医疗	在全球化和移动互联网高度发达的今天，远程医疗成为一种不可或缺的服务形式。中医治疗数智化利用互联网技术，能有效地缩短患者与医生之间的物理距离。通过视频会诊、在线咨询等方式，患者无须到医院，便能享受专业的中医诊疗服务。这尤其对那些居住在偏远或资源匮乏地区的患者有实际意义。中医治疗数智化正逐渐改变着传统医疗模式，通过个性化治疗、远程医疗等多种手段，提高了医疗服务的质量和可及性，也为患者带来了更为便捷和高效的医疗体验。

中医治疗数智化发展大致分为两个阶段。

第一个阶段是数智化的中医药基础研究体系的构建阶段。这一阶段将大数据、人工智能以及深度学习算法相融合，结合生物技术和生命科学技术，开展面向中医药的生物信息学、系统生物学和网络药理学研究。

第二个阶段是以大数据和人工智能为基础，将新一代信息技术和中医诊疗场景相结合，打造中医服务的数智化。这一阶段建立一定范围的中医服务大数据平台，对中医诊疗和治疗过程中产生的数据，包括患者的基本数据、电子病历、诊疗数据、医学影像数据、经济数据、医疗设备数据等进行处理，应用于用药分析、病因分析、疾病预防、辅助诊断、临床及科研数字化等。

二、智　能　推　拿

智能推拿机器人融合了中医理疗技术与现代科技，是当今医疗领域的一大创新。它主要依靠一系列先进的传感器来感知患者体表的肌肉紧张度、压力点及关键经络部位。经过内部精准的数据处理与分析后，为患者设计最为适宜的推拿治疗方案。这类机器人能够实时捕捉到患者体表的反馈，如肌肉的放松程度、疼痛点和经络阻塞等关键信息。这些信息进一步转化为肌肉紧张度、压力响应和疼痛指数等关键参数。通过对这些数据的深度分析，机器人可确定最佳的按摩强度、方向和频率，从而为患者提供有针对性的治疗，增强疗效并最大限度地减少不适。与传统的手工按摩相比，智能推拿机器人提供更为持续、精准并且均匀的力度，更为符合现代社会对健康的高标准需求。

（一）关键技术

1. 智能感知技术

智能感知传感器是智能推拿仪可以正常工作的基础元器件。为确保治疗的安全性与有效性，这些设备必须对患者的身体部位及其状况有充分的感知。在传统推拿治疗中，治疗师主要依赖其经验和感觉来判断患者的肌肉紧张和疼痛程度。然而，智能推拿仪通过集成高精度传感器，能够实时监测患者的体温、肌肉活动、皮肤电导率等生理指标。例如，红外传感器能够精确测量体温分布，帮助推拿仪了解肌肉的活跃度和疼痛点。压力传感器则能感知肌肉的紧张度和硬度，为患者提供针对性按摩。先进的皮肤电传感器则可以监测患者的皮肤电反应，帮助推拿仪实时评估疼痛和舒适度，并据此调整其推拿策略。这种精确的感知能力不仅确保了治疗的适宜性，还提高了推拿的精准性，使得智能推拿仪能够为患者提供个性化和定制化的治疗方案。

2. 生物力学分析

生物力学作为研究生物体结构、功能与运动互动的学科，在智能推拿仪中占据了至关重要的地位。这是因为它涉及如何在不造成伤害的前提下，对人体进行正确和有效的物理操作的问题。例如，背部的椎间盘非常敏感，过大的压力可能导致其损伤。虽然肌肉，尤其是大肌群，可以承受更大的压力，但推拿的方向和技巧仍然至关重要。腿部的关节，如膝盖，也需要特别注意。通过生物力学分析，推拿仪可以判断肌肉是否过于紧张或过于松弛，以及关节是否存在某种形式的炎症或其他问题。这不仅可以帮助机器人调整其治疗策略，也可以为用户提供有关其身体状况的反馈情况。

3. 智能控制算法

在现代医疗领域中，算法是推拿机器人的核心支撑，尤其表现在实时响应与决策制定上。对于智能推拿仪，其智能控制算法扮演着至关重要的角色。算法不仅决定如何处理和解读来自传感器的数据，还决定仪器如何执行具体操作。在推拿这一需求精准度极高的治疗领域，算法的运行速度及计算精度显得尤为关键。

推拿绝不是简单地对肌肉施以压力，而是对人体特定部位施加精确力度，同时掌握特定的频率和节奏。这意味着，在每一次推拿过程中，推拿机器人需要通过不断迭代以实现良好的决策。例如，当感知到某一部位肌肉的紧张，机器人的算法需迅速决定施加何种力度、采取哪个方向，以及维持的时长，进而判断何时转移到下一个治疗部位。

然而，这些决策不能仅依赖预先设定的规则，因为每位患者的体质与反应都具有其独特性。为此，智能推拿仪的算法必须拥有持续学习与适应的能力，从而能依赖过往经验和实时反馈，实施自我调整，以适应各种身体条件和反应。

（二）装备介绍

近年来，智能推拿机器人在研发上主要聚焦于算法技术的创新。当前，最为流行的技术有自适应技术、3D 实时建模、多端智能融合技术和灵敏型协作技术。多端智能融合技术结合了人工智能、云技术和数据分析的力量，能够高效收集并处理用户数据，使推拿机器人适应各种不同的场景。与传统固定式推拿机器人相比，这些采用前沿算法的机器人在灵活性和智能性上均展现出明显的优势。

1. 自适应技术的应用

自适应技术，尤其是机器学习和人工智能技术，使得推拿机器人能够根据用户的个体差异和实时反馈，动态调整其按摩策略，从而提供更加个性化、精准和有效的治疗体验。当推拿机器人集成自适应技术时，它能够自动收集和分析用户的生物力学数据、肌肉硬度、疼痛阈值等信息。通过深度学习和模式识别，机器人可以逐渐学习并理解每个用户的独特需求和反应，从而实时调整按摩的力度、速度、方向和持续时间。这种个性化的按摩策略不仅提高了治疗效果，还增强了用户的舒适度和满意度。此外，自适应技术还允许推拿机器人在面对不同疾病和症状时表现出高度的灵活性和适应性。无论是针对急性疼痛还是慢性疾病，机器人都能够根据医生的建议和用户的反馈，迅速调整治疗方案，以确保治疗效果最大化。

推拿机器人是利用此技术的典型例证（专利号：US20170079871A1）。它预存了多种常见的运动序列模型，并能结合装置在实际操作中解决对应的技术难题，此机器人会根据人工智能记录下来的治疗记录，为患者提供不同的需求。AI 会分析患者身体状况，定制出最合适的治疗方案。与传统的人工按摩治疗方式一样，此机器人可以自主调节按摩力度，并且能在整个治疗过程中保持不变的精准度，从而增加治疗效率，降低治疗成本。比如，当该机器人为一个新的患者提供按摩服务时，它会实时分析该患者的身体结构，并依据内置模型进行调整，确保其按摩手法与患者的体态相吻合。此外，该机器人还装备有高精度传感器，用于实时监测患者的身体状态，并据此为机器人提供反馈，以实现即时调整（图 8-7）。

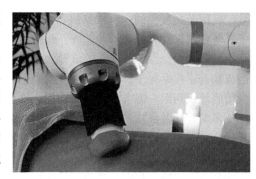

图 8-7　按摩机器人

自适应技术让机器人更能够准确地适应各种患者，从而提供更个性化的治疗。然而，这种技术的应用仍面临挑战，因为它需要大量的数据和精细的算法支持进行模型预设和实时调整。由于这种机器人没有采用视觉处理技术，它主要依赖预设的模型和高精度传感器，在实时服务中收集患者数据进行调整。这也意味着预设模型必须十分精确，同时还需要高性能的传感器和处理器，容错率相对较低，扩展性有限。

2. 3D 视觉技术

近年来，3D 视觉技术为机器人技术领域带来了巨大的革命性创新。这种技术主要基于图像处理技巧，允许机器人使用高精度传感器对用户的身体结构进行扫描。此技术的引入不仅使机器人能够更精确地识别穴位并执行按摩动作，而且能为医疗专家提供有关患者身体情况的详细数据，如肌肉的硬度、关节的活动度等。

基于 3D 视觉技术的机器人装备了高精度传感器，可以实时地获取患者的身体数据并进行人体建模，产生的模型与真实身体非常相近，这确保了机器人操作的准确性。该技术基于旋量理论对机器人进行了精细化的设计，让其能够针对柔性软组织实现精准感控，再结合 3D 视觉传感器和独有算法，实现对人体的深度理解。最后，通过用户友好的人机交互，完美规划出整体的按摩运动轨迹（图 8-8）。此机器人可以测量特定肌肉或肌腱的精确硬度，并将收集到的健康数据发送至云端，再由人工智能计算按摩过程中需要施加的压力。同时，AI 还可以跟踪和分析患者的进展，生成可视化报告，使医生能够使用精确的经验数据来衡量患者的康复情况。

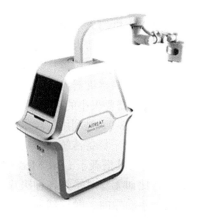

图 8-8　推拿机器人

3D 视觉技术还允许机器人为每位用户提供根据其身体结构定制的服务。在医疗和理疗领域，这确保了每位患者得到的治疗都是为其量身打造的。3D 视觉技术也能捕捉患者身体的细节信息，这些信息不仅支持机器人完成任务，同时也为医疗专家提供了有助于决策的详细数据。

与自适应技术比较，由于其能捕获丰富的图形信息，所以在人体建模精度上更为出色，能够应对更广泛的场景。然而，3D 建模技术对图形处理设备的需求较高，这可能会导致推拿机器人的成本增加和生产复杂化。此外，由于此技术会收集患者的大量数据，如何确保患者的隐私权益显得尤为重要。同时，运用 3D 建模技术的机器人需要操作者具备特定的 3D 模型处理技巧，这意味着相关人员可能需要接受额外的培训，从而增加了机器人的使用成本。

3. 多端智能融合技术

随着科技的日益进步，仅仅依赖单一场景的智能技术已不再满足现代推拿机器人的需求。为此，多端智能融合技术融合了云端分享、人工智能以及记忆功能等多种技术手段，为用户呈现一种能够适应多种情况的推拿体验。其核心在于数据的集成与处理，使机器人得以从众多数据源获取信息，并经过综合分析后，为用户推荐最佳的治疗方案。

美国公司发明的一种推拿机器人是利用此技术的典型例证（专利号：US20170266077A1）。除了具备传统机器人的基本功能外，此机器人还结合了多种尖端技术。例如，用户可以采用语音命令来指导机器人，告知其按摩的位置、强度和频率。此外，机器人通过云端分享功能与其他同类设备交流和分享按摩程序，从而实现持续的学习与进化。它还搭载了高级的神经网络技术，使其能够更为精确地识别用户需求，并据此提供个性化的按摩服务。

多端智能融合技术得益于多场景用户数据的收集，进而训练更加高效的算法模型，从而全面提升推拿机器人的智能性。尽管这意味着需要更强大的数据处理设备、更复杂的模型技术以及相应提高的制造和运营成本，但这无疑已经成为当前智能推拿机器人技术的发展趋势。当然，随之而来面临的是更大的隐私和安全挑战，以及如何将来自不同场景的数据进行高效整合所带来的算法和物联网设备的复杂性问题。

4. 灵敏型协作技术

近年来，科技的发展带动了生产力的大幅进步，机器使生产效率突飞猛进，在今天的现代化工厂中，已经有大量的自动化生产过程由机器完成，但机器也存在精细化程度低、易故障等问题，高效灵活地生产各种批量的高质量产品被视为未来生产的挑战。人通过知识、智慧、灵活性、创造性

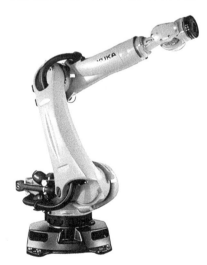

图 8-9　按摩机器人

和"指尖触觉"可以确保生产流程的质量和顺畅，所以为战胜这一挑战，需要人与机器的完美配合，灵敏型协作技术由此诞生。灵敏型协作技术可以提高自动化程度，补充了人的能力，使原先由人力进行的按摩转为自动化；同时可以减轻人力的负担，体力消耗大、单调的按摩步骤可以由机器人承担；还可以确保恒定的按摩质量，重复的和需要高度消耗精力和体力的流程由可以机器人以高精度完成，因而提高了按摩质量；除此之外还具有最大的灵活性，操作者可以灵活调整机器人的按摩方式，使用机器人的地点也可以很灵活，只需要很小的工作场地。

德国公司发明的一种按摩机器人（图 8-9）是利用此技术的典型例证（专利号：WO2022EP84393）。除了具备传统按摩机器人的运动及施加压力外，此公司团队还为其搭载了 LBR Med，使其具备了灵敏型人机协作的能力，比如无缝对接到各种医疗仪器系统、可以利用其触觉能力进行手动导向、触觉辅助的遥控操作或者重力补偿、具备可调节式个性化按摩程序等。

灵敏型协作技术使人与机器不再是孤立的个体，机器的批量性、自动性、高效率、均衡性与人的灵活性、高质量性巧妙地进行了结合。使得医疗治疗时医者可灵活地提供按摩服务，同时按摩的效果不受医者及环境等外在因素的影响，按摩的效率和质量得到大大的提升。

（三）总结与展望

在当今的技术时代，按摩机器人已经从科幻概念转变为现实中的实用工具。通过这些推拿机器

人的实际应用，我们已经看到了自适应技术、3D 视觉技术、多端智能融合技术和灵敏型协作技术在医疗保健领域的巨大潜力。这些机器人不仅提供了精确、一致的按摩体验，还通过其先进的技术特点，为用户带来了更加个性化、高效的治疗方案。其优势在于个性化定制、持久耐用、节省人力成本。

然而，尽管这些技术在实际应用中已经取得了一定的成果，但按摩机器人领域仍然面临着许多挑战。技术上的挑战包括如何进一步提高机器人的精确度、如何处理和分析大量的数据、如何确保数据的安全性和隐私性等。市场上的挑战包括如何降低成本、如何提高用户的接受度、如何在竞争激烈的市场中脱颖而出等。此外，用户接受度以及机器人推拿存在的情感交流问题、机器适应性问题也是一个不容忽视的问题，许多人可能仍然对机器人按摩持怀疑态度，担心其安全性和效果。

展望未来，期待按摩机器人能够进一步完善，不仅在技术上取得更多的突破，还能够在市场上得到更广泛的认可。同时也希望这些机器人能够为更多的用户提供更加安全、高效、个性化的按摩服务，为医学研究和健康产业开辟新的领域和机会。

三、智能针灸

人工智能的医疗诊疗系统的不断成熟，推动着针灸智能化的深入研究与发展。通过针灸的大数据研究，采用深度学习算法，可实现由机器完成诊断和治疗，并在反复的自我学习和进化过程中，将针灸与人工智能有机融合，实现传统针灸向智能针灸的转变。由中国中医科学院研制的国医大师程莘农院士智能经络辅助诊疗系统及中医临床决策支持系统，就是针灸学应用于人工智能领域的典范。目前，国内外针灸智能化处于一个相对成熟的阶段，开发应用了以下六大类关键技术。

（一）关键技术

1. 穴位定位技术

临床与教学工作中，如何将抽象的经络腧穴具象化、实体化，并快速准确定位，对促进针灸学教学及实践发展具有重要意义。常规的二维图谱、投影演示、人体经络腧穴实体模型及尸体解剖等，都无法展示腧穴的三维解剖结构与其空间位置。国内高校及科研院所对此进行了有价值的探索，为加速经络腧穴的可视化进程提供了新的参考思路与借鉴。上海中医药大学对数学进行了三维重建，实现了针灸在可视人体的定位，同时详尽深度地展示了选穴进针的过程。成都中医药大学开发出一种基于图像识别的智能针灸穴位定位装置，结合人体骨骼、肌肉、血管、神经、淋巴或脏器与穴位的位置关系，在人体 3D 模型上直观地呈现出来，其最大的特点是不受使用者体型差异的影响，信度和效度高。

从长远来看，人工智能应用于腧穴自动化定位技术可以通过声音、图像或其他传感器来确定穴位的准确位置，避免针灸偏差，为临床与教学活动的开展拓展了新的思路与途径。

2. 针刺力度控制

针刺的深度和力度对针灸治疗的效果有重要影响。智能针灸可以根据患者的体质和疾病情况，控制针刺的深度和力度，以达到最佳治疗效果。"针感"或"得气"效应如何得到最直观的展现，是智能针灸需要探寻的话题。针刺手法量法的智能化研究也是当下的研究热点之一。目前，多个研究团队从研究捻转补、捻转泻、提插补、提插泻 4 种基本针刺手法出发，将针刺手法物理参数的提取系统架设于针柄上，通过传感器或电磁感应技术采集针刺信号，分析不同手法的参数和波形，以提高针刺手法的规范性、可操作性。除了针刺手法量化测量外，手法仿真训练仪开发、针刺手法量效机制研究、针灸仿真人开发与设计、针刺手法仿真训练评分系统等方面的实践研究，为研究刺法的量效关系提供了重要支撑。

3. 针刺角度控制

针刺的角度也对治疗效果有影响。智能针灸可以通过机械结构或电动机械来调整针刺的角度，确保针刺的正确性。为了实现人机交互科学性与柔软性的互通，确保在最大安全性的程度下完成诊疗，已有科研人员建立了针刺力模型，完成了针刺组织形变、旋转角度等的误差补偿。在实现实时针刺最优路径分析，分段、分点控制针刺操作的前提下，最大程度规避意外。虽然要经历半自动化的针灸临床测试阶段，但完全自动化是智能针灸的技术发展趋势。

4. 电刺激技术

电刺激技术用特定参数的脉冲电流，刺激局部神经和肌肉细胞，使细胞膜内外的电位差发生改变，从而诱发细胞兴奋，改变局部组织器官的功能。针灸结合电刺激技术是一种新型的治疗方式，是传统针灸理论与现代科技相融合的产物，具有安全无创、针刺效应可量化的特点。电刺激可以增强针灸的治疗效果。智能针灸可以应用电刺激技术，提供不同频率和强度的电脉冲，以促进穴位的刺激效果。与传统电针相比，电刺激技术可以做到无痛治疗，减少人力成本，降低电极脱落、针体折断的风险。同时，可避免患者对针刺的恐惧，更易于接受该疗法。

5. 生物反馈技术

生物反馈（bio-feedback，BF）指应用电子设备将人们通常情况下感知不到的生理活动和变化（肌电、血压等）转变成可以被人感知的视、听信号，然后通过意识调控这些活动。生物反馈技术可以监测患者的生理指标，如心率、皮肤电导等，以评估针灸治疗效果。智能针灸可以根据反馈信息进行调整，实现个性化治疗。临床研究发现，针灸的治疗选穴（刺激点）和针灸刺激的浅深层次等多个角度，具有多重传入途径的反馈调节作用。针灸对神经调节、体液调节以及器官组织的自我调节方面，都能起到一定的作用。其机制是通过针灸疗法的物理性刺激诱导信号传导，以对神经-内分泌-免疫微环境进行的多元反馈的非自主意识性的功能调节。

6. 数据分析和模型建立

智能针灸可以通过分析大量的针灸数据，建立智能配穴模型，预测针灸效果。数据分析可以帮助医生更好地调整治疗方案。高校及医疗机构建立建设结构化针灸处方平台，以实现针灸治疗方案的标准化、规范化，设立单病种的自动匹配和证型的智能选择，优化便捷智能针灸开方系统。基于此，我们可运用知识图谱等方法建立智能机器人的思维模型，为定量分析针灸学大数据、发展现代针灸提供科学方式。

（二）装备介绍

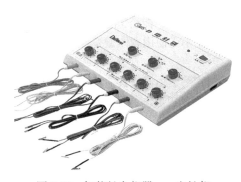

图 8-10　智能针灸仪器——电针仪

在针灸领域，早期医工结合的重要产物是电针，随着更多智能技术的引入，智能针灸设备的研发不再局限于针具，如基于虚拟现实技术开发的元宇宙虚拟三维针灸仿真人，将针灸医师或学生重新安置到沉浸式虚拟环境中进行手法模拟训练系统。

1. 针灸辅助工具

（1）电针灸

传统针灸与现代科技结合的现代针灸法。在毫针刺入人体后，用电针仪（图 8-10）通以微量低频脉冲电流。根据人体的不同情况，使用不同的频率和波形。电针灸可使患者增加针感，进而增加疏通经络、止痛、增加肌力等作用。

（2）智能针灸针

一种集成了传感器和无线通信技术的针灸针。它能够实时监测针灸过程中的各种参数，如针灸深度、力度和持续时间等，并将这些数据实时传输给医生或智能分析系统。医生可以根据这些数据调整针灸策略，提高治疗效果。同时，智能针灸针还能实时监测患者的反应和疗效，为医生提供及时的反馈。

（3）穴位检测

中国科学院自动化研究所发明了一种穴位检测方法（专利号：CN202210062379.3），采集包含待检测部位的目标图像；基于所述目标图像，预测所述待检测部位的热力图，在所述热力图中穴位处的像素值与非穴位处的像素值不同；根据所述热力图中各个像素点的像素值，确定所述待检测部位的待检测穴位，将所述待检测穴位标注在所述目标图像中；基于所述目标图像，预测所述待检测部位的热力图。

2. 仿真针灸装备

上海中医药大学发明了一种仿真中医针灸手法的智能自动针灸装置（专利号：CN104095750B），涉及仿真技术领域。包括力反馈仪及其上面设置的控制开关，针灸针的持针机构和针灸针的更换机构与相连接的包括输入、输出、接口、内存、存储器的计算机系统。通过装置采集名师或医生对各种针灸优势疾病的治疗手法，建立针刺手法库。然后再根据患者的不同情况，如不同疾病和证型、体重指数等选择合适的标准治疗手法，通过力反馈仪将筛选后的治疗手法仿真地在患者身上输出再现（图 8-11），这对于放大有限医疗资源，规范针刺治疗的标准，推广临床针灸治疗和提高针灸治疗效果，具有重大的现实意义和使用价值。该装置的最大特点在于应用了仿真技术，将名医名师的特色针灸手法及针灸优势疾病的各种手法收集储存，对患者进行辨证施治，将手法仿真再现于患者身上，凸显了个性化诊疗，将大数据、人工智能有机地结合起来，是针灸智能化的具体应用。然而，在刺法量化与建模上，目前仍面临着一些问题亟待解决：①无法构建"手上/手下"同步针感参数，也无法解释专家哪些关键的手指运动参数或手指组合运动模式对标定刺法起到关键作用；②尚缺乏多模态信息共融的刺法量化建模方法；③缺乏适用于海量名老中医与海量学生共同在线进行手法传承训练与纠错的平台系统。

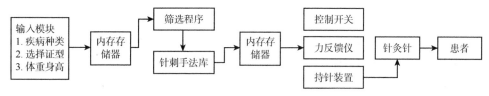

图 8-11 智能自动针灸装置技术流程

浙江省某医院采用了结构化针灸处方，设立标准化针灸处方单病种，建立了国内首个针灸数字诊室。平台已完成腧穴标准化编码 516 项（经穴 362 项、经外奇穴 47 项、耳穴 92 项、头皮针 14 项、阿是穴 1 项）；对针刺、灸法、推拿、罐法及针刺操作技术进行了编码，并在此基础上建立了中国首张标准化针灸处方。同时设立了 12 个单病种的自动匹配和 28 个证型的智能选择，优化便捷针灸开方系统在临床中的应用，实现医疗机构针灸治疗方案标准化、规范化。

3. 智能针灸机器人

南京中医药大学跨校科创团队研发的"数字经络—智能针灸机器人系统"（图 8-12），具有自动定位穴位、智能配伍穴位、扎针、模拟人的手法等功能。团队运用高数混沌理论、分形几何学、图论等研发出的"初级阶段"智能针灸机器人，由机械手、取穴系统和经络仪等组成，工作前会参照人的臂长

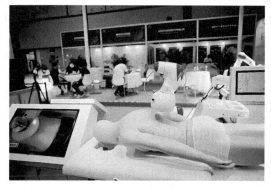

图 8-12 智能针灸机器人

和皮脂厚度等数据，测算好穴位下针，测量精度能达到 0.34 毫米。机器人还会根据人的胖瘦和部位确定针刺深度，前臂的穴位可以深入皮肤约 0.3 厘米，上臂的穴位可以深入皮肤 1 厘米。

美国某公司利用皮肤电阻测定法可测得穴位处导电率高于周边皮肤，即电阻值低于周边皮肤，其被证实为一种有效的诊断工具。另外，输尿管结石、慢性骨盆疼痛、肥胖等均可表现出相关经络电导下降。

（三）总结与展望

近年来，国家相继出台了《"健康中国 2030"规划纲要》《中医药信息化发展"十四五"规划》《关于加快中医药特色发展的若干政策措施的通知》等纲领性文件。党的二十大报告提出推进健康中国建设，"促进中医药传承创新发展"被纳入其中。国务院提出至 2030 年大力发展"互联网+"中医医疗模式，明确要求推动互联网+中医医疗，大力发展中医远程医疗、智慧医疗和移动医疗等新型医疗服务模式。2022 年，科技部等六部门印发《关于加快场景创新以人工智能高水平应用促进经济高质量发展的指导意见》，提出在医疗领域积极探索医疗影像智能辅助诊断、临床诊疗辅助决策支持、医用机器人、互联网医院、智能医疗设备管理、智慧医院、智能公共卫生服务等场景。

由此可见数字中医药是未来中医药发展的必由之路，针灸与人工智能信息化的结合，是新时代的产物，是中医药的有效创新。建设针灸古籍及中医药知识库和针灸诊疗大数据中心，通过人工智能对知识图谱和理论模型进行深度学习，是智能针灸发展的方向趋势，也是中医药信息学发展的必然要求，无论是教学科研，还是临床诊疗，都将大有裨益。

综观智能针灸的发展，在拥有巨大潜力的同时，还面临着数据壁垒依然存在、医工交叉专业人才不足、国民健康网络安全保障及人工智能的伦理问题等，中医药院校教育模式下的中医专业学生面临知识转化应用能力低的难题。

四、智能康复理疗

智能康复理疗仪是一种结合先进技术的医疗设备，旨在协助患者进行康复和理疗。通过集成传感器、数据分析以及个性化的治疗方案，智能康复理疗仪能够监测患者的运动、姿势等生理参数，并根据实时数据调整康复计划。这种仪器在帮助康复患者恢复肌肉功能、改善关节灵活性、减轻疼痛等方面发挥着积极作用，同时提升了康复治疗的效果和效率。

（一）关键技术

1. 运动追踪与分析技术

运动追踪与分析技术是在追踪目标的关键位置粘贴标记点，由传感系统实时追踪、记录目标的移动轨迹的运动细节，如旋转、角度和速度等，通过计算机进行图像解析计算，获得全方位的运动学参数来分析运动能力。该技术被广泛应用于康复领域，它可以用来帮助康复患者改善姿势和运动，提高运动能力和身体协调性。

与传统的康复评估方案相比，运动追踪与分析技术更加客观，且可最大限度地减少误差，传感信号能客观地评估患者的康复进展情况。通过与和正常人的运动数据进行比较，康复机构和康复治疗师可以发现患者的运动缺陷和不足之处，及时调整和优化治疗方案，帮助患者更好地恢复功能。

2. 脑机接口技术

脑机接口技术，是一种通过软硬件相结合的通信系统实现大脑和外部环境直接交互的技术，即不借助人类的神经肌肉控制系统，作为通信和控制的替代通路，将采集的大脑信号预处理后，提取信号中反映用户意图的相关特征，转换为控制外部设备的指令，驱动外部设备产生实际的动作，完成大脑的动作指令。此项技术已被广泛应用于脑科学、康复医学和生物医学等诸多领域。目前脑电信号采集主要有两种方式，即侵入性脑机接口技术和非侵入性脑机接口技术，侵入性脑机接口技术能够获得更高质量的脑信号，但对需要手术植入，有一定的风险，而非侵入性技术则具有无创、易于应用且成本低的好处，两种形式在应用中各有利弊。2022 年 1 月 Synchron 在国际顶级医学期刊 *JAMA* 上发表的临床研究结果表明 Stentrode 植入人体大脑血管 12 个月后没有出现血管阻塞等相关不良事件，并且所有患者的脑机接口植入物均具有稳定的信号强度，可以成功控制计算机。

脑机接口技术可根据基于运动想象的脑电信号形式和基于运动尝试的脑电信号形式两种形式来触发和驱动外接设备，广泛应用于虚拟现实技术、功能性电刺激或者外骨骼机器人等，在脊髓损伤、脑卒中运动功能恢复、感觉功能恢复等方面均取得良好疗效。同时，脑机接口技术通过大量的信息反馈，使患者学习并调整大脑活动，可促进神经回路重建。

3. 虚拟现实技术

虚拟现实是一种通过计算机技术模拟出现实场景的技术。将虚拟现实技术应用于智能康复理疗仪，可以为患者提供身临其境的训练体验。虚拟环境可以激发患者的兴趣和积极性，促进康复训练效果。虚拟现实技术根据康复患者的具体情况进行个性化的康复训练，还可以通过模拟真实的日常生活场景，帮助康复患者逐渐适应真实环境，恢复日常生活能力。虚拟现实技术在康复中，对患者的功能恢复、平衡和协调、疼痛缓解和心理疏导有较好的促进作用。研究表明，在虚拟环境康复过程中，中枢神经系统接收到增强反馈信号，导致神经可塑性发生深刻变化，运动和（或）认知功能得到恢复。未来虚拟现实技术在智能康复理疗仪器的研发上，应从可行性、安全性及应用效果出发，对理疗师和参与者进行有效沟通与培训，提升患者的依从性。

4. 生物反馈技术

生物反馈技术可以监测患者的生理指标，如心率、肌肉活动等。其理论基础是利用身心的相互影响、不可分割的统一整体特性，在外部仪器的辅助下完成身心间复杂反馈通路，教会机体朝着身体健康的方向控制自己生理活动，可以增强患者对自身机体活动的认识、反应能力，增强恢复信心，最终达到疾病治疗目的。通过生物反馈，患者可以更好地掌握自己的身体状态，调整康复训练的强度和频率。不同于传统疗法，生物反馈技术的主要动力来源于患者的主动训练意识，患者在一定提示下进行有意识的功能训练，同时给予电刺激帮助患者完成相应的动作，最终正确地将收缩信号反馈到大脑，产生即时效应，直接恢复功能，这样不仅可以促进大脑功能重组，还能激活神经通路，从而建立新的神经网络。

生物反馈技术分为三类（表 8-6）。

表 8-6　生物反馈技术分类

生理学	生物力学
神经肌肉系统生物反馈 如脑电图生物反馈、机电图生物反馈、实时超声成像生物反馈。	运动测量生物反馈
心血管系统生物反馈 如血压反馈、皮温反馈、心率及心率变异性反馈。	姿势生物反馈
呼吸系统生物反馈	力量控制生物反馈

5. 智能控制和调整

智能康复理疗仪可以根据患者的反馈信息和康复进展，调整训练参数和难度，以确保康复训练的适宜性。将人机情景互动技术、虚拟现实技术等融入康复训练中，为患者提供运动控制、认知及日常生活活动训练，更加注重患者的本体感觉和参与度，集趣味性、沉浸性、高效性于一体，最大限度地发挥康复训练的作用。智能康复理疗仪为患者制定全病程、个性化的康复方案，真正做到了让精准医疗提高生命质量，也预示了未来康复服务将向专科化、精品化、智能化转变。

（二）装备介绍

康复器械或设备开始引入高精度电机、高精度传感器、芯片、人工智能算法等一系列康复工程技术。当下正在从物理治疗设备、电动辅具等向智能进化中，智能康复的时代逐渐到来。人工智能技术的融入不仅应用于治疗，也让康复训练变得更加有效和精准。如下介绍上肢功能恢复、下肢功能恢复、整体功能恢复的智能康复器械或设备。

1. 上肢功能恢复

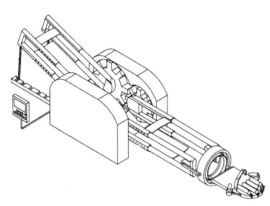

图 8-13　智能化多功能上肢康复一体机的结构示意图

深圳市人民医院发明了一种智能化多功能上肢康复一体机（专利号：CN114145961B），包括基座、前臂支撑组件、上臂支撑组件以及手掌支撑组件，前臂支撑组件以及上臂支撑组件可转动地固定在基座上，以使前臂支撑组件与上臂支撑组件之间夹角可调，手掌支撑组件可转动地固定在前臂支撑组件上，以使手掌支撑组件可转动。与现有技术相比，设置可转动的前臂支撑组件、上臂支撑组件，前臂支撑组件的前臂支架通过前臂驱动机构驱动转动或患者自主转动，以实现肘关节弯曲拉伸运动，在前臂支撑组件上设置可转动的手掌支撑组件，以实现腕关节以及手指的拉伸、屈曲运动，保证了上肢康复训练的正确性，降低康复训练的难度，提高康复的治疗效果（图 8-13）。

2. 下肢功能恢复

华南理工大学发明了一种面向下肢康复训练的智能医疗机器人（专利号：CN114367080B），包括跑步机底盘模块、曲臂支撑旋转单元、智能综合减重系统、视觉反馈模块、髋宽调节机构、下肢外骨骼模块和控制主机，曲臂支撑旋转单元包括支撑立柱和旋转曲臂；智能综合减重系统和旋转曲臂的自由端部连接，智能综合减重系统包括悬吊主动减重子系统、被动减重子系统和重心偏转偏移子系统；视觉反馈模块与智能综合减重系统相对设置，用于采集人体做康复训练时的图像；髋宽调节机构与被动减重子系统连接，下肢外骨骼模块包括左肢外骨骼子模块和右肢外骨骼子模块，且髋宽调节机构设置在左肢外骨骼子模块和右肢外骨骼子模块之间。本发明可以实现智能、舒适、高效、人机友好的下肢康复训练（图 8-14）。

3. 整体功能恢复

北京大学发明了一种人体脊柱智能康复训练设备（专利号：CN114305970B），包括 3-RPR 机构，该 3-RPR 机构采用并联机构形式，该并联机构可以实现冠状面的三个方向自由度运动：上下伸展运动、

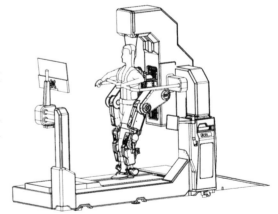

图 8-14　面向下肢康复训练的智能医疗机器人使用时的结构示意图

左右侧移运动和侧倾偏转运动，且该 3-RPR 机构可独立穿戴于人体上，这样患者可以在站姿或其他姿势下进行康复训练。同时，该 3-RPR 机构又可以与屈伸机构和运动平台相结合，该屈伸机构采用串联机构形式，该串联机构则可以实现矢状面的前屈、后仰运动，这样患者也可以在坐姿下进行康复训练。本发明提供了一种占用空间小，机构简单，穿戴方便，可以提供推拉、屈伸及扭转等多个

方向运动的穿戴式和平台式两用的人体脊柱智能康复训练设备（图8-15）。

4. 其他

北京公司发明了一种负压理疗机器人（专利号：CN115554127A），包括机体、移动底座、机械臂、六维力传感器、按摩头组件、负压装置、视觉定位装置、交互装置，该仪器包括可灵活移动的底座，以及可在空间灵活运动的六自由度机械臂，机械臂的末端加装了六维力传感器，同时集成了负压装置，红外加热器，位移传感器，末端按摩头以及视觉定位装置，实现了按摩机器人的自动加热、负压、按摩等一系列功能，其通过物理波穿透人体表面直达肌肉层，产生的能量将粘连的结节和僵硬的肌肉打开、打散，缓解肌肉粘连、僵硬等症状，达到放松肌肉、恢复肌肉柔韧性的效果。主要适用于肩周炎、颈部僵硬、腰肌劳损等症状（图8-16）。

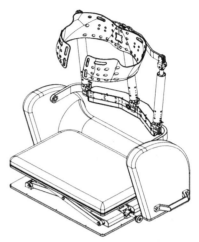

图8-15　人体脊柱智能康复训练设备的结构示意图

当前，我国民众日益增加的健康需求对康复治疗的效果和效率提出了更高的要求，智能康复医疗器械或设备的出现弥补了目前康复医疗资源不足以及技术水平不足的现状。智能康复医疗器械或设备与信息系统是数字化医疗体系的重要组成部分。数字医疗体系将医疗服务、医疗设备、医疗信息等内容通过信息化方式实现医疗资源的共享和优化，提高医疗服务的质量和效率。

（三）总结与展望

康复产业的研究与发展目前有两大趋势：一是精品化，二是康复智能化。专科康复将成为主流的康复服务模式。医工结合催生了诸多智能康复理疗产品，替代或者辅助治疗师，简化了传统"一对一"繁重的康复治疗及训练过程。高赋能直驱下的信息时代，中医学也进入了数智化。挑战与机遇并存，智能康复研究技术有待突破，产业研发应与临床应用匹配，建设好未来智慧医疗生态产业。

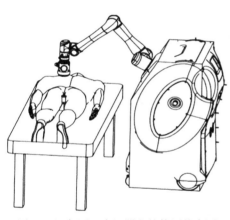

图8-16　负压理疗机器人的使用状态图

在智能康复器械领域，我国尚处于起步阶段，面临着众多产业发展的问题和挑战：①机器人研发技术有待突破，突破结构简单、色彩单一的二维场景，通过虚拟现实技术创造出一个高度沉浸感和交互性的场景，形成一种反馈信息与控制命令的回路，强化患者自主参与的意识。②机器人的费用高昂，如若不能降低成本，势必导致治疗费用大幅度提升，那么康复机器人很难在民众中普及。③产业研发与临床应用不匹配，"精准康复"是未来康复医学的发展大方向，临床需要的是拥有更多训练模式的康复机器人，起到更精准化、自动化、智能化的康复训练。④摆脱进口依赖，实现关键零部件的自主研发与技术攻关，是我国智能康复医学发展亟须完成的突破。

五、章节总结

中医治疗数智化的发展，预示着中医领域的一次革命性突破。其潜在优势表现为能够通过各类现代技术手段提高中医临床诊疗的效率、准确性和可靠性，也有力地增强了医生的决策能力和临床经验积累。例如，基于大数据分析的治疗方案推荐系统，能够在短时间内帮助医生分析病历数据，提出可能的治疗方案和药物配方，减少诊疗时间，提升诊疗效率。

一方面，这种数智化进程通过提供更多的智能化诊疗工具和平台，为医生提供更全面的病例分析和治疗建议，从而不断丰富和完善其临床经验。而对于患者而言，智能化的中医治疗可以带来更个性化的诊疗体验。例如，患者可以通过移动应用程序实时监控自己的身体状况和治疗进展，及时与医生沟通，改善其治疗体验。另一方面，中医治疗数智化将推动中医学科的现代化发展。数据科学和人工智能技术的引入，可以帮助深入挖掘和分析中医经典理论和临床数据，推动中医理论的创新和发展。例如，利用机器学习技术分析大规模的中医临床数据，发现新的病因病机规律，丰富和拓展中医理论体系。

然而，中医治疗数智化的推进同时伴随着一系列挑战。尤其在数据隐私和安全问题上，必须给予极高的重视。患者的个人信息、病历数据等敏感信息必须得到充分保护，以防数据泄露带来的法律风险和信任危机。因此，在中医治疗数智化的进程中，数据安全保护机制的建立和完善，将是一个不可绕过的重要环节。

综合来看，推进中医治疗数智化，既是一个巨大的机遇，也是一个复杂的挑战。在推动技术进步的同时，也需关注其中涉及的法律、伦理等问题，平衡技术创新与个人隐私权的保护。只有在各个方面都得到周全考虑和充分准备的基础上，才能真正实现中医治疗数智化的潜力，为社会带来更为优质、高效的医疗服务体验。在实践中逐步探索和完善中医治疗数智化的模式，有望在推动中医现代化的同时，也为全球的医疗健康事业贡献中国智慧和力量。

第三节　中药智能制造装备

中药制造是以中药基础理论为指导，充分体现了我国传统医学的整体观和辨证施治核心思想的制造过程。近年来，国家相继出台了中医药发展规划等纲领性文件，中药制造迎来了快速发展期。2022年3月，国家出台了涉及中药质量提升工程的文件：《"十四五"中医药发展规划》。文件指明，"中药智能制造提升行动。研发中药材种植、采收、产地加工装备，中药饮片自动化、智能化生产装备，以及中成药共性技术环节数字化、网络化生产装备，提高中药生产智能化水平。"通过现代智能装备技术赋能中药生产的各过程，满足现代化中药智能制造需求。

目前，我国制药工业正处于由机械化、自动化转向数字化、智能化的转型升级中，"加强中成药质量控制，促进现代信息技术在中药生产中的应用，提高智能制造水平"是制药工程界当前最重要的科技任务。典型的中药智能制造场景包括中药数字化溯源技术、中药材智能分拣、药房中药饮片智能调剂、中药复方个性化煎煮设备、中药制剂智能制造以及中药片剂包衣过程实时监测等。

一、中药材数字化溯源技术

随着国民健康意识的提升，人们对中草药的认知和需求逐渐升温，中药材市场需求也随之不断攀升。我国较为常用中药材超过600种，其中有300种以上的药材已实现人工种植养殖，其生长、采摘、储存到临床应用，环节过程长、影响因素多，虽然大部分中药材符合国家标准，但是一些责任心不强的商家为了追求利润，采用不合规的生产方式，违规使用化肥、喷洒农药等情况偶有发生，导致中药材的品质下降。为了进一步加强中药材过程监督和管理，中药材数字化溯源技术应运而生。

中药材溯源技术是指通过数字化信息技术手段，在中药材的种植、加工、物流、销售等过程，进行标准化监管和质量追溯，以确保中药材的使用安全和品质。通过中药材溯源技术，使中药材质量监管工作，从终端消费回溯到原产地的全过程，当出现品质相关问题，通过流通环节的信息追溯，找到问题的源头，追溯药材流通环节，尽最大可能回收有问题的药材，使中药材市场管理进一步规范化。常见的中药材溯源技术的实现方式包括以下几种：

（一）基于条码技术的中药材溯源

条码包括一维和二维条码，分别简称为条形码和二维码。条码技术最早用来分拣邮政单据，一维条码中的条与空，按某种规则排列，能够携带特定的信息。二维条码是由特定几何图形按照某种规律在黑白相间的、平面分布的、记录数据符号信息的图形。相对而言，二维条码包含更为丰富的信息。由于条码技术具有成本低廉、简单易用以及抗磁干扰等优点，因此被广泛应用于中药材溯源技术中，通过构建溯源信息管理系统，实现对中药材的监管和管理。

（二）基于RFID技术的中药材溯源

无线射频识别技术（radio frequency identification，简称RFID）是一种基于空间耦合的无线自动识别技术，无须直接接触即可进行信息交换与传递。通过射频标签与读写器之间的无线射频信号传输，实现对中药材生产、加工、运输及销售等全过程的精准监管与追溯。射频识别技术具备快速读取、远距离识别、小巧便携以及强穿透性等特点，通过嵌入中药材的RFID标签和读写器的扫描操作，可高效获取中药材的详细信息，从而实现其全流程溯源。

（三）基于中药指纹图谱的中药材溯源

根据测定手段，中药指纹图谱可分为化学指纹图谱和生物指纹图谱两类。其中，中药化学指纹图谱是通过光谱、色谱等分析方法构建，用以反映中药化学成分特征的谱图。高效液相色谱（HPLC）作为最常用的技术手段，常与红外光谱、质谱等联用，不仅能揭示化学成分的数量与相对位置，还能提供各成分的相对含量信息。中药生物指纹图谱则作为化学指纹图谱的补充与完善手段，在中药材品种鉴定及种质选育方面发挥着独特作用。由于中药指纹图谱具有唯一性，因此被广泛用于中药材流通环节的识别。目前，将指纹图谱作为中药提取物及其制剂的质量控制方法，应用于中药材质量溯源，已逐渐获得广泛认可。

（四）基于同位素示踪技术的中药材溯源

同位素示踪技术（isotopic tracer technique）运用放射性同位素或富集的稀有稳定核素作为示踪剂，以解决物理、化学、生物和材料等领域中问题的科学研究方法。在中药材溯源领域，该技术基于不同产地中药材中同位素自然丰度的差异，实现产地鉴别。同位素示踪法成为道地药材产地溯源的有效手段，其优势在于实验前处理简单、干扰因素少、结果准确度高以及灵敏度高等方面。

（五）基于DNA条形码的中药材溯源

DNA条形码是一种标准化的、具备足够变异的、易于扩增的且相对较短的DNA片段，能够唯一代表一个物种。在生物制品或污染源的鉴定中，基于DNA条形码的溯源技术发挥着重要作用。特别是在中药材的基原物种鉴定方面，当常规方法难以奏效时，DNA条形码鉴定技术能够简便、高效且准确地完成鉴定任务。对于种子种苗的鉴定，尤其在种子种苗微小、来源复杂、难以辨认的情况下，DNA条形码技术不依赖于外观特征，具有取样少、操作简便、准确性高等诸多优势，因而更适用于中药材种子种苗的鉴定工作。

（六）基于区块链技术的中药材溯源

区块链由一系列连续区块构成，每个区块包含特定信息，并按时间顺序连接成链，可以视为一种分布式数据库或记录保存系统。区块链具有去中心化、透明开放以及增强安全性和不变性等优点，特别是其不可篡改的特点，非常适合应用到中药材溯源中。通过应用区块链技术，我们能够实现对中药材从种植、采摘到运输、销售整个流程的实时监控与追溯，从而确保中药材的品质与安全。

近年来，研究人员提出了多种应用于中药材溯源的方法，包括条码技术、RFID技术、同位素示踪技术、DNA条形码以及区块链技术等，通过各种溯源手段，准确、便捷地追踪中药材的产地及其他流通关键信息。随着信息技术的不断进步，融入物联网、云计算、大数据等现代技术，中药材溯源正逐步实现智能化、体系化。

二、中药材智能分拣

正规渠道的优质中药材是中医临床治疗效果基础，市场上中药材质量品质参差不齐，即使同一批药材中，其品相也存在较大差异，有些中药材在运输、储存等环节也存在腐烂、霉变等问题，存在掺假、掺杂等不良行为，对消费者健康构成潜在风险。长期以来，中药饮片的品质鉴别和中药材的分拣主要依赖于专业人员的视觉观察和长期累积的经验，相对于现代化智能分拣，纯人工鉴别方法受各种条件制约，其效率相对低下。现代化智能分拣将现代计算机图像处理技术应用到中药材分拣过程中去，使计算机视觉技术在中药饮片鉴定中的应用逐渐普及。

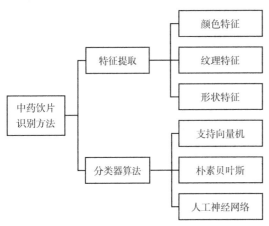

图 8-17　常见传统饮片识别方法

（一）传统的中药饮片识别算法

传统的中药饮片识别算法涉及提取颜色、纹理和形状等特征，并利用机器学习分类器进行分类，包括支持向量机、朴素贝叶斯和人工神经网络等常见算法。传统的图像识别算法在进行特征提取时，针对某种特定的特征提取效果明显，而对其他特征的提取效果较差，泛化性较弱。常见传统饮片识别方法如图 8-17 所示。

（二）深度学习图像识别算法

利用深度学习算法自动提取图像的高层语义特征进行分类。随着深度学习技术的不断进步，研究人员已尝试将各种网络模型应用于中药饮片识别，并取得了较高的识别精度。通过应用深度学习等人工智能技术进行图像分析，将中药材的智能化分类，实现中药材的识别以及品质甄别，完成中药材智能分拣。

传统中药饮片识别方法将特征提取与分类视为两个独立步骤，尽管可以针对不同类型的饮片设计特定的特征提取方法，但其泛化能力相对较弱，可能导致在识别不同类型中药饮片时准确率较低。而深度学习方法中的卷积神经网络能够自动进行特征提取与分类，尤其适用于背景单一、形态差异大且图像属性相近的中药饮片识别，取得了良好的准确率。然而，这种方法也面临网络结构设计复杂性的挑战，尤其是当网络结构较为深层时，可能会出现梯度消失的问题。未来通过分析中药饮片图像的特征，如背景复杂、样本量小等情况，改进优化图像识别的深度学习算法，提高中药饮片识别准确率。

三、智慧中药房

现代中药房作为医院就医服务较为重要的环节，承担中药材的调剂、煎制、配送等工作。目前，国内多数中医院药房仍然依赖人工进行中药饮片的调配。由于中药饮片的特性，调配过程具有相当难度，通常要求药师采用手工抓药和称量的方式进行。由于中药材数量多、形态差异大、处方剂量精确度要求高等特点，在抓药和称量环节，药师需十分小心谨慎，费心费力从大量药材中选取药方的药材、反复称量确保达到重量精度要求，存在计量易出错、药材损耗大、过程耗时长等问题，严重影响患者取药体验。中药饮片智能调剂装备将药师从烦琐的配药过程中解放出来，剂量准，配药快，改善患者取药体验。

（一）中药饮片智能调剂设备

国内已经出现了针对中药材的配药自动化设备，主要面向小包装颗粒剂和散装中药饮片。由于颗粒剂包装规范，称量和抓取较为方便，小包装中药自动调剂设备研制逐渐成熟。相对小包装颗粒剂，中药饮片的材质、状态差异较大，不同材质的中药饮片，其抓取方法有较大差异，存在诸多需要解决的难题。基于中药饮片智能调剂装备，较好地解决了不同材质、状态的中药饮片抓取，实现全品种全流程全自动调剂，包括抓药、称量、传送等工作，具备自动接方、智能审方、机器上药、智能调剂、复核等功能，整个调剂过程完全无人化。该智能调剂装备如图 8-18 所示。

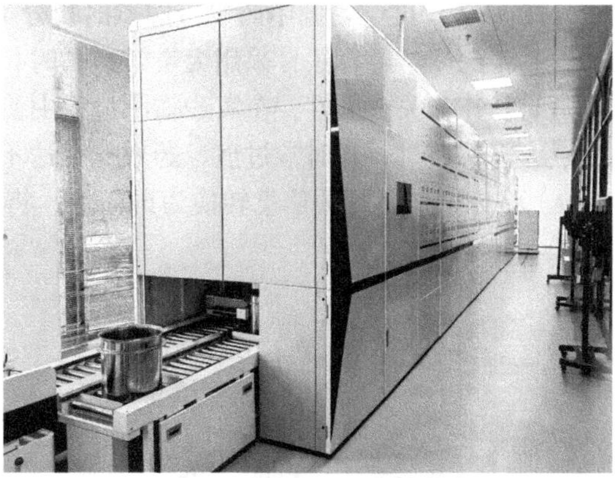

中药饮片智能调剂装备主要由储药柜、传送储药盒以及自动上药车组成，根据储药柜区的药材种类，设置相应数量的药斗，根据场地空间的大小，

图 8-18　中药房智能调剂装备

适当设计相应的外形尺寸。针对全草类、勾连成团类等特殊饮片等各种形状设计多种不同机械手，针对大片型特殊饮片设计相应的切片刀、按照药方选取对应的中药材储药柜，通过称重计量抓取相应重量的药材，并将其放入传送储药盒。抓药完备后，将传送储药盒置于传送小车送入煎药房。当发现储药柜中药材总量少于预警值，通过自动上药车添加药材。全流程采用传感器感知、监测、拍照，实现从入库、上药、调剂补药、发药全流程电子影像监测，全程可电子追溯、无须人工参与，最大限度减少人工耗用，进而实现全品种全流程全自动调剂。

（二）中药复方智能煎煮设备

中药汤剂作为最常用的制剂形式，其质量对药方临床治疗效果具有直接影响。清代名医徐灵胎曾言："煎药之法，精微奥妙，药效之发挥与否，皆系于此。"煎药方法失当，不能发挥中药复方疗效，甚至有害。药效稳定性和安全性在临床应用中具有重要意义，中药复方煎煮要最大程度发挥药物疗效，煎煮参数信息显得尤为重要，包括煎煮用具、加水量、浸泡时间、火候、煎煮时间等。合理的煎药参数可以最大化中药中有效成分的提取，保持药效的稳定性，确保中药的安全性，并提高临床应用的个体化治疗。

现代中药处方往往没有指明汤剂煎煮具体参数，不同煎药工作人员可能会根据自己的经验和判断，采用不同的煎药方案，缺乏客观性和一致性，受个体经验和偏好的影响较大。随着人工智能技术不断应用到中医药数据分析和挖掘中，中药自动煎药装备通过智能算法赋能中药煎煮，辅助生成煎煮参数智能决策方案。决策算法包括机器学习和深度学习。

1. 基于多维度融合的中药复方个性化煎煮

基于机器学习算法，遵循"组成相似、剂量相近、功用趋同"原则，从多维度查询古方剂中最为相近的方剂，获取其相关煎煮参数，将所有维度对应煎煮参数融合得到最终的煎煮参数。该方法符合古方或经典名方的煎煮逻辑，体现了中药煎煮的个性化特点，满足了一方一煎的要求，提高了煎煮设备的智能性。算法主要分三个阶段：构建古代名方煎煮数据库、多维度相似计算和加权融合阶段。

1）古代经典名方数据库。将古代名方计量单位转换成现代度量衡单位和文本数据录入，构建煎煮信息模型，建立古代名方煎煮数据库。

2）多维相似计算阶段。中药复方组成成分、剂量及功用三个维度，分别采用 Jaccard 相似系数算法、余弦相似算法和 LDA 主题模型算法，与数据库中数据进行相似度计算得到的三个维度最相似方剂。

3）煎煮参数加权计算阶段。通过加权融合计算方法，融合各维度最相似经典名方对应的煎煮参数，得到中药复方最终推荐煎煮方案。

2. 基于深度学习的中药复方煎煮时长分类模型

基于深度学习算法，采用大量带煎煮时长标签的临方数据，训练方剂煎煮时长分类预测模型。煎煮时长作为关键属性，在实践临床过程中，常常忽略其重要性，汤剂需久煎时，往往得不到充分煎煮，需快煎时，却时常过煎，药效往往达不到最佳状态。一般采用词向量技术（如 Word2 Vec、Bert）将方剂及其相关信息转换为词向量，将词向量及其标签输入文本分类模型，如卷积神经网络（CNN）、循环神经网络（RNN）及其各种优化的网络模型，经过模型训练后，得到中药复方煎煮时长预测模型。

中药煎煮个性化智能装备。主要实现智能加水浸泡、系统利用大数据分析准确计算加水量，确保药材得到最佳浸泡。遵循传统散煎原则，智能温控，个性化的煎煮时间和温度，实现先煎后下、另煎、二煎、烊化等多种煎煮工艺。智能煎药桶清洁，煎制完毕后的煎药锅自动输送到倒渣和清洁区，进行一方一清洁，避免不同处方之间的交叉污染。中药自动煎药装备如图 8-19 所示。

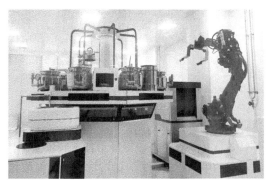

图 8-19　中药自动煎药装备图

（三）药房代煎配送服务

经过中药调剂室调配好的药方，一般有几种的配送方案。最为常见处理方式，患者将配好的药材取回自煎，为方便患者，很多医院都提供中药代煎服务，该服务一般由医院的代煎中心完成，部分地区建立了集中代煎中心，将煎好的药液自动打包成袋，通过具备资质的快递公司配送到患者提供的收货地址。

现代技术在传统中药房中的应用，显著提升了工作效率，优化了患者取药体验。随着对中药房智慧化工作的日益重视，人们不再满足于提高工作效率，而是更多地关注药品质量安全，势必将传感器、物联网、数据库以及人工智能等高新技术应用到中药房，自动化调剂、个性化煎药将成为中药房的智慧化发展趋势之一。

四、中药制剂智能制造

中药制剂的制造与生产作为中医药产业链的中部环节，"上"对接着中药药材处理与加工，"下"链接着产品的质量与销售，是中药由药材到产品不可或缺的关键环节，也是可以持续性提高中药产品药效，发挥中药的潜力并提升中医药在国内外的影响力，关键在于其与现代医学、加工业及数控技术的紧密结合。如今，机械设备在中药加工中已取代手工操作，但中医的本质决定了其加工方式不能完全模仿西药生产设备。以中药片剂为例，其生产过程涉及多种设备，且各设备需监控的参数各异。药品质量与设备状态、关键参数控制、物料性质等因素密切相关。为确保中药片剂质量的稳定，必须实时监控片剂个体差异、压力等关键参数。然而，目前中药片剂生产中仍缺乏智能检测技术，导致质量监控停留在人工抽检阶段，存在质量波动大、工人劳动强度高、生产效率低等问题，这已成为制约中药片剂质量提升的关键因素。

通过深入研究现有中药制剂加工工艺与生产设备，对中药制剂设备生产数据以及中药制剂质量的实时监控与分析，实现"人检"到"技检"的转化，解决中药片剂生产过程中"设备生产数据无法保留""生产工艺与设备运行指标无法有机结合""中药片剂生产、管理缺乏现代化信息技术支撑"等问题,以中药片剂为例,对压片机关键部件进行实时监测,提取并上传压片机的运行参数、中药片剂工艺关键监控指标,以及生产环境参数,构建出一套高效、可靠、实用的中药片剂软、硬件一体的数字化应用系统,包括压片机数字采集与监控系统(SCADA)、中药片剂生产执行系统(MES)等。同时,还将根据运行参数和压片机型号,与工艺生产流程有机融合,实现工艺流程的自动技检与把控。通过探索与研究,形成了一系列基于数字化设备的数据监控和采集、存储策略,以及中药片剂设备远程监控、生产技检与预警,以及生产执行数控系统等智能化生产应用。总体方案如图8-20所示。

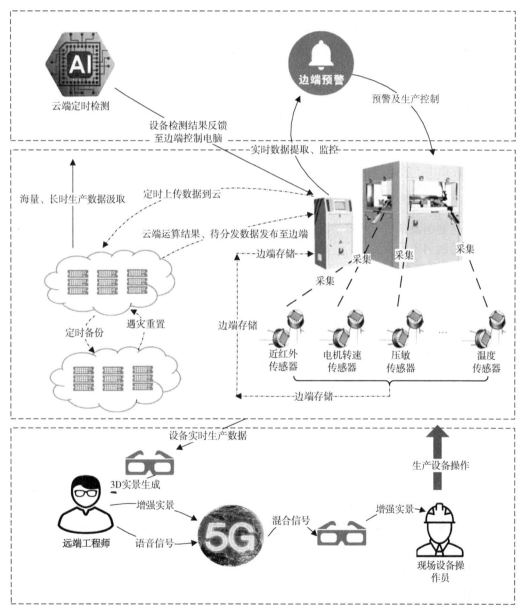

图 8-20 中药制剂智能制造总体方案图

(一)设备生产过程数据上"云"

研究每一台中药制剂设备,明确关键部件、需采集的生产参数、中药片剂重点监控指标以及采集频率，建立生产过程的数字化表示模型。同时，实现中药制剂设备生产运行过程中"秒级"生产数据的存储与上"云"策略和系统架构，是中药制剂"数智化"生产的基础与根本。

1. 中药制剂设备重点监控部位及参数选择

中药制剂设备属于精密机械加工设备，设备组成零件多且复杂，故障点难有规律可循，故障发生时间、发生点与生产环境紧密相关。选择重点设备部位进行监控，利用尽可能少的设备参数，尽可能全地推导出故障问题，并尽可能真实地实现设备 3D 实景运行图的还原，是中药制剂智能制造的重点与关键，也是后续智能化生产的基础。

2. 中药制剂关键指标监控与西药生产不同

在中药制剂的生产过程中，因受到药材原料质量、生产环境（如温度、湿度、粉尘、气压）的影响，存在生成设备运行正常，但出药品质无法达标的情况。对不同中药制剂建立不同的质量监控指标（如重量、硬度、片型、外观、关键成分含量等），是中药制剂智能化生产管理的核心。

3. 生产过程数据存储

中药制剂设备和中药制剂生产运行参数类型多（每个监控部位有十余种参数，每种中药片剂也有十余种监控指标）、频率密集（基本为每秒 10 次数据采集）、单点并发量高（所有销售设备数以千计），如果所有设备集中向服务器写入数据，势必造成服务器拥塞，甚至宕机。如何利用"云端"和"边端"的各自优势，既不耽误数据采集，又不使服务器负载超限，是生产过程数据上"云"，是中药制剂数智化生产的基础与根本。

（二）生产过程预警与设备自检系统

通过对中药制剂设备历史故障情况以及中药制剂不达标情况的标定，研究并确定导致压片机损坏，以及中药制剂质量不达标的各参数阈值，建立设备损坏预警规则库，建立基于规则判定的"边端"生产过程预警系统。同时，在生产过程中，不断丰富中药制剂设备故障标定样本，研究并建立基于深度神经网络技术的"云端"设备自检系统，是中药制剂"数智化"生产的具体表现形式。

1. 基于规则的"边端"生产预警系统

对于有明确判定标准的故障（即中药制剂设备运行中，当某一个或多个参数超限时，为故障发生的明确标志；或中药制剂的某一项或多项关键监控指标超过阈值范围时，也为生产预警的明确标志），一般而言只需基于规则（阈值）进行判断，无须复杂计算。在"边端"建立计算复杂度小、判断准确率高的实时预警模型有利于突发故障的及时发现与预警。此技术的核心在于如何建立中药制剂设备参数的阈值，以及多参数融合的综合判定标准。

2. 基于深度神经网络的"云端"设备自检系统

通过深度神经网络提取设备在时间纬度的深度特征，判断其某个重要生产部件，甚至整台中药制剂设备的"退役"时间，是实现中药制剂设备精准保养、预防设备故障、减少产品损失的创新探索。深度神经网络的训练过程具有耗时高、稳定所需时间长，算力需求大等特点，难以在"边端"实现。利用"云端"服务资源，定期对所有中药制剂设备健康状况进行检查，是保障生产顺利进行的有效途径。此技术的核心在于建立海量样本集，并在实际生成过程中对模型不断调优，最终形成稳定的"云端"设备健康自检系统。

（三）3D 实景模型生成与"双边"同步系统

通过关键部件的运行参数还原现场中药制剂设备的三维运行图，使中药制剂设备生产厂商的高级技术人员能够实时、全面地掌握设备现场运行情况。一方面，使中药制剂设备生产厂商能够实现对所有销售设备的"集中监控和垂直管理"；另一方面，赋能生产厂商的高级技术人员，使之能够跨越空间距离，直观地对远程用户进行安装、操作和维修指导。

1. 三维模型反向生成系统

在设备数字化定义基础之上，通过对运行参数的反向工程，还原设备的 3D 运行图。

2. 基于 5G 的 MR 操作实时同步系统

在生成的 3D 运行图基础之上，利用工业环网的高带宽与低延迟，建立设备使用方和设备制造方的远程实时联系桥梁，实现 MR 操作的双向投影，开创设备运维和管理新模式。

中药制剂智能制造是国家"十四五"期间中医药领域工作的重点工作与核心工作。对于中药制剂生产厂商而言，智能制造是提高制剂质量，实现全过程质量监控的有效手段。也是企业降本增效的必经之路；对于中药制剂设备厂商而言，智能制造是使设备能够增益制剂生产的有效途径，也是实现设备数字化与智能化更新迭代的重要目标。

将设备运行参数、生产环境参数和工艺生产流程进行有机融合，实现中药制剂生产的自动技检与把控，将必然形成一系列基于数字化生产的数据监控和采集、存储策略。同时，还将实现中药制剂生产过程的远程监控、生产技检与预警，以及各种数字化软、硬件应用。这是中医药+信息技术的探索性工作与基础性工作；是中药制剂由机械化生产→"数字化+机械化生产"转型升级的关键共性问题的方法和途径；是应用有广度、探索有深度、研究有新度，且特色鲜明的技术探索与应用研究；是中医药客观化与数字化的最直接体现；也是中医药走向世界，实现全球推广的必经之路。

五、中药片剂包衣过程实时检测

薄膜包衣是高分子聚合物在固体制剂上形成完整、连续的衣膜，具有防潮、掩味、控制释药行为等功能，对产品的疗效和稳定性有重要影响。以防潮型包衣为例，若衣膜太薄或不均匀，片剂容易因吸潮而变软甚至霉变；若衣膜太厚，会浪费包衣材料，降低生产效率。传统的包衣质量检测方法包括称重法、人工观察法与切片法。称重法通过天平得到包衣增重（包衣前后重量的差与片芯重量之比），进而估计包衣质量。人工观察法是有经验的人通过观察片剂表面的颜色、褶皱度来估计包衣质量。切片法则是通过将片剂切片，由显微镜观察并测量不同观测点上衣膜厚度及其分布，进而判断包衣质量。然而，这些方法往往存在精度不高、主观性强或耗时费力、样品破坏性等问题。过程分析技术是解决上述问题的重要途径，在片剂包衣过程实时检测领域中引起了广泛关注。

近红外光谱具有快速、无损、绿色、样品无须前处理等优点，是一种常用的过程分析技术。近年来，近红外光谱结合化学计量学开展了片剂包衣过程的实时检测与终点判断的研究。研究内容主要分为三个部分：波长选择、变量可解释性研究、模型的优化与改进。

（一）波长选择

由于近红外光谱包含了大量冗余变量、无关变量以及重叠峰等会大大降低分析模型的性能，因此从光谱中筛选出关键且少量的变量是光谱分析的关键环节，即波长选择。典型的波长选择可分为 3 类：

1. 基于偏最小二乘法的区间波长选择算法

可以选择移动窗偏最小二乘法（MW-PLS）、区间偏最小二乘法（iPLS）、组合偏最小二乘法（Si-PLS）等，其特点是筛选出连续区间变量，变量选择结果具有稳定性高的优点，但变量间可能存在较高的冗余。

2. 以去冗余为目标的算法

可以选择连续投影法（SPA），其优点是大大降低了变量间的共线性，减小了变量的冗余性。但是，其结果可能会遗漏关键变量。

3. 以去无关为目标的算法

可以选择相关系数法（RC）、竞争自适应重采样算法（CARS）、蒙特卡洛-无变量信息消除法

（MC-UVE）、迭代和保留信息变量法（IRIV）、随机蛙跳算法（RF）等，其目的是去除与目标参数相关性低的变量，保留相关性高的变量，但其结果的冗余性仍可能较高。

经典算法具备一定筛选变量的能力，但其缺点也很明显。为此，将多种算法级联使用的串联策略受到了研究者的关注，其优点是算法间相互补充，兼顾各自的优点，以此提高变量选择的质量。例如将 IRIV 与 SPA 组合，使其兼顾了去无关和去冗余的优点，以达到优选波长变量的目的。另外，基于串联策略提出了一种相关性评价、移动平滑窗与 SPA 组合的波长选择算法，其思想是兼顾这 3 类算法的优点，以期达到更好的波长选择的结果。其过程如下：先通过相关性评价（如相关系数、互信息、最大信息系数等）来去除无关变量，再通过移动平滑窗将孤立的被选变量扩展为区间变量选择，最后由 SPA 去冗余变量。实验结果显示，模型的预测能力较传统方法有一定提升，且变量数更少。

（二）变量可解释性研究

波长变量的理化信息，挖掘其在建模与分析中的科学依据，对提高人们对光谱与目标参数的关系与片剂包衣过程的理解具有重要意义。因此，研究变量可解释性是光谱分析的重要内容。传统的方法主要是人工观察法，找到特征峰的位置对应的基团，再与物质成分建立联系，但其缺点是容易遗漏和误判，可能得到不准确的结果。为此，依据包衣过程的特点——衣膜信息逐渐显现，片芯信息逐渐被掩盖，围绕包衣信息的变化进行分析。具体过程包括寻峰与寻物质。"寻峰"的过程是查找包衣过程中峰的强度单增或单减的波段，即能反映包衣信息变化的特征峰。寻物质是将特征峰的信息与包衣成分建立关系。实验发现，包衣材料中的滑石粉上存在一个特殊的峰，与其他物质成分并不重叠，而且片剂在该处上的峰强度随包衣时间延长而增加，因而滑石粉可作为包衣过程的标志物，可指示包衣进程，为变量结果提供了可解释性。

（三）模型的优化与改进探究

光谱分析模型主要分为合格性判别的定性分析与包衣指标预测的定量分析。其中，定性分析是比较样品与标准品间的光谱差异来判断样品合格性，进而得到合格率，实现包衣终点判断，如一致性检测。定量分析则是建立光谱与包衣质量指标（如衣膜厚度、包衣增重、密度等）的关系，对包衣过程中的指标实时预测，实现包衣过程的实时监测与终点判断，如偏最小二乘法与线性回归法。定性分析的优点是无须包衣指标、建模简单，但模型性能依赖于包衣前后的光谱差异与标准品的质量，而且无法提供从片芯到包衣片的过程信息。定量分析的优点在于将包衣质量准确地量化，能完整地反映包衣过程，能准确判断包衣终点。模型的改进与优化主要包括以下两个方面：

1. 集群分析策略

传统建模过程中，仅通过一次数据集划分来得到一个预测模型。但有时会因数据划分不合理而导致过拟合现象，使模型对外部数据的预测能力弱，即模型的泛化能力弱。为此，通过多次数据集划分（均匀分布抽样）得到多个预测模型，再利用集群分析策略综合它们的结果，用于提高模型的泛化能力。

2. 非线性模型

针对定量模型中常用的线性模型预测能力有时较低的问题，在算法与建模策略上进行了分析与改进。分析发现，线性模型在构建光谱与特定理化性质的目标参数的线性关系具有很强的预测能力，但有些目标参数并非由一个物质的理化信息决定。例如，吸湿率不仅与包衣量有关，还受孔隙率、衣膜厚度分布、片剂形状等影响，即吸湿率是多个包衣理化性质的综合表现。因此，即便定量模型能准确预测包衣量，但对多因素决定的包衣质量指标的预测能力不强。为此，对模型进行了改进，具体包括：

1）分段策略：将目标参数划分为不同范围区间，分别构建线性模型，以提高预测精度；

2）极限学习机及其改进算法：极限学习机是一种单隐层前向神经网络，具有学习快、泛化能力强，对非线性关系描述准确等优点。其参数（输入层权重和隐藏层偏差）的选择对极限学习机的精度和稳定性有重要影响，算法改进主要是确定最佳参数。传统的方法是先将参数分段、组合后，再遍历来比较模型评价指标。但该方法过于粗糙，耗时费力且结果并不一定准确。因此，模型参数优化可考虑群智能优化算法，如粒子群算法、蚁群算法、麻雀算法、鲸鱼算法等。

以近红外光谱作为过程分析工具，实现了对中药片剂包衣过程的实时检测。从波长选择、变量可解释性、模型优化与改进等方面研究了光谱的分析方法，从模型的预测能力与特征变量的物质基础上证明了近红外光谱在中药片剂包衣过程实时检测的可行性。

目前关于包衣质量的研究主要聚焦包衣属性，而且对包衣的共性特征的研究较少。由于包衣属性并不能完全决定包衣质量，研究其影响因素是提高检测精度的关键。以防潮型包衣为例，包衣片的防潮效果不仅与衣膜厚度有关，还与片芯的硬度、水分浸入片芯的程度等因素有关。因此，为充分理解与准确测量中药片剂包衣质量，要对包衣、片芯与环境因素进行研究和比较。另外，包衣的共性特征的研究还未引起关注。与此同时，传统的包衣质量分析往往是针对不同品种分别进行研究，这并未充分使用包衣过程的先验知识，不仅使得分析的成本高，而且导致模型、知识的迁移存在困难。以薄膜包衣为例，由于包衣的目的不同，其配方是不同的，那么对包衣质量的检测往往需要重新建立知识模型，以往的先验知识并未得到应用。为此，通过对薄膜包衣的成分的比较，发现其共性的成分是高分子材料。那么如何在光谱中挖掘高分子材料的特征信息，以及建立其与包衣质量的关联性是未来研究的重要内容。

六、章 节 总 结

中药产业跨越式发展质量需要大力推进中药智能制造，依靠科技创新，融入数字化、人工智能等技术，才能推进中药产业提质增效。中药智能制造在研究数字化、标准化等工作基础上，进一步提升中药制造的智能水平。依赖于各种先进的传感器，提高设备的感知能力，快速、准确地获取信息的能力；将传感器反馈的信息提供给知识库或专家系统等控制单元，实现精准控制，提高控制能力；采用机器学习、深度学习、大模型智能体等技术，提高设备学习能力、复杂多变的环境适应能力和决策能力。

本 章 小 结

中医诊断数智化技术的应用将中医的传统诊断方法——望、闻、问、切，即"四诊"与当代信息科技进行融合，极大提高了中医诊断的精准度和效率。中医治疗数智化的发展，通过各类现代技术手段提高中医临床诊疗的效率、准确性和可靠性，也有力地增强了医生的决策能力和临床经验积累。中药智能制造的推进将大力推进中药产业跨越式发展，随着现代设备及技术的发展，中药智能制造将在信息获取能力、控制能力、环境适应能力和决策能力等方面进一步提升。

（张洪来、杜建强、门韶洋）

参 考 文 献

白娟，刘红菊，郑雷，等，2005. 针灸穴位数字化可视人体建模研究. 中国中医药信息杂志，12（2）：3. DOI：10.3969/j. issn. 1005-5304.2005.02.062.

白莎，赵顺杰，王恬，et al，2023. 虚拟现实技术在家庭康复中的应用研究进展. 护理研究，37（11）：1955-1960.

毕锐宇，赵云龙，朱枭龙，等，2021. 中医脉诊数字化研究进展及发展趋势. 传感技术学报，34（4）：7. DOI：

10.3969/j. issn. 1004-1699.2021.04.001.

卞金玲，张春红，2003. 石学敏院士针刺手法量学的概念及核心. 中国针灸，23（5）：3. DOI：CNKI：SUN：ZGZE. 0.2003-05-023.

程介虹，陈争光，2021. 基于迭代保留信息变量和连续投影的近红外光谱波长选择方法. 分析化学，049（8）：1402-1409.

褚小立，袁洪福，陆婉珍，2004. 近红外分析中光谱预处理及波长选择方法进展与应用. 化学进展，16（4）：528. DOI：10.3321/j. issn：1005-281X. 2004.04.008.

迪盼祺，夏春明，王忆勤，等，2021. 基于协同过滤算法的中医智能问诊系统研究. 世界科学技术：中医药现代化，23（1）：9. DOI：10.11842/wst. 20200704005.

苟升异，宿翀，王磊，等，2021. 一种基于阵列式 PVDF 触觉传感器和机器学习的针刺手法识别系统. 针刺研究，46（6）：6. DOI：10.13702/j. 1000-0607.20210155.

何建成，王文武，丁宏娟，2010. 计算机中医问诊系统的开发与研究. 时珍国医国药，21（9）：3. DOI：10.3969/j. issn. 1008-0805.2010.09.113.

何衍钦，宗楚红，王军，等，2021. 近红外光谱技术用于银杏叶色谱分离过程多种内酯成分含量预测. 中国中药杂志 [2024-05-08]. DOI：10.19540/j.cnki. cjcmm. 20211206.202.

李菲，于琦，王映辉，等，2021. 中医脉象仪应用技术研究. 中华中医药杂志，36（11）：6839-6842.

李红岩，李灿，郎许锋，等，2022. 中医四诊智能化现状及关键技术探讨. 中医杂志，（12）：1101-1108.

李兆龙，苏育挺，2017. 一种基于聚类的舌苔舌质分离方法. 南开大学学报：自然科学版，50（4）：6. DOI：CNKI：SUN：NKDZ. 0.2017-04-008.

李智彪，杜建强，杨明，等，2021. 汤剂煎制参数的决策方法及煎制参数决策模型的训练方法：CN202111059006.2.cn202111059006.2 [2024-05-08].

梁繁荣，任玉兰，郭太品，等. 一种基于图像识别的智能针灸穴位定位装置及方法：CN 201210227318 [2024-05-08].

卢运西，李晓光，张辉，等，2021. 中医舌象分割技术研究进展：方法，性能与展望. 自动化学报，47（5）：12.

罗瑞静，何建成，2014. 中医智能化问诊系统开发及应用前景. 时珍国医国药，25（7）：2. DOI：CNKI：SUN：SZGY. 0.2014-07-112.

罗智平，2020. 基于语音识别技术和中医知识图谱的智能中医问诊系统的设计与实现. 厦门：厦门大学.

麦金 C C. 机器人按摩机及其使用方法：US20170266077A1. [2017-09-21].

明良山，朱琳，李哲，等，2021. 片剂薄膜包衣过程激光共聚焦成像及近红外光谱建模分析. 中国现代应用药学，38（11）：8. DOI：10.13748/j.cnki. issn1007-7693.2021.11.001.

邵水金，牟芳芳，严振国，等，2008. 基于 VOXEL-MAN 操作平台的肩井穴可视化研究. 江苏中医药，40（10）：75-77. DOI：10.3969/j. issn. 1672-397X. 2008.10.045.

宋相中，唐果，张录达，等，2017. 近红外光谱分析中的变量选择算法研究进展. 光谱学与光谱分析，（4）. DOI：10.3964/j. issn. 1000-0593（2017）04-1048-05.

宋鑫，2020. 融合舌象标注的中医问诊系统的设计与实现. 辽宁：大连理工大学.

宿翀，陈子燚，荣培晶，2023. 医工结合的典范：新一代智能技术在刺法参数量化中的应用与展望（英文）. World Journal of Acupuncture-Moxibustion，（3）：296-298.

陶青，姜丽，钟友兵，等，2023. 维 C 银翘片包衣过程近红外光谱实时检测研究. 中草药，54（19）：6276-6285.

陶青，金正吉，罗晓健，等，2020. 近红外光谱在片剂包衣终点判别与过程分析的研究. 中国中药杂志，45（19）：8. DOI：10.19540/j.cnki. cjcmm. 20200810.301.

王玲，林依凡，李璐，2021. 智能诊疗在舌象研究中的应用进展. 中华中医药杂志，36（1）：342-346.

王山，2017. 基于 RFID 与 WSN 技术的中药材溯源系统研究与应用. 宁夏大学. DOI：10.7666/d. Y3286196.

吴冬，孙汉旭，荣培晶，等，2021. 针灸与人工智能学科交叉的现状与策略探讨. 针刺研究，46（6）：5. DOI：

10.13702/j. 1000-0607.20210017.

徐天成，王雪军，卢东东，等，2019. 智能针灸机器人关键技术及发展趋势. 智能科学与技术学报，000（3）：P. 305-310.

杨娜婷，周旋，马庆宇，等，2023. 抑郁症肝郁脾虚证舌诊客观参数分析及应用探索. 中华中医药杂志.

杨帅，王步轶，胡鸿毅，等，2020. 慢性萎缩性胃炎脾虚气滞证的舌，面诊信息特征研究. 中华中医药杂志，35（11）：4.

叶青，胡军，刘莉君，等，2021. 脉象仪研究进展. 中华中医药杂志.

伊索蒂尔 F，吉贝特 G. 管理机器人运动的装置和相关的处理机器人：CN110785269B. [2023-04-07].

岳寿伟，黄晓琳，2021. 康复医学. 第 2 版. 北京：人民卫生出版社.

张海峰，赵灿，刘美晓，等，2021. 基于运动捕捉技术分析髋关节各自由度的运动能力. 中国组织工程研究，25（12）：5.

张丽倩，李孟航，高珊珊，等，2021. 面向计算机辅助舌诊关键问题的解决方案综述. 计算机科学，48（7）：14. DOI：10.11896/jsjkx. 200800223.

张林子，周武，张洪来，2023. 自动舌诊技术的研究进展. 中国中医基础医学杂志，29（5）：871-874.

中华中医药学会，张伯礼，程海波，等，2023. 2023 年度中医药重大科学问题，工程技术难题和产业技术问题. 中医杂志，64（14）：1405-1421.

周济，2015. 智能制造——"中国制造 2025"的主攻方向. 中国机械工程，26（17）：12. DOI：10.3969/j. issn. 1004-132X. 2015.17.001.

ALICE Y L，BINGHE G，SHUANG C，et al，2021. Artificial intelligence meets traditional Chinese medicine：a bridge to opening the magic box of sphygmopalpation for pulse pattern recognition. Digital Chinese Medicine，4（1）：1-8. DOI：10.1016/j. dcmed. 2021.03.001.

DAVIS K C，MESCHEDE-KRASA B，CAJIGAS I，et al，2022. Design-development of an at-home modular brain-computer interface(BCI)platform in a case study of cervical spinal cord injury. Journal of neuroengineering and rehabilitation，19（1）：53. DOI：10.1186/s12984-022-01026-2.

MITCHELL P，LEE S C M，YOO P E，et al，2023. Assessment of Safety of a Fully Implanted Endovascular Brain-Computer Interface for Severe Paralysis in 4 Patients：The Stentrode With Thought-Controlled Digital Switch（SWITCH）Study. JAMA Neurol，80（3）：270-278.

ZHANG Y Z. A mobile automatic massage apparatus：US20170079871A1. [2017-03-23].

信息资源管理篇

第九章　中医药古籍信息资源

第一节　概　述

中医药古籍是我国古籍文献的重要组成部分，是中医药学术和文化的重要载体，是中华民族数千年来积累的中医药理论知识和临床经验的总结。中医药古籍中所记载的医学理论、诊疗方法、方剂药物、医案医论、养生保健方法等是中医药学知识创新发展的源泉。在信息化、大数据时代，加强中医药古籍这一宝贵资源的调查研究、保护整理与挖掘利用是我们需要持续研究的重要课题。

一、中医药古籍资源调研

中医药古籍资源调研是中医药古籍保护与利用的前提与基础，是中医药古籍整理工作的第一步。只有深入、彻底地开展中医药古籍资源调研，厘清家底，掌握中医药古籍的存世状况和收藏分布情况，才能立足整体进行科学合理的古籍分类，才能依据古籍不同的等级价值，提供更好的保管条件，使其得以长久存在，才能有效开展中医药古籍整理开发与推广应用工作。

（一）资源调研内容

1. 资源调研对象

中医药古籍资源调研的主要对象是中医药古籍。中医药古籍主要指书写或印刷于 1912 年以前具有中国古典装帧形式的中医药图书。

但是如同各个时代有不同的"善本"一样，古籍本身也是一个动态的概念。随着时代的不断发展，清代及清代以前的古籍会越来越少，越来越珍贵；同时，民国时期的图书也会越来越凸显其文物价值。因此，民国时期的医书也可以根据实际需求，纳入中医药古籍资源调研范围。

2. 资源分布特点

中医药古籍资源的分布整体呈现既分散又相对集中的特点。

所谓分散，是指在全国各地区（省、市、县、自治区），各系统（公共、科学研究、大专院校、医院、学会、宗教、部队等）的图书馆、博物馆大都或多或少有中医药古籍收藏，加之近年来私人藏书发展迅速，中医药古籍的收藏面又有扩展的趋势。此外，还有多年来流失海外的中医药古籍，不仅很多国家的图书馆、博物馆有藏，亦为很多私人所收藏。凡此种种，说明中医药古籍资源分布相当分散，涉及面广。

所谓相对集中，是指中医药古籍的收藏面虽广，但它分布密度并不均衡，无论是从数量上还是从质量上看，绝大多数古籍资源集中于经济、文化发达地区。从地域上看，古籍资源最集中的地区是北京，其次是上海；从收藏单位性质上讲，除中医专业图书馆外，中医药古籍资源最集中的是国家图书馆，其次有省市图书馆、综合大学和医学院校图书馆。这种资源相对集中的特点，为调研工作创造了有利条件，如果馆藏信息工作做到位，资源调查可收到事半功倍的效果。

3. 资源调研阶段

资源调查和书目编纂是中医药古籍资源调研工作的两个发展阶段。资源调查是首要基础，是指运用科学的方法和手段，系统地收集、记录、整理、分析和总结中医药古籍资源及其相关资料的信息。书目编纂是最终形式，是指将调查收集汇总的资源信息，按照一定的编写体例和款目组织方式进行系统揭示与报道。

任何书目编纂都必须以资源调查为基础，即使是馆藏书目，或私家藏书目录，也必然是以理清、核实馆藏或架藏为第一步，亦即小规模的资源调查。而书目编纂是资源调查的成果记录，这些记录经过整理研究和目录学技术方法处理，按既定目标要求编纂成册，成为各种类型的图书目录。两者相辅相成，以确定中医药古籍资源的存量状况并为进一步保护利用提供决策依据。

（二）资源调查方法

1. 资源调查原则

（1）客观性原则：无论调查范围大小、调研专题多少，在进行中医药古籍资源调查时，应始终坚持以客观事实为基础，对古籍的基本信息、破损信息以及保存状况信息等各项内容进行客观描述和翔实记录，确保调查信息的真实性和准确性。

（2）规范性原则：调查过程中应使用、参考或编制规范的著录规则和标准，如《古籍普查规则》《中医药古籍著录规则》《中医古籍分类标准》《中医药古籍定级标准》等，为中医药古籍资源调查和著录工作提供统一依据，确保著录的规范性和一致性。

（3）有序性原则：资源调查应按照明确的计划和步骤有序开展，确保调查过程的系统性和条理性、调查结果的准确性和有效性。应设立专门的工作组和专家委员会，确保中医药古籍资源调查工作的持续性、专业性和权威性。

（4）合作性原则：资源调查应强调各相关部门和单位之间的合作与协调，共同推进中医药古籍资源调查工作的顺利进行。对于资源调查相关信息，应遵循开放共享的原则，在调查工作组内部和相关单位之间实现交流互通。

2. 资源调查方式

资源调查方式的选择和设计与调查目标、调查范围、经费支持和调查人员等因素密切相关。在调查过程中，可根据实际情况综合考虑、灵活应用。

（1）文献调查：借助已有调查与研究成果，通过检索书目专著、期刊论文等文献资料，按照调查目标，对中医药古籍资源开展调查。

（2）实地调查：实地到图书馆、博物馆等藏书单位去查阅相关古籍，获取第一手资料，并考察古籍的保存环境和存藏现状。

（3）问卷调查：结合调查需求，设计调查问卷，发放给古籍藏书单位的专家、学者等，收集、分析与汇总各项反馈信息。

（4）网络调查：通过网络访问中医药古籍数据库（如国医典藏、民国医粹等）、国内外古籍文献数据库及搜索引擎等，查询古籍资源相关信息。

3. 资源调查流程

任何一项中医药古籍资源调查都必须提前制定好资源调查流程。一个科学有序的工作流程是整个资源调研工作步调一致向前推进的重要保障。结合多次全国范围中医药古籍资源调查实践经验，总结调查步骤如下。

（1）确定调查单位：结合藏书单位古籍收藏状况和整理编目情况，对调查单位各项信息进行核查与筛选，最终落实调研单位名单。

（2）设计调查表

1）拟定发送给藏书单位的中医药古籍调查信函；

2）设计中医药古籍资源调查表，包括需了解掌握中医药古籍资源的各项数据；

3）编写调查表的填表说明，阐明各项数据填写的基本要求；

4）设计联系人表格，包括联系人姓名、学历、职务、职称、专长等有关信息，以便联系核查与确认存疑信息。

（3）实施调查

1）发送调查信函和相关表格及说明；

2）与各相关单位沟通；

3）回收调查表或藏书单位提供的相关资料；

4）对于中医药古籍存疑信息的探讨、变更与确认信息，均作详细记录，保留存档。

（4）汇总调查资料

1）分类汇总调查表，先将同一书集中，再将同类书集中；

2）整理分析藏书单位资料。

（三）书目编纂概况

1. 书目编纂类型

中医药古籍资源调查后编纂形成的书目按内容可分为综合目录与专题目录。综合目录，即包含各类古籍的综合性目录，医书是其中一类，如《四库全书总目提要·子部医家类》。专题目录，即中医药专科目录，如《中国医学大成总目提要》《中国分省医籍考》《中国中医古籍总目》等。

按机构数量和组织形式可分为馆藏目录和联合目录。馆藏目录，即某个机构自身的藏书目录，如《上海中医书局书目提要》《中国中医研究院图书馆馆藏中医线装书目》等。联合目录，即多家机构的联合藏书目录。联合目录按覆盖范围又可分为两种：①全国性的联合目录，如《全国中医图书联合目录》《中国中医古籍总目》等；②省或地区的联合目录，如《吉林省中医古籍联合目录》《浙江中医药古籍联合目录》等。联合目录对于彻底厘清海内外中医药古籍存世资源品种、版本、数量和传承体系，解决当前中医药古籍整理中低水平重复和源头性的障碍问题，架设文献与学术研究桥梁等方面发挥着不可替代的重要作用。

此外，按载体形式还可分为纸质目录和电子目录。上述已出版的书目都属于纸质目录。电子目录是随着网络信息时代的发展而产生的数字目录，相较纸质目录，可以更加便捷、高效地检索到古籍相关信息。目前全国古籍普查平台、各大院校图书馆或者藏书机构官方网站都可以实现电子目录的查询。

2. 联合书目实践

以联合目录形式编纂的中医书目，最早的一部是中华医学会于 1955 年印行的《北京五大图书馆现存中医书简目》，但该书资源调查范围很小，收书量也少，著录项目简单，且为内部印刷品，其实用性和影响力很有限。

中医图书联合目录的开山之作应推 1958～1961 年由北京图书馆和中医研究院联合编著的《中医图书联合目录》，收录了全国 59 家图书馆和两位私人藏书家收藏的 1959 年以前的中医图书 7661 种。1991 年，由中国中医研究院图书馆编制、中医古籍出版社出版的《全国中医图书联合目录》问世，收录了全国 113 家图书馆收藏的 1949 年以前的中医图书 12124 种。进入新世纪后，在前两部《联合目录》的基础上，由中国中医科学院中医药信息研究所组织编纂完成的《中国中医古籍总目》于 2007 年由上海辞书出版社出版，收录了国内 150 家图书收藏单位收藏的 1949 年以前的中医图书 13455 种。这三部大型中医专科《联合目录》的出版，是三次全国范围中医药古籍资源调查成果的集中体现，使我们基本上了解和掌握了中医药古籍两千年来的发展状况和存世状况，以及当前在全国各地各单位的收藏分布情况，基本厘清了家底。在此基础上，《新编中国中医古籍总目》于 2023 年出版问世，收录了全国 379 家古籍收藏单位收藏的 1912 年以前的中医古籍 8650 种，将持续推进中医专科目录学的建立和发展。

二、中医药古籍分类

图书分类法是目录学研究的重要内容，因为书目是引导人读书的门径之书，而分类法正是使书目发挥导读作用的重要手段。长期以来，中医药古籍分类始终没有统一的标准，这对于读者找书、馆内管理、馆间交流、行业共享等方面都存在诸多不便。针对这种现状，已开展的研究不仅对古今中医药古籍文献分类方法进行了梳理与分析，而且编制了《中医古籍分类标准表》并进行了相应的分类实践应用。

（一）古今分类方法整理与评述

1. 综合书目中医药古籍分类方法

（1）古代综合书目分类法

我国第一部系统的图书分类法是产生于西汉时期的"七略分类法"，也是世界上最早的图书分类法。全书分为辑略、六艺略、诸子略、诗赋略、兵书略、数术略和方技略。辑略是六略的总序，所以名为《七略》，实际上是六分法。这部分类法最大特点和优点是以学科分类为基础，体现了学术发展的系统性和内在逻辑关系。虽然这部分类法的产生距今已有两千多年的历史，但其立类原则基本符合现代图书分类的理念，说明了当时"七略分类法"的作者刘向、刘歆父子治学理念的科学性和超前精神。在"七略分类法"中，设有医经、经方、房中、神仙四个医学相关类目，置于方技略之下，是为二级类目。

魏晋时期，郑默和荀勖提出了"四部分类法"，取消七略分类的类名，分为甲乙丙丁四部，将六艺略划分为甲部和丙部；诸子、兵书、术数、方技四略合并为乙部；诗赋略改为丁部；这一变化实际上是扩大了六艺略，加强了经学在图书分类法中的地位，压缩和削弱了科技类图书在分类法中的地位。在四部分类法产生后的一段时间里，是七略分类法和四部分类法交替发展时期，依四部分类者多为官修目录，依七略分类者有《七志》《七录》《七林》等书目。如南朝梁阮孝绪所撰《七录》分为经典录、纪传录、文集录、子兵录、术技录、仙道录和佛法录，即是七分法。医书收在术技录中，分为医经、经方两种。但这些目录只作了些类目的修补和调整，对图书分类体系的建设和发展均未产生太大影响。唐代魏徵等所撰《隋书·经籍志》是现存最早一部用经、史、子、集四部区分典籍的完整的史志目录。医书收在"子部医方类"。

直到宋朝郑樵所编《通志·艺文略》问世，才打破了七略分类法和四部分类法固有框架，继承和发展了《七略》按图书学科内容为主的分类理念，将图书分为 12 个大类，医书单独列一大类，提高了医书在图书分类体系中的地位。在医方类下又设 26 个小类，即脉经、明堂针灸、本草、本草音、本草图、本草用药、采药、炮炙、方书、单方、蕃方、寒食散、病源、五脏、伤寒、脚气、岭南方、杂病、疮肿、眼药、口齿、妇人、小儿、食经、香薰、粉泽。从类目的设置上可以看出，郑樵在医书分类上既注意了以图书学术内容为依据的分类原则，也照顾到文献体裁在图书分类中的作用，如本草音、本草图等类目，即在以学科内容为主的原则下按体裁进行划分的实例。

宋以后，七略分类法逐渐退出历史舞台，四部分类法得到广泛应用，自《四库全书总目》成书二百多年间，它已成为公私藏书各家书目最具权威的分类法，其影响力一直延续至今。

古代对于书籍的分类经历了六分法、七分法、四分法等多种分类方法的演变，而中医文献的分类法亦随之有所变迁和发展，这与不同历史时期学术发展水平、学科分化与创立、文献积累的数量和书籍内容特点等因素密切相关，体现了人类社会在科学探索道路上学科与学术认知水平的不断发展和进步。

（2）现代综合书目分类法

《中国丛书综录》包括《汇编》和《类编》两部分。《类编》按经、史、子、集四部分类法排列。子部医家类包括内经、难经、伤寒、金匮、总论、内科、外科、伤科、五官科、妇产科、儿科、痘疹、针灸、按摩导引、养生、诊法、藏象、本草、方剂、医案、医话、杂著二十二大类。

《中国古籍善本书目》按经、史、子、集、丛五部分类法排列。子部医家类包括丛编、医经、本草、诊法、方论（伤寒金匮、诸方、外科、眼科、妇科、儿科）、针灸、养生、史传八大类。

《中国古籍总目》沿用四部分类法，并参酌《中国丛书综录》《中国古籍善本书目》等增损类目。子部医家类包括丛编、综论、医经、本草、藏象、诊法、方论、针灸推拿、医案医话、养生十大类。

《中华古籍总目》按经、史、子、集、类从五部分类法排列。子部医家类包括类编、医经、医理、伤寒金匮、诊法、针灸、推拿按摩外治、本草、方书、温病、内科、妇科、儿科、外科、伤科、眼科、喉科口齿、医案、医话医论、养生、综合二十一大类。

《中国图书馆图书分类法（第五版）》将中国医学分为中医预防、卫生学、中医基础理论、中医临床学、中医内科、中医外科、中医妇产科、中医儿科、中医肿瘤科、中医骨伤科、中医皮科科学与性病学、中医五官科、中医其他学科、中医急症学、中药学、方剂学、中国少数民族医学等。但是中图法并不完全适用于中医药古籍本身的分类，在实际应用上也存在一定的困难。

现代综合书目的医学类分类基本沿袭了古代分类认识，采用分类编年体组织书目信息，个别类目名称或有微细的调整与变化。

2. 专科书目中医药古籍分类方法

中医药古籍专科书目的分类法，基本上是根据中医学学科分化与书籍内容和体裁来划分的，能够反映中医学的实践和空间动态演化特征和基本规律。

（1）古代专科书目分类法

医学目录是子部目录中发展较早的专科目录，宋代《秘书省续编到四库阙书目》中记载，已有《医经目录》和《大宋本草目》两部医药目录。

现存最早的医学专科目录是明代殷仲春所撰的《医藏目录》。全书分为无上函（内经、难经、伤寒金匮、脉经、甲乙经）、指归函（内经、难经、仲景学说、脉诀、药性）、普醍函（本草）、法真函（养生）、印证函（养生、方书）、玄通函（藏象、运气）、理窟函（脉学）、妙窍函（针灸）、旁通函、散圣函（方书、临证综合）、正法函（伤寒、临证综合）、法流函、结集函、秘密函、诵法函、声闻函（临证综合、临证各科医书，含少量伤寒）、化生函（妇产）、慈保函（儿科）、杨肘浸假函（外科）、机在函（眼科）二十类。其中有重复的分类，而且有少部分非医籍也收录在内。

日本丹波元胤所撰《医籍考》分为医经、本草、食治、藏象、诊法、明堂经脉、方论、史传、运气九类。

民国丁福保所编《历代医学书目提要》是一部中西医汇通的医学专科书目。全书分为：一素问灵枢，二难经，三甲乙经，四本草，五伤寒，六金匮，七脉经，八五脏，九明堂针灸，十方书，十一疾病总，十二妇科，十三小儿科，十四疮肿，十五五官，十六脚气，十七杂病，十八医案，十九医话，二十卫生，二十一祝由科，二十二兽医，共计二十二类。

《四部总录医药编》分类法：经脉之属，专科之属，杂病之属，药学之属，方剂之属，医案之属，养生之属，杂录之属，共八大类。

以上书目基本属于在分类为纲的基础上，再按时代顺序排列为目的"分类编年"体。

此外，也有一些没有沿袭传统分类习惯的医学专科书目。其中，以文献产生时代为纲，罗列书目的专科书目，如清代乾隆间改师立的《医林大观书目》，属于"编年文献"体；以历史人物的时代为序，述列撰著书籍的书目，如清代曹禾的《医学读书志》，属于"编年人物"体。

（2）现代专科书目分类法

中华人民共和国成立后，影响最大的中医专科书目是薛清录主编的《中国中医古籍总目》，全书分为医经、基础理论、伤寒金匮、诊法、针灸、推拿按摩、本草、方书、临证各科、医案医话医论、养生、综合十二大类，按分类编年体例编纂。

裘沛然主编的《中国医籍大辞典》分为内难经类、基础理论类、伤寒金匮类、诊法类、本草类、方书类、临证综合类、温病类、内科类、妇科类、儿科类、外科类、伤科类、眼科类、耳鼻咽喉口齿类、针灸类、推拿类、养生类、医案医话类、养生类、综合性著作、其他类、亡佚类，共计二十二类。除了收录现存的医籍外，还收录有已经亡佚的医籍，并单列一类。

郭霭春主编的《中国分省医籍考》，以区划各省为纲，分为医经（附运气）、诊法、伤寒（附金匮、温病）、本草、针灸、方论（内科、外科、妇科、儿科、眼科、喉科）、医案医话、养生、法医、兽医、其他等类，属于"分省分类"体。

（3）现代馆藏书目分类法

通过各省市综合性图书馆和中医专业图书馆编制的馆藏书目，可以收集与掌握目前各类图书馆中医药古籍分类方法的情况。

目前省市综合性图书馆使用多种不同的分类方法。常用分类方法有《中国图书馆分类法》《四部法》，或自编分类法，甚至有的单位同时使用两种分类方法。

中医专业图书馆分类方法也存在不统一的状况，如中国中医科学院图书馆"十二地支分类法"：子-本草，丑-医经，寅-针灸、经脉，卯-伤寒金匮，辰-诊法，巳-方书，午-中医基础，未-临证各科，申-医案医话医论，酉-养生、推拿、法医，戌-医史，亥-综合性医书。

北京中医药大学图书馆"祖国医学分类法"：本草，医经，针灸明堂，仲景学说，诊法，方书，各科，医案医话医论，丛书、全书、辞典，其他，医史，共十一类。

《上海中医学院中医图书目录》分类法包括党和政府关于医药卫生的方针政策，中国医药学史，中医学基础，中医诊断学，中草药学，方书方剂学，经络学、针灸学，推拿学，中医伤骨科学，中医内科学，中医妇产科学，中医儿科学，中医外科学，中医五官科学，外治及其他疗法，综合性医书，医案医论医话，中医法医学，中医兽医学，工具书，丛书全书，共计二十一类。

以上几家代表性图书馆分类情况说明，即使是在收藏中医药古籍为主的专业图书馆中，在古籍分类方法上也存在着明显分歧，有的以《中图法》和《四部法》为主，有的自编特有分类法。这种在分类方法上的不统一，不仅不利于行业内部的古籍书目检索与交流，也不利于文献采集与购置后编目整理，更不利于规范与编制可以收录众多馆藏书目信息的大型古籍联合目录。此外目前大型综合性书目和综合性图书馆馆藏书目分类法，对于中医药古籍分类存在诸如类目名称与级别设置、入类标准、编排体例不相适应的若干问题，这就需要在全面深入调研的基础上，分析利弊，总结得失，建立开放统一的中医药古籍分类标准。

（二）《中医古籍分类标准表》研制

1. 编制原则与方法

（1）编制原则

1）全面性原则：适用于1912年以前中医学所涵盖的所有学科领域的著作。为彰显中医学术影响力，并便于研究与反映中医学与其他学科的交叉融合关系，对与中医学密切相关的其他学科著作，如属于道教的用于治疗疾病的炼丹术著作、属于农学的调养饮食著作、属于史学的医学专史著作、属于目录学的医学专科目录著作，也给予相应类目统筹考虑。这不仅可展现中医药古籍的全貌，避免因古籍分类中整体局部的组织角度差异产生遗漏，并通过补充与其他学科交叉而产生的衍生类目分类层级，更为清晰地展示古代中医文献发展的源流和交叉关系，从而指导读者全面掌握中医相关资料，或指导中医专业图书馆采编人员更广泛地搜集中医学相关著作，扩充馆藏资源。

2）科学性原则：类目设置、类目序列以中医药古籍内容特点为主要依据，充分遵循中医学科和中医药古籍形成与发展的客观规律，充分反映时间和空间的逻辑特征，同时兼顾文献特殊的撰著方式、类目下的文献数量等因素，保证各个层级类目之间的逻辑关系清晰、同级类目下的分类依据统一。

3）实用性原则：类名设置以通用、规范为原则。具体要求包括：①类名要有明确的科学内涵；②文字简洁、概括，能覆盖其下位类的外延；③尽量采用中医传统名词术语；④能为多数读者熟悉接受。类目层级设置以适度为原则，避免层级过多导致文献过于分散，甚至出现无书可分的情况，避免层级过少导致文献过于集中，无法发挥辨章学术、指示门径的作用。类目注释皆以简洁、易记、易识别作为制订和示范原则。

（2）编制方法

按照上述编制原则，在对各种中医药古籍分类方法进行全面调研与分析的基础上，对比分析中医药古籍分类的利弊得失，主要对照《中国中医古籍总目》分类表，参考《中华古籍总目》分类表，通过类目的删除与合并、类目增加或移动、类目名称变更、类目顺序调整等方式做出调整，吸取古今中医药文献分类的优秀成果，并组织专家论证，形成《中医古籍分类标准表》。

2. 编制内容与验证

（1）适用范围

《中医古籍分类标准表》适用于古籍收藏单位对中医药古籍进行分类标引和编制分类目录，以及中医药古籍研究、开发中的分类实践。

（2）主要内容

主要由基本大类、三级类目表、入类原则与示例三部分组成。设置医经、医理、伤寒金匮、诊法、本草、方书、临证各科、针推外治、养生、医案医论医话、医史目录、丛书 12 个一级类目，下设 51 个二级类目和 55 个三级类目。

（3）验证推广

根据编制或修改完善的《中医古籍分类表》，对《中国中医古籍总目》收录的 8663 种中医药古籍进行了多次的分类实践，分别统计了三级类目下的书目数量，分析并总结了存在的问题，并通过反复讨论提出解决方案，进行不断修改，最终形成相对完善的《中医古籍分类标准表》。

同时，编制《中医古籍分类标准表》与《中国中医古籍总目》分类表、《中华古籍总目》分类表、《中国图书馆分类法》（第五版）的类目对应关系映射表，解决较为常见的中医药古籍文献分类方法因存在差异而导致的分类困难和交流困难问题。

三、中医药古籍保护体系

中医药古籍保护体系研究主要是针对中医专业图书馆古籍保护条件普遍较差，改善能力有限，以及中医药行业古籍保护工作缺乏统一的规范和组织等行业问题而提出的。本体系主要适用于中医药行业的中小型中医专业图书馆，包括全国的中医院校图书馆、中医研究单位图书馆等，也可供同等规模的综合性藏书机构作为参考，包括中小型综合图书馆、博物馆等。

（一）体系框架结构

中医药古籍保护体系主要由技术体系和组织体系两部分构成。技术体系是整个中医药古籍保护体系的核心，主要为各组成单位提供技术规范和具体实施指南。组织体系是技术体系的保障，主要为各组成单位提供统一的组织服务，以保证古籍保护工作有序实施。两者相辅相成，相互统一。

1. 技术体系

中医药古籍保护技术体系是指古籍保护工作所必需的各项保护技术的规范体系，包括原生性保护技术和再生性保护技术两部分。

1）原生性保护技术：主要包括古籍修复、环境与场所、温湿度控制、防火设施、防水设施、防紫外线设施、防盗设施、防酸设施、防虫设施、防潮设施、防尘设施等，是针对古籍原件的理化性质及典藏要求，施以适度的人工干预措施，以尽最大限度地延长古籍寿命，重在藏与存。

2）再生性保护技术：主要包括古籍缩微复制技术、数字化处理技术、影印出版技术等，是应用现代化技术手段对古籍原件复制与再加工，以尽最大限度地保存古籍原貌、减少原件流通、扩大与延续古籍利用，重在利用。

2. 组织体系

中医药古籍保护组织体系是指古籍保护工作所必需的组织机构及相互关系和各自服务职责的体系。主要包括组织体系的构建目的、建设内容等方面。

（二）技术体系内容

1. 原生性保护技术

（1）环境与场所

1）环境要求：图书馆古籍书库建筑在选址上要远离水塘、江河、湖海等潮湿地带及低洼地带，周围应设置流畅的排水系统，防止雨水和洪水的侵袭。

2）场所要求：古籍书库应单独设置，并自成一区。库内不应设置其他用房及其通道。古籍书库最好是地下书库，至少不应设置于建筑物顶层和上层。古籍书库内应禁止排水管道通过，防止因管道破裂而进水。古籍书库要尽量少设窗户，设小窗户，设多层窗户，以减少库外热量向库内传导。

具体可参照国家标准《图书馆古籍书库基本要求》（GB/T 30227-2013）的有关规定。

3）装具要求：古籍应在能够关闭并具有锁具的装具中保存，如书柜、书箱等。书柜、书箱应采用阻燃、耐腐蚀、无挥发性有害气体的材料制作，涂覆材料应稳定耐用。古籍应制作书盒、函套、夹板等加以保护。善本特藏宜配置木质书盒。书盒、函套的制作材料和文献包纸应采用无酸纸板或无酸纸张制作，其 pH 应在 7.5～10.0。书柜、书箱的排列应保证空气能够循环流通。

具体可参照国家标准《古籍函套技术要求》（GB/T 35662-2017）的有关规定。

（2）古籍修复

1）修复原则：抢救为主，修饰为辅。根据文献纸张的保存现状，分轻、重、缓、急进行重点修复。

整旧如旧。经过修复，尽量保持书籍原貌和装帧特色，并注意保存与原书文物价值、文献价值有关的信息。

整旧如新。仅限于衬纸及全部托、裱后需裁切的书籍，修复后书籍呈现全新的面貌。

2）修帧保护：古籍的修帧保护是指古籍借助于装订和修补而采取的防磨、防蠹技术。

对破损古籍修补装帧。主要是用函套保护，修补破页。古籍大多是线装，书脊较软，极易受虫蠹、潮霉、鼠咬和磨损。对此，可以做纸质和木质的函套加以保护，防止有害生物入侵。对于因虫蛀而形成的残页，在修补中必须遵照"整旧如旧，整旧如新"的原则。在选纸时要注意所选纸的颜色与原书的一致性，它是古籍修补最为重要的一环。

对散佚古籍重新装订。这是一项极为细致的工作，它要求装订人员对一部具体古籍的构造要有基本的了解。由于古籍所用字皆为繁体字，又没有标点符号，所以对一般装订人员来说，清理散佚书页的前后顺序是件艰难的事。因此装订人员除了具有精湛的技术外，还应具有古籍的基础知识。

具体可参照国家标准《古籍修复技术规范与质量要求》（GB/T 21712-2008）的有关规定。

2. 再生性保护技术

（1）影印出版技术

影印技术是指根据以原书为底本，采用照相或扫描制版的方法复制，再予印刷成书的技术。其目的是利用现代出版印刷技术，把我国珍贵的古籍善本复制出版，合理地保护、开发和利用，"继绝存真，传本扬学"，繁荣学术，传播优秀传统文化。

自20世纪90年代起，由中国中医科学院中医药信息研究所组织实施的孤本医籍调研和《中医古籍孤本大全》影印出版项目，调研了全国100余家图书馆的2000余种孤本古籍文献，并分批影印出版了200余种中医孤本古籍。2002年5月，财政部、文化部联合启动实施"中华再造善本工程"，《中医古籍孤本大全》被古籍界和中医文献界专家誉为中医药行业的"再造善本"。2018年正式立项的《中华医藏》大型中医药古籍整理保护项目，由文化和旅游部牵头，国家中医药管理局组织推进，国家图书馆（国家古籍保护中心）、中国中医科学院中医药信息研究所（全国中医行业古籍保护中心）具体实施，遴选古籍元典2289种拟作影印出版。

（2）缩微复制技术

缩微技术是一种涉及多学科、多部门、综合性强且技术成熟的现代化信息处理技术。它采用专门的设备、材料和工艺，把原始信息原封不动地以缩小影像的形式摄影记录在感光材料（通常是胶片）上，经加工制作成缩微品保存、传播和使用。缩微胶片可保存近百年。即使在使用中损伤胶片如划痕、断裂等，也只是损失有限的画幅，大部分信息不受影响。

2011年中国中医科学院图书馆组建馆藏资源数模整合系统，即利用数字技术和缩微技术结合的数模整合技术，对馆藏中医药古籍进行数字化和缩微胶片的双向保存与利用。目前已完成1000余种古籍30万余页数字化图像的缩微复制。

（3）数字化处理技术

数字化是指利用计算机信息处理技术把声、光、电、磁等信号转换成数字信号，或把语音、文字、图像等信息转变为由0和1组成的二进制编码，并对它们进行组织、加工、存储的过程。"数字化"技术应用于古籍整理便产生了古籍数字化这一新的研究领域。

中医药古籍数字化是整个古籍数字化中的重要部分，是一项系统工程。在中医药古籍数字化的基础上可以对古籍内容进行结构化处理、著录、标引和知识关联，进而构建中医药古籍数据库或知识库，既能够实现对中医药古籍的多途径检索和电子阅览，又能够为中医药古籍的深度开发、整理和利用提供基础，从而提升中医药古代文献信息及相关的公共服务水平和能力，充分发挥中医药古籍在推动中医药科技创新及整个中医药学发展中的作用。

近年来，中医药行业内外建设了一批中医药古籍资源数据库、各类专题数据库或知识库。图片库，如国医典藏、民国医粹、海外医籍库等；文本库，如中华医典、博览医书等；图文库，如中医典海、中医中药古籍大系等；知识库，如本草、方剂、温病、养生、医案知识库等；多媒体库，如《中华医藏》多媒体资源库。其中，利用现代信息技术和方法，也研发出许多特色的技术和方法，如基于知识元的计算机知识表示方法、中医药古籍后控词表等，有效提升了中医药古籍的挖掘与利用能力。

中国中医科学院图书馆自20世纪90年代一直开展中医药古籍数字化保护和利用工作，先后建立中医药古籍阅览系统、中医药古籍全文数据库等数字资源库。目前推广的国医典藏（V2.1）中医古籍数据库共收录先秦至清末民国的历代典籍1500种，分为馆藏精品库（1100种）和子部医家库（400种）2个专题。馆藏精品库书目按《中国中医古籍总目》分类法分类，涉及全部12大类中医药古籍，收录内容精良，不乏世所罕见的珍善本及孤本医籍。子部医家库收录全部《四库全书总目》中子部医家类古籍，实现了图文对照和全文检索。截至2023年9月，国医典藏数据库注册用户共计2000余个，其中机构用户包括山东中医药大学、山西中医药大学、河北中医药大学、内蒙古医科大学、浙江省中医药研究院等高校和科研机构。同时，对20余家海外及港澳台地区的高校开放了试用。

（三）组织体系构建

1. 构建目的

基于现有基础，形成一套以全国中医行业古籍保护中心为主导，各成员单位统一实施、紧密配合的组织管理体系，这有利于合理配置和充分利用全国范围内的中医药古籍资源，对于推进国家日益重视的中医药古籍保护工作，实现中医药古籍工作的标准化、信息化、网络化，逐步建立起布局合理、功能齐全、开放高效、体系完备的中医药古籍文献资源保障与信息服务体系具有重要作用。

2. 建设内容

中医药古籍保护组织体系的形成与完善并非一朝一夕之事，其任重而道远。应注重以下两方面的工作。第一，建立健全各项规章制度，包括古籍保护与利用相关标准规范、古籍管理制度、行业共建共享机制等，为中医药古籍保护组织体系的运行提供基础保障。第二，提高古籍从业人员的业务素质，强化敬业精神。任何工作都是由人去做的，无论工作环境及工作条件如何变化，人的素质才是影响工作质量和效率的决定性因素。因此，必须采取有效措施，投入固定资金，重视培养和稳定一支古籍保护和整理队伍，为中医药古籍保护组织体系的运行提供人才保障。

总之，在当前国家重视与支持古籍保护工作的背景下，设立与完善中医药行业古籍保护体系，势在必行。这不但可以规范中医药行业古籍保护技术，使中医药行业的古籍保护工作走上可持续、良性发展的道路，而且对于中医药古籍的开发利用，中医药文化的传承与弘扬，必将起到高效地推动作用，具有重要现实意义。

第二节　中医药古籍数字化及智能化

中医药古籍是中医药学传承和发展的载体，既具有重要的学术价值，又具有相当的文物价值。古籍数字化是传统古籍整理的延续与发展。20 世纪 80～90 年代以来，现代信息技术被广泛应用于中医药古籍整理和开发，改变了传统古籍整理的思路和方法，使中医药古籍整理进入了一个新的阶段。数字化技术使中医药古籍载体形式发生转变，以图像版古籍的形式实现古籍原貌的保存，以全文版古籍的形式实现古籍全文数字化存储，并通过数字化深加工、多媒体处理和网络传输，优化中医药古籍知识的存取和传播方式，形成有序的信息空间，实现古籍知识信息的即时即用和资源共享。古籍智能化则是随着人工智能技术的高速发展，为中医药古籍的智能开发利用提供了条件和支撑，近年来相关研究与应用逐步走向深入。

一、中医药古籍数字化

中医药古籍数字化是从保护和利用中医药古籍的目的出发，利用现代信息技术，将传统文献介质上的语言文字或图形符号等转化为能被计算机储存、传播、识别和管理的数字符号，并借助现代信息技术对中医药古籍加以利用的一项系统工作。中医药古籍数字化是传统研究方法与现代科学技术结合而孕育出来的新方法、新技术、新模式。中医药古籍的数字化加工，一方面有利于古籍的保存与传承；另一方面有利于促进古籍知识的科学组织和有效利用。

（一）中医药古籍数字化发展概况

随着计算机、网络化时代的到来，中医药古籍的载体形式逐渐从千百年来的纸质文献过渡为电子文献，传统的手工整理方式已远远不能满足快速、准确、全面获取古籍信息资源的需求。因此，中医药古籍整理工作走上了数字化资源建设的发展方向，至今已产生一大批数字化成果，使中医药古籍更便于阅读、传播和利用。

1. 顺应时代开展中医药古籍数字化

数字化是信息/计算机领域的数字技术向人类生活各个领域全面推进的过程。从 20 世纪 90 年代初，美国科学家最先提出了数字图书馆（digital library）的概念后，数字化在全球各个国家、各个领域进展迅猛。20 世纪 90 年代后期到 21 世纪之初，古籍数字化迎来了高速发展时期。中文古籍数字化实践规模的扩大和深入，推动了中医药古籍数字化理论的研究和思考。越来越多的学者加入到中医药古籍数字化研究的行列之中，共同构建起中医药古籍数字化的理论体系。30 年来，中医药古籍数字化和数字资源建设工作，顺应时代潮流和实际需要，进展迅速，成果突出，形成了以中医药古籍数据库为代表的诸多数字化成果。

中医药古籍中蕴藏的知识精华，更是中医药科技创新和学术进步的源泉。近年来国家陆续发布了多个文件强调中医药古籍数字化整理的重要性。2016 年 2 月，国务院印发《中医药发展战略规划纲要（2016—2030 年）》，"将中医古籍文献的整理纳入国家中华典籍整理工程……推动中医古籍数字化"。2019 年 10 月，国务院颁布《关于促进中医药传承创新发展的意见》，"加强典籍研究利用……制定中医药典籍、技术和方药名录，建立国家中医药古籍和传统知识数字图书馆"。目前，中医药各类机构已建立大批中医药古籍数据库，实现了对古籍的长期保护、有效传播和深度开发利用。同时，随着现代医学发展和人民健康需求提高，对中医药古籍的分析研究也越来越迫切，医学工作者逐步利用大数据、数据挖掘等技术，发掘古籍知识精华。

2. 中医药古籍数据库资源不断积累

从 20 世纪末至今，中医药领域形成并积累了丰富的中医药古籍数字化成果。系统梳理中医药古籍数字化产品，可按照古籍数字化处理深度的不同，将古籍数字化产品大致分为书目数据库、全文数据库、知识库三类；按照内容不同，又可以分为专题数据库、专书数据库。目前最具代表性的中医药古籍数据库有中国中医科学院中医药信息研究所（中国中医科学院图书馆）的"馆藏中医药古籍目录数据库""中医药古籍资源数据库""中医药珍善本古籍多媒体数据库"，上海中医药大学图书馆"中医药古籍善本书目提要数据库"，南京中医药大学古籍数据库，浙江中医药大学善本古籍多媒体数据库等。此外，还有商业机构开发的"中华医典"、"龙语瀚堂典籍数据库"、《文渊阁四库全书电子版》中医药专版、爱如生医书集成产品系列数据库、国学宝典等中医专题数据库。

3. 知识元理论应用于中医药古籍数字化

知识元理论在中医药古籍数字化领域的研究独具特点，应用较为广泛。2004 年，柳长华教授首次将知识元的概念和方法引入到中医药古籍的知识表示上，将古籍知识从自然记载形式过渡到适合计算机处理的表示形式。基于知识元的中医药古籍研究经过 20 余年的数字化实践，诞生了诸多成果，创建了多个基于知识元的中医药古籍知识加工平台（系统），如古籍文献知识加工平台、中医药古籍"病脉证并治"知识元标引系统、中医经典知识挖掘与传播平台。目前，多家单位借助以上标引平台，形成了"中医古籍知识库""面向临床服务的中医知识关系数据库""有毒中药数据库""肾系疾病古籍专题数据库""银屑病古籍专题数据库""中医妇科古籍护理数据库""中医古籍知识共享服务平台"等多个数据库和知识检索系统。

此外，少数民族的古籍数据库建设也逐年增多。有研究者建设藏医古籍整理信息化平台，研发藏医药古籍影像数据库、全文数据库，涉及藏医古籍文献的收集、整理和信息检索，实现了藏医药文献资源的有效贮存和共享。

（二）中医药古籍数字化流程

古籍数字化与传统的古籍整理相比，虽然在载体形式和工作方式上有所变化，但其保存古籍、便利读者的目的却是一致的。在中医药古籍数字化的过程中，如何选择最佳版本，如何处理古籍中存在的衍脱误倒问题，以及对古籍的数字化深加工，仍要在相当程度上借助于传统文献学的研究方法。因此中医药古籍传统整理是古籍数字化的基础，古籍数字化则是传统古籍整理研究工作在数字时代的延续与发展。中医药古籍数字化流程大致如下。

1. 古籍选目

选定需数字化加工的中医药古籍。选目时需综合考量是否符合研究需求、是否为善本、是否易得、是否体现学科体系的完备性、是否体现学术源流的传承等原则。在此过程中需充分考察古籍版本流传情况和调研古籍馆藏情况，确定进行数字化加工的善本，也可根据需求情况对重要古籍选择多个版本进行数字化加工。

2. 古籍数据采集

中医药古籍数据采集范围为所有书页的图像数据，反映版本信息和装订方式等的外观图像数据，以及著录古籍书目信息。数据采集内容根据"中医药古籍书目元数据"，采集古籍书目信息，包括题名、主要责任者、其他责任者、出版者、主题、附注说明、相关资源、时空范围、语种、资源类型、权限、日期、标识符、版本类别、载体形态、收藏历史、馆藏信息、中医文献分类，共18项。

3. 古籍图像扫描、文本识别

运用数字化设备（如扫描仪）对古籍进行扫描得到图片集合，即图像文献，替代古籍原本文献形式。随后对古籍图像文献进行OCR处理，将古籍资源由图像格式转换为文本格式。对于OCR处理错误，通过人工干预的后处理加以审核修改。基于古籍图像扫描和文本识别工作，可形成图文对照的古籍阅览数据库。

4. 古籍整理

经过OCR处理后形成的文本格式古籍资源，交予中医文献研究专业人员进行校勘整理。整理的内容主要包括：核实书目著录信息；划分文本段落，整理篇卷目录；加注现代标点；参照不同版本勘正底本的错讹；注释关键字词或生僻字词；撰写内容提要和点校说明。通过以上整理工作，形成规范的数字化古籍定本。

5. 知识标引

经过整理的古籍文本再进行知识标引和信息识别。通过标引过程可以实现由自然文本形式记载的中医学知识向适合计算机管理的科学数据的转换。同时，深入标引和严格的规范控制，也是实现中医药古籍数据库构建、数据挖掘以及知识发现的必要手段。

6. 数据库构建

利用数据库技术将标引所得数据进行存储和管理，并在此基础上研发系统或平台，为用户提供中医药古籍的信息检索和知识服务，以支持古籍全文查询、语义检索、知识推荐等功能，提高古籍的使用效率。

7. 叙词表构建

叙词表又称主题词表，它是一种语义词典，由术语及术语之间的各种关系组成，能反映某学科领域的语义相关概念。制定中医药古籍叙词表，并对名词术语进行规范化研究，也可支持数据库的建设和信息检索。

二、中医药古籍知识组织

数字化技术改变了中医药古籍的存在和传播方式，使学习、获取、检索和研究文献资料更加高效。近年来随着信息学与人工智能的飞速发展，尤其是本体、语义网络、知识图谱、自然语言处理等理论与技术的应用，为中医药古籍研究与利用带来活力，也为中医药古籍传承带来新的发展机遇。知识组织是指对事物的本质及事物间的关系进行揭示的有序结构，即知识的有序化，其包括对知识客体所进行的诸如整理、加工、揭示、控制等一系列组织化过程及方法。知识组织作为中医药古籍数字化向智能化转变的重要环节,目前中医药领域围绕中医药古籍知识组织,进行了知识表示方法、后控词表、语言系统的探索,以及专题研究。

（一）中医药古籍知识表示方法

中医药古籍中蕴含着海量的、高密度的中医药知识和信息,具有重要的学术和临床价值。传统人工的古籍整理方法及知识获取方式已不能满足当前中医学发展的需要,主要原因在于传统的中医文献研究和利用方法效率偏低,且受学者主观认识干扰大,中医药古籍潜在价值在有限的研究周期里难以充分发掘和利用。当下,亟须借助人工智能领域的相关理念和技术,探索适合中医药古籍特点的研究思路和方法,以增强中医药古籍研究活力、开发利用深度,促进临床、教学和科研工作的效率及水平。

首先,由于中医药古籍数量庞杂、内容结构及逻辑关系复杂,需要借助计算机技术实现对古籍知识的获取与利用,就必须建立该领域的知识表示方法或模型。知识表示是为描述世界所作的一组约定,它是知识的符号化、形式化或建模。知识表示是人工智能研究的核心,知识表示方法可将古籍文本从自然记载形式过渡到适合计算机处理的表示形式,并实现对知识的合理组织与有效管理。计算机领域的知识表示方法多种多样,主要有状态空间方法、谓词逻辑、本体、语义网络、框架表示、产生式表示法、Petri 网、神经网络等。目前,中医药古籍领域常用的知识表示方法有三种,即知识元、本体、语义网络。

1. 知识元

知识元（knowledge element）是知识系统中可以表达一个完整概念的不可再分解的最小知识单元。在形式上它是由多个词语、词组或短语构成的集合,在内容上它表达一项相对完整的知识。中医药古籍的知识元表示方法是基于对中医古代文献内容结构特征的分析,以及对信息论中本体论与认识论关系的认识提出的。中医文献学家柳长华教授根据该理论和方法,进一步制定了知识体、知识元、语义成分及语义关系的中医药古籍标引流程与方法,提出知识体是位于知识元上一层的知识,由多个知识元集合而成;语义成分是用于说明知识元语义概念的词、词组或短语;语义关系是语义成分之间关联的含义。

2. 本体

本体（ontology）是关于特定知识领域内各种对象、对象特性以及对象之间可能存在关系的理论,在计算机领域通常被称为领域模型或概念模型。本体作为一种领域知识的形式化表达,是表示知识的重要方法。本体方法在界定中医药概念中优势显著,可构建易于理解的、明确的知识模型,展示概念之间的关系。本体构建需在领域专家指导下,一般使用 Protégé 本体工具和构建七步法。中医药领域最具代表的本体为中国中医科学院中医药信息研究所构建的中医药学语言系统（TCMLS）,其根据中医学特点设计了 96 种语义类型和 58 种语义关系;在此基础上,遵照古籍语言特点,又研发了中医古籍语言系统。

3. 语义网络

语义网络（semantic network）是一种以网格格式表达人类知识构造的形式,使用相互连接的点和边来表示知识,节点表示对象、概念,边表示节点之间的关系。语义网络表示方法可表达医生在临床诊疗活动中反映出来的逻辑思维、推理机制和决策思路,并符合中医药古籍语言具有的复杂网络特征,故可通过大量有关疾病、症状、证候、治法、处方、草药等的语义类型及语义关系,表达出古籍中的复杂性知识。近年来,在人工智能领域广泛应用的知识图谱（knowledge graph）,本质上也是语义网络。

另外,也有研究者将知识元、语义网络相结合,并融合古代中医"病脉证并治"诊疗思维,在知识元下设置诸多不同类型语义及语义关系,构建中医药古籍"病脉证并治"知识元语义网络表示模型,实现结构化、多层次、多粒度的知识组织与知识表示。基于该知识表示模型,研发标引系统,抽取中医药古籍中蕴含的丰富辨证论治要素以及病、脉、证、治各个方面的实体、概念及它们之间的关系,进而构建知识图谱,以实现解构与重建包含多种复杂关系的古籍原文意义、获取完整诊疗思维知识、指导实际临床应用。

(二)中医古籍后控词表

1. 概念

中医古籍后控词表(post controlled vocabulary of traditional Chinese medicine ancient books)是基于后控词表的原理和编制方法,结合中医药古籍文献特点,主要对中医药古籍文献中大量存在的同义词、近义词、上位词、下位词、关联词以及现代医学用词进行控制与揭示,以用于中医药古籍文献标引和数据库检索的特殊词表。

2. 基本内容

中医古籍后控词表主要设 8 个字段,即分类、标引词、同义词、近义词、上位词、下位词、关联词和现代医学用词。分类,是指标引词的所属分类,包括中药类、方剂类、疾病类、针灸类、诊法类、基础类等。标引词,是指利用自由标引方法提取的标引用词。同义词,是指与标引词有同义关系的标引用词。本项是为了方便用户检索出更多的准确内容而设置的,是后控词表加工的重点。近义词,是指与标引词有近义关系的标引用词。上位词,是指与标引词有上位关系的标引用词。下位词,是指与标引词有下位关系的标引用词。关联词,是指与标引词关联密切的标引用词。现代医学用词,是指与标引词具有一定医学对照关系的现代用词或是密切相关的现代最新研究成果。本项是为了方便用户,尤其是非中医专业的用户,实现自身知识与中医知识的转化而设置的,是后控词表加工的难点。

3. 功能与特点

中医古籍后控词表的制定包含各类型标引词在后控词表各项中对应词的入选规范,为不同词表维护人员对不同词条的加工完善工作提供了统一的实施依据,而且始终以用户为中心,最大限度地发挥用户的作用,并最大限度地满足用户的需求。中医古籍后控词表在数据库中可以减轻各种类型用户在检索过程中的想词负担,提高检索系统的易用性,并可以为用户调整检索策略,提供科学的辅助工具,增加查全、查准的可能性。中医古籍后控词表可以进行中医数据由一到多和由多到一的统一处理,从而满足研究人员全面掌握研究对象在中医药古籍文献中历史记载的需求,满足中医数据统计人员对中医药古籍文献中不同疾病的不同方剂或不同药物等进行统一处理的需求。

4. 应用与意义

中医古籍后控词表作为一种系统工具,不仅适用于专业的中医药古籍数据库,而且适用于有中医内容的所有检索数据库;不仅适用于做过标引的图片数据库,而且适用于全文文本数据库,可以有效地提高数据库的利用率;作为一种专业工具,在实验研究、临床科研的前期数据准备过程中,可以对中医药古籍文献中不同疾病的不同方剂或不同药物等进行统一处理,从而进行有效的统计分析研究。

(三)中医古籍语言系统

中医古籍语言系统是以 TCMLS 为基础,以本体论为指导,以《黄帝内经》《金匮要略》《伤寒论》等经典古籍为基础文本,基于知识分类体系,参照分类注解《黄帝内经》的杨上善和张介宾的分类,尊重古籍特色,搭建包含阴阳、五行、脏象、疾病、诊断、治疗、本草、方剂、针灸、相关知识、医疗器具、摄生 12 大类的框架结构。共使用语义关系 48 种,在 TCMLS 基础上新增 6 种语义关系,如"生……""被……生""克……""被……克""乘……""侮……""与……对立""禁止使用……"等。共使用语义类型 76 种,增加"症状或体征""疗法"两种语义类型,弥补了 TCMLS 在这部分概念术语表示上的不足。

中医古籍语言系统建设是一项长期的工作，其框架结构、语义类型、语义关系均需要不断修订完善，概念术语需要不断扩充，加工文献必须要面对真实的古籍文本，方能真正建立古籍知识体系的语义网络，为更好地组织、管理、利用知识奠定基础，实现古今概念术语的检索互通，为构建中医药古籍的知识本体、中医药古籍资源的数据挖掘和知识再发现提供有力支持。

（四）中医药古籍专题知识组织

除了中医古籍后控词表、中医古籍语言系统较为大型的中医药古籍知识组织成果外，还有许多利用语义网络、本体、知识图谱等技术开展的中医药古籍专题知识组织研究。如利用语义网络和本体技术对 60 种温病古籍进行概念提取，构建温病古籍知识概念语义网络，展现温病诊治"理、法、方、药"知识之间的语义关联和知识体系。利用 Protégé 本体工具构建古代"瘨目"知识本体、中医药古籍不孕症本体、中医学术传承脉络知识体系等。利用 Neo4j 图数据库构建知识图谱，对《黄帝内经》《伤寒论》《金匮要略》等中医经典进行知识组织和可视化展示，完整呈现古籍知识框架，还原概念之间的逻辑关系，为古籍知识的智能查询和利用奠定基础。

另外，融合知识元与知识图谱，可对中医药古籍知识开展多维度组织和再发现。有研究者将《通俗伤寒论》证治各论内容解析标引到知识元、语义层次，并建立语义关联，构建 Neo4j 知识图谱，探析书中所蕴含的"病因脉证治"辨治体系。

三、中医药古籍智能化

近十年来，中医界为了满足现代中医临床、教学、科研各方面对于古代医药知识的精准获取和诊疗决策需求，逐渐开拓了中医药古籍智能化研究新领域。古籍智能化是在数字化基础上，利用人工智能技术对古籍内容的再挖掘、再组织与再表达，是智能时代古籍数字化实践的进一步拓展，故又称"数智化"。前期已构建的中医药古籍本体、知识图谱、词表、语言系统等，为中医药古籍智能化研究奠定了坚实基础；国内外人工智能领域不断涌现的新理论、新技术，为研发中医药古籍的知识库、服务平台、智能应用等提供了支撑，使大量隐含在历代医籍中的知识和信息展现出来，成为现代中医药学科创新发展的动力和源泉。

（一）人工智能技术赋能中医药古籍数智化发展

中医药古籍智能化研究是在数字化基础上，结合最新的人工智能技术，深度挖掘古籍的潜在价值，推动其从单纯的"使用"向"活化"的实质性转变。在中医药古籍数字化基础上进行二次开发应用，关键在于通过本体、知识图谱、数据建模、知识组织等多种技术方法，实现对中医药古籍数字资源的深度挖掘与高效利用。如在《伤寒论》知识图谱基础上设计智能问答系统，利用 CQL 语句输入问题、返回结果并输出答案，创新了古籍应用形式。此外，通过挖掘、分析、关联、重组等手段，可将中医药古籍中蕴含的显性知识和隐性知识加以呈现、展示和发现。如有研究者选取《医方类聚·消渴门》方药内容，数字化解析与加工后形成知识体和知识元间的层级知识图谱，挖掘书中隐含的消渴方证和药证规律。

在中医药古籍数智化过程中，涉及诸如文字识别、自动标点、命名实体识别、实体关系抽取、机器翻译、文本自动分类、知识组织、知识表示、场景构建等核心技术。这些技术的实施得益于当前深度学习等人工智能理论与技术的快速发展。例如，运用基于深度神经网络的 Bert-BiLSTM-CRF 模型，能够有效地进行中医药古籍的命名实体识别；运用基于卷积神经网络（PCNN）和注意力机制（ATT）的 PCNN+ATT 方法，则可精准地完成中医药古籍中的实体关系抽取。在中医药古籍数智化体系构建时，首先借助识别技术精准地提取古籍中的知识点；然后将知识点进行整合，形成更高层次的知识单元；再次利用语义、本体、知识组织等多种方法，将古籍中的中医药术语概念进行深度关联，使原本孤立的"知识点"转变为具有内在联系的"知识体"；最终构建出以中医药古籍为基础的大规模语义库和知识库，实现古籍内容的知识化、结构化表达。通过古籍数智化建设工作，不仅为临床与科研的各类需求提供高效的知识检索和可视化应用等，还可推动中医药古籍的有效传承和创新利用。

此外，随着人工智能、云计算、数字孪生、沉浸式技术、智能交互技术、AI 视觉技术、VR 等技术的发展和应用，未来中医药古籍的场景构建成为可能，可实现中医药古籍内容形式、呈现形态以及应用场景的数字化重塑与活化。例如，将古籍文字转化为 3D 全景空间，使读者"进入"中医药古籍中，打造视觉、听觉、触觉的三维立体阅读模式，实现沉浸式阅读与体验。

（二）中医药古籍知识库的建设与应用

知识库是人工智能和数据库结合的产物，它以统一的结构来存储和组织知识。其高度结构化的符号数据为深入挖掘和利用中医药古籍提供了坚实基础，可消除数据库中的"信息孤岛"现象，利于中医药古籍的知识发现。知识库是各种智能应用的基础，因此搭建中医药古籍知识库是中医药古籍智能化研究的核心工作。

以中国医史文献研究所中医古文献数字化研究室的"中医药古文献知识库"为例，该项目利用知识元的知识表示方法，经中医药领域专家对古籍的整理、校勘、解析、标引，成功打造了我国首个中医药古籍知识库系统。该系统不仅囊括了较为大型的本草、方剂知识库，还细分了张仲景、陈士铎、新安医学、妇科、医案、蒙医药 6 个专题知识库，具有良好的知识服务功能。在检索方式上除了提供一般的关键词检索、全文检索外，还提供了功能强大的语义检索，可通过模糊查询的方式，实现知识元、知识体、属性词、语义成分之间的关联，达到知识库精确查找，减少冗余的目的。

此外，还有"中医古籍知识库"，是基于"350 种传统医籍整理与深度加工"项目过程中加工标引成果，该项目始于 2009 年 7 月，由中国医史文献研究所、中医药信息研究所、中药研究所和青海省藏医药研究所等单位承担。项目实施 5 年，完成了对 350 种古籍的整理和深度加工，采集古籍图像 16.5 万张，点校古籍 7078 万字，标引完成知识体 12.1 万条，知识元 40.7 万条，撰写中医药古籍书目提要 330 种，构建中医药古籍叙词表 10 万余条。开发了中医药古籍数字化图书馆、知识库、标引系统、诊疗决策支持系统、叙词表加工系统等数字化成果，以满足科研人员、临床医生、高校学生等各类中医专业用户快速高效地从中医药古籍中查找和获取知识的需求。用户可从全库中，或者从选定的书目中精准快速地查找到所需要的中医知识，系统具备独有的中医知识分类检索、中医知识元检索，并对检索到的结果标注详细的原文出处。

（三）面向临床的中医药古籍知识共享服务平台

通过新技术和新方法的使用，既可实现对中医药古籍的永久保存，又可为方便、快捷、无损地开发和利用诸多宝贵资源搭建起知识服务平台，以提升中医药古籍数字化保护与智能化利用的能力。与此同时，临床是医学智能产品的最终检验环节，因此中医药古籍智能化产品在开发与应用时都需与临床需求深度融合。

2019 年 12 月至 2022 年 12 月，由北京中医药大学陶晓华教授主持的国家重点研发计划项目"基于知识元理论与临床需求深度融合的中医古籍整理及专题文献研究"，作为以中医药古籍为研究对象的国家重点研发计划项目，基于知识元理论将标引、云平台、人工智能等多种信息技术融入古籍知识的深度整理。该项目提出"病脉证并治"知识元标引方法，完成了 600 种中医药古籍的解析标引、智能检索与深度利用，搭建了"中医古籍知识共享服务平台"，构建了脑卒中、心力衰竭、肝硬化、糖尿病四种重大疾病专题文献专病数据库，并在 100 余家医院落地应用且形成反馈。该项目实现了从古籍到临床、临床到古籍的双向互动，建立了中医药古籍整理成果服务于重大疾病现代防控的路径与范式，为中医药古籍的智能化研究和现代化应用作了良好示范。

第三节　中医药古籍证据循证评价

中医药古籍是古代医家智慧的结晶，是中医药传承发展的源头活水。中医药古籍证据是指导中医药临床诊疗活动的重要依据，是中医药得以守正创新，传承精华之本。目前在临床实践指南的编制中，被广泛使用的国际循证证据分级和推荐标准均未将中医药古籍作为证据来源，而国内参考国际标准制定的证据分级体系，将中医药古籍证据作为非规范化专家共识，属于V级证据，无法充分体现中医药古籍证据对中医诊疗决策的指导作用。基于此，建立一套针对中医药古籍证据的评价与推荐体系，对于指导临床诊疗和制定中医临床实践指南具有重要意义。

一、中医药古籍证据循证评价概述

随着循证医学的迅速发展，证据在临床医疗实践中发挥越来越重要的作用，一般认为多中心、大样本的随机对照试验所提供的证据级别较高。古籍循证有别于现代临床 RCT、Meta 分析、Grade 分级，中医药古籍证据是经历了长期临床实践验证，其重要程度不亚于一项随机对照试验结果，同时此类证据对研究人群不存在临床试验中明确的纳入标准与排出标准，故其外推性较好。中医药古籍证据是历代医家长期诊疗经验的总结，并经过反复实践验证的结果。与现代临床研究证据相比，其记录的内容、撰写体例等诸多方面缺乏统一性与规范性，是当前对古籍证据质量评价难的主要原因。在目前中医药循证领域的证据分级标准中，中医药古籍证据的级别较低。同时中医药古籍证据内容多而复杂，将中医药古籍证据笼统地划分为证据金字塔的某一级与古籍对于临床的重要指导作用不相匹配，因此亟须研制像现代循证医学中对证据评价分级的完善体系。

（一）古籍证据评价的目的

为加速古籍临床转化，将中医药古籍更好地应用于真实世界中医临床诊疗，充分体现出中医药古籍证据对中医诊疗决策的指导作用，需要建立一套针对中医药古籍证据的评价与推荐体系，对于指导临床诊疗和制定中医临床实践指南具有重要意义。

（二）古籍证据评价的定义

古籍证据评价：针对古籍的证据评价，结合古籍的记载特点，考虑从古医籍来源的权威性、医家的资质、古籍记载的形式和内容的完善程度、古籍应用的传承性等方面进行评价，获得古籍证据评价结果，进而结合现代研究的证据进行临床决策。[T/CACM 1335.2-2020，定义 8]

据统计《中国中医古籍总目》收录了 1912 年以前中医药古籍 8663 种，来自于全国 150 家图书馆，其中所包含的临床诊疗证据更是浩如烟海。随着循证医学在中医药领域的快速发展，一些学者借鉴循证医学对证据分类与分级的特点对中医药古籍证据进行评价与分级研究。

（三）古籍证据评价的现状

循证医学被引入中医药研究领域后，有关循证中医药的研究逐渐兴起，研究者多同时具有中医药学与循证医学双重学术背景，在将两者结合的探索之路上作出贡献，共同推进了循证中医药的快速发展。在该过程中，有学者将研究的着眼点聚焦于中医药古籍，试图将循证医学运用到中医药古籍证据的研究中，而不仅仅是和现代中医药临床研究相结合。

目前，有学者在古籍循证方面初步构建包括中医药古籍评分、中医药古籍证据评分、中医药古籍证据推荐级别标准三部分的中医证据分级及推荐方案，中医药古籍证据评价包括患者自评、医家评价和相关人员的他评 3 个方面。亦有学者，将证据类型分为归纳型和演绎型两种，并指出在中医药古籍证据的分级中，不仅应考虑证据本身的证据强度，还应考虑证据来源古籍学术地位。除此之外，中医药古籍知识作为一个研究个体，在对其海量知识进行评价时需借助有关古籍知识库，使知识的评价成为可能，可以完成知识的定量化研究。其评价依据主要是分析知识的创造性、被引率，并结合后世的"他评与自评"等要素，综合完成对知识的评价。同时，其认为对中医药古籍知识的评价，离不开对古籍、医家的评价，总体构成"三维一体"的构架体系。对于古籍循证评价框架，主要涉及评价指标的筛选及确定作了系统阐述。其首先将古籍证据分为知识类证据和案例类证据，各类证据主要从古籍证据的来源和证据本身进行评价，评价指标确定后进行权重确定、分值赋予及最终进行专家共识得出研究结果，为该方面研究提供了较为清晰的思路。亦有学者联合临床各科，进行基于临床各科疾病发展特点及规律的古籍循证评价工作，如构建肿瘤疾病古籍证据循证评价体系，将知识类证据评分定级规则纳入方药和外治法等干预措施，以及瘤体外形、转移情况、预后情况等与现代肿瘤相呼应的评估方法，调息方法等内容亦可作为参照标准，以更好地进行古籍溯源，对古籍证据进行评级。除此之外，中医药古籍临床效价体系亦在逐步构建当中。

二、中医药古籍证据循证评价体系构建

中医药古籍作为中医药传承与发展的基础，经过数千年发展而流传于今，其所包含的内容是中医药循证研究证据的主要组成部分，但中医药古籍内容质量参差不齐，与现代临床研究证据相比，中医药古籍文献在记录的内容、撰写体例等诸多方面存在差异，缺乏统一性与规范性，这是中医药古籍文献的主要特点，也是当前对中医药古籍证据质量评价的难点。中医药古籍在时代背景下由于信息记载不足，语言叙述可能过于简单，以《伤寒论》条文为例，内容大多以方测证，具有高度的模糊性，同时古籍质量良莠不齐，在当时时代背景下，中医学术思想百家争鸣，百花齐放，具体什么内容质量的古籍证据应该被视作最佳证据，是当前中医临床医家及中医临床实践指南制/修订者的一个重要问题。所以为了中医药古籍证据能够被有效、广泛地应用，满足循证医学对"最佳证据"的需求，借鉴当前循证实践研究中对证据进行分类和分级的特点，结合中医药古籍文献的特殊性（书写体例、报告内容等）对中医药古籍证据研制评价体系，为中医临床实践指南的制/修订提供支撑。

（一）古籍证据循证评价体系条目构建

1. 古籍文献来源

查阅部分中医药古籍，包括《黄帝内经》《伤寒论》《金匮要略》《医宗金鉴》等代表性著作的部分内容，以及古籍数据库《国医典藏》《中华医典》中的部分内容，了解中医药古籍的撰写体例及内容特点。

2. 古籍证据检索

在确定检索词之前，应明确临床需求，构建临床问题，结合古籍特点，确定检索词。疾病相关的古籍检索词通常包括：疾病相应的古代病名；该疾病关键临床症状和体征相应古籍描述的词语。如果该疾病具有较为明确的古代病名，则直接检索全部对应的古代病名；如果该疾病的古代病名尚不明确，则列举该疾病关键临床症状和体征的名词。

3. 古籍文献整理结果

中医药古籍证据分为如下两类并进行了具体界定。知识类证据，指经典、医经、方书及临床各科中不涉及具体临床应用的主要阐述理论观点的古籍证据，或简单概括为除医案、医话以外的古籍证据。记载知识类证据的古籍即为知识类古籍。案例类证据，指医案、医话等临床病例记载或经验

体会类的古籍证据。记载案例类证据的古籍即为案例类古籍。证据内容的完整性，包括病因、病机、诊疗方案、疗效等，以及证据的应用强度均可作为古籍证据本身内容的评价指标。

除证据本身内容的影响外，证据所来源古籍的质量也是古籍证据质量的重要影响因素，古籍名称、古籍作者、古籍源流、古籍被引量、古籍引他量及古籍版本数等均可以作为证据所来源古籍的评价指标。

4. 古籍证据循证评价条目的制定

中医药古籍证据根据内容的不同分为知识类证据与案例类证据，对两类证据评价时需考虑证据所来源古籍的评价及证据本身内容的评价两个方面。

（1）对证据所来源古籍的评价条目

古籍本身评价决定文献的质量。包括古籍被引量、古籍版本量及古籍类型 3 个评价条目。

1）古籍被引量：内容包括目录学专著引用；本文研究，即书名中多有补注、集注、注释、注疏一类的词语；主旨研究，书名中多有类纂、纂要、类抄、精选、摘要、集要、要旨等词语；其他引用其内容进行研究或论述的医籍等，即后世各医家在书中对本书的引用，类似今之期刊被引率。被引量越高则表明该古籍越为知名，流传则越为广泛，重要程度越高。对证据所来源古籍的引用量进行评价时，以古籍名称及别名在《国医典藏》《中华医典》中的"目录"和"正文"条件下进行检索，排除本古籍内容的检索结果后汇总并记录检索结果。

2）古籍版本量：该项内容查阅《中国中医古籍总目》，根据 1912 年以前历代流传下来的中医药古籍及其影印本、复制本的数量进行评分。虽然版本量与当时社会背景等诸多因素有关，但是其版本数量的多少在一定程度上仍是影响古籍重要程度古籍的重要因素。版本数越广，则古籍流传度越高。

3）古籍出处：在评价时将官方组织编写的古医籍与经典医籍认为具有最高知名度，将某一学派或学科代表医籍、现行教材中收录的医籍、某学派或学科非代表医籍及除上述以外的其他医籍的知名度逐一递减作为评价古籍知名度的具体标准。

（2）对知识类证据的评价条目

古籍证据若对疾病论治相关内容叙述完整而全面，便可以获得对治疗疾病的整体思路与措施，进而在中医临床实践中加以应用。

1）对疾病治疗内容叙述的全面程度：完整而全面的论述可以使古籍证据应用者得出对疾病治疗的整体思路与措施。

2）在其他知识类古籍中的应用情况：其他知识类医籍对其研究的广泛度可以一定程度反映出其内容的重要程度。

3）在医案或医话中被应用情况：知识类古籍证据在临床医案、医话中的应用广泛度可以反映出其内容的重要程度。

4）在现代研究中的应用情况：在现代文献中仍被广泛研究可以反映出其内容的重要程度。

（3）对案例类证据的评价条目

对案例类证据的评价条目是古代医家的临床辨证诊疗过程的完整体现，评价时根据其特点建立评价指标。

1）患者个人基本信息的全面程度：患者个人基本信息是中医临床中了解病案的基础，对理解病案中的诊疗方案具有重要作用。

2）是否报告了诊次：对诊次的描述可以使医案内容更加翔实，尤其是对一些慢性疾病，能够通过多次的复诊反映出疾病转归或恶化的动态过程，对认识疾病的发生发展、转归预后等均具有重要的指导价值。

3）是否对疗效进行了报告：具有良好疗效的医案证据能够为临床诊疗疾病提供有力的依据。

4）案后是否附有按语或对治疗思路的阐述等信息：此条内容叙述得越详细，对临床或科研人员的指导作用越大。

5）在现代文献中的应用情况：在现代文献中仍被广泛研究也可以反映出其内容的重要程度。

（二）基于德尔菲法筛选体系评价条目

德尔菲法（Delphi 法）又称为专家咨询法或专家评分法，是 1964 年由美国兰德公司赫尔墨（Helmer）和戈登（Gordon）提出，其目的是利用相关领域专家的知识、经验，用于解决模糊性大、标准不确定、主观性较强且不能直接使用定量分析进行问题分析的一种方法，是一种定量与定性相结合的方法，通过多次匿名咨询专家意见直至得到一致性结果，具有匿名性、反馈性及统计性等优点。20 世纪 60 年代，德尔菲法开始逐渐应用在医学及公共卫生领域，包括临床诊断、卫生经济、医疗质量评价、结局指标制定等多个方面，其作为一种定性研究方法，目前在中医药领域中获得较为广泛的关注及应用。

德尔菲法在实施过程中主要有以下步骤：①确定研究中专家问卷调查的主要问题；②根据研究内容制作专家调查问卷；③根据研究目的及内容选择问卷调查专家；④专家调查问卷的发送与回收；⑤统计分析回收的调查结果，专家意见是否达成一致，如若达成一致（标准可根据研究内容等自行设定，一般设定为 60%），则调查结束，整理分析结果，得出结论；若意见未能达成一致，则根据上一轮的专家问卷调查结果及专家建议编制下一轮调查问卷，直至最终得出一致的专家意见。

第一轮问卷确定评价条目具体内容，其中，预设专家共识度＞60%及重要程度得分＞3 分的条目予以纳入。第二轮问卷根据第一轮问卷确定的条目制定具体权重及评分规则，各评价指标的权重系数由归一化权重确定法计算得出，具体计算方法为，权重系数=某项指标得分均数/所有指标得分均数之和，各指标权重之和为 1，并确定总分所对应的证据等级。根据德尔菲法计算专家积极系数、专家权威系数、专家意见的集中程度和协调程度以及专家共识度等。采用均数、满分比、变异系数以及频率等指标进行相关统计学分析。制定完成后发放专家进行赞同度打分，校正该体系准确度，以确定体系框架。

三、中医药古籍证据循证评价应用示例

中医学理论体系枝繁叶茂，肿瘤一词虽在古籍中未出现，但相关疾病在中医古籍中有着众多的诊疗线索和依据。现代肿瘤疾病可对应到古籍中的"瘤、癌、岩、癥瘕、积聚、脱营失精"等，甚至有些词汇的含义虽不含肿瘤相关术语，但与现代肿瘤学相近，如"噎膈、肝壅"等。基于此试构建基于古籍的肿瘤疾病循证评价体系，对肿瘤疾病的古籍证据进行评价定级，寻求最佳证据，以期辅助现代临床诊疗。

（一）肿瘤疾病古籍循证评价条目

本案例基于德尔菲法制定两轮问卷以构建肿瘤疾病古籍循证评价体系，该体系属于中医古籍文献与肿瘤学的交叉学科，调研肿瘤临床及古籍方面专家，对于构建肿瘤疾病古籍循证评价体系大有裨益。第一轮问卷确定评价条目具体内容，首先将证据本身首次出现时古籍原文内容分为基于理论观点的知识类证据和基于医案的案例类证据，同时不可忽略案例所来源古籍信息，作为古籍本身评价。知识类证据评分定级规则纳入方药和外治法等干预措施，以及瘤体外形、转移情况、预后情况等与现代肿瘤相呼应的评估方法，调息方法等内容亦可作为参照标准。案例类证据评级则纳入诊疗信息、疗效评估、治疗诊次以及样本量等条目（图 9-1）。

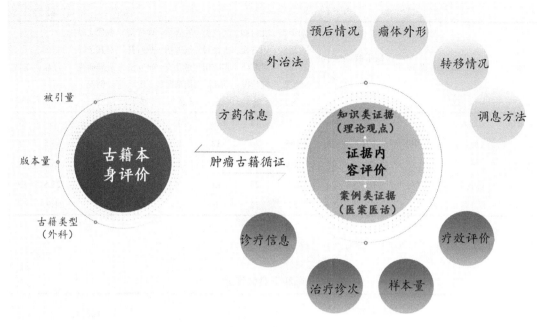

图 9-1 肿瘤疾病古籍循证评价体系构架

（二）肿瘤疾病古籍证据循证评价体系的应用

按照上文确立评分规则，以乳岩进行示范性研究，依次按关键词"乳岩""乳石痈""奶岩""石榴翻花发""石奶"等在《国医典藏》V4.0 及《中华医典》V5.0 中进行多库检索得出如下应用结果。

1）初步应用结果：此结果为乳岩治疗方剂治疗临床各科疾病的总数据，囊括知识类古籍对于乳岩治疗方剂治疗临床各科的情况、案例类古籍对于乳岩治疗方剂治疗临床各科的情况，以及现代文献对于乳岩治疗方剂治疗临床各科疾病的情况，此结果过于宽泛，缺乏针对性。

2）再次筛选应用结果：由于上表中"知识类古籍对其研究情况"、"案例类古籍对其应用情况"及"现代文献对其研究情况"三栏指向性不明确，未突出对于乳岩的评价筛选，故对此三栏做出调整，在此表数据基础上，对乳岩知识古籍进行筛选、乳岩案例古籍进行筛选以及治疗乳腺癌现代文献进行筛选，调整后纳入"乳岩知识古籍对其研究情况"、"乳岩案例古籍对其研究情况"及"现代文献对其治疗乳腺癌研究情况"三栏（表 9-1）。

表 9-1 中医古籍中乳岩疾病预评估对象循证评价

方剂	来源古籍	版本量（个）	被引量（次）	知识类古籍对其研究情况（条）	乳岩知识古籍对其研究情况（条）	案例类古籍对其应用情况（条）	乳岩案例古籍对其应用情况（条）	现代文献对其研究情况（条）	现代文献对其治疗乳岩研究情况（条）	分数	等级
益气养荣汤	《内经拾遗方论》	12	6	282	184	9	7	14	1	39.5	高
十六味流气饮	《太平惠民和剂局方》	31	191	69	40	1	1	21	2	21.95	中
丹栀逍遥散	《太平惠民和剂局方》	31	191	4454	302	324	12	6298	170	40.9	高
归脾汤（丸）	《济生方》	11	51	3462	232	221	8	2461	25	36	高
十全大补汤	《太平惠民和剂局方》	31	191	3570	181	263	6	571	13	35.95	高

续表

方剂	来源古籍	版本量（个）	被引量（次）	知识类古籍对其研究情况（条）	乳岩知识古籍对其研究情况（条）	案例类古籍对其应用情况（条）	乳岩案例古籍对其应用情况（条）	现代文献对其研究情况（条）	现代文献对其治疗乳岩研究情况（条）	分数	等级
神效瓜蒌散	《妇人大全良方》	38	36	23	13	3	1	9	2	12	低
阳和汤	《外科证治全生集》	107	24	196	26	32	8	8263	82	33.5	高
化岩汤	《洞天奥旨》	23	24	10	10	1	1	28	26	15.3	低
小金丹	《外科证治全生集》	107	24	137	23	13	2	231	4	25.5	中
清肝解郁汤	《外科正宗》	23	248	54	32	1	3	54	1	21.95	中

具体算法以"阳和汤"为例（表 9-2）。

表 9-2　阳和汤具体评分

方剂	来源古籍	版本量（个）	被引量（次）	方药信息	外治法	转移情况	瘤体外形	预后情况	调息方法	乳岩知识古籍对其研究情况（条）	乳岩案例古籍对其应用情况（条）	现代文献对其治疗乳岩研究情况（条）	分数	等级
阳和汤	《外科证治全生集》	107	24	完善	未载	未载	全面	完善	完整	26	8	82	33.5	高
权重		3.5	3	3.5	1	1	1	1	1	1.5	1.5	1		
各项分数		17.5	9	10.5	5	0	0	5	5	5	4.5	4.5	3	

阳和汤出自《外科证治全生集》："治乳岩、失荣、石疽、恶核、痰核、瘰疬、流柱、横痃，并治一切色白平塌阴疽等症。此为阴疽圣药。万应万灵，从无一失，珍之宝之。熟地一两，真鹿角胶三钱，上肉桂、甘草各一钱，炮姜、麻黄各五分，水煎服。服后再饮好酒数杯，谨戒房事，服至病愈为止。"

此条为知识类古籍，查找《中国中医古籍总目》，《外科证治全生集》版本数为 107，评为 3 分，权重占 3，计为 9 分，古籍被引量在中华医典中进行检索为 24，评为 3 分权重占 3.5，计为 10.5 分；在古籍知名度这一项中，《外科证治全生集》为外科类临证各科著作，评为 5 分，权重占 3.5，计为 17.5 分；将古籍的评价指标 3 项相加为 37 分。条文为知识类证据，记载乳岩疾病方药信息完善，评为 5 分，权重为 1，计为 5 分；对瘤体外形叙述全面，评为 5 分，权重占 1，计为 5 分，记载乳岩疾病预后完善，评为 5 分，权重占 1，计为 5 分；记载乳岩疾病调息法完整，评为 5 分，权重为 1，计为 5 分。未记载乳岩外治法及转移情况，评为 0 分。乳岩知识古籍对其研究情况为 26 条，评为 3 分，权重占 1.5，计为 4.5 分；乳岩案例古籍对其应用情况为 8 条，评为 3 分，权重占 1.5，计为 4.5 分；现代文献对乳岩研究情况为 82 条，评为 3 分，权重占 1，计为 3 分；对知识类证据评分这 9 项算分为 32 分。其中古籍评价与证据内容评价权重赋值为 3∶7，故阳和汤总分为 37×0.3+32×0.7=33.5 分，为高等级证据。

3）筛选应用结果对比：将两轮表格筛选结果进行对比，分别统计乳岩知识类古籍占知识类古籍总数的百分比、乳岩案例类古籍占案例类古籍总数的百分比、乳岩现代文献占现代文献总数的百分比。其百分比数值越高，证明该方剂治疗乳岩疾病应用越广泛，疗效越明确，该方对于乳岩疾病治疗的精准性越强。百分比数值即可以对于方剂评级后的结果作进一步审核查验，同时当方剂评分等级较低时，但其所占百分比数值较高，如化岩汤，可酌情考虑升高其等级（表9-3）。

表9-3 治疗乳岩方剂所占百分比结果

方剂	知识类古籍对其研究情况（条）	乳岩知识古籍对其研究情况（条）	乳岩知识古籍所占百分比（%）	案例类古籍对其应用情况（条）	乳岩案例古籍对其应用情况（条）	乳岩案例古籍所占百分比（%）	现代文献对其研究情况（条）	现代文献对其治疗乳岩研究情况（条）	乳岩现代文献所占百分比（%）
益气养荣汤	282	184	65.25	9	7	77.8	14	1	7.14
十六味流气饮	69	40	58	1	1	100	21	2	9.52
丹栀逍遥散	4454	302	6.8	324	12	3.7	6298	170	2.7
归脾汤（丸）	3462	232	6.70	221	8	3.60	2461	25	1
十全大补汤	3570	181	5	263	6	2.28	571	13	2.28
神效瓜蒌散	23	13	56.5	3	1	33.3	9	2	22.2
阳和汤	196	26	13.3	32	8	25	8263	82	1
化岩汤	10	10	100	1	1	100	28	26	92.86
小金丹	137	23	16.8	13	2	15.4	231	181	78.35
清肝解郁汤	54	32	59.3	1	3	100	54	32	59.3

本案例试构建肿瘤疾病古籍循证评价体系，并将该体系进行乳岩疾病的示范性研究。后续可应用至肺癌（肺积）、噎膈（食管癌）等肿瘤及肿瘤并发症如癌性腹水（鼓胀）等疾病，对肿瘤疾病古籍进行溯源与证据评级，发掘出古籍中具有较高临床应用价值但在现代中医临床中被忽视的治疗证据，辅助临床决策，更好地应用于中医肿瘤的真实世界中，并期待在不久的将来，古籍循证将出台相关行业指南，并在临床各科指南中大放异彩。

本 章 小 结

本章从中医药古籍资源概述、中医药古籍数字化及智能化研究、中医药古籍证据循证评价三个方面简要叙述了中医药古籍信息资源的研究内容、组织方法及实践应用。

中医药古籍资源概述首先介绍了中医药古籍资源调研内容与方法，其次梳理了古今中医药古籍分类方法并阐述了《中医古籍分类标准表》的研制过程，再次系统叙述了中医药古籍保护体系框架、内容与要求规范。

中医药古籍数字化及智能化研究介绍了中医药古籍数字化发展概况与具体的数字化流程，从知识表示方法、后控词表、语言系统等角度阐述了中医药古籍知识组织方法，并介绍了中医药古籍数智化发展现状，列举了中医药古籍智能化应用与服务平台。

中医药古籍证据循证评价介绍了古籍证据循证评价的目的、定义及研究现状，进一步叙述了中医药古籍证据循证评价体系的构建思路，并以肿瘤疾病古籍证据循证评价为例进行示范性研究，用于辅助临床决策，更好地应用于中医肿瘤的真实世界中。

（张伟娜、杨 凤、张楚楚）

参 考 文 献

崔蒙，高博，杨硕，等，2016. 中医药信息学概论. 北京：科学出版社.

崔蒙，吴朝晖，乔延江，2015. 中医药信息学. 北京：科学出版社.

黄俊伟，刘金涛，史延昊，等，2021. 基于知识元标引的中医古籍研究回顾与反思. 北京中医药大学学报，44（8）：694-699

李鸿涛，佟琳，张伟娜，等，2023. 中医古籍联合编目思想的实践与应用. 中医杂志，64（3）：225-230.

李鸿涛，张伟娜，佟琳，2020. 中医古典目录学概论. 北京：中医古籍出版社.

李焕芹，邹忆怀，姚钰宁，等，2018. 古籍循证在中医临床实践指南制定中的应用. 中国循证医学杂志，18（2）：5.

李盼飞，张楚楚，李海燕，2023. 科技赋能中医古籍精华传承与创新应用. 中医杂志，64（15）：1519-1524.

刘德培，2017. 中华医学百科全书：基础医学：医学信息学. 北京：中国协和医科大学出版社.

刘少南，郭新峰，吴大嵘，等，2024. 基于循证医学原则的中医干预类临床证据分级系统的构建. 中国中西医结合杂志，43（8）：911.

佟琳，张伟娜，李筱颖，等，2022. 古籍价值视域下中医古籍保护框架的构建. 中华医学图书情报杂志，31（11）：34-38.

王凤兰，2019. 对中医古籍知识的评价思考. 光明中医.

王凤兰，2021. 中医古籍知识组织理论与实践. 北京：中国中医药出版社.

王菁薇，2022. 基于知识图谱的《伤寒论》智能问答系统研究. 长沙：湖南中医药大学.

王明强，2022. 中医古籍不孕症知识图谱的构建、挖掘与应用研究. 北京：中国中医科学院.

严季澜，陈仁寿，2016. 中医文献学. 北京：人民卫生出版社.

杨凤，侯鉴宸，邢琛林，等，2023. 基于知识元标引与知识图谱的中医古籍知识表示，获取与发现研究. 中国中医基础医学杂志，29（6）：954-959.

姚钰宁，曹克刚，托托，等，2021. 基于专家问卷的中医古籍证据分级及推荐方法的构建. 中医杂志，62（7）：5.

张楚楚，刘莹，林洪生，等，2024. 中医古籍临床效价体系探索与构建. 中华中医药杂志，39（1）：54-60.

张楚楚，刘莹，毛启远，等，2023. 肿瘤疾病中医古籍循证评价体系的构建与应用. 中华中医药杂志，38（5）：1937-1943.

张楚楚，刘莹，张伟娜，等，2023. 中医古籍临床今用存在问题与路径. 中华中医药杂志，38（1）：67-72.

张华敏，符永驰，2016. 中医药图书馆学. 北京：科学出版社.

张磊，2024. 中医古籍防治证据评价分级量表的研制及应用. 北京：中国中医科学院.

张卫东，张晓晓，2022. 中医古籍数字资源知识组织与可视化研究——以《金匮要略》为例. 情报科学，40（8）：107-117.

第一节　综　合　平　台

一、中文平台

（一）中国中医药数据库检索系统

1. 概述

中国中医药数据库检索系统（https：//cintmed.cintcm.com/cintmed/main.html）由中国中医科学院中医药信息研究所于 1984 年开始建设，目前总共拥有 48 个数据库，数据总量 220 余万条，并不断更新中。包括中医药期刊文献数据库、疾病诊疗数据库、各类中药数据库、方剂数据库、民族医药数据库、药品企业数据库、各类国家标准数据库（中医证候、治则、疾病、药物、方剂）等相关数据库，其充实的数据成为中医药学科雄厚的信息基础。

所有的数据库都可以通过中医药数据库检索系统提供中文（简体、繁体）版联网使用；部分数据提供英文版，所有数据库还可以获取光盘版。

该系统可以实现单库与多库选择查询。单表数据库检索可选择指定的一个数据库进行相应字段的检索。多库可以进行跨库、多类检索（图 10-1）。

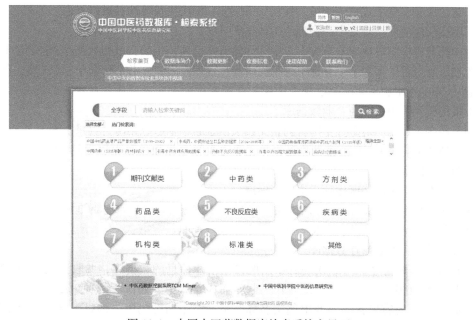

图 10-1　中国中医药数据库检索系统主界面

2. 数据库类型

（1）期刊文献类——中国中医药期刊文献数据库

中国中医药期刊文献数据库包含了 1949 年至今的有关中医药学内容的期刊文献信息，属于文献型数据库。其收录了千余种中国国内出版的生物医学及其他相关期刊，提供有 18 个专题数据库，其中包含了中医药学、针灸、气功、按摩、保健等方面的内容，收录了 1949 年以来的中医药文献题录 100 余万篇，其中 50%～70%附有文摘。

该数据库采用美国国立医学图书馆的《医学主题词注释表》（MeSH）及中国中医科学院中医药信息研究所的《中国中医药学主题词表》进行规范的主题词标引，用以进行精确检索和扩展检索。该数据库每季度更新一次，每年约增加文献 6 万篇。

（2）中药类——中国中药数据库

中国中药数据库是全面介绍中药信息的参考工具型的事实型数据库，收录了中药约 8173 种，综合参考《中华人民共和国药典》《中药大辞典》《中华药海》《中国药材学》《常用中药成分与药理手册》《中华本草》等权威工具书及专著，对每味中药进行了性味、归经、功效、主治、用法用量、产地、化学成分、药理作用、毒理学、药材基原、资源分布、栽培或养殖、采集加工、炮制方法、药材鉴别等多方面描述。用户可通过中药的品名、汉语拼音名、英译名、拉丁名、功效、主治、产地、药理作用、化学成分、药材基原、毒理学、用法用量、服用禁忌等途径进行检索。

（3）方剂类——中国方剂数据库

中国方剂数据库是包括了从古至今的中药方剂的文献型数据库，介绍了全面的方剂信息，并提供有关方剂药味组成统计信息。数据库共收录了来自 700 余种古籍及现代文献中的古今中药方剂 84 464 首，分别介绍了每一方剂的不同名称、处方来源、药物组成、功效、主治、用药禁忌、药理作用、制备方法等方面信息。用户可通过方名、别名、处方来源、药物组成、功效、主治、用药禁忌、药理作用等途径来查询所需的方剂。

（4）药品类——国家药品标准化学药说明书

国家药品标准化学药说明书是文献型数据库，其资料来源于《国家药品标准化学药说明书内容汇编》1～7 册，由统一药品说明书及批准文号专项工作小组 2002 年 2 月编写，共收录记录 1900 余条。其著录项目包括药品属性和适用情况等 26 项。可从药品名称、别名、商品名、英文名、汉语拼音、化学成分、分子式、分子量、性状、适应证、用法用量等途径进行查询。

（5）不良反应类——有毒中药合理应用数据库

有毒中药合理应用数据库是有关有毒中药如何有效合理使用的文献型数据库，共有记录 102 条。该数据库在研制过程中参考了《有毒中药现代研究与合理应用》一书（杜贵友、方文贤主编，人民卫生出版社 2003 年出版）。

（6）机构类——中国医药企业数据库

中国医药企业数据库是有关中国医药企业相关信息的文献型数据库，收录了国内 4000 余家医药企业（以制药工业、中成药工业与中药饮片工业为主）的主要信息，其中经济指标以国家发展和改革委员会发布的信息为主。

（7）标准类——中医临床诊疗术语国家标准

中医临床诊疗术语国家标准包括中医临床诊疗术语国家标准证候部分标准信息的疾病、证候、治法部分，分别有记录千余条。可从名称、同义词进行查询。

（8）疾病类——疾病诊疗数据库

疾病诊疗数据库是全面介绍疾病的中西医诊断治疗信息的数据库，共收录疾病 3000 余种。疾病诊疗数据库由多种中西医学权威著作书制作而成，从中、西医学两种角度详述疾病的临床诊疗和基础研究，内容包含疾病的中英文名称、定义、中西医病因、病机、诊断、鉴别诊断和治疗等。

（9）其他——中国中医药新闻数据库

中国中医药新闻数据库是记录有关中医药的报刊新闻信息的文献型数据库，收录了 1989 年以来的有关中医药报刊新闻信息 6 万余条。

3. 功能

（1）多库融合检索

该检索方法是将多个不同类型、不同结构、不同软件支持情况的数据库，置于中国中医药数据库检索系统的统一检索平台中。用户可以从多个不同数据库中检索所需信息，其中，检索的数据库可根据需要自行选择（图 10-2）。

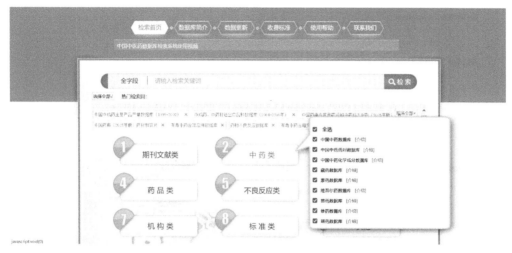

图 10-2　中国中医药数据库检索系统数据库分类

（2）单库检索

单库检索基本可分为三个途径：快速检索、限定检索、主题检索。

1）快速检索：在检索框中输入检索词，在全字段进行匹配，展现检索结果。点击"检索"按钮即可开始快速检索（图 10-3）。

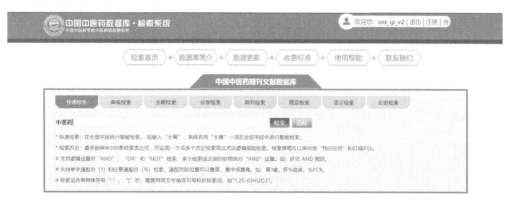

图 10-3　中国中医药数据库检索系统快速检索界面

2）限定检索：除了数据库外，对检索词的年代、文献类型、对象类型、年龄、性别等信息进行限定，输入检索词并勾选需要限定搜索的内容，即可实现限定检索（图10-4）。

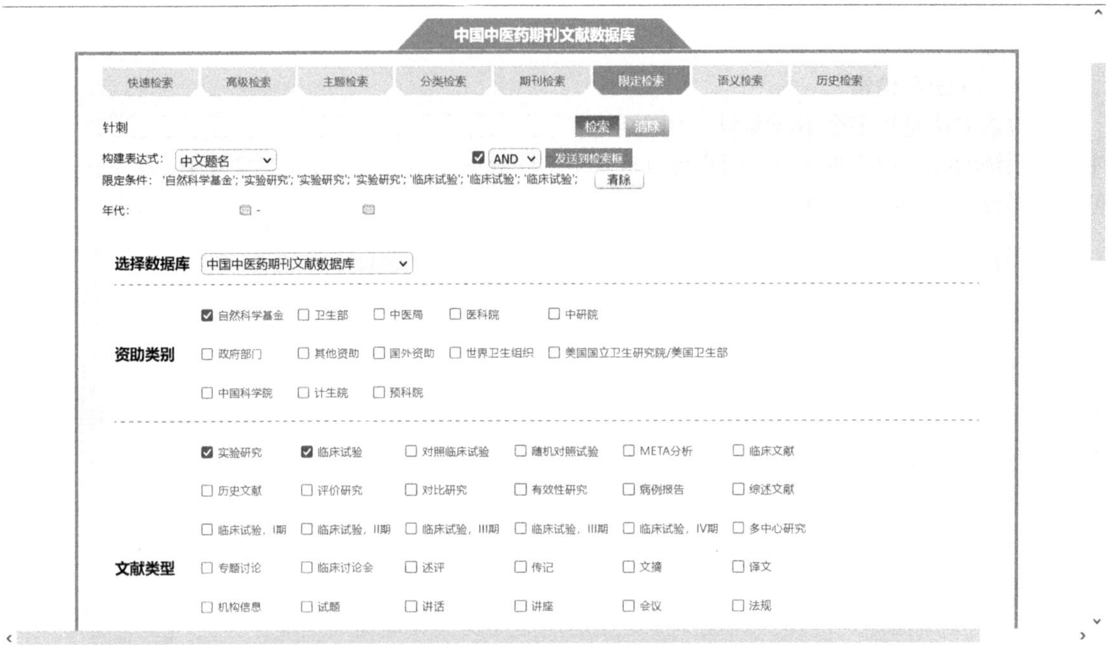

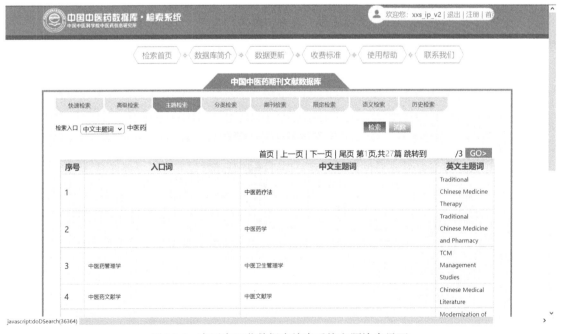

图 10-4　中国中医药数据库检索系统限定检索界面

3）主题检索：系统主要分为中文主题词和英文主题词两种检索方式，在检索窗口中既可以输入主题词，也可以输入主题词片段或同义词。随后点击"检索"按钮，在主题词选择界面中通过主题词注释、树形结构以及相关设置选择适宜的主题词（图10-5）。

图 10-5　中国中医药数据库检索系统主题检索界面

（二）中国知网中国知识基础设施工程（中国知网，CNKI）

1. 概述

中国知网（http：//www.cnki.net/），全称中国知识基础设施工程（China National Knowledge Infrastructure，CNKI），是以实现全社会知识资源传播共享与增值利用为目标的信息化建设项目，由清华大学、同方股份有限公司发起，始建于 1999 年 6 月，是中国核工业集团资本控股有限公司控股的同方股份有限公司旗下的学术平台。中国知网已经发展为集期刊杂志、博士论文、硕士论文、会议论文、报纸、工具书、年鉴、专利、标准、国学、海外文献资源为一体的网络出版平台。中国知识资源总库提供 CNKI 源数据库，以及外文类、工业类、农业类、医药卫生类、经济类和教育类多种数据库。其中综合性数据库为中国期刊全文数据库、中国博士学位论文数据库、中国优秀硕士学位论文全文数据库、中国重要报纸全文数据库和中国重要会议论文全文数据库。

中国学术期刊（网络版）库（CAJD）是连续动态更新的中国学术期刊全文数据库，出版内容覆盖自然科学、工程技术、农业、哲学、医学、人文社会科学等各个领域。收录国内学术期刊 8400 余种，全文文献总量约 6140 万篇。产品分为十大专辑 168 个专题。收录自 1915 年至今出版的期刊，部分期刊回溯至创刊。每个数据库都提供初级检索、高级检索和专业检索三种检索功能。

2. 检索功能

CNKI 为用户提供了多种检索方式，主要包括一框式检索、高级检索、专业检索、出版物检索、作者发文检索、句子检索、知识元检索、引文检索、指数检索、二次检索（图 10-6）。

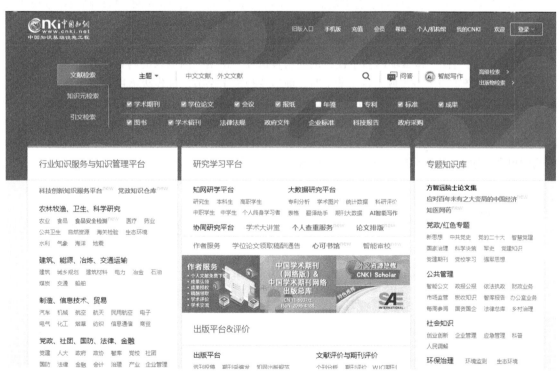

图 10-6　CNKI 主界面

（1）一框式检索

平台检索涵盖的资源类型有学术期刊、学位论文、会议、报纸、年鉴、专利、标准、成果、图书、学术辑刊、特色期刊。在首页点击产品名称，进入单库首页，进行一框式检索（图 10-7）。用户可根据需要选择在不同的字段中进行检索，在该界面中用户也可根据需要自由切换至子库中进行单库检索。点击检索框左侧文献全部分类亦可直接进入主题、学科、发表年度、研究层次等分类导航。一框式检索方式采用智能检索技术，自动切分词组和句子，快速响应应用户检索需求，实现精确检索。

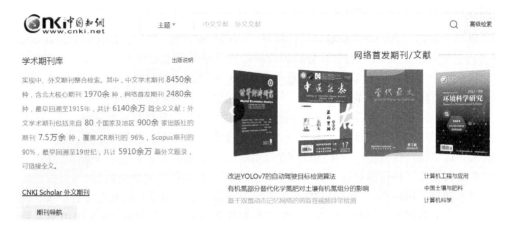

图 10-7　CNKI 一框式检索界面

（2）高级检索

对于需要专业检索和组合检索的用户可以进入高级检索模式进行检索。在检索的首页中，选择要检索的库，再点击"高级检索"，直接进入高级检索页面。

点击 CNKI 主页一框式检索框右侧的高级检索可直接进入高级检索界面。默认高级检索模式为多行单词组配检索，"行"指检索行，可根据需要通过点击行右侧的"+"或"−"来自由添加或减少，检索行之间可进行"并且""或者""不含"3 种布尔逻辑设置；高级检索支持使用运算符*、+、−、" "、""、（）进行同一检索项内多个检索词的组合运算，检索框内输入的内容不得超过 120 个字符。输入运算符*（与）、+（或）、−（非）时，前后要空一个字节，优先级需用英文半角括号确定。若检索词本身含空格或*、+、−、（）、/、%、=等特殊符号，进行多词组合运算时，为避免歧义，须将检索词用英文半角单引号或英文半角双引号引起来。在此基础上再输入检索控制条件如发表时间、文献来源、基金文献等完成高级检索。高级检索对检索的表达性更强，检索效率和检索结果的精确度更高，适用于复杂课题的检索（图 10-8）。

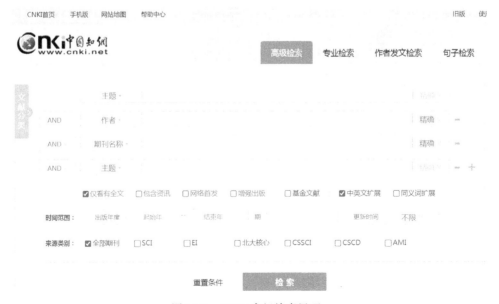

图 10-8　CNKI 高级检索界面

（3）专业检索

专业检索需要检索人员根据系统的检索语法编制检索式进行检索。在高级检索页切换"专业检索"标签，可进行专业检索。

专业检索用于图书情报专业人员查新、信息分析等工作，使用运算符和检索词构造检索式进行检索。专业检索的一般流程：确定检索字段构造一般检索式，借助字段间关系运算符和检索值限定运算符可以构造复杂的检索式。

专业检索表达式的一般式：＜字段代码＞＜匹配运算符＞＜检索值＞。专业检索中使用的运算符有逻辑与（and）、逻辑或（or）、逻辑非（not）、数值（value）、字符串（str）、自然数（N）；=、%、#、$、/SUP、/NEAR、/PREV、/SEN、/AFT、/PEG是条件运算符，对检索条件进行详细说明；（）用以改变运算优先顺序；？代表一个字符，*代表任意字符。

在文献总库中提供以下可检索字段：SU%=主题，TKA%=篇关摘，KY=关键词，TI%=篇名，FT%=全文，AU=作者，FI=第一作者，RP=通讯作者，AF=作者单位，FU=基金，AB%=摘要，CO%=小标题，RF%=参考文献，CLC=分类号，LY%=文献来源，DOI=DOI，CF=被引频次。

点击专业检索框右侧的"专业检索使用方法"，可登录到专业检索表达式语法页面，此页面中详细介绍了专业检索式的构造及建立检索式时应注意的事项（图10-9）。

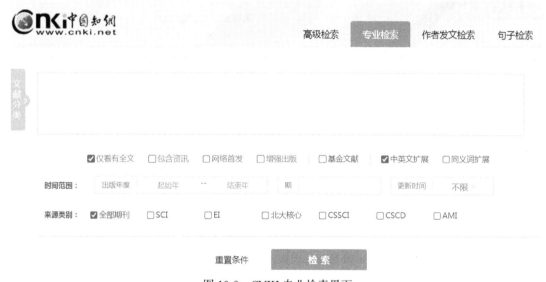

图10-9 CNKI专业检索界面

（4）作者发文检索

通过作者姓名、单位等信息，查找作者发表的全部文献及查看文献被引用及下载情况（图10-10）。

（5）句子检索

句子检索用来检索文献正文中所包含某一句话或者某一个词组的文献，通过输入两个检索词，查找同时包含这两个检索词的句子或段落（图10-11）。

3. 文献管理与分析

在文献管理中心对选定的文献进行相关处理，包括导出文献、生成检索报告、可视化分析和在线阅读等功能。

（1）导出文献

从检索结果页面或者文献管理中心进入导出题录页面，包括多种文献导出格式。默认显示为GB/T 7714-2015格式题录（图10-12）。

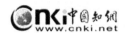

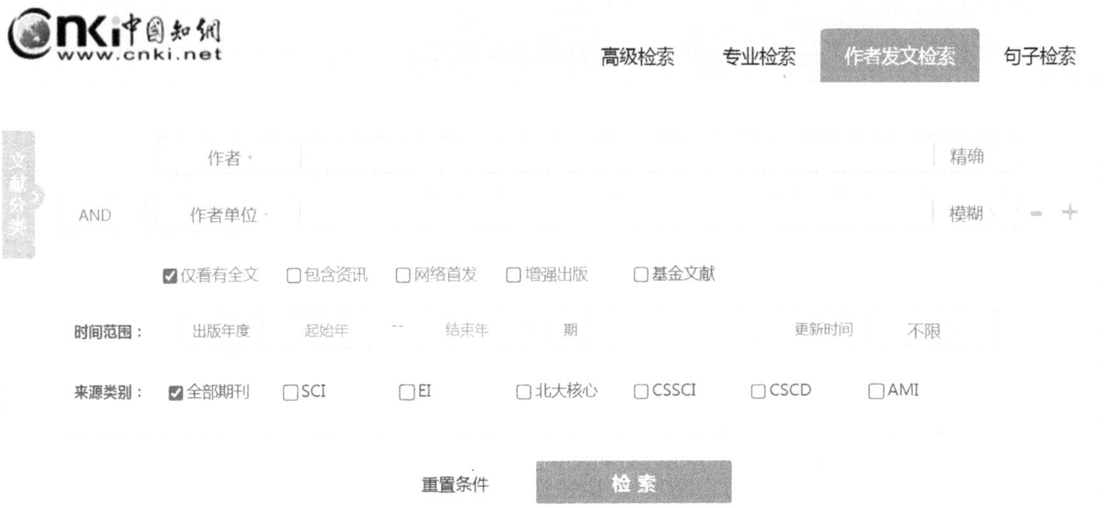

高级检索　　专业检索　　**作者发文检索**　　句子检索

文献分类

	作者·	精确
AND	作者单位·	模糊　－　＋

☑仅看有全文　☐包含资讯　☐网络首发　☐增强出版　☐基金文献

时间范围：　出版年度　起始年　--　结束年　期　　　　更新时间　不限

来源类别：　☑全部期刊　☐SCI　　☐EI　　　☐北大核心　☐CSSCI　　☐CSCD　　☐AMI

重置条件　　　**检 索**

图 10-10　CNKI 作者发文检索界面

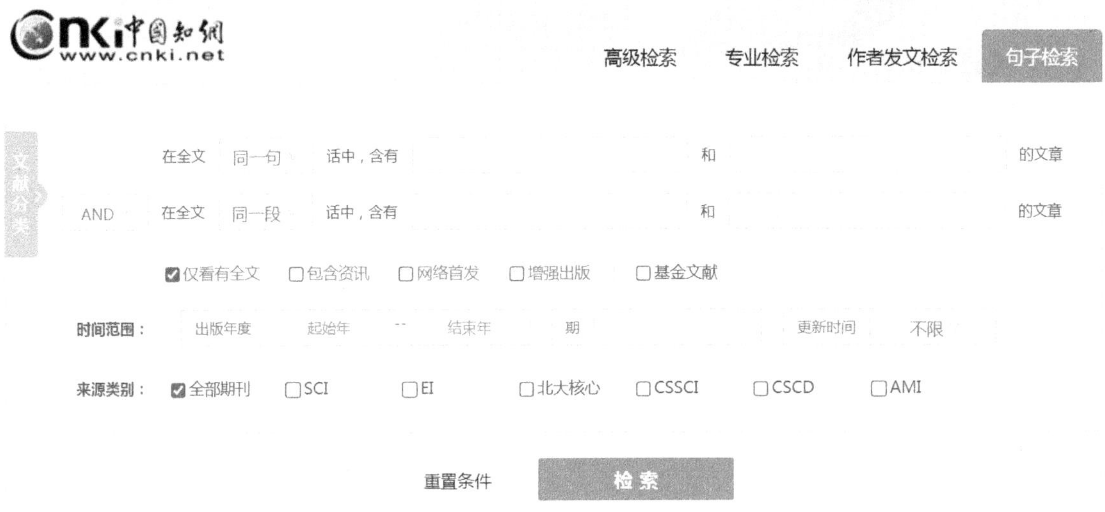

高级检索　　专业检索　　作者发文检索　　**句子检索**

文献分类

	在全文　同一句	话中，含有	和	的文章
AND	在全文　同一段	话中，含有	和	的文章

☑仅看有全文　☐包含资讯　☐网络首发　☐增强出版　☐基金文献

时间范围：　出版年度　起始年　--　结束年　期　　　　更新时间　不限

来源类别：　☑全部期刊　☐SCI　　☐EI　　　☐北大核心　☐CSSCI　　☐CSCD　　☐AMI

重置条件　　　**检 索**

图 10-11　CNKI 句子检索界面

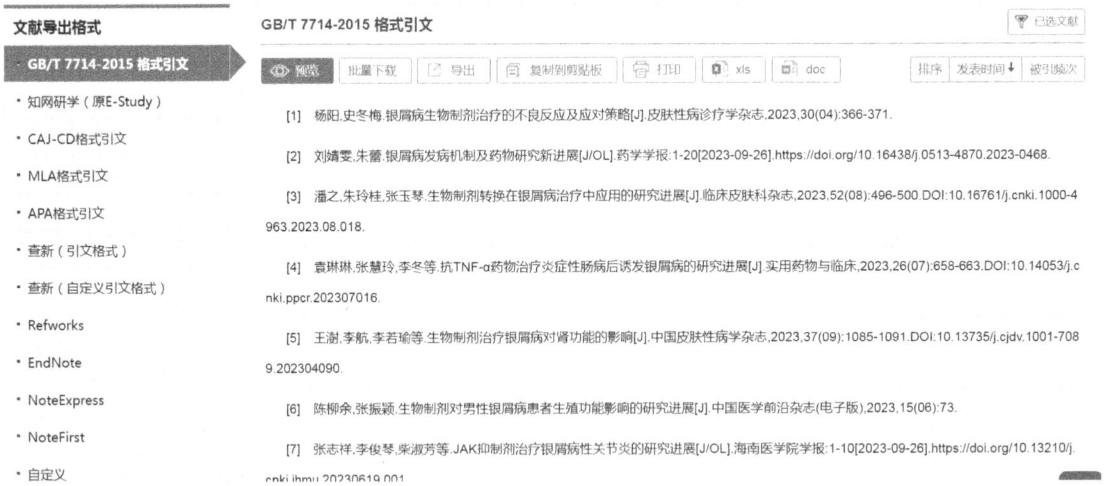

文献导出格式

- **GB/T 7714-2015 格式引文**
- 知网研学（原E-Study）
- CAJ-CD格式引文
- MLA格式引文
- APA格式引文
- 查新（引文格式）
- 查新（自定义引文格式）
- Refworks
- EndNote
- NoteExpress
- NoteFirst
- 自定义

GB/T 7714-2015 格式引文　　　　　　　　　　　　　　　　🏆 已选文献

👁预览　批量下载　导出　复制到剪贴板　打印　xls　doc　　　排序　发表时间↓　被引频次

[1]　杨阳,史冬梅.银屑病生物制剂治疗的不良反应及应对策略[J].皮肤性病诊疗学杂志,2023,30(04):366-371.

[2]　刘婧雯,朱蕾.银屑病发病机制及药物研究新进展[J/OL].药学学报:1-20[2023-09-26].https://doi.org/10.16438/j.0513-4870.2023-0468.

[3]　潘之,朱玲桂,张玉琴.生物制剂转换在银屑病治疗中应用的研究进展[J].临床皮肤科杂志,2023,52(08):496-500.DOI:10.16761/j.cnki.1000-4963.2023.08.018.

[4]　袁琳琳,张慧玲,李冬等.抗TNF-α药物治疗炎症性肠病后诱发银屑病的研究进展[J].实用药物与临床,2023,26(07):658-663.DOI:10.14053/j.cnki.ppcr.202307016.

[5]　王澍,李晓,李若瑜等.生物制剂治疗银屑病对肾功能的影响[J].中国皮肤性病学杂志,2023,37(09):1085-1091.DOI:10.13735/j.cjdv.1001-7089.202304090.

[6]　陈柳余,张振颖.生物制剂对男性银屑病患者生殖功能影响的研究进展[J].中国医学前沿杂志(电子版),2023,15(06):73.

[7]　张志祥,李俊航,柴淑芳等.JAK抑制剂治疗银屑病性关节炎的研究进展[J/OL].海南医学院学报:1-10[2023-09-26].https://doi.org/10.13210/j.cnki.jhmu.20230619.001.

图 10-12　题录输出界面

（2）计量可视化分析-已选结果分析

可视化功能是基于文献的元数据及参考引证关系，用图表的形式直观展示文献的数量与关系特征；已选结果分析支持最多选择 200 篇文献进行分析。分析的指标项包括文献数、总参考数、总被引数、总下载数、篇均参考数、篇均被引数、篇均下载数、下载被引比。其中下载被引比为总下载数除以总被引数。

计量可视化分析的项目包括总体趋势、关系网络（文献互引网络、关键词共现网络、作者合作网络）、分布（资源类型、学科、来源、基金）。

（三）万方数据知识服务平台

1. 概述

万方数据知识服务平台（http：//www.wanfangdata.com.cn/）是由北京万方数据股份有限公司、中国科技信息研究所联合研制开发的一个以科技信息为主的网络化信息服务系统。其产品万方智搜，基于 3 亿学术文献资源，以及在此基础之上构建的 2000 万余条机构、专家数据，近 1 万期刊数据，为用户提供文献检索、全文获取、文献分析、文献订阅等服务。

万方数据内容涵盖自然科学和社会科学各个领域，信息资源类型包括期刊论文、学位论文、会议论文、专利文献、科技报告、成果、标准、法规、地方志、视频、OA 论文等。

期刊论文是万方数据的重要组成部分，包括中文期刊和外文期刊，其中中文期刊共 10 000 余种，基本包括中国科技论文与引文数据库中的核心期刊，并拥有中华医学会系列期刊的独家授权，涵盖了自然科学、工程技术、医药卫生、农业科学、哲学政法、社会科学等各个学科；外文期刊主要来源于外文文献数据库，收录了 1968 年以来世界各国出版的 20 000 多种重要学术期刊。

2. 检索功能

万方数据知识服务平台提供多种检索功能，包括基本检索（图 10-13）、高级检索（图 10-14）、专业检索（图 10-15）和作者发文检索（图 10-16）。

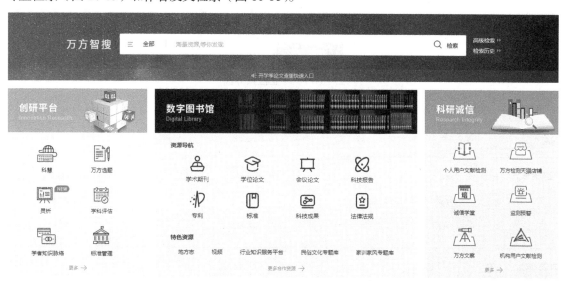

图 10-13 基本检索界面

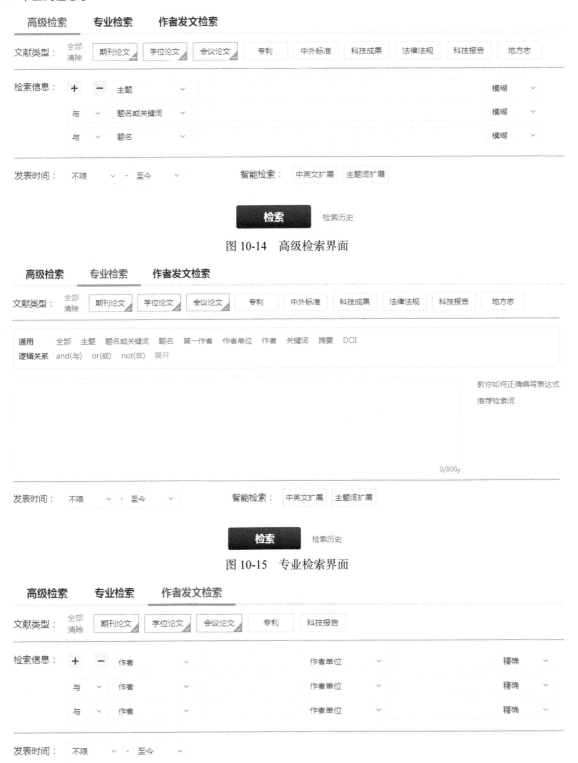

图 10-14　高级检索界面

图 10-15　专业检索界面

图 10-16　作者发文检索界面

（四）维普中文期刊服务平台

1. 概述

维普资讯中文期刊服务平台（http：//qikan.cqvip.com/）是由原中国科学技术情报研究所重庆分所，现维普资讯有限公司推出的中文学术期刊大数据服务平台。目前，平台已收录中文期刊 15 366 种，其中北大核心期刊 2020 版收录 1982 种、CSSCI 期刊（2021～2022）收录 802 种，CSCD 期刊（2021～2022）收录 1257 种，文献总量 7400 余万篇，年更新约 250 万篇，平台独有收录期刊 4000 余种，内刊达 1000 余种。覆盖全学科领域，以《中国图书馆分类法》（第五版）为标准进行数据标引，建立了 35 个一级学科，457 个二级学科的分类体系，为教育及科研用户提供了强大的文献检索与资源保障服务。平台提供在线阅读、下载 PDF、HTML 阅读、文献传递、OA 链接等多种全文方式，有效保障用户全文获取（图 10-17）。

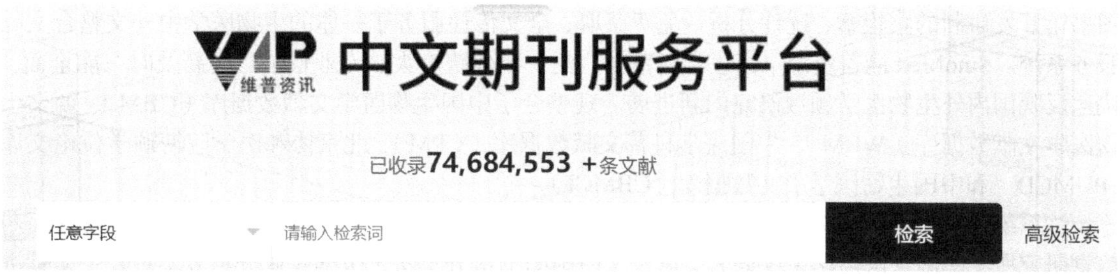

图 10-17　基本检索界面

2. 主要功能及特色

（1）检索功能

默认使用一框式检索，在首页检索框中输入检索词，点击"检索"按钮即可获得检索结果，也可以通过设定检索命中字段，从而获取最佳检索结果。支持题名或关键词、题名、关键词、文摘、作者、第一作者、作者简介、机构、基金、分类号、参考文献、栏目信息、刊名等十余个检索字段。

（2）检索结果的筛选和提炼

平台提供了基于检索结果的二次检索、分面聚类筛选、多种排序方式，方便用户快速找到目标文献；提供基于检索结果的年份、所属学科、期刊收录、相关主题、期刊、发文作者和相关机构的分面聚类功能，各聚类项执行"且"的检索逻辑，用户可以通过点击相关聚类项，进行结果的聚类筛选。提供相关度排序、被引量排序和时效性排序三种排序方式，可以从不同维度对检索结果进行梳理；支持文献题录信息的导出功能，支持的导出格式为文本、查新格式、参考文献、XML、NoteExpress、Refworks、EndNote、Note First、自定义、Excel；支持文摘、详细和列表三种文献查看方式。

（3）情报分析功能

提供对"检索结果"和"已选文献集合"的统计分析功能，分析文献集合的年份、发文作者、发文机构、发文期刊、发文领域等多维度的分布情况；可对单篇或多篇文献题录的参考文献和引证文献进行汇总分析，同样以查询结果的形式返回具体数据，帮助用户有效梳理研究主题的来龙去脉。

（4）个性化用户中心

用户可以在个人中心中查看自己的检索历史、浏览历史、下载历史等行为轨迹；对感兴趣或有价值的文献进行收藏；对感兴趣的期刊进行关注；对需要持续追踪的检索式进行邮件订阅。支持对文献进行批量处理，导出多种文献管理格式的题录信息，还可以对"已选文献集合"进行计量分析。

（5）移动解决方案

通过扫描网站授权二维码或 Wi-Fi 授权的方式，将自己的中文期刊手机助手 APP 账号与机构账号进行关联绑定，免除机构权限的 IP 限制；同时还可以使用已经取得机构授权的 APP，反向授权机构权限范围外的 PC 设备，以便获得更为舒适的阅读体验。使用"中文期刊手机助手"APP，能够随时随地地使用期刊平台的各类资源，并且依托移动设备的优势为用户提供收藏、关注、订阅等个性化服务。

（6）职称评审材料打包下载

文献细览页的"职称评审材料打包下载"功能，提供用于职称评定的相关资料下载，包括文献 pdf 全文、目录、封面、封底信息，附"国家新闻出版署期刊证明"&"详情页收录证明"&"数据库收录证明"。

（五）中国生物医学文献服务系统（SinoMed）

中国生物医学文献服务系统（SinoMed）是由中国医学科学院北京协和医学院医学信息研究所/图书馆开发研制的集检索、统计分析、免费获取、全文传递服务于一体的生物医学中外文整合文献服务系统。SinoMed 涵盖资源丰富、学科范围广泛、年代跨度大、专业性强、更新及时，能全面、快速反映国内外生物医学领域研究的新进展。现整合了中国生物医学文献数据库（CBM）、西文生物医学文献数据库（WBM）、中国医学科普文献数据库（CPM）、北京协和医学院博硕学位论文库（PUMCD）和中国生物医学引文数据库（CBMCI）。

该系统根据美国国立医学图书馆《医学主题词表（MeSH）》（中译本）、中国中医科学院中医药信息研究所《中国中医药学主题词表》以及《中国图书馆分类法·医学专业分类表》对收录文献进行主题标引和分类标引；支持跨库检索、快速检索、高级检索、多内容限定检索、主题词表辅助检索、主题与副主题扩展检索等多种检索功能，并增加了作者/第一作者检索、作者单位/第一作者单位检索、基金检索等字段检索功能，以及检索词智能提示、通讯作者/通讯作者单位检索、检索表达式实时显示在编辑窗口、跨库检索表达式逻辑组配、拓宽二次检索途径等功能（图 10-18）。

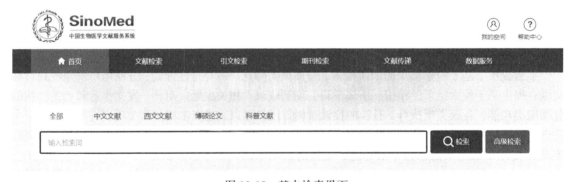

图 10-18　基本检索界面

二、外 文 平 台

（一）PubMed

1. 概述

PubMed（http：//www.ncbi.nlm.nih.gov）是美国国立医学图书馆（NLM）下属的国家生物技术信息中心（NCBI）开发的、基于 WEB 的生物医学文献检索系统。从 1997 年 6 月起，PubMed 在网上免费向全世界的用户开放。该系统通过网络途径免费提供包括 80 多个国家的 5600 余种主要生物医学文献的书目索引文摘数据库，并提供部分免费和付费的全文链接服务，目前有文献记录共计约 3600 万条。它具有界面友好、检索途径多、功能齐全、链接点多、更新周期短、部分文章可在网上直接获得全文等特点，提供检索词自动转换匹配，操作简便、快捷。

PubMed 收录的文献来源于三部分，即 MEDLINE、In Process Citations 和 Publisher-Supplied Citations。

2. 检索功能

PubMed 的检索方法包括基本检索、MeSH 检索及高级检索等。

（1）基本检索

图 10-19 为基本检索窗口，在检索式输入框中输入检索词，单击［search］按钮或按回车键，PubMed 将会自动开始检索，在基本检索中可以进行主题检索、作者检索、期刊检索、短语检索、布尔逻辑检索及截词检索。

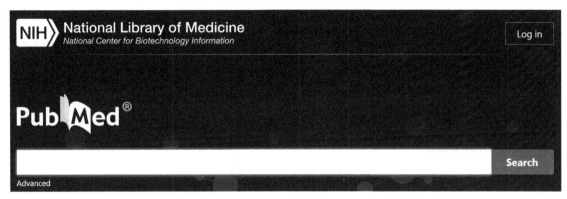

图 10-19　基本检索界面

PubMed 对于输入检索框中的任何检索词，将按照 MeSH 转换表（MeSH Translation Table）、刊名转换表（Journal Translation Table）、作者全称转换表（Full Author translation table）、项目调研者或合作者全称表[Full Investigator（Collaborator）translation table]、作者索引表（Author Index）以及项目调研者或合作者索引表[Investigator（Collaborator）Index]的顺序自动转换后进行检索。

（2）MeSH 检索

MeSH 是 Medical Subject Headings 的缩略词，即医学主题词，是用规范化的医学术语来描述生物医学概念，MeSH Database 是美国国立医学图书馆用于标引、编目和检索生物医学文献的英文受控词表系统。美国国立卫生研究院（National Institutes of Health，NIH）的工作人员按 MeSH 词表规定，浏览生物医学期刊全文后标引出每篇文献中的 MeSH 主题词，用 MeSH 检索可以提高查全率和查准率。MeSH Database 主要收录了主题词、副主题词、补充概念和款目词四种类型。

在 PubMed 的主页点击［MeSH Database］链接，或在检索区的下拉列表中直接选择 MeSH，即可进入 MeSH 检索界面，在检索式输入框输入检索词，点击［Go］即可进行 MeSH 检索（图 10-20）。

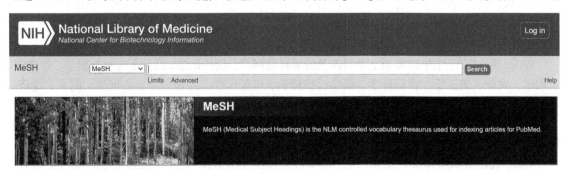

图 10-20　MeSH 检索界面

（3）高级检索

从 2009 年开始，PubMed 增加了高级检索（advanced search），点击基本检索框的下面的
［Advanced］按钮，即进入高级检索界面（图 10-21）。

PubMed Advanced Search Builder

PubMed®
User Guide

Add terms to the query box

| All Fields ⬍ | Enter a search term | ADD ⌄ |

Show Index

Query box

Enter / edit your search query here

Search ⌄

History and Search Details

图 10-21　高级检索界面

（4）其他检索方法

点击主页下方的相关链接，可进行期刊检索（Journals）、匹配文献（Batch Citation Matcher）检
索、临床查询（PubMed Clinical Queries）等（图 10-22）。

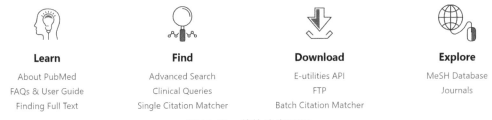

Learn	**Find**	**Download**	**Explore**
About PubMed	Advanced Search	E-utilities API	MeSH Database
FAQs & User Guide	Clinical Queries	FTP	Journals
Finding Full Text	Single Citation Matcher	Batch Citation Matcher	

图 10-22　其他检索界面

（二）Wiley

Wiley 出版社 1807 年创建于美国，是一家具有超过 200 年历史的全球知名出版机构，面向专业
人士、科研人员、教育工作者、学生、终身学习者提供必需的知识和服务。Wiley 出版社享有全球
最大的学协会出版商和全球前三的学术出版商的美誉。Wiley 公司总部在美国新泽西的霍勃根，在
美国、欧洲、亚洲、加拿大和澳大利亚设有分部。

Wiley 现出版期刊约 1700 种，期刊涉及的学科范围广，包括化学、高分子与材料科学、物理学、
工程学、农业、兽医学、食品科学、医学、护理学、口腔医学、生命科学、心理学、商业、经济、
语言学、新闻传播学、历史学、政治学、社会学、艺术类、人类学等学科，以及很多其他重要的跨
学科领域出版的期刊；期刊质量高，根据 JCR 2021，1526 种期刊被 JCR 收录，17 种期刊在相应学
科排名第一，191 种期刊在相应学科排名前十，60%以上的期刊处于 Q1 区和 Q2 区。

Wiley 现出版 50 000 多种纸本图书，23 000 多种在线图书和丛书，约 230 种在线参考工具书。
涉及学科广泛，如农业、水产与食品科学、法学与犯罪学、人文科学、建筑与规划、生命科学、兽

医学、艺术与艺术应用、数学与统计学、心理学、商业、经济学、金融与会计、护理学、牙科学与医疗保健、医学、计算机科学与信息技术、物理与工程学、化学、地球、空间与环境科学、社会与行为科学等。

Wiley Current Protocols 是 20 多年来实验室科学报告的主要来源,目前已出版 18 册,其中包括拥有 33 年历史的实验室指南鼻祖——《分子生物学》,收录了 24 000 余篇同行评审、定期更新的分步式实验室流程,并且被 Scopus 和 PubMed 收录。Wiley Current Protocols 应用领域涉及分子生物学、生物医学、生物化学、农业等学科。Wiley Current Protcols 每册实验室指南保留不同阶段的实验过程记录,同时每年更新 4 次,每册实验室指南每年更新至少 500 页内容,以保证各册指南都能体现各自领域的最新发展情况。

Wiley Online Library 是 Wiley 期刊、电子图书、实验指南的平台,收录文献超过 800 万篇。平台具备初级检索、高级检索、专业检索,可检字段包括主题、篇名、关键词、全文、摘要、DOI、作者、赞助机构、ISSN/ISBN。检索后的页面支持批量下载全文功能。平台通过 IP 地址控制,无并发用户限制,支持 Shibboleth、OpenAthens 等多种远程访问方式。除检索、下载等基础功能外,用户可通过注册个人账号使用一些个性化功能,如期刊更新提醒,检索更新提醒等。

(三)FMRS

FMRS 是一个集资源整合、情报推送、数据挖掘、统计分析、全文翻译及资源揭示于一体的一站式检索平台。该平台收录了 35 000 多种外文期刊,收录年限从 1990 年至今,收录内容涉及医学、医学生物学、药学、药物化学、卫生保健及医学边缘学科等各领域。FMRS 具有专业、完善的双语检索功能,拥有多种检索方式来满足不同需求的检索要求,包括基本检索、高级检索、专业检索、主题词检索、期刊导航检索、单篇引文匹配器、加载 PubMed 等检索方式。该平台具有的特色包括检索结果的多样化过滤设计、多维度评价指标、多途径全文通道、翻译功能、可视化统计、个人中心、系统化培训服务等。

第二节　图书期刊数据库

一、民国时期文献数据库

(一)民国医粹(民国中医药数字资源服务平台 http://mgyc.cintcm.com/)

1. 概述

"民国医粹"是中国中医科学院图书馆在馆藏民国中医药文献高精度数字化的基础上,尽收国内民国中医药文献精品,开发而成的民国中医药文献数字资源服务平台。民国作为中医药发展的特殊时期,中医经历了"是否科学""存废之争"等磨难而坚强生存,以学派百家争鸣、各具特色文献数量大、内容丰富而完成了近代化的进程。"民国医粹"对民国时期文献价值进行充分挖掘和开发,遴选了民国中医药精品医籍 4000 余种,民国中医药精品期刊 200 余种。馆藏内容按《中国中医古籍总目》分类法分类,涉及医经、基础理论、伤寒金匮、诊法、针灸推拿、本草、方书、临证各科、养生、医案医话、医史、综合 12 大类中医古籍,涉及 65 个二级条目,收录内容精良,不乏世所罕见的珍善本和孤本医籍。

"民国医粹"民国中医药文献数字资源服务平台具有科研院所代表的权威性、丰富馆藏支持的全面性、医学理论具备的系统性、丰富媒体途径的易用性等特点。该平台阅读浏览方式周到,包括古籍文字或古本原本扫描阅览,支持图文对照,还集成了多种实用工具。

2. 检索功能

"民国医粹"民国中医药文献数字资源服务平台支持多途径检索，包括书名、作者、年份、版本、内容摘要的条目检索，关键词检索以及高级检索等多种方式（图 10-23）。

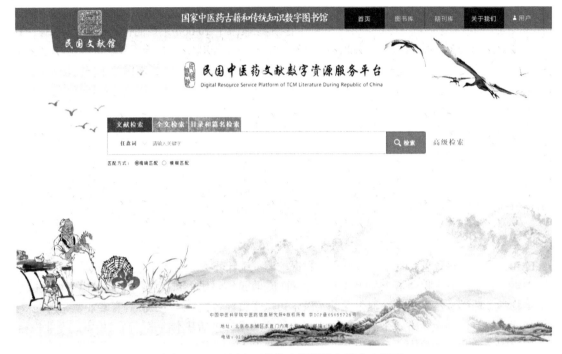

图 10-23　民国中医药数字资源服务平台主界面

（二）全国报刊索引——上海图书馆民国期刊数据库

1. 概述

全国报刊索引由上海图书馆（上海科学技术情报研究所）于 1955 年创办并主管，由最初的月刊发展为集印刷版与网络服务平台于一体的综合性知识服务体系，现可提供 5 万余种报刊、5000万余篇文献的一站式服务，是年更新数据量超过 500 万条的索引、报纸、多媒体型数据库（图 10-24）。

目前，《全国报刊索引》编辑部已拥有全文数据库、索引数据库、专题数据库和特色资源数据库四种类型数据库。具体而言，有《全国报刊索引》编辑部重点发展的近代全文数据库——2009年推出的《晚清期刊全文数据库（1833～1911）》和 2010 年开始陆续推出的《民国时期期刊全文数据库（1911～1949）》；有跨度从 1833 年至今的索引数据库——《晚清期刊篇名数据库（1833～1911）》、《民国时期期刊篇名数据库（1911～1949）》以及 2004 年开始推出的《全国报刊索引——现刊目次库》。该库自推出以来，以其收录学科齐全、种类繁多、信息海量、检索快捷、界面友好等特点，受到了国内外广大读者用户的欢迎，获得了普遍赞誉（图 10-25）。

2. 功能

全国报刊索引数据库的检索途径分为普通检索、高级检索以及专业检索三种方式。数据库还提供文献导航和文献内检索等辅助功能。

（1）普通检索

用户可以在首页直接进行普通检索，根据需要选择检索的文章类型，输入希望检索的内容，点击检索按钮或回车即可进行检索（图 10-26）。

对得到的检索结果，还可以进行导出、聚类分析、单篇显示等后续处理（图 10-27）。

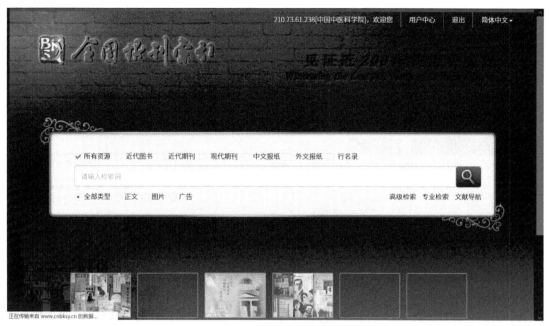

图 10-24　上海图书馆民国期刊数据库主界面

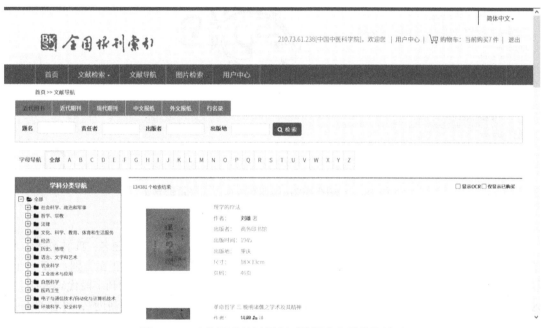

图 10-25　上海图书馆民国期刊数据库文献导航界面

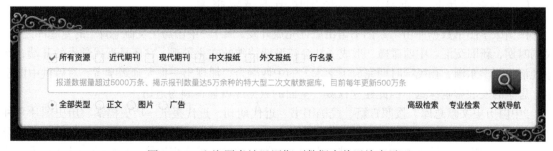

图 10-26　上海图书馆民国期刊数据库普通检索界面

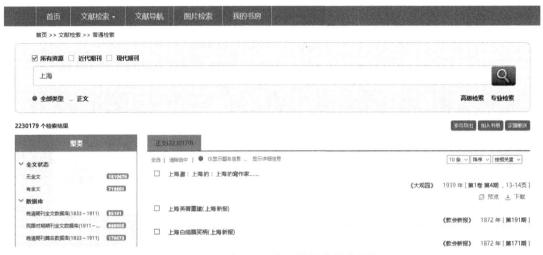

图 10-27　上海图书馆民国期刊数据库检索结果界面

（2）高级检索

用户可以在首页选择并进行高级检索。左侧是产品树，用户具备权限的产品可以选择所需种类。中间是检索框，按照文章类型分为正文、图片和广告三个检索框（图 10-28）。

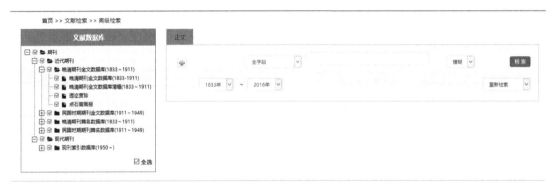

图 10-28　上海图书馆民国期刊数据库高级检索界面

（3）专业检索

网站支持使用检索式的专业检索，通用字段代码包括［全字段：ALL］［题名：TI］［作者：AU］［作者单位：AF］［时间：PD］［刊名/报名：JTI］；近代期刊字段代码包括［正文类别：AT］［正文栏目：ACOL］［期：ISS］［卷：VO］［分类号：CLC］［摘要：AB］；现代期刊字段代码包括［期：ISS］［卷：VO］［主题词：SU］［分类号：CLC］［摘要：AB］。点击"使用帮助"，可看到专业检索式构建示例和使用方法。

（三）中国历史文献总库——民国医书图书数据库

民国医学图书数据库由国家图书馆出版社完成开发，属于"中国历史文献总库"的专题库之一。民国时期，新旧交汇、中西碰撞，形成了社会转型期特殊的文化景观。它还是近代学术的开端，始于晚清的西学东渐，在民国时期完成了学术上的中西融合，涌现出一批大师级学者，对后世中国学术、思想的发展影响深远。因此建立权威、全面的数据库就显得颇为迫切。

"中国历史文献总库"按照古籍、民国图书、近代期刊、近代报纸、历史档案、历史图片六种文献类型进行建设，每种文献类型为一个子库。各个子库既可以单独使用，也可以通过统一平台合并为总库，实现一次检索多种类型文献，为用户提供高效的文献发现系统，便捷的一站式检索、阅读服务；医学兼顾各学科教学和科研的需求，切实补充图书馆的馆藏，提供历史文献需求的整体解决方案。"民国图书数据库"的建设，旨在通过海量民国图书的发布，实现对民国文献的再生性保护。目前，该数据库已完成五期的建设，收录20万种图书，总计3500万页，全部图书实现全文检索，可检索的字数超过100亿字（图10-29）。

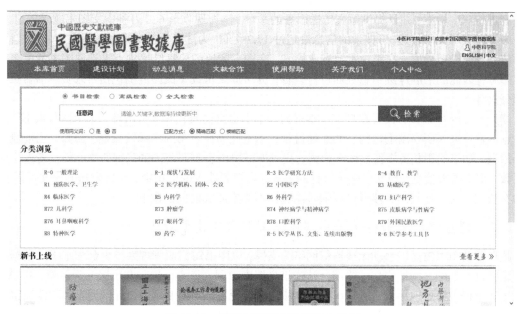

图 10-29　民国医学图书数据库主界面

"中国历史文献总库"中所有图书都可实现全文检索，检索结果预览、点击后精确定位的方式，大大提高了文献的利用效率。此外，还提供任意词、书名、作者、出版者、出版年、出版地、关键词等检索；可通过图书分类进行导航，浏览该类别全部图书；检索结果可自动按图书分类、作者、出版社、出版年进行聚合；检索结果可按书名、作者、出版年进行排序；提供同义词整合，可选择精确匹配和模糊匹配两种方式，还可选择是否显示存目图书（图10-30）。

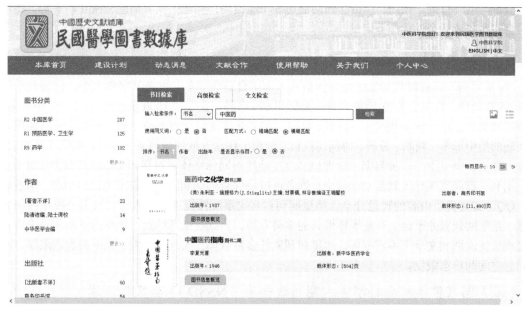

图 10-30　民国医学图书数据库检索界面

二、现代中文图书期刊数据库

（一）读秀学术搜索

读秀图书资料库是由海量图书文献资源组成的庞大的知识系统，是一个可以对文献资源及其全文内容进行深度检索，并且提供原文传送服务的平台。读秀现收录 680 万种中文图书题录信息，343 万种中文图书可文献传递，可搜索的信息量超过 17.7 亿页，为读者提供深入到图书内容的全文检索。

读秀提供简单检索、高级检索及专业检索。在图书频道的检索结果中点击选取图书的书名或封面，即可进入此图书的详细信息页面进行查看，并可原文试读（试读范围包括目录页、前言页、正文部分页等）。

读秀与 OPAC 衔接，读者在打开一本书的详细书目页面时，右侧会出现"本馆馆藏纸书"的链接，点击就可进入所在图书馆的公共查询目录，浏览此书在本馆的实际馆藏地、册数、当前流通状态等信息。如未购买相关资源，读秀为读者提供所需要内容页码范围的局部原文，即读者选定所需的页数，提交需求信息，原文以电子邮件的方式，发送到读者的信箱中，每次发送的原文可以有 20 天的有效期，这一期间内，读者可以随时浏览，不受空间和时间的限制。

（二）超星移动图书馆（手机端图书阅读及查询服务）

超星移动图书馆是以移动无线通信网络为支撑，以图书馆集成管理系统平台和基于元数据的信息资源整合为基础，以适应移动终端一站式信息搜索应用为核心，以云共享服务为保障，以 APP、公众号和小程序为展现形式，通过智能手机移动终端设备，为图书馆用户提供搜索和阅读数字信息资源，自助查询和完成借阅业务，帮助用户建立随时随地获得全面信息服务的现代图书馆移动服务平台。移动资源包提供 3 万余册 epub 格式畅销经典电子书、3000 余种高频订阅的优质期刊、听书资源 15 000 余集、讲座资源 10 000 余集以及各个省份重要报纸中挑选出的 500 多种主流报纸。

超星移动图书馆的整体架构分为三层（数据层、应用层、平台层）实现，以 APP、公众号和小程序为展现形式；具有一站式统一检索平台，通过与图书、期刊、学位论文等中文资源调度系统及馆际互借系统集成，针对各种异构数字资源进行应用检索整合。

移动阅读整合服务平台与 OPAC 系统集成，实现了纸质馆藏文献的移动检索与自助服务，馆藏在线查询、借阅查询、预约、续借、到期催还等功能模块；构建了读者信息交流互动平台，实现公告信息发布与读者个性化服务定制。

（三）超星期刊

"超星期刊"具有时代特征的流媒体格式，文字自适应屏幕，可调节字体大小。目前收录期刊总量 6500 余种，其中学术刊 4900 余种、大众刊 600 余种、教育刊 1000 余种、核心期刊 1100 余种。围绕期刊文章，形成学术共同体，读者、作者、编者在线实时交流互动，基于小组交流圈实现对学术问题的集中思考、判断、分析、协同与执行。构建了移动开放评价体系，为读者提供文章的引用、转发、评论、浏览量等评价数据，全方位多维度地按不同脉络体系对期刊文章进行分类统计分析。

期刊文章能直接导入到教学课程中；读者可以将优秀的期刊文章转发至笔记、小组、消息、微信、QQ，实现优质内容的智慧分享。超星期刊对刊物系统性梳理，融入了大数据可视化回溯分析技术。超星期刊服务平台上有富媒体形式的学科专题，为读者推荐热点、焦点的学术前沿内容；读者可挑选优质期刊文章汇编成专题。超星期刊依托多种载体，实现无并发、无下载次数限制，不受时间、空间和形态限制。

（四）国家哲学社会科学学术期刊数据库（NSSD）（全文数据库）

为贯彻落实党的十七届六中全会和十八大精神，推进哲学社会科学创新体系建设，2012 年 3

月，经全国哲学社会科学规划领导小组批准，中国社会科学院调查与数据信息中心承担国家社会科学基金特别委托项目——国家哲学社会科学学术期刊数据库建设。2013 年 7 月 16 日，国家哲学社会科学学术期刊数据库正式上线。国家哲学社会科学学术期刊数据库（http://www.ncpssd.org/service/index.aspx，简称"国家期刊库"）是国内最大的公益性期刊数据库，收录精品学术期刊 2200 多种，论文超过 2300 万篇，其中国家社科基金重点资助期刊 172 种、中国社会科学院主管主办期刊 89 种、核心期刊 600 多种，回溯到创刊号期刊 1350 种，最早回溯到 1920 年。

国家期刊库提供多种论文检索和期刊导航方式。论文检索方式包括题名、关键词、机构、作者、摘要、刊名、年份、分类号、ISSN、基金资助、全文检索；期刊导航方式包括同步上线期刊导航、学科分类导航、核心期刊导航、社科基金资助期刊导航、中国社科院期刊导航、地区分类导航等。检索结果可进行聚类统计分析、多种排序、多种分面显示、导出等。用户定制功能包括历史记录查询、定制推送、收藏订阅等（图 10-31）。

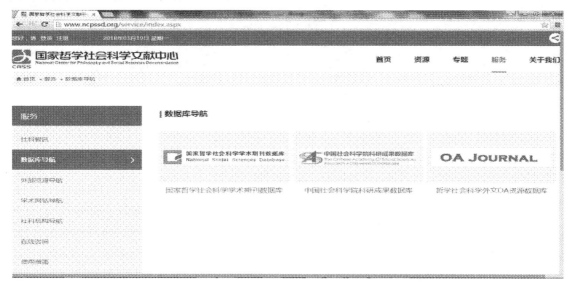

图 10-31　国家哲学社会科学学术期刊数据库主界面

三、现代外文图书期刊数据库

（一）ProQuest 期刊全文数据库（PHMC）

ProQuest 数据库（ProQuest Health & Medical Complete，PHMC）涉及商业管理、社会人文、科学技术、医药等多个领域，其中医药领域收录了 1969 年至今的多种护理学、内科学、儿科学、神经学、药理学以及公共卫生等学科的期刊文献，其中包括文摘、索引、全文以及图像等格式的资源（图 10-32）。其中学术研究图书馆（Academic Research Library，ARL）、博士硕士论文文摘数据库（Digital Dissertations，PQDD）是较常用的数据库种类。

ProQuest 支持基本检索、高级检索、出版物检索等多种检索方式，支持布尔逻辑检索，可以选取所需的数据库作为来源进行检索。

（二）EBSCO Medline1400 种全文期刊

MEDLINE 文献数据库内持续收录 5200 余种期刊，MEDLINE with Full Text 能够覆盖超过 21% 的全文期刊内容。MEDLINE Complete 提供了有关医学、临床、护理、牙科、兽医、医疗保健制度及相关学科权威医学信息。数据库采用了包含树层次结构、副标题及展开功能的 MeSH（医学主题词表）索引方法，可检索 5200 多种生物医学期刊的索引摘要以及超过 1200 种期刊的全文。数据库的覆盖范围及全文内容可回溯至 1949 年。

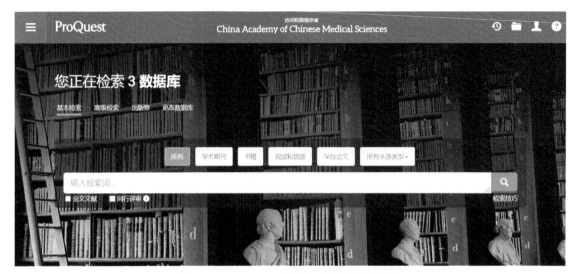

图 10-32　ProQuest 期刊全文数据库主界面

数据库使用 EBSCO host 2.0 检索平台，该平台检索接口简洁，功能丰富。EBSCO 数据库检索支持基本检索和高级检索，提供出版物名称、题名、作者、全文等 17 个字段的检索，检索结果可以按照相关度、出版时间、来源、作者排序。全文数据库能分年、分卷期浏览每种出版物的目录和全文。

EBSCO host 2.0 还提供了功能更强大的图像检索工具，大量图片显示在检索结果下方，除了给用户直观地显示来自于期刊文章的图片外，还包括照片、图表、地图、旗帜等在期刊文章中找不到的数据。另外，EBSCO 的检索系统中嵌入了 CROSSREF 智能链接，它能将 EBSCO 内仅能提供索引文摘的期刊直接链接到图书馆订购的其他出版商（如 ELSEVIER、John Wiley、IEEE 等）的全文，并提供部分开放期刊在 Highwire 等数据库中的链接。

第三节　引文数据库

一、中文引文数据库

（一）中国科学引文数据库（CSCD）

中国科学引文数据库（Chinese Science Citation Database，CSCD）创建于 1989 年，收录了我国数学、物理、化学、天文学、地学、生物学、农林科学、医药卫生、工程技术和环境科学等领域出版的中英文科技核心期刊和优秀期刊千余种，目前已积累从 1989 年到现在的论文记录 600 余万条，引文记录 1 亿余条。中国科学引文数据库内容丰富、结构科学、数据准确。系统除具备一般的检索功能外，还提供新型的索引关系——引文索引，使用该功能，用户可迅速从数百万条引文中查询到某篇科技文献被引用的详细情况，还可以从一篇早期的重要文献或著者姓名入手，检索到一批近期发表的相关文献，对交叉学科和新学科的发展研究具有十分重要的参考价值。中国科学引文数据库还提供了数据链接机制，支持用户获取全文（图 10-33）。

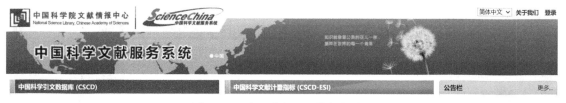

图 10-33　中国科学引文数据库首页

（二）中文社会科学引文索引数据库（CSSCI）

中文社会科学引文索引数据库（Chinese Social Sciences Citation Index，CSSCI）是由南京大学中国社会科学研究评价中心开发研制的文摘数据库，用来检索中文社会科学领域的论文收录和文献被引用情况。CSSCI 是遵循文献计量学规律，采取定量与定性相结合的方法从全国 2700 余种中文人文社会科学学术性期刊中精选出学术性强、编辑规范的期刊作为来源期刊。目前收录包括法学、管理学、经济学、历史学、政治学等在内的 25 大类的 500 多种学术期刊，来源文献 100 余万篇，引文文献 600 余万篇。利用 CSSCI 可以检索到所有 CSSCI 来源刊文献的收录和被引情况（图 10-34）。

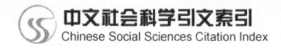

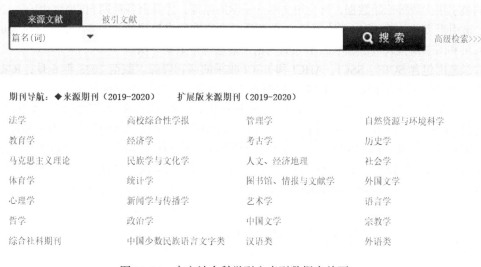

图 10-34　中文社会科学引文索引数据库首页

二、外文引文数据库

（一）科学引文索引数据库（SCI-Expanded）

科睿唯安出版的 Science Citation Index Expanded（SCIE，科学引文索引）为 Web of Science 核心合集的核心数据库，是全球最权威的自然科学引文数据库，目前收录自然科学 9000 多种国际性、高影响力的学术期刊，数据最早可以回溯到 1900 年。其内容涵盖了数学、物理、化学、生物学、计算机科学、工程、食品科学与技术、基因与遗传、免疫学、材料科学、数学、医学、微生物学、神经科学、肿瘤学、儿科学、药理学与制药、精神病学、心理学、外科学、通信科学、热带医学、重症医学、内分泌和新陈代谢、老年病学和老年医学、医学信息学、结合和补充医学等 178 个学科领域（图 10-35）。

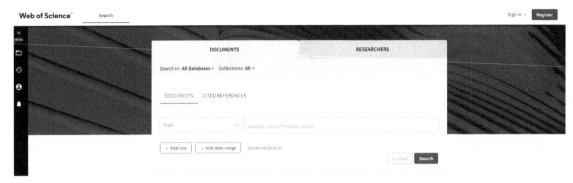

图 10-35　基本检索界面

基于一套严格的选刊程序以及客观的计量方法，SCIE 数据库中收录了各个学科领域中最具权威性和影响力的学术期刊。同时，SCIE 数据库还收录了每一篇论文中所引用的参考文献，并按照被引作者、出处和出版年代编制成索引，建立了世界上影响力最大、最权威的引文索引数据库。通过独特的引文检索，用户可以了解研究内容和研究方向的演变，而不受限于关键词的变迁。

（二）InCites 期刊引证报告查询平台（JCR）

科睿唯安出版的 Journal Citation Reports（JCR，期刊引证报告）是一个综合性、多学科的期刊分析与评价报告，它客观地统计 Web of Science 收录期刊所刊载论文的数量、论文参考文献的数量、论文的被引用次数等原始数据，再应用文献计量学的原理，计算出各种期刊的影响因子、立即影响指数、被引半衰期、期刊引文指标等反映期刊质量和影响的定量指标。服务于全球科研人员、科研管理人员和图书情报人员。影响因子等期刊相关信息每年更新一次。

收录范围包含 SCIE、SSCI、AHCI 和 ESCI 收录的期刊资源。截至 2023 年 6 月，JCR 共覆盖来自于 120 多个国家和地区的 250 多个学科的 5200 多家出版商的 21 000 多种期刊。

JCR 是公认的评价学术期刊的权威工具，通过量化的数据，支持对全球领先学术期刊进行系统、客观评价。通过结合使用了影响力指标以及组成了完整的期刊引用网络的数百万引用和被引用期刊数据，JCR 提供了相关的内容帮助您了解期刊在学术文献中的真实地位。这一分析工具总结了 Web of Science 核心合集数据库中自然科学和社会科学期刊的引用情况。提供了有关引文成效、引文网络，以及已发表文献的数量及类型的详细报告。

第四节　专利与标准数据平台

一、专利数据库

（一）中国国家知识产权局（SIPO）专利数据

国家知识产权局专利检索与分析系统（网址：http：//www.sipo.gov.cn/）（图 10-36）由国家知识产权局主办，提供中文版、英语版、日语版、法语版等 9 种语种界面。该网站收录了 103 个国家、地区和组织的专利数据，以及引文、同族、法律状态等数据信息，其中涵盖了中国、美国、日本、韩国、英国、法国、德国、瑞士、俄罗斯、欧洲专利局和世界知识产权组织等（图 10-37）。中国的专利信息包括自 1985 年 9 月 10 日以来公布的发明、实用新型、外观设计三种专利的著录项目和摘要，并可浏览说明书全文和外观设计图形。该网站中外专利数据每周三更新；同族、法律状态数据每周二更新；引文数据每月更新。

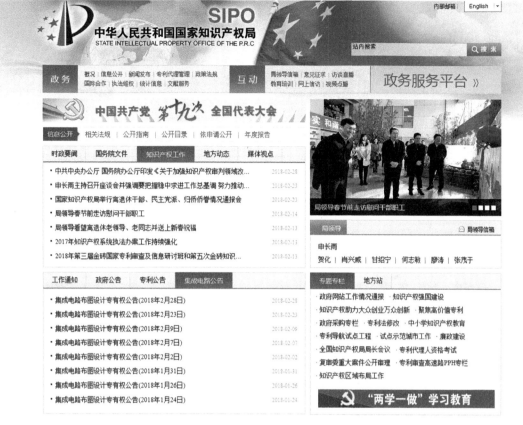

图 10-36 国家知识产权局专利检索与分析系统主界面

数据收录范围

1.数据收录范围

专利检索及分析系统共收集了103个国家、地区和组织的专利数据，同时还收录了引文、同族、法律状态等数据信息。
主要国家的收录数据范围说明如下：

国家/地区/组织	数据范围	数据量	国家/地区/组织	数据范围	数据量
CN	19850910~20180202	42883860	US	17900731~20180111	16024949
JP	19130206~20180111	40261120	KR	19731023~20171130	4743868
GB	17820704~20180110	3698963	FR	18550227~20171229	3130248
DE	18770702~20180111	7579392	RU	19921015~20171227	1249698
CH	18880109~20171229	725207	EP	19781220~20180110	6077895
WO	19781019~20180111	4729192	其他	18270314~20180110	15882949

图 10-37 国家知识产权局专利检索与分析系统收录范围

（二）中国专利信息中心"专利之星"检索系统

中国专利信息中心"专利之星"检索系统（http：//www.patentstar.com.cn/）由国家知识产权局中国专利信息中心主导，由北京新发智信科技有限责任公司在专利文献检索系统 CPRS 的基础上，经过改进和优化而成的集专利文献检索、统计分析、机器翻译、定制预警等功能为一体的多功能综合性专利检索系统（图 10-38）。现收录了全球 99 个重要国家和地区的专利文献及相关信息，数据量超过 8000 万条。中文专利包括 1985 年至今的所有类型中国专利数据的著录项目信息和专利全文，每周更新，全文通过 PDF 格式浏览。世界专利数据包括著录项目信息和专利全文，每月更新，全文可通过 PDF 格式浏览。

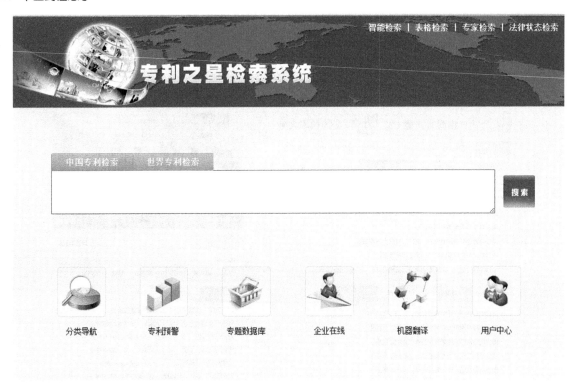

图 10-38 中国专利信息中心"专利之星"检索系统

（三）中国中医药专利智库

1. 概述

"中国中医药专利智库"（http：//tcmpatent.cintcm.com/）由中国中医科学院中医药信息研究所情报分析与评价研究室研发。收录了 104 个国家/地区的 110 余万条中医药专利数据（截至 2023 年 9 月），是面向中医药科研机构、高校和企业的兼具分类、检索和分析功能，并能够通过内容标引挖掘中药与证候之间的关联关系的中医药专利数据平台（图 10-39）。

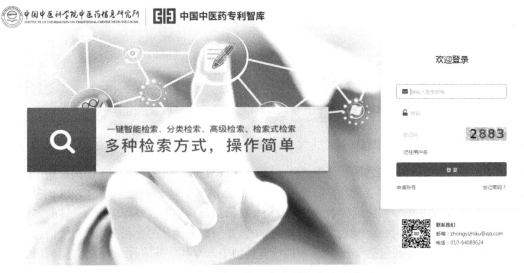

图 10-39 中国中医药专利智库登录界面

2. 特点

1）数据范围广：104 个国家/地区，110 余万条专利数据，定期更新。

2）检索操作简单：助手式检索式编写功能，支持二次检索和筛选（图 10-40）。

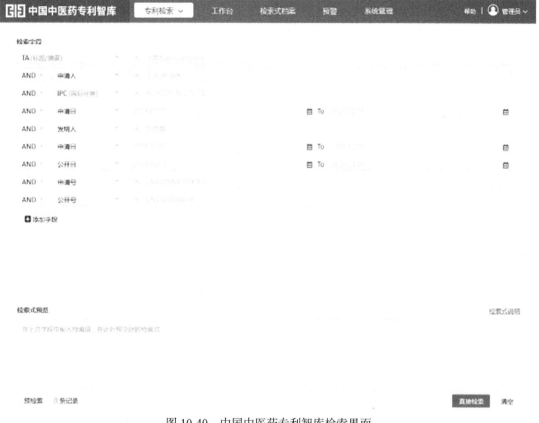

图 10-40 中国中医药专利智库检索界面

3）辅助工具全面：检索历史、下载和预警管理，专利收藏与共享。

4）数据分析专业：多维度统计分析及可视化。包括年份、申请人、发明人、地域、产业分析、技术生命周期和技术功效矩阵分析等（图 10-41）。

5）专利分类：根据专题设立了四个专题库，包括国内外中医药专利专题库、中医机构专利专题库、中医药特色专利专题库和国外传统医学专题库；以中图分类法、学科分类、国际专利分类等为基础，制定了针对中医药专利数据的学科分类框架，实现对中医药专利数据研究内容的科学分类。

6）专利标引：选取 100 味常用中药和中医证候进行内容标引，并通过专利的技术功效分析挖掘中药与证候之间的关系。其中中药标引是将全国中医药行业高等教育"十三五"规划教材《中药学》（新世纪第四版）中的 567 味中药，在专利数据库中进行逐一检索，选取专利数量最多的 100 味中药，确定中英文关键词并进行标引；证候标引是将国家标准《中医药临床诊疗术语证候部分》中的中医证候名称截取至二级，并将三级证候名称作为其上一级的关键词，共选取了 415 个中医证候名称进行标引。

（四）德温特创新索引数据库（Derwent Innovation Index，DII）

科睿唯安的德温特创新索引（Derwent Innovation Index，DII）数据库将原来的德温特世界专利索引与专利引文索引加以整合，具备强大的智能检索、分析、预警和海量文献图像化功能，协助组织建立跨部门的技术情报搜集与分析能力，为用户提供更广泛视角的技术信息来源。数据库收录起始于 1963 年，到目前为止，数据库共收录超 1000 万个基本发明，2000 万项专利，收录了全球 156

个国家/地区的专利信息，涵盖了全球 75 个国家/地区的专利全文，使读者可以总览全球化学、工程及电子方面的专利概况。每周有 40 多个国家、地区和专利组织发布的 25 000 余条专利文献和来自于 6 个重要专利版权组织的 45 000 余条专利引用信息收录到数据库中（图 10-42）。DII 标注后的专利文献比原始文献提供更多的技术特征和关键词，并尽量改写成通俗的语言，使检索更精准。DII 摘要是基于专利全文的精练，并从新颖性、用途、优势、详细说明以及附图说明等维度段落化表达专利的内容，极大提高了专利检索、阅读效率。

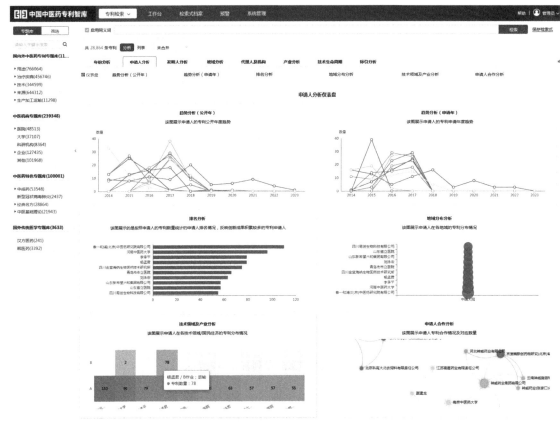

图 10-41　中国中医药专利智库数据可视化界面

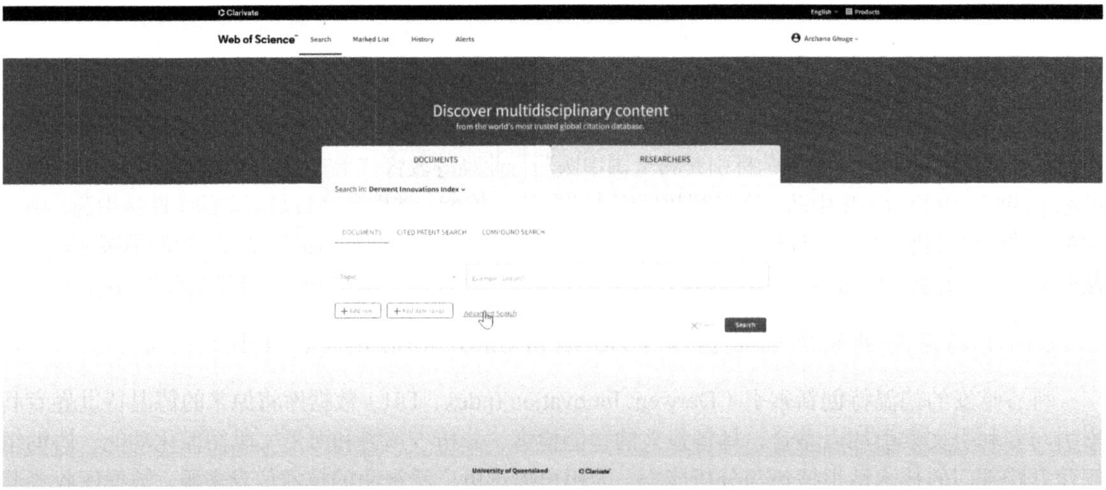

图 10-42　德温特创新索引数据库主界面

DII 的检索界面分为三种：基本检索、被引专利检索、高级检索，其基本检索界面与多数专利数据库的表格检索类似，将检索要素填入表格框内后选择适宜的检索维度即可检索相关专利（图 10-43）。

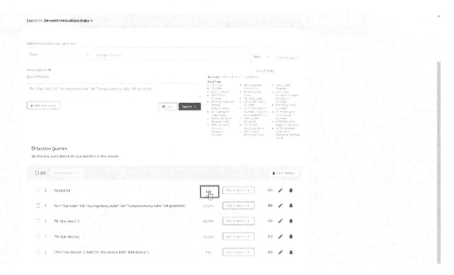

图 10-43　德温特创新索引数据库检索界面

（五）美国专利全文数据库

美国专利商标局网站（United States Patent and Trademark Office，USPTO）是美国专利商标局建立的政府性官方网站，该网站向公众提供全方位的专利信息服务。包括专利授权、专利申请公布、扩展专利信息检索、专利公报、专利分类表、专利基因序列的多种数据库，每星期更新一次。以专利授权数据库为例，其提供的数据库包括了从 1790 年至今的实用专利、授权专利、设计专利、植物专利、再公告专利、防卫性公告以及注册发明等信息可供检索查询。除了本章节介绍的专利数据库检索服务外，还提供专利概述、专利申请、文献公布程序、US 专利分类体系等丰富的其他信息。美国专利全文数据库的在线访问是免费的，使用者可以在数据库中查找和浏览专利文档（图 10-44）。

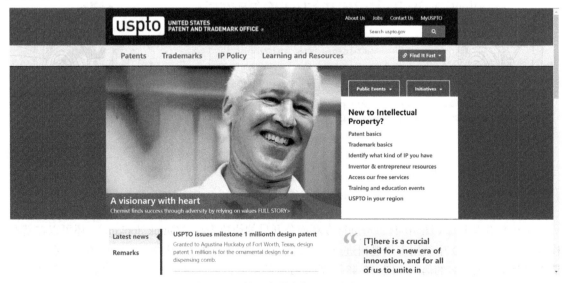

图 10-44　美国专利商标局网站主界面

在最新版本的 USPTO 中,检索入口位于"专利"选项卡下的"专利公开检索"按钮处(图 10-45)。在"专利公开检索"界面中,提供了基本检索(快速检索)和高级检索两种选项(图 10-46)。

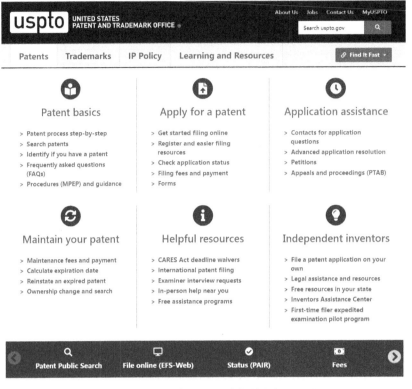

图 10-45 美国专利商标局网站专利检索入口界面

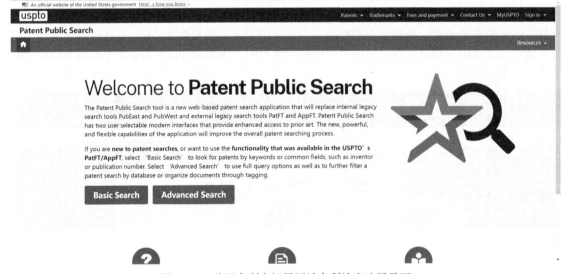

图 10-46 美国专利商标局网站专利检索选择界面

在基本检索页面(图 10-47)可进行专利或公开号的快速查找(Quick lookup),还可以在基本检索(Basic search)中使用布尔逻辑进行检索,限定字段的选项包括全文、经办律所、发明人、申请人以及受让人姓名的信息(图 10-48)。需要提醒的是,1790~1975 年之间的授权文献仅能通过专利号、授权日期以及当前美国分类进行检索,检索过程中应充分注意。

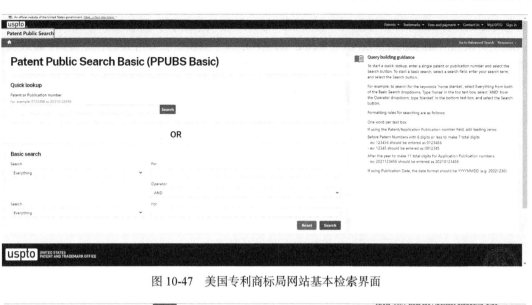

图 10-47　美国专利商标局网站基本检索界面

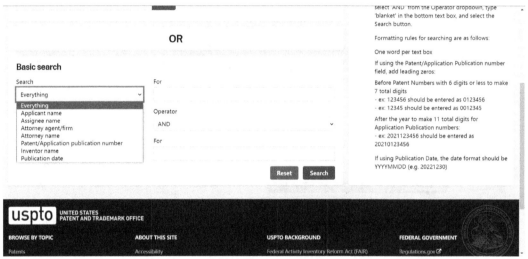

图 10-48　美国专利商标局网站限定检索界面

高级检索页面（图 10-49），整体可分为检索页面（左上）、检索结果页面（左下）以及文件浏览（右）三大部分。使用者需要通过编写检索式进行查找，根据检索逻辑关系自行创建检索表达式来进行更加精准检索。除了布尔逻辑算符，还可以使用位置算符和截词算符等来扩大和缩小检索范围，从而满足多种检索需求。

以检索式"（tesla ADJ inc）.as. AND（2020 or 2021 or 2022）.py."为例，查找 2020～2022 年间公布的特斯拉公司专利为例，as 字段限定了发明人姓名或名称，py 字段限定了文献公布的年代（图 10-50）。检索结果以表格形式呈现于检索结果（Search result）页面，每个专利族作为一条记录给出，并提供基本信息，如文献号、发明名称、专利分类号、发明人、申请人、公布日等。

（六）欧洲专利检索系统

欧洲专利检索系统（Espacenet）（网址：https：//worldwide.espacenet.com）是欧洲专利局（European Patent Office，EPO）提供的免费在线专利检索工具（图 10-51），Espacenet 为发明者、创新者、专利专业人士和研究人员提供便捷的专利信息搜索和浏览服务。该数据库中包括同族专利、法律状态信息、非专利文献、引证文献或被引文献、欧洲专利登记簿、联合欧洲专利登记簿以及全球案卷等1亿多件文献,旨在帮助用户查找和访问来自全球范围内的专利文献,并提供中文服务(网址:https://worldwide.espacenet.com/？locale=cn_EP),其中的检索服务可分为智能检索、高级检索、分类检索三类(图10-52)。

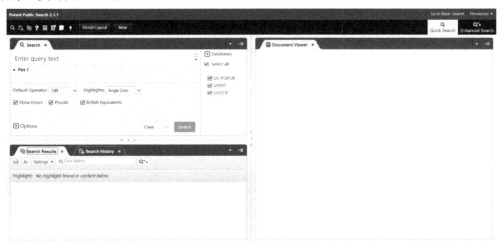

图 10-49　美国专利商标局网站高级检索界面

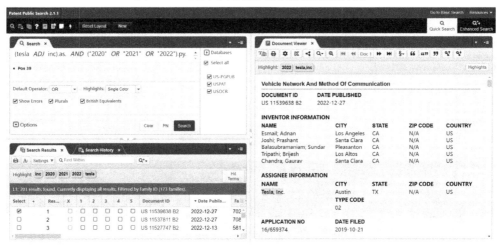

图 10-50　美国专利商标局网站检索结果界面

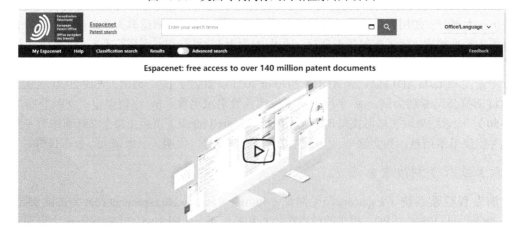

图 10-51　欧洲专利检索系统主界面

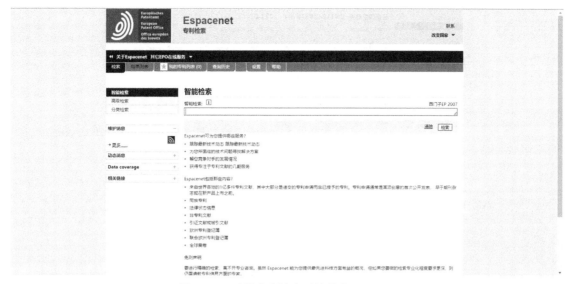

图 10-52　欧洲专利检索系统检索入口界面

智能检索（Smart search）是一种智能化的搜索方式，它的输入非常简单，在其中输入你关心的内容，Espacenet 就会默认在 Worldwide 数据库中的申请号、公开/公告号、优先权号、公开日、申请人、发明人、分类、标题或摘要等字段中进行检索并反馈结果，该检索方式同时支持布尔逻辑以及字段信息的定义。如以"西门子"为检索词，则 Espacenet 会自动匹配与该关键词相关的结果（图 10-53）。

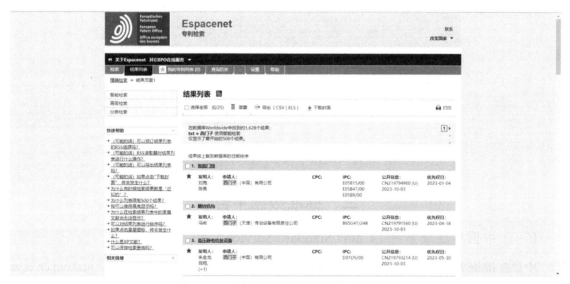

图 10-53　欧洲专利检索系统智能检索界面

高级搜索（Advanced Search）提供了检索著录项目和摘要的各种组合，可以选择需要检索的数据库范围，并且对专利相关的关键词、专利号、日期、申请人等字段进行多方面限定。

分类搜索（Classification Search）是对专利的技术内容分类后得出的分类号进行检索的方法。

Espacenet 的另一大特点是提供了强大的翻译功能，选择需要翻译的语言，并在检索结果中点击"patenttranslate"按钮即可实现该功能（图 10-54、图 10-55）。

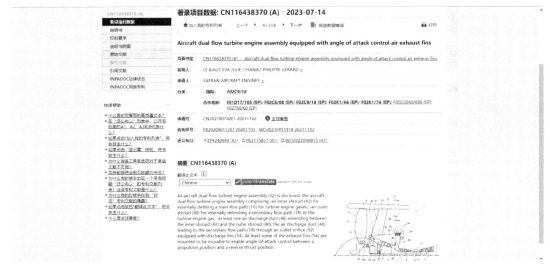

图 10-54　欧洲专利检索系统专利检索结果界面

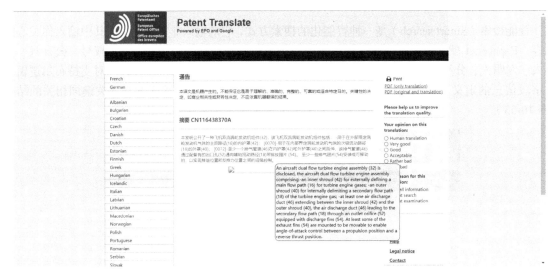

图 10-55　欧洲专利检索系统专利翻译界面

二、标准数据平台

（一）中国标准服务网（China Standard Service Network）

中国标准服务网（China Standard Service Network，CSSN）（https：//www.nssi.org.cn/cssn/front/index.jsp）是由中国标准化研究院主办的国家级标准信息服务网站，是世界标准服务网（www.wssn.net.cn）的中国站点（图 10-56）。CSSN 由中国标准化研究院的标准信息研究所负责运营，创建于 1998 年，并于 2021 年改版，其标准信息主要来自国家标准化管理委员会、中国标准化研究院标准馆及科研部门、地方标准化研究院（所）以及国内外相关标准化机构。CSSN 的中文数据库包含的标准种类除了国标（GB）与行业标准，还包括了 ISO、IEC、ANSI、BS、DIN 等国外国际标准。网站的服务具有正版、权威、及时等特点。

CSSN 具有多种检索功能，可以概括为分类检索、高级检索。高级检索除了对标准的关键词、标准号进行限定外，还可以根据国内外标准的分类以及标准状态进行查询（图 10-57）。此外，开通网站会员，则可以在整理完毕所需检索条目信息后，录入网站进行标准文献的批量检索（图 10-58）。

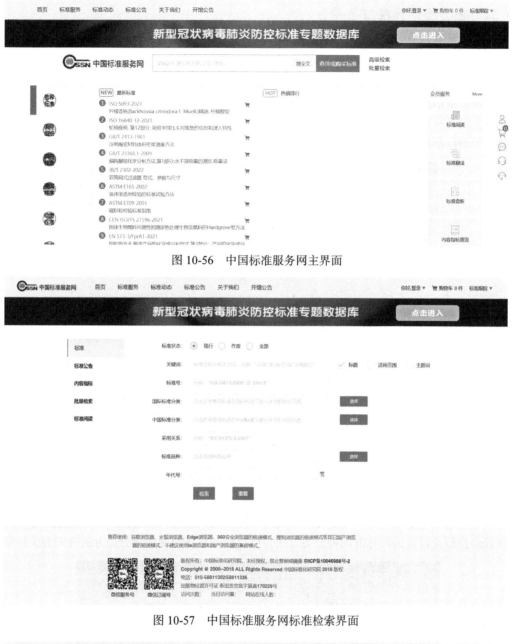

图 10-56　中国标准服务网主界面

图 10-57　中国标准服务网标准检索界面

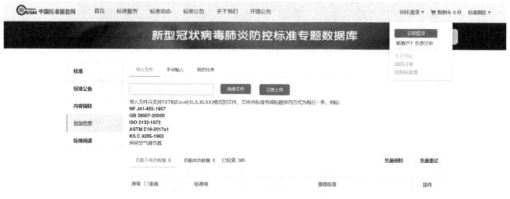

图 10-58　中国标准服务网批量检索界面

（二）全国团体标准信息平台

全国团体标准信息平台（https：//www.ttbz.org.cn/）是应国务院《深化标准化工作改革方案》关于"对团体标准进行必要的规范、引导和监督"的要求，为落实国家质量监督检验检疫总局和国家标准委联合发布的《关于培育和发展团体标准的指导意见》"国务院标准化行政主管部门组织建立全国团体标准信息平台，加强信息公开和社会监督"的意见，由国家标准化管理委员会组织中国标准化研究院开发建设而来。该信息平台上线于 2016 年，目前提供包括标准化活动、新闻动态发布、教育培训以及良好行为评价等多种服务（图 10-59）。

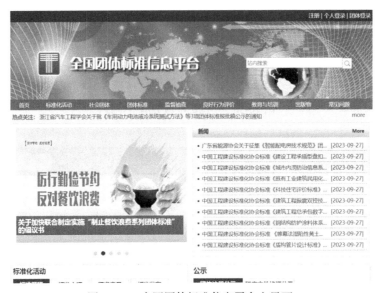

图 10-59　全国团体标准信息平台主界面

在该平台中，提供了对于团体标准的检索服务（图 10-60），对标准文献的获取整体可分为快速检索、高级检索以及分类检索三种途径。其中高级检索可以对团体、标准的名称或编号以及标准状态进行限定并检索（图 10-61），对于可获取的公开的全文，还可以在线查看。分类检索的分类标准分为国民经济行业以及国际标准两种分类方法，可以根据具体情况选择分类方法查询有关标准。

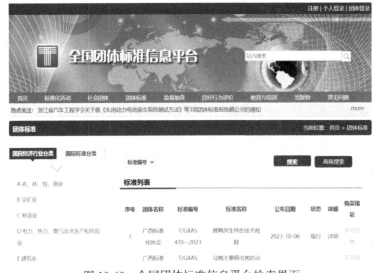

图 10-60　全国团体标准信息平台检索界面

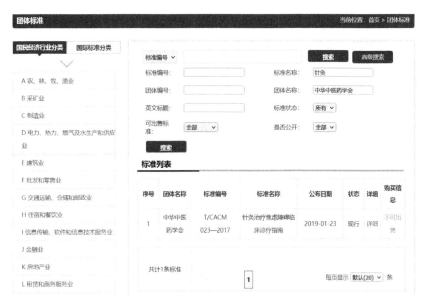

图 10-61 全国团体标准信息平台高级检索界面

（三）全国标准信息公共服务平台

全国标准信息公共服务平台（http：//std.samr.gov.cn）由国家市场监督管理总局国家标准技术审评中心主办的公益性标准信息服务平台，前文介绍的全国团体标准信息平台属于该平台的组成部分。该平台的服务对象是政府机构、国内企事业单位和社会公众，目标是成为国家标准、国际标准、国外标准、行业标准、地方标准、企业标准和团体标准等标准化信息资源统一入口，为用户提供"一站式"服务（图 10-62）。在该平台中，可以从标准制定工作的立项开始跟踪动态，在标准立项公示阶段、标准征求意见阶段，以及标准发布实施后各阶段均有信息公开，并且可以直接发表意见和建议。

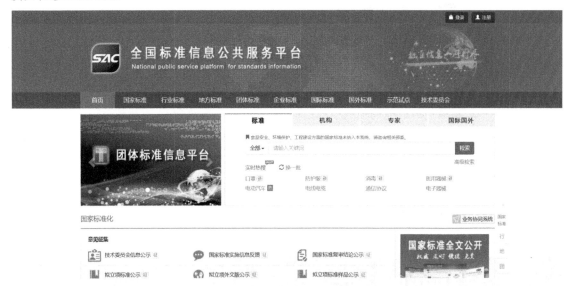

图 10-62 全国标准信息公共服务平台主界面

在网站首页部分，即可对所需内容进行检索（图 10-63），整体上可分为对于标准、机构、专家以及国际方面标准的检索。其中对于标准的检索，可以限定标准的类型进行检索，并且支持高级检索的功能。除了名称和编号外，平台的高级检索功能支持对标准的类别、标准状态以及发布和施行日期进行多个条件的限定（图10-64），并且相关信息同样将在检索结果中显示。

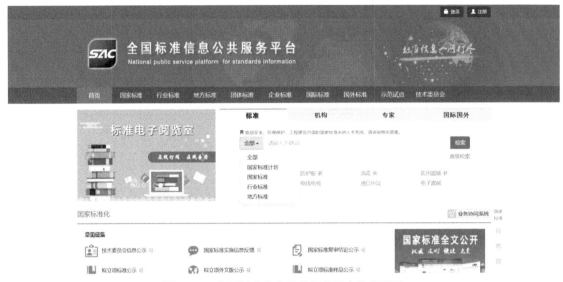

图 10-63　全国标准信息公共服务平台检索界面

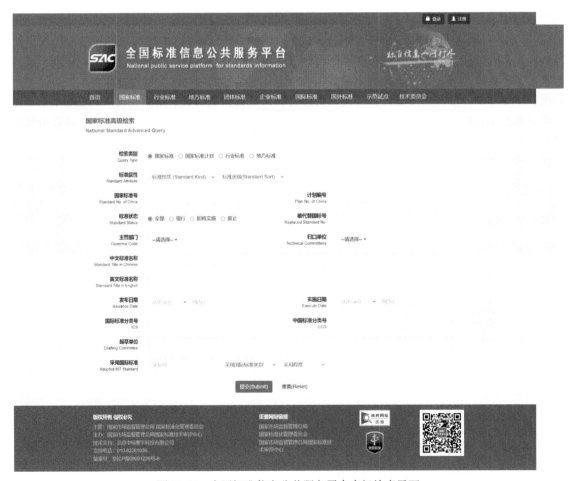

图 10-64　全国标准信息公共服务平台高级检索界面

第五节 专题知识库

一、古今医案云平台

中医医案是历代医家临床诊疗经验及其学术思想的载体，是中医传承发展的宝贵财富。古代中医医案整理是发挥医案再利用价值的根本保障，数据库技术是古代中医医案整理的核心技术，为医案数字化资源建设提供了高效、便捷的数据组织、存储、共享的方法。现代中医药著名老专家学术思想和诊疗经验得以传承，挖掘中医药著名老专家的隐性知识资源，并使其宝贵经验得以继承和发扬是中医药传承创新发展的重要工作。大量的中医药古今医案文献资源和整理的名老中医临床医案数据，不仅具有重要的史学价值，还有极高的实用价值，是继承和发扬中医学术思想的基础。传承发展中医药就要力促中医药古今医案数据库建设。

中国中医科学院中药研究所研发的古今医案云平台（原中医医案知识服务与共享系统 https：//www.yiankb.com）是在十余年中医医案研究与数据积累的基础上，集成诸多大数据、云计算等应用模式及智能信息处理技术，建立的集医案数据服务与分析挖掘服务于一体的平台。平台拥有 50 余万来源可靠、内容全面的古今结构化中医医案；集成人工智能语音识别、OCR 识别技术、图像识别等技术，处理多模态的临床医案数据；采用权威专业的中医临床术语和自然语言处理方法进行医案的自动处理；设计九大分析模块，集成多种数据挖掘算法，客观化可视化地展示名医临床经验规律（图 10-65）。

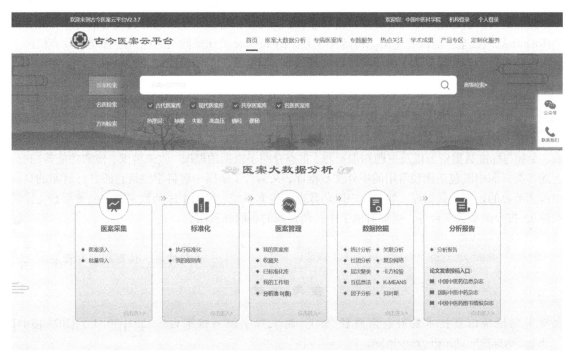

图 10-65 古今医案云平台主界面

在数据资源方面，平台利用大数据技术、自然语言处理技术等，整理、提取古今文献中的 50 余万医案数据，配备专业的词网支撑，可以提供医案、名医、方剂等的高级检索、拓展检索和专题检索服务。

在数据采集方面，平台将中医药特色与人工智能技术相结合，可为综合处理临床信息，以文本、图片、语音、舌象图谱、脉象图形、视频等形式，采集、抢救、整理名医临证经验数据。

在数据处理方面，平台采用深度学习的文本分类、分词、词向量、命名实体识别等技术对医案数据进行结构化语义表示和转换及数据规范化等处理，以提供更准确的数据检索，支持医案数据的深入利用。

在数据利用方面，平台利用大数据技术建立了医案大数据分析模块，采用人工智能、数据挖掘、网络科学等学科的方法和技术，支撑文献医案的整理分析，疾病用药规律分析，中药应用规律总结，新药研发和处方筛选等领域的应用。

在应用服务方面，面向不同的临床科研需求，提供了电脑客户端服务，网站 web 服务，手机 APP 服务和硬件设备服务四种服务形式。

二、UpToDate 临床顾问（中文版）

UpToDate 在 1992 年问世，创始人是 Bud Rose 教授。UpToDate 核心设计理念是为回答临床实际问题，为医生提供最佳的帮助。UpToDate 是基于循证医学原则的临床决策支持系统，为医生提供基于循证医学原则，且不断更新信息的主要资源。

UpToDate 整合了研究证据并给出分级的推荐意见，这些意见都能够运用于临床实践。UpToDate 的专题都由医生撰写和编辑，他们恪守严谨的编辑流程并利用先进的专题发布平台，根据研究进展随时对专题内容进行更新，帮助 UpToDate 的用户及时掌握最新的循证临床信息。

UpToDate 具有覆盖 25 个专科的 11 000 余个临床专题、2000 余个药物专题和 1500 余个患者教育专题；作者和编辑有 6000 余名，分别来自 51 个国家。UpToDate 遍布全球 170 多个国家，3 万余家医院，使用医生超过 100 万。挪威、西班牙、沙特阿拉伯等国卫生部门通过政府采购的方式，将 UpToDate 提供给全国的医院使用。2015 年 7 月，UpToDate 临床顾问与医患沟通管理工具杏仁医生达成合作协议。杏仁医生 app 的用户可以通过该 app 直接访问 UpToDate 临床顾问。

本 章 小 结

本章介绍了近现代文献信息资源，包括综合类数据资源、图书期刊类数据资源、引文类数据资源、专利与标准数据资源以及主题知识资源。重点介绍了资源的概况、收录范围、检索功能等内容。上述各类资源中既包括比较常用的中外文数据库，又纳入了中国中医科学院信息所自行研制的具有中医药特色的近现代数据库，如中国中医药数据库检索系统、民国中医药数字资源服务平台（民国医粹）、古今医案云平台等，更加有助于中医药资源的获取和利用。

（杨坤杰、侯酉娟、郑酉友）

参 考 文 献

北京世纪超星信息技术发展有限责任公司. 超星数字图书馆平台.（2023-10-11）[2023-10-11]. http://wyfx.jichu.chaoxing.com/index.

北京世纪超星信息技术发展有限责任公司. 超星期刊.（2023-10-11）[2023-10-11]. https://gtqikan.chaoxing.com.

北京世纪读秀技术有限公司. 读秀学术搜索.（2023-10-11）[2023-10-11]. https://duxiu.mh.chaoxing.com.

北京万方数据股份有限公司，万方数据电子出版社. 万方数据知识服务平台.（2024-02-28）[2024-03-28]. http://www.wanfangdata.com.cn

北京威科先行信息服务有限公司. UpToDate 临床顾问.（2023-10-17）.[2023-10-17]. https://www.uptodate.cn/home.

毕玉侠，2019. 药学信息检索与利用. 第 4 版. 北京：中国医药科技出版社.

常傲冰，2015. 中医药文献检索与利用. 北京：科学出版社.

重庆维普资讯有限公司. 维普资讯中文期刊服务平台.（2024-02-28）[2024-03-28]. http://qikan.cqvip.com.

德温特创新索引数据库官方网站 https://clarivate.com/derwent [2023-10-17]

高巧林，章新友，2017. 医学文献检索. 第 2 版. 北京：人民卫生出版社.

国家市场监督管理总局国家标准技术审评中心. 全国标准信息公共服务平台官方网站.（2023-10-18）[2023-10-18]. http://std.samr.gov.cn

国家图书馆出版社. 中国历史文献总库——民国医书数据库（2023-09-29）[2023-09-29] http://mg.nlcpress.com.

国家知识产权局中国专利信息中心。专利之星检索系统.（2023-10-16）[2023-10-16] http://www.patentstar.com.cn.

国家知识产权局. 专利检索及分析.（2023-10-15）[2023-10-15]. https://pss-system.cponline.cnipa.gov.cn/conventionalSearch

林丹红，2016. 中医药文献信息检索与利用. 北京：中国中医药出版社.

南京大学中国社会科学研究评价中心. 中文社会科学引文索引.（2023-10-11）[2023-10-11]. http://cssci.nju.edu.cn.

上海图书馆. 全国报刊索引.（2023-09-30）[2023-09-30]. https://www.cnbksy.cn.

深圳市迈特思创有限公司. 外文医学信息资源检索平台（FMRS）.（2024-02-28）[2024-03-28]. http://www.metstr.com.

中国标准化研究院. 中国标准服务网.（2023-10-18）[2023-10-18]. https://www.cssn.net.cn/cssn/index.

中国标准化研究院. 全国团体标准信息平台.（2023-10-18）[2023-10-18]. https://www.ttbz.org.cn.

中国科学院文献情报中心. 中国科学引文数据库.（2023-10-13）[2023-10-13]. http://sciencechina.cn/cscd_source.jsp

中国社会科学院图书馆. 国家哲学社会科学学术期刊数据库.（2023-09-30）[2023-09-30]. https://www.nssd.cn.

《中国学术期刊（光盘版）》电子杂志社有限公司. 中国知网.（2024-02-28）[2024-03-28]. http://www.cnki.net.

中国医学科学院，北京协和医学院医学信息研究所/图书馆. 中国生物医学文献服务系统（2024-02-28）[2024-03-28]. http://www.sinomed.ac.cn/index.jsp.

中国中医科学院中医药信息研究所. 中国中医药数据库检索系统.（2024-02-28）[2024-03-28]. http://cintmed.cintcm.com/cintmed/main.html.

中国中医科学院中医药信息研究所. 民国中医药文献数字资源服务平台（民国医粹）.（2024-02-28）[2024-03-28]. http://mgyc.cintcm.com.

中国中医科学院中医药信息研究所. 中国中医药专利智库.（2023-10-16）[2023-10-16] http://tcmpatent.cintcm.com.

中国中医科学院中医药信息研究所. 古今医案云平台.（2023-10-08）[2023-10-08]. https://www.yiankb.com.

CLARIVATE. Web of Science.（2023-10-13）[2023-10-13]. https://webofscience.clarivate.cn/wos.

CLARIVATE. Journal Citation Reports.（202310-15）[2023-10-15]. https://jcr.clarivate.com/jcr.

EBSCO INFORMATION SERVICES. EBSCO.（2023-10-21）[2023-10-12]. http://www.ebscohost.com.

EUROPEAN PATENT OFFICE. 欧洲专利检索系统（EPO）.（2023-10-17）[2023-10-17]. https://worldwide.espacenet.com [2023-10-17]

JOHN WILEY & SONS，INC. Wiley.（2023-09-30）[2023-09-30]. https://www.wiley.com/en-cn.

NATIONAL CENTER FOR BIOTECHNOLOGY INFORMATION. National Library of Medicine.（2024-02-28）[2024-03-28]. http://www.ncbi.nlm.nih.gov.

PROQUEST LLC. ProQuest.（2023-10-12）[2023-10-12]. https://proquest.com.

THE UNITED STATES PATENT AND TRADEMARK OFFICE. USPTO.（2023-10-17）[2023-10-17]. https://www.uspto.gov.

第十一章 中医药知识服务

第一节 概 述

本节从知识的概念、所处的位置层次、分类等维度大致阐述了对知识的理解，并以"知识"、"服务"为切入点，提出了"知识即服务"的理念，从而探讨了知识服务的本质以及知识服务的未来发展方向，描述了本体、语义搜索、语义网、维基百科、知识发现、决策支持、虚拟社区、咨询问答等知识服务方法，还围绕中医药知识服务的开展展开了讨论。

一、知识服务的内涵与方法

（一）知识服务的内涵

知识的概念方面，"知识"从字面拆开来看，"知"为"矢"和"口"，"识"为"言"和"只"，"矢"为弓弩，"口"像一个靶牌，"言"可以理解为说话，"只"可以理解为单独、限于某个范围，根据以上解释，则可将"知识"理解为有指向性和范围性的事物。知识有利于人类对事物的理解，认识其本质、规律。

知识所处的位置层次方面，"知识"（knowledge）一词在 DIKW 模型中是处于金字塔的第三层次（自下而上），其余的第一层、第二层、第四层分别是数据（data）、信息（information）和智慧（wisdom），下一层到邻近的上一层均有升华的意味。大约公元前 330 年，在《尼各马可伦理学》的第六卷第三章中，亚里士多德提到，灵魂获取真理的五种方式为技艺（techne，art）、知识（episteme，knowledge）、实践智慧（phronesis，practical wisdom）、理论智慧（sophia，theoretical wisdom）、努斯（νοῦς，nous），其中理论智慧是知识和努斯的结合。所以知识是有一定整理、加工、总结、凝练的，是有提升的，而不是零散的。

知识的分类方面，其分类方式多样，迈克尔·波兰尼（Michael Polanyi）在 1946 年出版的《科学、信仰与社会》（Science，Faith and Society）以及 1958 年出版的《个人知识——迈向后批判哲学》（Personal Knowledge：Towards a Post-Critical Philosophy）中将"知识"分为个人知识（personal knowledge）、显性知识（explicit knowledge）与隐性知识（tacit knowledge）等，隐性知识也被译为缄默知识或意会知识。其余的分类方式，从思辨角度可分为描述性知识（关于事物是什么）和规范性知识（关于事物应该如何）；从教育角度可分事实性知识（关于客观事实）、概念性知识（关于概念和理论）、程序性知识（关于如何做某事）和元认知（关于自己的认知过程和学习策略）；按获取方式可分为直接知识和间接知识；按是否客观可分主观知识和客观知识；按观点可分为感性知识和理性知识；从时空角度可分为时间知识和空间知识。

"服务"从字面拆开来看"月"和"力"有身体力行的意思，其中隐含了指向性和范围性。参考 2023 年 9 月 2 日~6 日于中国北京举办的中国国际服务贸易交易会，当前开展服务的产业颇丰，涉及健康、教育、金融、文旅等，"服务"贯穿整个前期准备阶段、中期过程阶段、后期反馈阶段。

在过去，人们对于知识的追求主要是通过获取文献实现的，需要更多的是能够帮助他们解决实际问题的知识，而不仅仅是纸上谈兵。在当今人工智能（artificial intelligence）盛行的时代，知识的获取变得相对较为容易，然而，将这种知识有效地运用于解决现实问题和管理具体任务成为一个挑战。可操作性知识提供了实质性的引导，并对实践活动有着显著的促进效果，遂成为知识服务领域的核心焦点。"知识即服务"（Knowledge as a Service，KaaS）的理念就是基于这一背景提出的，目的是通过有组织的服务体系，向客户传递实用且可执行的知识。

可操作性知识，即通过学习、实践或探索而获得的认知、判断或技能，其中包括了事实知识。（具体的实际情况和数据）、原理知识（背后的原理和规律）、技能知识（具体的操作方法和技巧）以及人际知识（与人相处和交流的技巧）。这些知识都是人们在处理实际问题时所需要的，能够帮助他们更好地应对挑战。因此，"知识即服务"的目标就是通过提供可操作的知识，帮助人们解决实际问题，完成实际任务。它不仅是简单地传递知识，而是通过系统性的服务，将知识与实践相结合，为人们提供有价值的解决方案。

知识服务的本质是将人类的知识和智慧进行整合和传递，通过对海量信息采集、过滤、筛选、分类、加工等处理手段，主动提供人们所需的、具有针对性的知识，方便人们用来解决实际问题，从而促进知识的普及和应用，并持续推动知识创新的开展。它可以涵盖各个领域的知识，包括但不限于学术知识、专业知识、实用技能等。通过知识服务，人们可以获取到准确、可靠的信息，提升自己的学习能力和解决问题的能力。

随着科技的不断推进，知识服务未来将会朝着多样化、个性化、智能化的方向发展，能够根据用户的需求和兴趣提供更加精准的知识推荐和解决方案，为用户提供更加全面和深入的知识服务体验。

（二）知识服务方法

目前，常用的知识服务方法有本体、语义搜索、语义网、维基百科、知识发现、决策支持、虚拟社区、咨询问答等。这些方法旨在帮助用户获取所需的知识，为其提供有针对性的知识内容和解决方案。

1. 本体

本体（ontology）是研究存在的本质的哲学问题，Gruber 在 1993 年提出"本体是概念化的规范说明"，并于 1995 年规定了明确性和客观性（clarity）、一致性（coherence）、可扩展性（extendibility）、最小编码偏差（minimal encoding bias）与最小本体承诺（minimal ontological commitment）5 条构建原则，其构成要素主要为个体、类、属性、关系等。本体有利于计算机理解和处理人类的知识，从而提高信息的组织、检索以及推理能力。

2. 语义搜索

语义搜索（semantic search）借助提取语义信息、建立语义索引、查询处理智能语义、发现与评估语义关联以及排序语义资源等手段，力求揭示用户查询背后的深层含义和核心信息，以充分理解用户的真实需求，从而提高搜索结果的精确度和相关性，增强用户的使用满意度。

3. 语义网

语义网（semantic web）是由蒂姆·伯纳斯-李（Tim Berners-Lee）等在 2001 年通过《科学美国人》杂志提出的一项全球性智能数据网络概念，它是在万维网（World Wide Web，简称 Web）上构建的，能够根据语义进行智能判断，以实现 Web 应用的智能化发展。语义网从低到高，依次为字符集层、标记语言层、资源描述框架层、本体词汇表（ontology vocabulary）层、逻辑层（logic layer）与证明层（proof layer）、信任层（trust layer），此七层构成语义网的体系结构。

4. 维基（Wiki）百科

网络上的信息纷繁复杂，如何在信息爆炸的时代更有效地利用这些信息成为非常值得思考的问题，而维基百科与用户共享创建、查询、编辑、修改等协作功能，让普通用户也能够参与到语义网的构建中，不仅调动了用户的积极性，在知识的领域工程技术领域也是极大的突破。

5. 知识发现

知识发现（knowledge discovery）是通过从各种海量的信息资源中采集、整理、分析、提炼内容，在原有的旧知识基础上，发掘出具有实效性、创新性、潜在实用性以及易于理解的新知识。

6. 决策支持

决策支持（decision-making support）突出了知识服务的可操作性。采用人机交互的方式，基于知识库通过人工智能技术对知识做出推理和逻辑运算，提供准确、有用的知识，辅助用户得出相应最优决策。

7. 虚拟社区

在虚拟社区中，用户以"虚拟人物"方式在线，通过在线课程、教学视频、学习社区等形式学习和培训，帮助用户获取新知识和技能，并在学习和培训之余促进用户之间的交流和协作，帮助用户共享知识和经验。根据"虚拟人物"的兴趣、背景、学习需求、偏好，利用推荐算法和人工智能技术，提供个性化的知识服务，以此增强虚拟网络中知识服务的虚拟现实感。

8. 咨询问答

知识服务通过回答用户提出的问题和提供专业咨询，帮助用户解决问题和获取所需的知识。这可以通过在线问答平台、专家咨询服务等方式实现。近年来，知识服务随着大型语言模型（chat generative pre-trained transformer, ChatGPT）的兴起也迎来了变革。基于 ChatGPT 的知识问答功能，知识服务的基础、内容、场景、伦理、成本都将有所改变。ChatGPT 发布于 2022 年 11 月 30 日，是由美国 OpenAI 公司开发的一种基于人工智能技术的自然语言处理工具。它通过理解和模仿人类语言来协助用户进行智能对话和交流，并具备撰写邮件、视频脚本、文案、翻译、代码和论文等能力，当前随着其发展已经更新至 GPT-4。

二、中医药知识服务的开展

中医药知识服务的开展方式多种多样，有中医药学术前沿热点知识服务、文献知识和关系特征抽取分析挖掘服务、中医药百科知识服务、中医药知识搜索服务、中医药知识发现服务、中医药决策支持服务等。其中名医传承知识挖掘、专科专病学科建设以及中医药循证知识服务是具有代表性的中医药知识服务领域应用。

（一）名医传承知识挖掘服务

名医传承知识挖掘服务是遵循国家的政策导向，利用本体、语义网、关联数据、数据挖掘、多模态融合、知识图谱等技术，面向名医传承的知识需求，提供的一套具有可操作性的知识获取、知识处理、知识发现的知识服务，在中医药的传承与发展方面发挥了重要作用，促进了中医药人才培养模式的创新和优化。

（二）专科专病学科建设知识服务

专科专病知识服务是面向中医临床的专业知识服务，针对特定疾病、症状等，通过对专科专病学科的文献整理、术语库知识库构建、知识分析挖掘，形成专科专病的信息化平台，实现专科专病的学科信息化建设。为患者和医生提供涵盖诊断前、诊断过程中以及诊断后全程集成式的诊疗信息和咨询服务，旨在提升中医药的诊疗服务能力、推动中医药服务的高质量发展。

（三）中医药循证知识服务

中医药的循证知识服务主要为医疗决策提供支持。该服务基于客观的研究成果，为医生开具药物处方、制定治疗计划或编写医疗指南，以及在政府机构制定医疗卫生政策时，为其提供可靠的依据。运用证据检索数据库进行证据检索，通过数据治理、系统评价和 Meta 分析、制作证据要素概要表、卫生技术评估进行证据制作，从而进行证据评价。通过厘清诊疗过程中的证据链从而帮助人们找到疾病相对应的最佳治疗方法，达到简便效廉的效果。

第二节 名医传承知识挖掘服务

一、名医传承知识挖掘服务概述

名医传承知识挖掘服务是一种结合深度学习、云计算、大数据等现代信息技术，形成从数据采集、数据处理到数据挖掘的一体化技术框架，为名医经验总结和传承提供技术服务的服务模式。

中医历经超过 3000 年的持续发展，在一定意义上，这是一个以名医作为传递媒介的中医传承历程，生动地展现了中医师承传道的别具一格的文化魅力。随着现代科学技术的飞速发展，传统中医传承模式加入了越来越多的新方法、新技术，使名医传承过程有了更多的手段，传承结果也越来越客观、严谨、智能。

（一）面向中医人才培养

目前，我国已经初步建立了包括中医药专业院校教育、毕业后教育、继续教育和师徒制教育在内的中医药人才培育体系，国家在这些方面出台了相关的政策予以指导。《国务院关于扶持和促进中医药事业发展的若干意见》（国发〔2009〕22 号）首次提出要在现有的中医药机构中建立一批当代名老中医药专家学术研究室，旨在系统地研究他们的学术思想、临床经验和专业技术。继而，《"健康中国 2030"规划纲要》和《中医药发展战略规划纲要（2016—2030 年）》（国发〔2016〕15 号）进一步提出了实施中医药传承工程或中医药传承创新工程的要求，强调要全面继承历史上各个医学流派的学术理论、流派学说以及当代名老中医药专家的学术思想和临床诊疗经验。总结中医在治疗优势病种上的临床基本诊疗规律，以推动中医药文化的继承和发展。

《"十三五"全国卫生和计划生育人才发展计划》强调了中医药持续教育的重要性，并提出了加强培养高层次、应用型以及综合型中医药专业人才的目标。计划要求对名老中医的师徒传授制度进行优化，并研究开展不同层次、不同类型的师承教育方案。此外，继续支持国家级老中医传承工作室和学术流派传承工作室的建设，并推进全国知名老年中医专家的学术经验继承工作，同时实施优秀中医临床人才培养项目等。2016 年颁布的《中华人民共和国中医药法》在法律层面明确规定，国家将推动中医药的师承教育，支持具有丰富临床经验和专业技术特长的中医医生和中药技术人员在他们的执业和业务活动中收徒传艺，传授中医药的理论和技术技能，以培育新一代的中医药专业技术人员。

（二）面向中医活态传承

《"十三五"卫生与健康科技创新专项规划》（国科发社〔2017〕147 号）除了对以上中医药理论的传承进行规划安排，还重点对中医药理论的创新进行了部署，强调了跨学科协作创新的必要性，以克服影响中医药进步的主要科学难题，对古代文献进行系统整理、深入挖掘，并将其数字化，同时开展中医药传统知识的保护研究，构建传统知识数据库平台等。《"十三五"中医药科技创新特别规划》提出了借助信息技术搭建中医传统知识传承的构想，对百位杰出中医专家的学术见解进行系统梳理、深入挖掘和有效传承。该规划强调制定并实施一套高效的策略，用于总结和传递资深中医的临床经验和学术理念，同时建立中医临证数据云平台、诊疗决策辅助系统以及名医师徒互动教学平台，旨在提高中医知识传承的效率和传播速度，并致力于培养一代新的中青年著名中医专家。

应用互联网技术手段，推进中医药数字教育资源及教育服务平台建设，推动中医药人才网络化教育技术的创新，并探寻新的途径以继承和传播中医实践经验。2019 年，中共中央、国务院于发布的《关于促进中医药传承创新发展的意见》中进一步强调了加速活态传承的必要性，完善学术继承体系，强化对名老中医专家学术经验和资深中药技师传统技术的传授，并利用数字化技术和影像技术对其进行记录。

《"十四五"中医药信息化发展规划》中提出，把信息化贯穿中医药传承创新发展全域。利用人工智能、大数据、第五代移动通信（5G）、区块链、物联网等新兴信息技术，对当代名老中医药专家学术经验、技术方法和临证方药进行挖掘整理，在中医药活态传承工程和名老中医经验传承系统中不断发展临床实践的应用，以促进中医药领域的现代化进程。

可见，在过去数年中，在相关政策的大力驱动下，各个部门已广泛启动了以名医传承和医案发掘利用为核心的课题项目研究，由此催生了古今医案云平台、中医传承辅助平台等旨在挖掘与传承名医知识的服务。同时，通过与大数据、云计算、人工智能等先进技术的持续融合可以不断扩展和增强其服务功能。这在一定程度上增加了中医药传统及其转化应用的形式多样性和内容丰富度，在名老中医经验传承领域发挥了关键作用。

二、名医传承知识挖掘服务的技术方法

名老中医的临床实践经验、处方用药规律以及学术思想理念对中医药传统的代代相传有着至关重要的理论意义和实用价值，奠定了中医药创新发展的基石。现代名医传承知识挖掘服务通过智能采集、数据处理、数据挖掘技术辅助课题组、传承人等进行对名老中医学术理念与临床实践的深入探究，全方位解读名老中医个性化诊疗的独特信息特点，并从中提炼出新的理论、方法及见解，以达到高效总结和传承名医实践经验的目标。

（一）智能化临证信息获取

数据资源建设是开展中医传承的关键基础性工作，依赖于信息系统及其对中医临床数据、中医科研数据以及个人健康数据的高效采集。名医传承知识挖掘服务配套语音识别、四诊客观化、OCR识别、文本挖掘等技术以提升中医药数据采集的自动化水平，配备传感器、信号处理、模式识别等技术则有助于实现中医四诊客观化，支持从文本到多模态数据的采集、存储和利用，提高知识获取能力。

1. 语音识别

语音识别是一种非接触式的识别技术，它通过让计算机分析特定的音频和音调来理解人类的语言并执行相应的操作，而无需眼睛或肢体的参与。它最大优势在于能够利用声音来实现技术性操作，为用户提供了一种非接触式的交互方式。

在中医药领域用于处方输入，数据查询，以及临床信息采集等场景中。目前，可利用语音智能识别技术，整合中医医案领域的专业术语和常用描述性词汇，建立专为中医医案设计的语音识别模型。在中医医案采集过程中应用该模型，最终实现了智能语音医案采集系统的构建，该系统的识别准确率高达 90%以上，且每个诊次的医案采集时间不超过 1 分钟，大幅提升了传统的中医医案采集效率。

2. 四诊客观化

四诊客观化是指利用现代仪器和设备模拟中医的望、闻、问、切四种诊断方法获取患者症状体征，并通过图像或数字等方式描述获取的信息。在真实场景中，名医临证信息的采集是名医传承的重要资料之一。除了文本记录的信息外，中医四诊客观信息的采集和存储也是临床病案采集过程中的重要组成部分。目前，在人工智能技术的推动下，配合图像识别技术、语音识别技术和传感器材料等行业的进步，四诊客观化研究在采集和分析领域已经取得了显著的成果。尤其是舌象、面象、脉象的测定及客观化分析。采用深度学习技术，对舌象、面象和脉象进行分析，从而为临床诊断提供参考依据。

3. OCR识别

在信息化不发达的时代，名老中医的临床诊疗病案记录通常是纸质资料的留存，保存成本高，传承困难，亟待进行电子化处理。随着日渐成熟优化的OCR识别工具和图像人工智能识别技术，通过收集大量不同格式的纸质医案，并对其进行识别训练和专业标注形成训练集，利用深度学习算法进行智能识别计算，构建了一个能够较好识别中医专业处方病历的名医医案专业OCR识别系统。针对纸质资料，如图书、期刊、处方和检查单等，实现纸质版医案资料的扫描识别和拍照识别，自动将其转化为电子文本，以协助名医医案资料的保存和整理工作，从而提高名医传承工作的信息化程度及效率。

4. 多模态融合

多模态融合的知识获取指的是通过整合来自文本、图像、视频和音频等多种数据源的信息，来交叉提取知识的过程。这个过程需要研究如何将多种模态的信息与相关的内外部知识进行结合的嵌入式学习方法。为此，需要构建基于认知数据的模型，这些模型支持深度特征学习和关联性表示，以便将语言、视觉和听觉等不同模态的信息映射到一个相互连接的共同子空间中，将多模态数据在知识层面上进行协同表示。

在中医传承领域中，名医及其弟子或流派的临床过程中也存在海量数据资源，传统的资料包括病例记录、图片、视频、讲座内容、文章和图书等，新型数据资源则涵盖了患者反馈报告、舌诊信息、脉诊结果和健康检测结果等。要采用多模态信息采集及融合技术，如量表、患者报告的结局指标、语音识别、图像识别、四诊仪、电子病历嵌入等技术，全面采集名医诊疗大数据，才能高质量传承名医宝贵的临证经验。

（二）名医经验的知识发现

名医经验从知识分类上讲属于隐性知识或意会知识，具有难以捕捉和利用的问题，是制约中医药传承发展的关键问题。现利用人工智能、大数据等技术，发现知识内在的联系、规律，将隐性知识显性化，从而提升名医经验传承的效率。

1. 知识抽取

中医药数据无论来自文献和临床，具有自然语言的特点。利用自然语言处理技术，采用实体抽取的方法，对蕴含在数据中的有效知识进行抽取，根据上下文的语义关系，对实体关系进行抽取，从而为更好地进行知识组织和利用奠定基础。

2. 知识组织

中医药数据资源包含大量的"知识密集型"数据，这些数据是系统整理和准确描述中医药知识体系的成果，内含丰富的中医药知识。应用本体技术来整理中医药的概念框架，解决中医药知识的建模问题；利用语义网和关联数据技术能够有效地整合众多中医药数据库，从而克服其"数据孤岛"的问题；借助知识图谱技术构建的中医药领域知识体系，可为临床决策、电子教学等多种应用场景提供知识服务，以确保中医药知识的有效传承和服务。

3. 数据挖掘

数据挖掘，也称为数据库知识发现，是一个从庞大数据库中提取隐藏的、未知且具有潜在价值信息的过程，也是利用各种分析方法和分析工具在大规模海量数据中建立模型和发现数据间关系的过程,分析出先前未知的、有效的、有实用价值的特征信息,并通过这些信息做出决策和预测。在名医传承知识服务中,采用的大数据分析方法如分布统计、关联规则、贝叶斯网络和复杂网络等,在挖掘和继承名老中医学术思想和临床经验方面起到了关键作用,是深化这一研究领域的强有力工具。

(三)名医传承信息化系统

随着信息技术的发展和人工智能的崛起,名老中医传承知识挖掘技术也不断革新,涌现出很多新的科学技术与方式,围绕着中医药传承、发展、传递和创新4个关键问题,不少专业的辅助名医传承知识挖掘的软件或平台进入人们视野,除了借助传统的 SPSS,还有古今医案云平台、中医传承辅助平台等,利用人工智能、数据挖掘和网络科学等领域的方法与技术,从病、症、方、药等多维度解析其中的规律,形成医案检索、采集、规范化处理、分析挖掘于一体的流程化服务,提供了一站式克服临床医生、医学生和科研人员在学习、传承和挖掘名老中医经验过程中遇到的数据采集、管理、分析和利用等难题的方式。这些工具不仅适用于临床医生个人,也适合名老中医传承团队和医院使用,它们有助于汇聚和分析临床病历资料,挖掘诊疗经验的规律。从根本上提升了中医药传承工作的效率和质量,为临床和科研工作带来了极大的便利。

1. 古今医案云平台

古今医案云平台(https://www.yiankb.com),是由中国中医科学院中医药信息研究所中医药大健康智能研发中心设计开发,服务于名老中医传承和经验总结的平台。平台包含 50 万结构化医案数据资源,提供数据检索、数据采集、规范化、数据管理、分析挖掘、生成报告等功能一站式知识服务。

2. 中医传承辅助平台

中医传承辅助平台软件(V2.5)是由中国中医科学院中药研究所和中国科学院自动化研究所共同开发的一款彰显中医传统特色的辅助平台。该软件包含六大功能模块:临床信息采集、资料管理、数据分析等,整合了从"数据输入到管理,再到查询、分析和网络可视化展示"的全流程。

三、名医传承知识挖掘服务的开展

(一)名医活态传承资料整理知识服务

利用移动终端、Web 服务、电脑客户端、高敏传感器、移动互联网、5G、数据库技术等,获取名老中医临床实景的全方位资料,从而高效、全面地采集、保存名医活态传承中的原始资料。综合利用语音识别、图像识别和自然语言处理等多项人工智能技术,梳理、提取、规范传承资料,为进一步开展传承学习、挖掘整理、深入利用提供支撑。目前已协助多名国医大师、各级名老中医以及已故名老中医的临床资料开展了资料整理服务。

(二)名医经验挖掘知识服务

通过大数据挖掘、深度学习等信息化技术方法,从名老中医的医案、临床病例、访谈对话、学术论著等资料中,通过挖掘名老中医在理论认识、辨证施治、治疗原则、选方用药(针灸/其他中医药疗法)方面的创新经验,并分析症状与证候的关联性、疾病的证候特征以及证候组合的规律性以归纳名老中医的临床思维模式。进而,针对特定的临床问题,如特定疾病或特定证候群体,形成一套诊疗方案和治疗规律,以指导中医知识的传承与发展。目前已协助多个省市的名老中医工作室、传承工作项目等开展名医经验挖掘的知识服务,促进传承人的培养、成长。

(三)名医用药规律及经验方发掘知识服务

名老中医在几十年的临床实践中,积累了大量的用药经验,或形成了有效经验方。通过数据挖掘、网络药理学等技术方法，通过用药规律研究，结合疾病诊断、证候诊断、症状特征，分析名老中医针对某一类具体病证的核心处方，发现名老中医根据病人的个体化特征，临证常用药物的加减变化等，从而为用药规律传承学习、经验方深入研究开发提供支撑。目前已协助多位名老中医或多个中医优势病种疾病开展用药规律分析服务及经验方挖掘转化服务等，全面促进中医中药的传承创新。

（四）名医传承图谱知识服务

名老中医传承有传播、传递、承接、承纳的含义，既有对前人的经验学习，又有对后人的指导。通过知识图谱等技术，将名老中医学术思想、临证经验、师承体系、传播途径等进行梳理和可视化呈现，厘清传承脉络，对发掘其学术思想的形成、总结、创新、发展具有重要意义。目前已协助多位名老中医包括已故名老中医团队和名医工作室开展传承知识图谱的构建与查询、展示等服务。

第三节　专科专病学科建设知识服务

中共中央、国务院发布的《关于促进中医药传承创新发展的意见》中明确指出，要突出中医药在治疗疾病方面的特色优势，加强中医专科的建设，提升专科疾病的治疗质量，及时总结并制定诊疗方案，以此巩固和扩展中医药的竞争优势，并推动其特色发展。推进中医药在专科疾病领域的建设，将有助于传承中医经验，发掘中医药在治疗疾病中的潜力，促使中医药回归到其临床价值，进而推动中医药的高质量发展。专科专病学科建设知识服务通过利用知识服务方法及信息化技术实现专科专病各类知识的梳理、汇集、整合与挖掘，有利于中医学科建设及中医学术水平的提高，有利于中医药传承与发扬，同时也有利于中医药更好地与现代技术相结合，实现中医药现代化。

一、专科专病学科建设知识服务概述

（一）相关概念

1. 专科专病

2007 年，国家中医药管理局发起了"十一五"期间的建设项目，旨在推进中医医院在专科疾病领域的建设，要求中医医院增强自身在特定专科和病种上的建设，并对入选重点专科专病建设项目予以财政支持；此后"十二五"至"十四五"期间，各级中医药行政主管部门均对中医重点专科专病建设工作作出了部署。重点专科（专病）建设项目管理办法指出"重点专科（专病）建设项目以临床医疗为主体，以提高临床疗效为核心，以继承发扬中医药或民族医药特色优势为重点，加强基础设施条件建设、优化临床诊疗方案、提高人才队伍素质、加快学术技术创新、提高科学管理水平，增强可持续发展能力"。

从以上政策文件可以看出，中医专科和专病的建设是提升中医临床治疗效果的关键手段和根基，是传承与强化中医独有特色的重要契机，是中医学科构建和学术进步的基本保障；是中医药高水平临床人才培养的关键措施；是持续提升中医医院内涵质量，满足公众对中医医疗保健服务需求，促进中医药行业更优质迅猛地进步的内在驱动力。

2. 学科建设

至今为止，学科建设没有严格的定义，从不同的角度可以对其有不同的理解。广义来说，学科建设重心在于学科的学术本质，包含一系列建设活动，如确定学科方向、构建学科人才队伍、发展学科基地以及推进学科项目等，是一个多方面的综合建设过程。学科建设不仅牵涉学科自身学术水平的建设，还涉及组织制度、资源配置等相关社会制度方面的建设。

学科建设基于学科的学术核心进行，因此可简明理解为学科建设即构建和发展一个学科。这一过程是学科主体基于社会需求和学科自身的发展规律，结合实际情况采取多种措施与方法以促进学科进步和提升学术水平的一种社会实践。学科建设包含三个核心要素：首先是作为学科主体的各类社会机构或组织，如高校、科研院所、医疗机构、政府或民间机构等，负责推进学科的成长；其次是学科的发展，涵盖了学科内部的分化以及不同学科间的综合融合；最后是学科水平的提升，这不仅指整体水平的提高，也包括在特定方向、领域或方面的水平提升。

从学科角度来说，专科专病的建设是在经过严格的初步论证后，为了给学科争取更大的发展空间，在考虑其他疾病诊疗的同时，选择特定的疾病作为重点，进行集中突破，并在这些选定的疾病上进行资源的重点投入，以特定疾病诊疗的专业技术为核心，旨在塑造学科的标志性特色。

3. 专科专病学科建设知识服务

知识服务的内涵通常会根据用户的具体需求和提供服务的目标而有所不同。作为信息服务的一种高级形态，知识服务侧重于依据用户需求，运用专业知识资源，整合多种信息和知识资源，并通过各种平台和渠道来解答用户疑问、满足用户的信息需求知识服务是一种服务理念和方式，它是根据用户需求量身定制的解决方案，不仅呈现为一类产品，更体现为一种具有服务性质的行为。

中医药专科专病学科建设知识服务，即以中医药专科专病学科建设为目标的知识服务，知识服务的对象是中医药医疗机构、科研机构、教育机构等；知识服务的内容包括中医临床专科专病学科文献、临床指南、诊疗知识、隐性诊疗经验等；知识服务的方式包括学科文献的整理、术语库构建、知识库构建、知识挖掘及学科信息化平台构建等。

（二）服务流程

专科专病知识服务的流程有五个步骤，一是需求调研，需要搜集目标用户即医疗机构、科研机构、教育机构相关人员的实际需求，可以利用已有的相关网站或通过其他公共关系活动与用户建立的网络，来梳理并记录用户明确表达的显性需求以及潜在的隐性需求，并将这些信息以结构化的方式存储于数据库中；二是需求分析，将这些用户需求进行整合和分析，当搜集用户实际需求工作完成之后，相关工作者应该将这些收集起来的需求信息进行汇编整理，将它们进行合理筛选和分类，并对用户需求进行全面分析，以便在未来能够更有效地提供知识服务；三是个性化设计，根据用户的具体实际情况和需求为其定制个性化设计，当用户需求分析工作完毕之后，知识服务主体应该针对不同用户的特点和要求，设计出一套贴合用户实际需求的有效方案，也就是常说的知识服务产品，与此同时，帮助用户更好地应用和创新知识内容；四是知识产品的实施与开发，在个性化知识服务产品设计的基础上，实施与开发知识产品，如进行知识汇集、知识推送、知识库构建、知识服务平台开发等应用性工作；五是知识服务的评价反馈，用户通过使用知识服务，基于实际需求，结合新知识进行对比分析，并向提供知识服务的机构反映使用体验，反馈个人感受并提出建议，以促进服务质量的提高。知识服务主体根据用户的体验反馈和评价对产品进行优化调整，旨在更充分地满足用户需求并提升服务品质。

二、专科专病学科信息化建设方法

（一）学科文献整理

科技文献是学科研究与建设的生产基石，专科专病学科信息化建设也离不开学科文献的搜集与整理，学科文献整理的程度如何直接影响学科知识服务的质量与水平。在确定了专科专病的范围与种类后，即可以开展相关学科文献整理。首先，确定文献信息检索的途径，文献信息检索的途径包括国内外专业核心数据库、搜索引擎、专业核心站点、图书馆资源及其他权威互联网渠道等。其次，制定文献信息检索策略，该过程大致包含以下步骤：首先明确问题和任务，并表述出具体的信息需求；接着选择合适的信息源，确定搜索的范围和工具；然后构建有效的检索策略；获取相关的信息线索或完整文献；对搜索结果进行阅读和筛选；最后对信息进行整合。根据学术研究的具体需求，应对搜集到的文献资料进行细致的筛选和分类，将结构化的题录信息及 pdf 文件存储到本地数据库中，以备进一步使用。

在学科文献整理过程中，中医药文献检索工具的使用必不可少。常用工具分为纸质文献检索与文献数据库检索。纸质文献检索方面，可以利用中医药古代文献的书目。书目在我国有悠久的历史，职能是揭示与报道图书，各个历史时期的著述基本上反映在各个历史时期的各类书目之中，书目的类型有官修书目、史志书目、方志书目、私撰书目、专科书目等。此外，在检索古代中医药的专题资料时，还可以利用类书这一资源。类书是中国古代的一种百科全书式汇编，内容广泛，不仅可以作为索引使用，还能直接提供相关文献信息。比如中医类书《古今医统大全》、《古今图书集成医部全录》以及《永乐大典医药集》等。

文献数据库作为现代检索工具为大家所熟知，常用三大中文全文数据库有中国知网（CNKI）、维普期刊资源整合服务平台（VIP）及万方知识服务平台（WanFang）。

（二）学科术语库构建

信息化时代，互联网技术和大数据的发展为中医的进步提供了新的可能性。提升中医药传承与创新能力，推进中医药现代化离不开信息技术的支撑。2018 年，国务院办公厅发布了《关于促进"互联网+医疗健康"发展的意见》（文件编号：国办发〔2018〕26 号），其中强调了完善"互联网+医疗健康"标准体系的必要性，并倡导全面推进医学术语"四统一"的实现，为医疗信息的互通和共享提供政策支持。中医术语作为中医知识的载体，是构建中医诊疗知识库的关键成分。随着网络信息资源日益丰富，网站、客户端、APP 等各项应用发展日新月异，中医诊疗知识在网络上的共享与普及，都使得对中医诊疗术语标准化和规范化的需求变得愈加紧迫。目前，一些中医知识库和在线诊疗网站在开始运行和提供服务后，术语不规范，数据无法联通，严重影响用户体验及相关经验规律的更深入挖掘与利用。

面对中医术语不规范问题，国家中医药主管部门及行业学会等机构也组织研发、颁布了若干中医药名词术语标准，例如国家标准《中医基础理论术语》《中医病证分类与代码（修订版，2020）》《中医临床诊疗术语（修订版，2020 年）》；行业标准《ZY/T 001.1-94 中医内科病证诊断疗效标准》、《ZY/T 001.2-94 中医外科病证诊断疗效标准》；国际标准化组织/中医药技术委员会（ISO/TC249）、世界卫生组织（WHO）等也发布了一系列中医药术语相关标准。然而，这些术语标准之间仍然存在缺少共识，未全面统一的问题，如异名同义、同名异义等。因此，基于这些术语标准，结合中医专科专病文献数据库与临床诊疗实际，构建专业的学科术语库便显得极为重要。例如已有研究已经对中医症状术语的标准和分类体系进行了深入探索，这项研究主要以近 12 万首古代方剂的主治原文和当前的中医国家标准作为数据基础，通过建立中医症状词汇库、中文分词技术、手工标记、解析复杂的中医症状以及整理同义词等多种方法来筛选和整理中医症状术语。该研究共提炼和筛选出 8087 条规范化的中医症状，并进一步将这些症状按照头部、面部、眼部等分为 27 个类别进行系统分类。此外，还有研究开发了中医药文献语义标注系统，这个系统基于 Web 提供了一系列包括中医药语料库的管理与维护、术语词典的管理、语义标注以及基于语义的检索等在内的功能，为构建学科术语库提供了参考工具。

（三）学科知识库构建

学科知识库是指专门用于搜集、保管并向公众免费开放的涉及一个或多个学科领域的文献资源知识库。信息技术的迅猛发展促使人类社会进入了大数据时代，数据技术也日益成熟，仅仅依靠数据分析已不足以满足对智能化和智慧化的需求。因此，一种新的研究模式——"从数据驱动转向知识驱动"——应时而生。这种研究模式强调从数据中提取信息，并将这些信息转化为知识点，同时整合其"概念"（即显性特征）与"内涵属性"（即隐性特征），从而完整地表达相应"知识"。将"数据"转换为"知识"的过程被称为数据的知识化，它以知识作为研究的资源，并通过知识库对其进行组织和管理。学科知识库的构建包括两个关键的步骤：一是学科数据治理，如学科数据的采集、规范化、数字化和结构化，以形成可供分析处理的学科数据库为目标，为数据知识化提供数据资源；二是数据知识化，中医专科专病知识是一个由众多概念集合并按照特定关系有机联系起来的知识体系，数据知识化即将这种隐性知识显性化，实现知识的完整表达，该过程与上文介绍的学科文献整理及学科术语库构建密不可分。基于学科文献数据库，结合学科术语库，将中医专科专病数据的知识属性化重构，实现中医专科专病数据隐性知识显性化，完成知识的完整表达，构建中医专科专病知识库。学科知识库的功能一般包括如下几个方面：①知识组织与导航；②知识展示；③知识检索；④知识推荐；⑤知识推理。

（四）学科知识挖掘

中医药学知识体系中蕴含着大量的隐性知识，这些知识往往"只可意会，不可言传"，即难以用言语完全表达，因此它们的准确保存和传承面临着挑战。隐性知识是中医药学效用性的源泉，从某种意义上讲，传承中医药学实质上是对隐性知识的发现和传递。传统上，中医药学的隐性知识主要通过家族内部、师徒传授、院校教育和研读经典医籍等途径传播，但这些方式在精确性和效率方面都有优化空间。随着知识管理理论和科学技术的进步，现代理论和技术手段的运用在挖掘和传承中医隐性知识方面起到了重要作用。

1. 数据挖掘技术

数据挖掘技术（data mining technology）是运用一系列特定的算法从数量庞大的数据集中搜集提取隐含信息的过程。常用的数据挖掘技术有决策树（decision tree）、神经网络（neural network）、回归（regression）、关联规则（association rule）、聚类分析（clustering）、贝叶斯网络（bayesian classifier）、支持向量机（support vector machine）、主成分分析（principal components analysis）等。这些方法被广泛地应用在中医专科专病知识挖掘中，如中医证候分析、疾病特征总结、方剂配伍研究、名老中医辨证规律研究、中药功效与药理关系研究等。

2. 知识图谱

知识图谱（knowledge graph）是基于大数据背景下产生的一种新颖的海量知识管理技术。知识图谱技术能够弥补中医传承传统方法和信息化技术的缺憾。多年来的信息化工作积累了大量知识资源，若能够将这些知识与互联网技术整合，并在文献库中以易于搜索、便于查看的实体间关联形式展示，能够深入发掘实体间的深层次联系，不仅方便中医专科专病知识的显性展示，而且能够辅助名老中医诊治经验的学习与传承。知识图谱在中医药领域的研究主要包括3个方面：一是文献计量学研究，利用 CiteSpace、VOSviewer 等文献可视化软件通过图谱的形式进行文献综述；二是数据挖掘研究，通过 Cytoscape 及前述2种方法，根据研究内容不同将文献中所涉及症状体征、方药、穴位、理化指标、作用靶点等具体的知识内容以图形化节点的形式表示，将知识内容之间存在的联系用线的方式连接，建立知识关联，运用聚类分析、熵分析、主成分分析等数据挖掘常用技术方法进行系统性的深入研究，得到相应结论；三是图数据库的研究，它属于传统知识图谱研究的范畴，主要利用本体论、自然语言处理和图数据库技术来创建可视化的语义网络，并在此基础上开发相应算法以进行知识检索和推理。知识服务的图谱的构建过程主要有明确业务需求、数据预处理、知识抽取（实体识别、关系抽取、事件抽取）、知识融合、知识图谱设计及开发、基于知识图谱的上层应用的开发等。

（五）学科信息化平台建设

信息化平台是通过互联网技术实现数据的共享和信息流通的平台，它可以将各个部门、企业、地区之间的信息和资源集成起来，形成一个高效便捷的信息化体系。信息化平台在各领域都得到了广泛的应用，它可以提高信息的采集、分析和共享效率，使得管理更加科学化、智能化。专科专病学科信息化平台即通过互联网技术实现疾病诊疗及科研等数据的建设、分析挖掘、共享及学科信息服务的各类信息化系统。专科专病学科信息化平台具有集成性、安全性、开放性及可拓展性几个特点。集成性是指信息化平台可以将各种不同系统的信息、资源、人员集成在一起，形成一个整体的信息交互平台；安全性是指信息化平台系统采用多项技术手段进行保密，保证信息的安全性；开放性是指信息化平台可以支持不同的数据格式，同时可以通过不同的接口扩展各种数据源的接入；可拓展性是指信息化平台可以根据实际需求进行扩展和升级，以适应不同的应用场景。

近些年，信息化平台在中医专科专病的学科知识服务中已经运用得非常广泛，一类是构建某专科或某病种的中医临床知识库，全面收集相关领域的知识，以实现对该领域知识的检索、浏览、新增、编辑、更新、评估以及用户管理等多种操作，从而为用户提供知识体系结构合理、共享利用更高效的中医专科专病临床知识库。另一类是以中医专科专病知识为基础设计的中医药知识图谱系统，如"中医临床知识图谱""脾胃病知识图谱""面向中医骨科问诊的疾病知识图谱""症药关系挖掘知识图谱"等，辅助中医临床诊疗及科研。此外还有用于中医专科专病科学研究的工具类平台，如中医临床术语标准化管理平台，通过对术语进行加工，支撑中医专科专病临床术语规范统一使用与进一步数据共享、数据挖掘使用。

三、专科专病学科信息化建设的开展

"十四五"时期，信息化迈进加快数字化发展、建设数字中国的新阶段。习近平总书记强调，没有信息化就没有现代化。信息化为中华民族带来了千载难逢的机遇，是引领中医药传承创新发展的先锋力量。《"十四五"中医药信息化发展规划》提出了四个方面的发展任务：夯实中医药信息化发展基础；深化数字便民惠民服务；加强中医药数据资源治理；推进中医药数据资源创新应用。中医药专科专病学科围绕这四个方面的重点任务已经取得了一些进展，未来更加大有可为。

（一）信息学科发展基础建设

中医信息学科发展基础建设主要体现在信息标准及信息安全建设两个方面。智慧化已成为推动现代社会创新性发展的关键目标，数据标准化则为智慧化的实现奠定了重要的基础。构建中医专科专病学科标准体系是中医临床智慧化的基础工作，它为中医临床大数据的知识工程研究标准应用提供依据，并为中医临床数据结构化与知识关联方法学研究的标准化提供支撑。

近些年，关于中医专科专病学科标准体系方面的研究呈现蓬勃发展的趋势。例如在中医临床数据标准体系的研究当中，重点是创建既科学又实用、可操作的框架。这个框架将采用数据标准，并通过创新的方法探索如何规范和结构化中医临床数据，以及如何将其转化为有用的知识。研究将分析临床信息的本质特征，并提供方法上的指引，这些指引将有助于计算机对中医诊疗信息进行识别、处理和分析，同时也能够促进从实际临床案例中提取隐含的知识。这一系列的努力最终旨在搭建一个结构化的中医临床数据与知识相联结的平台。再如在中医临床术语的标准化工作中，中医术语的标准是构建中医信息化的根本，只有在概念与术语统一的基础上，信息的规范化表述和有效传递才能得以实现，从而促成信息的深入共享与全面利用。

基于 B/S 架构的术语管理平台（Internet-based terminology administrative platform）是集成了中医、现代医学及专业非医学领域的标准化术语库。该平台配备了完善的用户权限管理和术语处理流程，包括编辑、审核、展示和导出功能。术语库管理员负责维护和更新标准术语集，经过培训的临床一线工作人员能够利用系统筛选和批准特定病种诊断所需的术语，从而创建疾病特异性的标准术语集以辅助电子病历的编写和数据分析，见图 11-1。

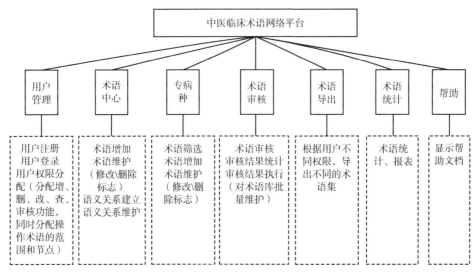

图 11-1   中医临床术语网络化管理平台功能示意图

中医信息学科安全建设也是一项基础工作。随着数字经济的蓬勃发展，数据在作为新型生产要素的同时也被视为社会财富，不断地被分享、分析及利用。但随之而来的数据滥采滥用、个人隐私泄露、不当使用和违规违法交易等问题也成为数字社会下的重点问题。医疗因其行业特殊性，对数据的真实性和敏感性要求极高，这些数据具有不可估量的价值。在非法利益的驱使下，医疗行业在用户信息泄漏、邮件勒索、系统漏洞、木马攻击等方面频有发生，造成影响范围广。因此加强医疗行业的数据安全和监管体系，对于提升人民群众的生命安全、身体健康，以及社会公共利益和国家安全，具有重大意义。近年来，在中医专科专病领域的关键信息保护、等级保护、数据分类与分级安全管理、个人隐私防护、安全审查、数据风险评价、监测预警以及应急响应机制等方面均实现了显著进展。

（二）专科临床知识服务系统建设

中医专科临床知识服务系统指的是以中医临床科室为分类，以该临床科室下的所属疾病为研究对象，从而构建的相关知识服务系统。例如，基于中医骨伤知识库、中医肛肠特色优势病种知识库、中医眼科方剂库等。万方旗下"中医药知识库"，针对内外妇儿四大中医临床科室的疾病构建了疾病专题知识库，将疾病的知识详解、相关方剂、相关中成药、相关中药、相关文献进行了集成，见图 11-2、图 11-3。

为彻底执行中央办公厅和国务院办公厅发布的《关于新时代进一步加强科学技术普及工作的意见》以及《中共中央、国务院关于促进中医药传承创新发展的意见》中所体现的指导原则，致力于解决当前中医药科普活动中科普资料质量参差不齐、内容标准化程度不高等问题。

2021 年，中华中医药学会着手构建《中医药科普标准知识库》，此举目的在于充分利用学会的专家资源强势，创建国内认可度高、专业性强、服务于民众的中医药科普平台，并形成科学、规范和标准的中医药科普知识内容，提高民众对中医药的获得感，助力"健康中国"建设，见图 11-4、图 11-5。

中医药知识库
疾病
方剂
中药
中成药
操作
文献
古籍
临床路径
请输入搜索关键词
疾病分类
内科疾病 -
肺系病证
心系病证
脾胃病证
肝胆病证
肾系病证
气血津液病证
肢体经络病证
外科疾病 +
妇科疾病 +
儿科疾病 +
内科疾病
感冒
咳嗽
哮证
喘证
肺胀
肺痈
肺痨
肺痿
心悸
胸痹
不寐
癫狂
痫病
痴呆
厥证
胃痛
痞满
呕吐
噎膈
呃逆
腹痛
泄泻
便秘
痢疾
胁痛
黄疸
积聚
鼓胀
头痛
眩晕
中风
瘿病
水肿
淋证
癃闭
阳痿
遗精
郁证
血证
痰饮
消渴
汗证
内伤发热
虚劳
肥胖
癌症
痹证
痉证
痿证
颤证
腰痛

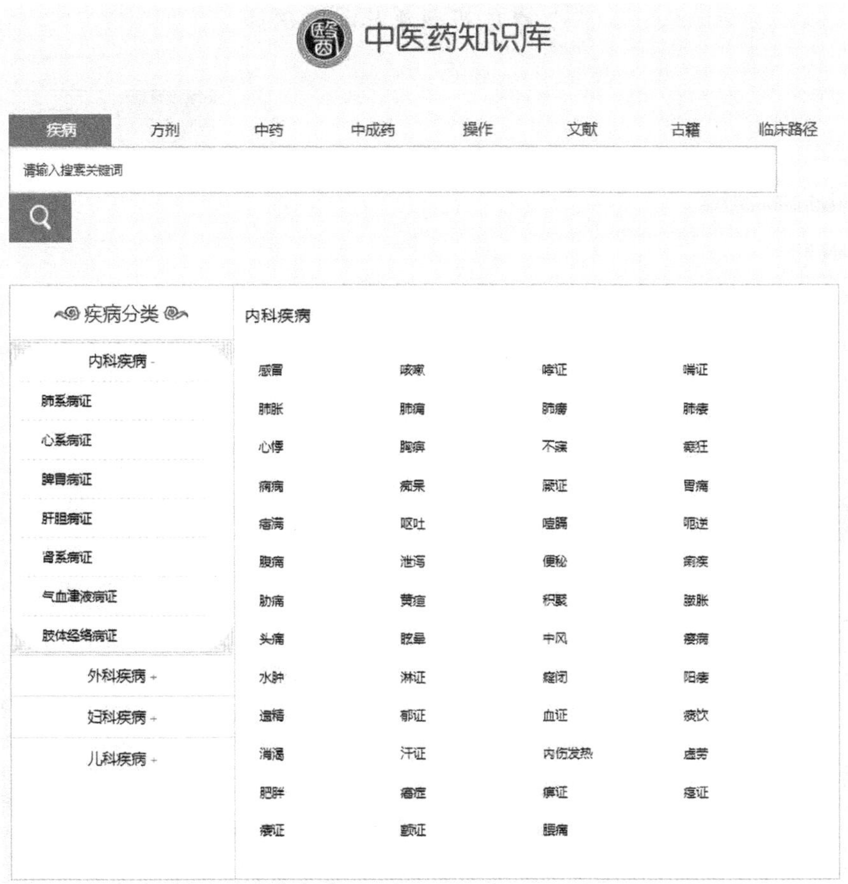

图 11-2　万方中医药知识库疾病专题库资源导航

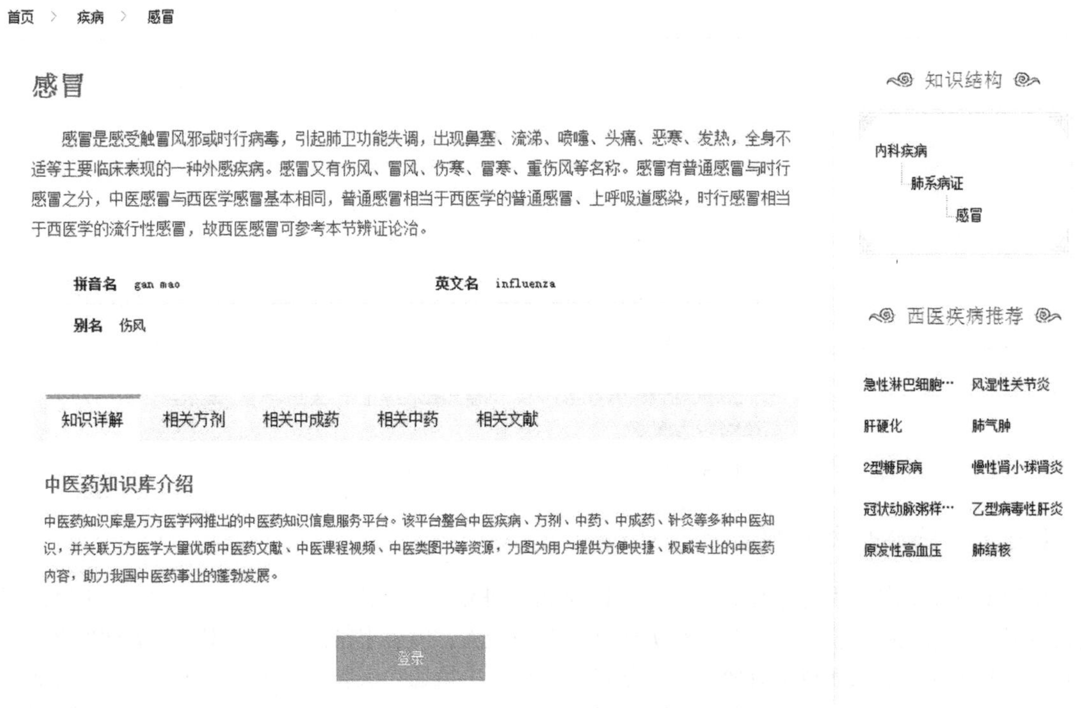

首页 > 疾病 > 感冒
感冒
感冒是感受触冒风邪或时行病毒，引起肺卫功能失调，出现鼻塞、流涕、喷嚏、头痛、恶寒、发热，全身不适等主要临床表现的一种外感疾病。感冒又有伤风、冒风、伤寒、冒寒、重伤风等名称。感冒有普通感冒与时行感冒之分，中医感冒与西医学感冒基本相同，普通感冒相当于西医学的普通感冒、上呼吸道感染，时行感冒相当于西医学的流行性感冒，故西医感冒可参考本节辨证论治。
拼音名 gan mao
英文名 influenza
别名 伤风
知识详解
相关方剂
相关中成药
相关中药
相关文献
中医药知识库介绍
中医药知识库是万方医学网推出的中医药知识信息服务平台。该平台整合中医疾病、方剂、中药、中成药、针灸等多种中医知识，并关联万方医学大量优质中医药文献、中医课程视频、中医类图书等资源，力图为用户提供方便快捷、权威专业的中医药内容，助力我国中医药事业的蓬勃发展。
登录
知识结构
内科疾病
肺系病证
感冒
西医疾病推荐
急性淋巴细胞…
风湿性关节炎
肝硬化
肺气肿
2型糖尿病
慢性肾小球肾炎
冠状动脉粥样…
乙型病毒性肝炎
原发性高血压
肺结核

图 11-3　万方中医药知识库疾病知识详情

中医药科普标准知识库
Standard Knowledge Library of TCM Science Popularization
检索
高级检索
查看全部知识库内容
热搜排行
1 内分泌科 - 糖尿病
庞国明
2 肾病科 - 慢性肾功能衰竭
杨洪涛
3 脑病科 - 脑梗死
高颖
4 神志病科 - 失眠
郭蓉娟

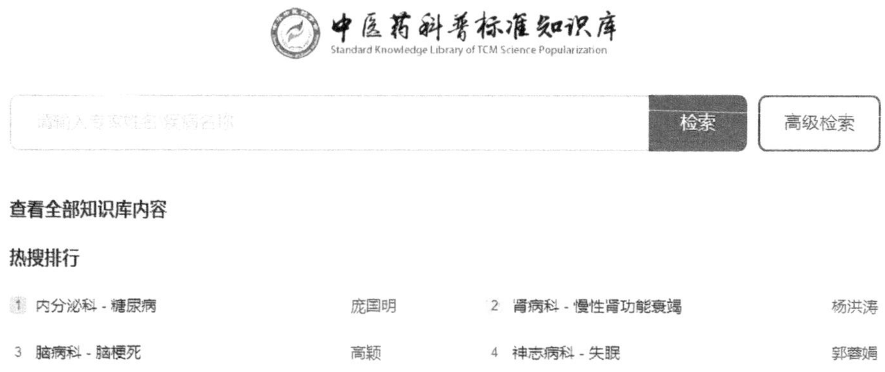

图 11-4　中医药科普标准知识库首页

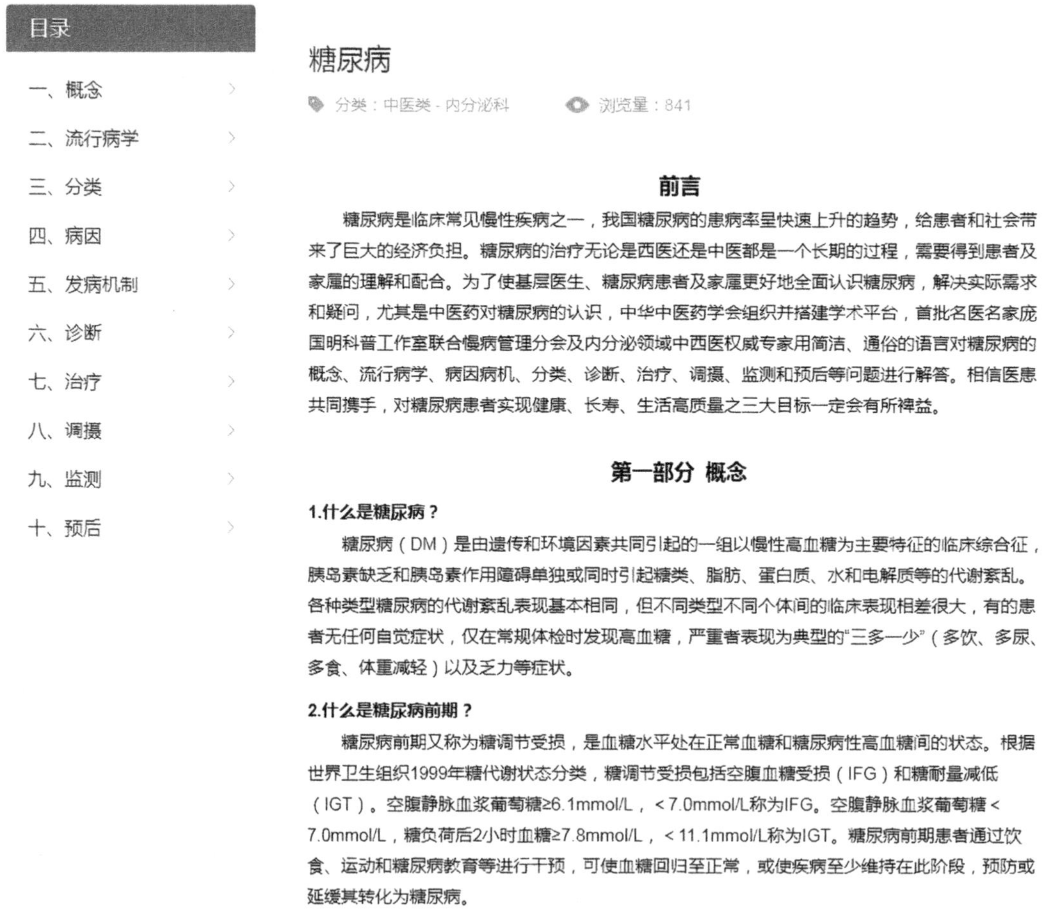

目录
一、概念
二、流行病学
三、分类
四、病因
五、发病机制
六、诊断
七、治疗
八、调摄
九、监测
十、预后
糖尿病
分类：中医类 - 内分泌科
浏览量：841
前言
糖尿病是临床常见慢性疾病之一，我国糖尿病的患病率呈快速上升的趋势，给患者和社会带来了巨大的经济负担。糖尿病的治疗无论是西医还是中医都是一个长期的过程，需要得到患者及家属的理解和配合。为了使基层医生、糖尿病患者及家属更好地全面认识糖尿病，解决实际需求和疑问，尤其是中医药对糖尿病的认识，中华中医药学会组织并搭建学术平台，首批名医名家庞国明科普工作室联合慢病管理分会及内分泌领域中西医权威专家用简洁、通俗的语言对糖尿病的概念、流行病学、病因病机、分类、诊断、治疗、调摄、监测和预后等问题进行解答。相信医患共同携手，对糖尿病患者实现健康、长寿、生活高质量之三大目标一定会有所裨益。
第一部分 概念
1.什么是糖尿病？
糖尿病（DM）是由遗传和环境因素共同引起的一组以慢性高血糖为主要特征的临床综合征，胰岛素缺乏和胰岛素作用障碍单独或同时引起糖类、脂肪、蛋白质、水和电解质等的代谢紊乱。各种类型糖尿病的代谢紊乱表现基本相同，但不同类型不同个体间的临床表现相差很大，有的患者无任何自觉症状，仅在常规体检时发现高血糖，严重者表现为典型的“三多一少”（多饮、多尿、多食、体重减轻）以及乏力等症状。
2.什么是糖尿病前期？
糖尿病前期又称为糖调节受损，是血糖水平处在正常血糖和糖尿病性高血糖间的状态。根据世界卫生组织1999年糖代谢状态分类，糖调节受损包括空腹血糖受损（IFG）和糖耐量减低（IGT）。空腹静脉血浆葡萄糖≥6.1mmol/L，＜7.0mmol/L称为IFG。空腹静脉血浆葡萄糖＜7.0mmol/L，糖负荷后2小时血糖≥7.8mmol/L，＜11.1mmol/L称为IGT。糖尿病前期患者通过饮食、运动和糖尿病教育等进行干预，可使血糖回归至正常，或使疾病至少维持在此阶段，预防或延缓其转化为糖尿病。

图 11-5　中医药科普标准知识库知识详情页

（三）专病临床知识服务系统建设

中医专病临床知识服务系统指的是以中医疾病为研究对象构建的相关知识服务系统。例如，功能性胃肠病是常见病、多发病，与其相关的文献资源庞大，内含丰富的临床知识，已有研究者将本体技术、知识库和 Agent 技术有效结合以创建支持临床决策的中医脾胃病本体知识库，建立全面覆盖功能性胃肠病领域的知识数据库及相应的检索系统，以及基于脾胃病的客观临床知识体量，构建相应的疾病诊疗知识图谱。功能性胃肠病知识库包含中医药学、针灸、气功、按摩、保健等方面的内容，形成中文期刊文献、英文期刊文献、古籍文献、科普文献 4 大类文献资源，如图 11-6。

功能性胃肠病

| 搜索…… | | | |

文献	古籍文献	科普文献	期刊文献	英文文献
证据	临床研究	系统评价		
临床	诊疗规范	医案		
基础	本体	方剂	中药	中成药
	名老中医	养生方法		

图 11-6　功能性胃肠病中医药知识库界面

脾胃病中医临床研究具有庞大的文献资源，蕴藏着可观的临床知识体量。知识图谱是基于大数据背景产生的一种新颖的海量知识管理技术。脾胃病知识图谱以脾胃病中医临床研究领域本体、知识库及海量文献库为基础，构建以脾胃病中医临床知识为主题的大规模语料库，通过深度学习及知识图谱技术，建立以病、症、证为核心的囊括名医、治法治则、诊疗技术类型、诊疗技术名称、诊疗技术等内容为属性的脾胃病中医临床诊疗技术知识图谱。基于图谱可以分析比较脾胃病的各病种诊疗规律，从而发现关键诊疗要素，为一线临床诊疗提供参考，见图 11-7。

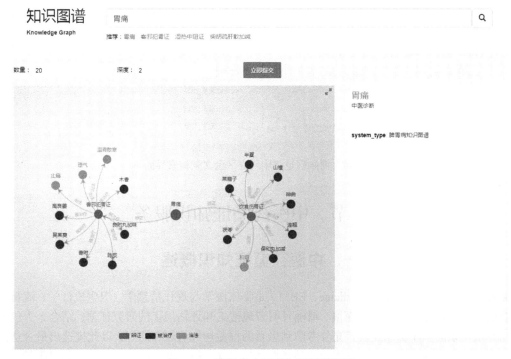

图 11-7　脾胃病中医药知识图谱界面

致力于建立一个以临床价值为导向，融合中医药理论、"人用经验"与临床试验的中医药审评证据体系，促进发展一套与中药的临床定位相匹配，并能够反映其疗效特征和优势的评价标准，通过使用现代语言对中医药进行解读，正在成为新时代下中医药迈向高品质的关键发展与创新方向。

基于此，针对多发病常见病糖尿病足构建了古今文献的检索平台，并进一步在此基础上，基于知识图谱和深度学习等现代信息技术自动抽取构建了糖尿病足临床研究的集成平台。平台基于古籍、临床指南、名医经验，进行系统梳理，提取病因病机、临床表现、诊断要点、鉴别诊断、治则治法、特色疗法、预后转归、难点与对策，构建糖尿病足中医诊疗理论知识库；提取疾病、证候、治则治法、方剂、中药、针灸、按摩、其他疗法等知识，构建糖尿病足历代医案知识库；同时提取中西医临床研究类型、疗效观察指标、疾病特点、干预方式等，构建糖尿病足中西医临床研究知识库，最后实现了平台临床研究数据的共享服务，见图 11-8。

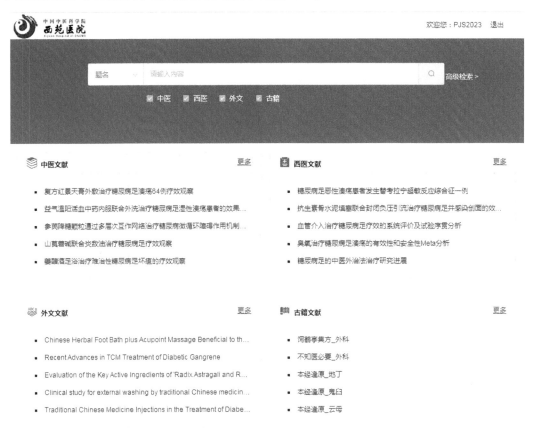

图 11-8　糖尿病足临床研究平台文献检索界面

第四节　中医药循证知识服务

一、中医药循证知识概述

循证医学（evidence-based medicine，EBM）是临床医学与现代信息学、卫生统计学、流行病学相结合的典范其精髓理念是通过谨慎、精确且明智地搜集和评估最优的研究证据，结合个人的专业技术与专家积累的多年临床经验，充分考虑到患者的权益、价值观和期望，以此挑选出最合适的治疗计划，尽可能地减少临床用药过程中的随意性和盲目性，很好地克服了传统医学的局限性。在制定任何临床医疗决策时都应以最新的系统评价结果作为科学根据，而不应仅仅依赖于医生的个人临床经验或少量的文献资料来确定患者的诊疗计划。循证医学中，所谓的最佳证据指的是基于临床流行病学原则、方法学及质量评估标准，通过细致的分析与评价得出的最新、最真实、最可信且具有重要临床应用价值的研究成果。这些证据指导临床实践，辅助发现更敏感、准确的病因鉴别手段，更有效、安全的治疗方法，以及更便捷、经济的预防措施。循证医学不仅强调医生需依据这些外部证据来做出决策，还要求医生具备熟练的临床技巧和丰富的经验，能够整合最新的科学研究成果和全球医师的经验，迅速评估患者健康状态，并提出可能的诊断和治疗方案。同时，医生还需考虑患者的个人情况，包括他们对治疗选择的关注程度和对治疗结果的期望，以便采取个性化的治疗策略。最终，任何医疗决策的实施都须获得患者的同意和协作。发挥患者在整个治疗过程中的积极作用，是成功应用循证医学原则的关键要素之一。

中医的证据主要通过总结实践经验获得，通常是基于师徒传承并结合个人实践完成的。这些证据往往通过经验验证和对少量病例进行前后对比得出。虽然这种"证据"的价值是显而易见的，但如果按照循证医学的基础原则来评估中医药学，从提供科学化临床证据的视角来看，中医临床实践的基础工作仍显薄弱。中医临床疗效评价的方法学缺乏必要的科学性和规范性，并且缺少适当的评价技术，这导致中医的有效性和安全性没有得到充分的科学支持。这种情况影响了中医临床疗效的准确表述和客观评价，进而制约了中医行业发展。医的证据主要通过总结实践经验获得，通常是基于师徒传承并结合个人实践完成的。这些证据往往通过经验验证和对少量病例进行前后对比得出。虽然这种"证据"的价值是显而易见的，但如果按照循证医学的基础原则来评估中医药学，从提供科学化临床证据的视角来看，中医临床实践的基础工作仍显薄弱。中医临床疗效评价的方法学缺乏必要的科学性和规范性，并且缺少适当的评价技术，这导致中医的有效性和安全性没有得到充分的科学支持。这种情况影响了中医临床疗效的准确表述和客观评价，进而制约了中医行业发展。

近年来，中医药循证医学研究开展得越来越多，已经发展成一个重要的研究领域。本节将对中医药循证知识服务相关的技术和服务进行系统介绍。

二、中医药循证知识服务方法

（一）证据检索

在循证医学研究的流程中，证据检索的步骤与科研工作者常规的文献搜集有所不同，这是因为现代文献研究通常具有明确的研究目标和预先设定的研究计划，这就要求必须有清晰的纳入标准以及相应的检索策略。因此，在进行循证医学系统评价的证据检索时，研究人员首先要设立明确的纳入标准，然后根据所选文献的特征和研究主题，选择合适的检索资源，并设计一个高灵敏度的检索策略，以确保能够尽可能全面地搜集到相关文献。常用的证据检索数据库有 Cochrane 图书馆（Cochran Library）和 OVID 循证医学全文数据库（Evidence-Based Medicine Reviews，EBMR）。

1. Cochrane 图书馆

Cochrane 图书馆是一家面向医疗工作者的电子图书馆，是循证医学中重要的知识库，也是Cochrane 协作网的核心产出。该数据库作为一个全面性的评价资源，正受到越来越多关注和认可，被视为医疗保健领域最可信赖的证据来源之一。它持续更新并接受评审，以修正错误并确保信息质量，从而是一个能够增强结论可信度的电子期刊。Cochrane 图书馆的六个数据库包含不同类型的、用于卫生决策支持的独立证据，第七个数据库提供 Cochrane 协作网相关信息。

2. OVID 循证医学全文数据库

OVID 的循证医学全文数据库是由医药专业人士和相关医疗研究领域的学者共同开发的数据库，收集并整合了用于临床循证医学的基础文献资料，数据库链接为 http://ovidsp.ovid.com/autologin.html。

循证医学文献构成临床决策和研究的基础资料，供医生和研究人员使用，以节约阅读海量医学报告的时间。除总库 All EBM Reviews 外，用户还可以分别查询七个子数据库以及一个全文数据库。

（二）证据制作

医学研究是产生证据如病因、风险因素、诊断、治疗和预防等的关键来源，并且是推动创造循证医学所需最优证据的动力。缺乏科研所提供的高质量证据，循证医学就无法依据这些证据进行临床决策。在制作、分析、评价和应用最佳临床科学证据的过程中，深入理解研究证据的含义是关键，这包括研究设计方法、研究对象的选择及其纳入排除标准、干预措施与对照条件、主要终点指标及其测量工具、结果的分析与评价、结论的科学性以及使用和推广的价值等要素。掌握这些关键要素，便能有效地指导研究和循证医学的实践应用。医学证据的制作过程通常包括以下 4 个步骤（包括但不限于）：①数据治理；②证据综合，系统评价和 Meta 分析；③证据总结，证据概要表和结果总结表；④撰写证据报告。

1. 数据治理

数据治理是对数据的处理、格式化和标准化的系列流程，是管理数据及数据系统的基础要素。在医学研究领域，随着循证医学原则和数据可追溯性要求的提升，数据科学的作用变得越来越重要。目前，数据治理及其应用已经成为临床验证过程中的一个关键环节，对于提高数据质量和可用性至关重要，也成为众多学者工作的重要目标。医学研究的类型多种多样，因此，数据的类型繁多且来源多样，存在差异和混杂的偏差等因素都会对原始数据的完整性、准确性和一致性产生影响，最终影响研究结果的可信度。

随着电子信息数字化技术的迅猛发展，医疗信息化日趋完善，使得临床研究数据具有体量巨大、来源广泛、产生迅速、平台多样和系统繁杂等特点，对数据准确可靠和科学可信提出了挑战。因此，各国监管部门相继出台相关指导原则以规范化数据治理流程，并提出相关数据质量标准——ALCOA原则，中文全称是可归因性、易读性、同时性、原始性及准确性；ALCOA+CCEA 原则，在 ALCOA原始基础上扩展了完整性、一致性、持久性和可用性。可见在证据产生过程中，数据治理日益受到重视。同时，健全的数据治理流程也是加快研究进展，避免信息浪费，减少资源消耗，保证临床医疗产品尽快上市并应用于广大患者的先决条件。

数据治理遵循"ALCOA+CCEA"标准，确保从数据源提取和标准化归一化的数据，以实现整合和利用数据资源的目标。其步骤包括但不限于：①制定数据治理计划：确立一个明确的数据治理方案，考虑数据源（包括可链接的数据库及其结构）、数据提取、数据清洗等关键流程，以及团队的职责分配，确保数据治理工作有效执行；②数据脱敏：应用数据加密技术和访问控制等医疗隐私保护手段，从数据的源头进行脱敏，以防止信息泄漏、丢失或被非法修改；③数据集成提取，根据源数据格式和类型，制定相应数据提取方案，保证数据可溯源和高效率提取；④数据清洗与质量控制：剔除重复的、异常的以及极端的数据，以增强数据的准确性和完整性；⑤数据的结构化和标准化：对提取出的数据进行标准化和结构化的处理，便于数据库进行整合。

随着人工智能的引入，计算机可以利用自然语言处理技术，自动识别文献中的医学术语和指标，将这些非结构化的文献转化成统一标准的结构化文本用于进一步的研究。我国在医学数据治理方面的需求十分广泛，许多"AI+医疗"初创企业都将医疗数据治理作为重要的发展方向。

2. 系统评价和 Meta 分析

（1）系统评价

1979 年，英国的临床流行病学家阿奇·科克兰（Archie Cochrane）首次提出了系统评价的概念。系统综述（systematic review，SR），又称为系统评价，是一种临床医学研究方法，是一种包括全面搜集所有符合既定纳入标准的相关临床研究，并对每项研究进行严格的评估和分析，必要时还会进行定量的统计合成，以得出一个整体的综合结论的研究过程。Meta 分析（Meta-Analysis），也被称为荟萃分析或汇总分析，是一种旨在通过合并多个来源自独立且可整合的研究数据来进行综合性的统计分析的统计方式。通过合并多个研究，可以扩大样本量，减少机遇对于研究结果的影响；也可以将同一命题下的众多研究结果合并为一个结果，解决分歧。

（2）Meta 分析

Meta 分析起源于 20 世纪 70 年代的公共卫生领域，是一种使用统计合并技术来比较和综合分析具有共同研究目标的多个独立研究结果的研究方法。在英文文献中，Meta 分析有若干不同的称谓，包括 overview、polling、data polling、quantitative review、quantitative synthesis、literature synthesis、literature extraction 等，这些术语都传达了对既往研究成果进行系统定量整合的核心理念。通过汇总众多研究数据，Meta 分析扩大了样本量，提升了结论的统计效力，有助于解决不同研究间的争议，提供比传统综述更客观和全面的见解，并可能揭示新的洞见。

进行 Meta 分析的步骤及其对应的统计分析包括：①明确研究分析的目标，设定清晰的入选标准，确定文献检索策略和所需的统计方法。②广泛搜集相关文献，这包括期刊上发表的文章、利用计算机数据库进行检索，以及咨询该领域的专家获取的资料。③根据预先确定的统计方法来对各个独立研究的结果进行综合分析。④将分析得出的结论通过灵敏度分析来检验其因果关系的稳健性。⑤撰写总结报告。

当纳入的研究满足 Meta 分析条件时，可以将这些研究纳入系统综述内容之中，提供定量的汇总证据，形成定量系统评价；若所选研究之间缺乏同质性，无法进行 Meta 分析，只能实施描述性质的系统评价，这种评价则被称为定性系统评价。

当前，许多临床指南中的一级证据源自大规模的 Meta 分析。以肝脏疾病为例，多数更新的指南，例如欧洲肝病学会（European Association for the Study of the Liver，EASL）关于肝癌以及慢性乙型肝炎等疾病的临床实践指南，均采用了 GRADE 证据分级推荐意见，即高等级证据是来源于大规模的多中心随机临床试验和系统评价。

3. 证据概要表

GRADE 方法提供了一个结构化且透明，用于评估系统评价和临床实践指南中的证据质量的框架。为了更清晰地展示证据质量和推荐强度，GRADE 工作组设计了一套方法来详细列出证据的质量、与质量评估相关的判断，以及不同选项对关键结局指标的影响，即通过 GRADE 证据概要表（Evidence Profiles，EP）和结果总结表（Summary of Findings，SoF）来实现。有研究显示，与仅在正文中呈现数据相比，结果总结表可以显著提高使用者对系统评价结果理解的准确性以及提高定位重要信息的速度。Cochrane 协作网，一个致力于生成、转化和促进将证据应用于临床实践的组织，自 2004 年起就在其 Cochrane 系统评价中使用了结果总结表，并开始规定所有的系统评价都必须包含这种表格。结果总结表和证据概要表的呈现格式，是 GRADE 工作组经过广泛的用户测试，咨询利益相关者以及制作相关系统评价三个方面的信息综合形成的。

证据概要表不仅涵盖了结果总结表的内容，还详细列出了决定证据质量的各个因素的评价；而结果总结表则提供了对每个关键结局的证据质量评估，但未包含评价过程的详细信息。证据概要表和结果总结表的使用对象和使用目的有所差异。证据概要表为系统评价制作者、结果总结表制作者及后期的审核人员提供详细的记录，有助于确保其所做的判断系统透明。指南制订小组成员应使用证据概要表来确保他们对证据体的理解尽可能相同，从而在产生推荐意见时，尽可能达成共识。结果总结表面向包括系统评价作者和指南使用者在内的更广泛的受众，为他们提供了简洁明了的关键信息摘要。对指南而言，它提供了支撑推荐意见的核心证据的概览。而 GRADEpro 软件和实践指南开发工具（Guideline Development Tool，GDT http：//gdt.guidelinedevelopment.org/）使证据概要表和结果总结表的制作过程更容易。

4. 卫生技术评估

卫生技术（health technology）是指支持着卫生健康保健和临床医疗服务的各个方面的特定知识

体系。它包含了从药物、医疗设备、卫生用品、诊疗方法、医疗程序，到后勤支持系统以及行政管理架构等要素。广泛来说，任何用于预防疾病、进行诊断、提供治疗以及促进健康和提升生活质量的技术手段都可被视为卫生技术。

卫生技术评估这一理念最初于 1976 年在美国形成，并随后扩散至欧洲。它代表一种综合性的政策研究方法，旨在系统地分析卫生技术应用带来的短期与长期社会影响。该评估为政策制定者在选择合适的卫生技术、制定管理策略时提供科学依据，并对卫生技术的开发、利用、推广及淘汰过程实施政策指导。通过这种方式，卫生技术评估助力于合理分配卫生资源，并显著提升资源的使用质量和效率。

卫生技术评估（health technology assessment，HTA）是指全面系统地对卫生技术的效能、安全、经济以及社会适应性进行评价，其中，有效性与安全性是评估的关键部分。若卫生技术存在安全问题，则无须继续使用 GRADE 在系统评价和实践指南（第二版）中进行其他方面的评估工作。若某项卫生技术在安全性和有效性方面表现良好，则可进一步考虑其经济性及社会适应性。根据评估的阶段与目标，HTA 的内容包括对尚未广泛应用的技术进行前瞻性分析、对新采纳技术的安全性和效能进行评估、对普及后的卫生技术进行复审，以及淘汰不再适用的卫生技术等。国际卫生技术评估机构协作网（International Network of Agencies for Health Technology Assessment，INAHTA）于 2001年发布了首版 HTA 报告清单，并于 2007 年发布了更新版。

（三）证据评价

1. 文献质量评价

文献质量评价是证据评价的关键，国际权威的文献质量评价方法包括 Cochrane 风险偏倚评估工具 ROB2.0、HTA 报告清单、"A Measure Tool to Assess Systematic Reviews"（AMSTAR-2）量表和卫生经济学评价报告规范（CHEERS）等。

此外，成立于 2000 年的 GRADE 工作组，由指南制定者、系统综述作者和临床流行病学家组成，开发了一套评估证据质量和推荐强度的系统。这套系统不仅不受研究设计类型的限制，而且更加关注方法学的质量。Cochrane 协作网已经开始使用 GRADE 的方法来对方法学的质量进行评价。

2. 证据分类

根据研究和应用的不同需要，临床研究证据分为以下几种类型。

1）从研究方法角度分类：分为原始研究证据和二次研究证据。

2）从研究问题角度分类：分为病因研究证据、预防研究证据、诊断研究证据、治疗研究证据、预后研究证据、安全性研究证据。

3）从用户需求角度分类：分为临床证据手册、临床实践指南、临床路径、临床决策分析、系统综述、卫生技术评估、健康教育资料。

4）从获得渠道角度分类：分为公开发表的研究证据、灰色文献、在研究中的证据、网络信息。

3. 证据分级

证据分级是指通过将证据依据其支持力度分为不同等级，并依此进行证据质量的量化评估。所谓证据的支持力度即其研究的质量、结果的真实性以及可靠性。目前应用较为广泛的证据分级是GRADE 分级标准，因其科学合理、过程透明和适用性强的特点，已被包括世界卫生组织（WHO）和 Cochrane 协作网在内的众多国际组织和协会广泛采纳。这一标准已成为实践循证医学决策的重要依据。证据有各种类型，有不同的层次和级别，而且需要不断更新。针对特定问题进行高质量的临床研究，从而生成精确、可信的科学数据；或对某一具体问题实施量化或质化的系统评估，为解决该问题提供高质量的证据，这些都是循证医学创证用证的过程。

2007 年首次提出了基于证据的中医临床研究证据分级的参考建议，后经十多年的发展与完善，逐渐形成了涵盖中医古籍、中医临床实践和中医文献的证据等级体系。在此过程中，相继诞生了七个较为系统化的中医药证据分级框架，主要分为两大类型：中医临床研究证据分级体系和中医古籍文献证据分级体系。对构建中医药证据体系的文献进行综合分析时，主要考虑的证据评价要素包括中医药理论、实际应用经验以及临床研究结果。

4. 证据的推荐

证据的推荐强度即证据被证据接受者接受并可能应用于实践中的程度，不必然与证据的质量级别直接对应。例如，某种治疗尽管通过大型随机对照试验得到验证，其争议性可能导致不予以高级别推荐；反之，基于长期临床经验或历史数据（尽管这些证据质量较低）得出的建议可能获得更高的推荐等级。因此，推荐强度主要受以下三个因素影响：①研究证据中利与弊的权衡；②证据本身质量的高低；③价值观、偏好的变化以及资源的利用情况。通常情况下，如果证据显示利远大于弊，则更倾向于给出强烈推荐；如果利弊相差不大，则可能只适合弱推荐。同时，证据质量越高，相应的推荐强度也越大；而价值观和偏好差异较大时，治疗措施的成本越高，则越不适合做出强推荐。

GRADE 工作组将证据推荐等级划分为"强"和"弱"两个层次。当有充分把握认为使用相关证据的好处显著超过其弊端（或反之）时，会给出强烈推荐（或反对），如果对于证据使用带来的好处是否明显超过弊端持有不太确定的态度，则提出弱推荐，也称为条件性推荐。强推荐是指大多数了解情况的患者倾向于接受这种建议，临床医生可以据此进行患者治疗；而弱推荐则表明患者选择可能根据个人价值观和偏好有所不同，临床医生在治疗时需确保其符合患者的个人价值观和意愿。该推荐建议简明清晰、易于应用且广泛适用，适合用于制定不同医学领域的临床推荐意见，并已获得 Cochrane 协作网、WHO 等多个国际机构的支持和使用。

三、中医药循证知识服务的开展

中医药循证知识服务主要包括电子病例采集服务，循证证据转化平台服务和循证药学知识库服务。合适的医疗信息技术系统的选择与其实施能够有效地提高循证研究相关工作的效率，促进临床证据转化，如电子病历系统能够减少医疗错误等。

（一）电子数据采集系统

传统的纸质采集存在耗时耗力，同时又容易出现人为错误。而电子数据采集（electronic data capture system，EDC）系统正是在满足 FDA、NMPA 有关《药物临床试验质量管理规范》（GCP）和临床试验中计算机系统应用指导原则的基础上，采用先进的数据管理理念与高科技手段，集成了临床试验项目设计数据收集和数据管理的综合功能于一体的软件系统。EDC 系统的功能包括数据输入、编辑核查和导出等，利用电子化病例报告表取代传统的纸质报告表来执行数据的收集与管理任务。目前使用率较高的 EDC 系统有美国的 Medidata Rave、Oracle InForm、中国的 Clin Flash、海泰 EDC、Clinical Soft、BioKnow-EDC、Real Data、Pharmasun EDC、DAS、eCollect、中医科研病例采集系统等。

2016 年，原国家食品药品监督管理局药品审评中心发布了《临床试验数据管理工作技术指南》与《临床试验的电子数据采集技术指导原则》，这两份指南全面详述了涉及数据管理职能的人员所承担的责任、必需的资格及培训要求；数据管理系统的标准；试验数据的规范化处理；主要工作流程；以及数据质量的确保和评估等重要方面。这一系列法规的颁布，指导着我们国家 EDC 在行业中的应用。

（二）循证证据转化平台

随着卫生管理循证决策过程的日趋成熟，缺乏高质量疗效证明的中药产品将不会被纳入临床指南、基本药物清单及医疗保险药品目录中。一些中药因缺少充分的临床疗效数据而被归类为"辅助用药"，这限制了它们的临床应用和市场空间。这种情况不但妨碍了中医药在临床服务方面的能力提升，也会对中药行业乃至整个健康服务行业的进展产生不利影响。循证证据转化平台，是一套对临床研究数据进行统一管理、数据共享和挖掘利用的一体化系统。利用 K-means 聚类算法对特性向量进行分析，通过 Apriori 算法来执行关联规则分析，从而生成在特定治疗领域内具有参考价值的文档。在 Meta 分析中，平台还具备智能提取随机对照试验中关键数据信息的功能，以及对证据进行审核的能力。如李敬华团队研发的循证大数据平台，张俊华教授团队创建的中医药临床研究证据库（EVDS）。

（三）循证药学知识库

循证药学数据库，可以为医疗领域的专业人员提供关于医疗保健、药物和毒理学等信息，如 Micromedex 循证药学数据库。循证药学知识库是以循证为基础的综述型事实数据库，其涵盖了有关药物类别、用药、静脉注射兼容性、药物安全性等方面的循证内容，内容由医药学专家针对全世界 8500 余种期刊和 75 万份出版物文献进行分类、搜集和筛选后，根据临床实践需求编写基于实证的综述文献，这些文献可直接供专业人士使用。

本 章 小 结

本章从知识服务的概念、知识服务的方法以及三种中医药领域的应用来阐释中医药知识服务的内涵与外延。通过本章学习，主要了解中医药知识服务的概念，名医传承知识服务、专科专病知识服务、中医循证知识服务的主要方法和应用场景。知识服务的提出与信息技术的发展密切相关，随着人工智能技术的发展，中医药的知识服务技术方法、服务范围以及服务形式将产生新的理念，但归根结底，仍然是围绕中医药领域的传承、发展、创新的需求，不断赋予新的内涵。

（李敬华、于　琦、于　彤、姜　威、祖雅琪、王一萌、吴　恚）

参 考 文 献

黄敏，2021. 感觉，信念与知识——基于《泰阿泰德篇》的分析. 西南政法大学.

金雯珎，2020. 论亚里士多德的努斯（νοῦς）概念. 华东师范大学. DOI：10.27149/d.cnki. ghdsu. 2020.001439.

李爱华，徐以则，迟钰雪，2023. 本体构建及应用综述. 情报理论与实践，46（11）：189-195.

李敬华，王映辉，李宗友，等，2020. 智能化技术在名医传承中的应用与实践. 国际中医中药杂志，42（11）：5. DOI：10.3760/cma. j.cn115398-20200221-00159.

阮列敏，2010. 循证社区医疗指南. 济南：山东大学出版社.

唐旭东，陈钟，王斌，等. 基于区块链的中医消化领域可信联合循证分析平台及方法：CN202111270558.8. cn202111270558.8 [2024-05-08].

吴嘉瑞，2020. 中医药临床大数据研究. 北京：中国医药科技出版社.

于琦，李宗友，李敬华，等. 基于人工智能技术的中医传承工作站构建方法研究. 医学信息学杂志 2021 年 42 卷 3 期，65-68 页，ISTIC，2021：中国工程科技知识中心建设项目"中医学专业知识服务系统". DOI：10.3969/j. issn. 1673-6036.2021.03.013.

于琦，王映辉，李宗友，等，2021. 基于语音识别技术的中医医案采集与应用研究. 中国数字医学. DOI：10.3969/j. issn. 1673-7571.2021.09.018.

ALEMAN-MEZA B，HALASCHEK-WIENER C，ARPINAR S B，et al，2005. Ranking Complex Relationships on the Semantic Web. IEEE Internet Computing. DOI：10.1109/mic. 2005.63.

CORBY O，DIENG-KUNTZ R，ZUCKER C F，et al，2006. Searching the Semantic Web：Approximate Query Processing based on Ontologies. [2024-05-08]. DOI：10.1109/mis. 2006.16.

GRUBER T R，1992. A Translation Approach to Portable Ontology Specifications. Knowledge Acquisition，5（2）.

PAPATHEODORIDIS G，BUTI M，CORNBERG M，et al，2012. EASL Clinical Practice Guidelines：Management of chronic hepatitis B virus infection. Journal of Hepatology，57（1）：167-185.

SACCO R，GADALETA-CALDAROLA G，GALATI G，et al，2014. EASL HCC summit：liver cancer management. Future Oncology，10（7）：1129-1132. DOI：10.2217/fon. 14.68.

## 第十二章

中医药情报研究与决策支持

中医药情报研究（intelligence research of traditional Chinese medicine）是在中医药领域，根据特定的需求，通过系统化过程，将信息转化为情报的一种科学活动的统称，是以现代的信息技术和软科学研究方法论为主要手段，以中医药信息的采集、整理、评价、分析和综合等系列化加工为基本过程，以形成新的、增值的中医药情报产品，为中医药领域不同层次的科学决策服务为主要目的的一类社会化的智能活动。中医药情报研究是中医药科技工作的重要组成部分，为中医药科技决策的制定提供强有力支撑。本章重点从中医药情报研究概述、中医药科技查新、中医药学术评价、中医药知识产权与传统知识保护四个方面进行阐述。

第一节 概 述

情报学（intelligence studies）的概念源于欧美国家，是第二次世界大战后逐步形成的一门新学科，至今仍在发展完善中。20 世纪 50 年代特别是 1978 年以来，中国科学情报工作者对情报学开展了逐步深入的研究。2017 年 6 月，在"总体国家安全观"指导下，首部《中华人民共和国国家情报法》颁布并实施。

中医药情报研究始于 1959 年，中国中医科学院（原中医研究院）在学术秘书处成立了情报资料室，当时主要负责中医药情报的搜集、整理和交换等工作。早期的中医药情报研究主要是基于国内外相关信息的收集和整理，编写内部资料和专题报告，为科研人员和行业管理部门提供情报服务。近年来，随着情报学方法和信息技术在中医药领域的广泛应用，中医药情报研究也得到了极大的扩展，主要包括中医药战略情报研究、中医药科技情报研究和中医药竞争情报研究等。

一、中医药战略情报研究

随着医学模式的转变及国外医学界对传统医学的重视，各国传统及补充替代医学在蓬勃发展，尤其是中医药，在此次抗击新冠病毒感染疫情战疫中充分显示了自己的疗效与价值，获得了全民的高度关注与信任。越来越多的国家和地区也开始意识到中医药巨大的医疗价值和市场潜力，中医药逐渐成为维护世界人民健康的重要医疗资源。在中医药迎来良好的国际合作与发展机遇的同时，也正面临着前所未有的挑战。中医药战略情报研究可以使国家相关政府部门及各级管理部门全面了解中医药发展的国内外现状、发展趋势、面临的机遇和挑战等情况，为中医药政策的制定提供依据与决策支持。

（一）中医药战略情报研究的内涵

中医药战略情报研究是有关中医药事业发展全局、工作重心与战略决策的情报研究，也指为制定中医药政策、规划提供依据而进行的信息收集、处理和知识生成的活动过程。中医药战略情报研究，是中医药管理机构进行战略决策、制定战略计划和战略目标、筹划和指导中医药全面发展的重要依据，主要包括中医药战略研究和中医药政策研究。

1. 中医药战略研究

主要针对中医药在国内外医疗、教育、科研、市场等方面的发展现状，以及国际社会对中医药的态度和需求情况，结合社会政治、经济、教育和管理，从总体出发，在宏观与微观、理论与应用方面进行深入系统的研究，调研分析和预测中医药面临的各种机遇及挑战，并提出相应对策。它主要是为各级政府卫生部门进行中医药发展战略研究及专题调研等信息分析活动、充分发挥综合情报的社会功能。如国家中长期科技发展战略研究、卫生健康发展战略研究、中医药事业发展战略研究、中医药科技创新专项战略研究、中医药人才发展战略研究等。

2. 中医药政策研究

主要围绕国家卫生健康委员会、国家中医药管理局及相关政府部门、中医药临床和科研部门的中心工作开展相关的情报分析研究，从错综复杂、内涵丰富的海量数据中提取有用的信息，研究和运用中医药情报分析方法，处理和解析这些信息，为相关部门现阶段政策的实施情况和下一阶段政策的研究与制定提供决策依据。如美国植物药目录和美国癌症中心草本抗癌资料调研，金砖国家传统医学基本情况及利用传统医学防治新冠疫情情况调研，中、日、韩、印度四国传统医学发展对比分析研究，日本汉方药科研进展研究，中医药现代化、国际化发展和前瞻性布局研究等。

（二）中医药战略情报研究概况

中医药战略情报研究一般由中医药专职情报机构、政策研究部门、专门研究人员承担，服务对象多为政府管理部门。其主要任务是通过提供基础数据监测、动态发展报道、国内外态势分析、发展趋势预测与展望等多层次的战略情报服务，为制定中医药发展规划和科技政策、预测科技发展前景、确定重点突破领域、重要研究方案等提供科学依据和决策建议。

中医药战略情报研究过程包括任务规划、信息调研、分析研讨、研究制订；使用的主要方法有SWOT分析、德尔菲法、情景分析法、头脑风暴法、信息计量分析法、层次分析法等，其中SWOT分析是中医药战略研究常用方法之一；研究结果形式有规划方案、研究报告、咨询建议等。

中医药战略情报具有以下主要特点：①全局性，指涉及中医药医疗卫生与健康事业各个方面，对一定区域、一定领域、较长时间中医药发展起重要作用；②综合性，指解决的问题、涉及的领域，以及分析过程与采用方法均具有一定的综合性；③方向性，指针对中医药特定重要发展目标、发展途径、政策指导等具有重要意义；④预测性，指具有长期性和长远性的前瞻预测功能；⑤继承性，指不仅包括当前中医药发展各项事务与信息，而且注重传统知识的继承与发掘。中医药战略情报按行政属性分类，可涉及国际层、国家层、机构层等；按其领域分类，可包括中医药临床战略情报、中医药基础研究战略情报、中医药教育战略情报、中药资源与产业战略情报、中医药对外交流与合作战略情报等。

（三）中医药战略情报应用案例

近年来，中医药战略情报研究的逐步开展，为国家中医药管理机构及相关政府部门了解中医药/传统医药发展趋势，把握国内外中医药医疗、科研、教育、产业等的发展提供了参考，为中医药相关政策的制定提供了依据，同时使中医药发展战略顶层设计日臻完善。

1. 案例背景

随着国家"一带一路"倡议的实施，中医药对外交流与合作已成为我国外交、经贸、科教、文化，特别是中国卫生事业发展中富有特色、不可或缺的重要组成部分。中医药海外发展，包括中医药文化输出、政府或非营利组织主导的海外合作项目、开办海外中医诊所与教育机构等方面。加强中医药海外发展战略研究，不仅可以调整国内中医药行业的产业结构，促进中医药产业的优化，解决国内就业问题，还有利于传播中医药文化，提高中国的国际影响力和号召力。

2. 主要做法

为破解长期制约中医药海外发展实施中遇到的问题，国家中医药管理局实施中医药国际合作专项"中医药海外发展战略研究"，根据工作实际，从八个方面对中医药的国别发展进行研究，分别是：所在国基本国情、所在国医疗健康保障体系现状、所在国传统医药的法律与政策环境、中医药服务贸易双边合作现状、中医药在所在国的市场机遇与潜力、中医药在所在国发展的风险提示、案例分析、中医药在所在国发展的结论与建议。

二、中医药科技情报研究

科技情报的产生源于需求，科技情报的发展源于实践。"科技创新，情报先行"，长期以来，科技情报为科学研究、技术创新、产业发展、社会进步、管理决策发挥着重要的支撑作用，充分体现了"耳目、尖兵、参谋"的核心价值。随着知识经济社会的到来，知识更迭速度持续加快，我国高度重视信息化建设，科技情报已成为经济发展中不可缺少的战略性资源。各行业领域对科技情报服务的需求进一步提升，更多学科部门纷纷加入科技情报研究中来。

（一）中医药科技情报研究的内涵

中医药科技情报是指通过公开信息渠道获取的有关中医药领域科学发展、技术创新、最新动态的有用知识。中医药科技情报研究是指在中医药领域，关于科学技术发展、科学技术前沿创新等方面的最新信息、进程、成果进行分析研究的情报活动。它是根据特定需求，在广泛收集中医药科技情报和相关资料的基础上，经过整理鉴别、综合归纳、判断推理等系列加工过程，提出有依据、有分析、有评价、有预测性意见的研究结论的情报调查研究工作。

开展中医药科技情报研究能够帮助把握科学技术自身的发展规律，可以为中医药行业管理部门、科研机构及企业带来更有针对性的对策和建议，对于中医药领域战略规划和科技创新具有重要指导意义。

（二）中医药科技情报研究概况

中医药科技情报研究主要包括确定选题、进行情报数据采集、情报数据的预处理、情报数据分析和挖掘、情报研究结果展示等环节。

中医药科技情报数据的采集是从各个情报来源渠道通过不同技术手段来收集中医药数据并进行汇总。从采集情报的数据渠道来说，可分为自建的各类中医药资源数据库和互联网上国内外各类医学网站。中医药科技情报数据的预处理是通过数据清洗、过滤等相关技术，去除情报信息数据中重复、无用、毁坏的数据，提高情报信息的有效性和可信度。然后对筛选过的情报数据进行加工。在数据加工阶段，需要按照数据标准化规范统一各类多源异构数据。情报数据分析和挖掘是中医药科技情报研究的核心工作，可采用自然语言处理、信息关联、智能分析等大数据及人工智能技术，通过构建知识图谱、建立学习模型、结合数理统计方法、模拟专家思维过程，实现对中医药数据的关联分析和深度挖掘，最终形成高价值的中医药科技情报研究报告。

大数据、人工智能等新一代信息技术推动了中医药科技情报研究的变革与创新，其研究对象在规模和结构上均有很大的改变。从规模上看，过去受到信息记录、存储、分析工具的限制，中医药情报机构只能收集少量样本数据进行技术情报分析，对于海量数据进行准确分析具有很大的难度；如今随着大数据、人工智能等信息技术在中医药科技情报研究中的逐步应用，中医药情报机构分析海量数据的能力得到大幅度提升。从结构上看，传统中医药科技情报研究的数据种类较为单一，以结构化数据为主；大数据环境下，中医药科技情报分析的数据种类繁多，一般由文本、图片、音频及视频等组成，多是自动化或半自动化生成，包含着结构化、半结构化以及非结构化的数据，且半结构化和非结构化数据所占比例越来越大。

（三）中医药科技情报应用案例

中医药科技情报贯穿于中医药事业科技创新全流程，在中医药事业发展的不同时期、不同阶段都发挥着作用。中医药科技情报研究往往作为引领创新方向的重要指向、支撑科技发展的重要基础，为实现科技进步与突破，发挥着重要的协调和推动作用。

1. 案例背景

为了贯彻落实党的二十大精神和《中共中央、国务院关于促进中医药传承创新发展的意见》，定期梳理总结中医药研究成果，动态呈现中医药学术进展，充分发挥学术团体的学术引领作用，中华中医药学会组织开展"中医药十大学术进展"遴选工作。

2. 主要做法

中华中医药学会从 2020 年开始面向全行业开展中医药十大学术进展征集活动，遴选当年取得并公开发布、发表、出版发行或批准的中医药学术进展。遴选工作坚持"四个面向"，破除"四唯"，突出解决临床问题、回答科学问题、引领行业发展，体现探索性与前瞻性、创新性与突破性，聚焦中医药基础研究和应用基础研究领域取得的新规律、新发现、新方法、新产品、新理论。经动态收集、初审、复审、终审等工作程序，确定中医药十大学术进展。

三、中医药竞争情报研究

随着我国改革不断深入和市场经济的高速发展，以及全球经济科技一体化程度的日益加剧，竞争情报研究与服务作为适应市场激烈竞争和开放式创新要求的一项新型科技信息增值服务模式，为我国科学技术研究工作、企业技术创新和政府决策提供了高效优质的决策依据和信息咨询支撑。近年来，它已逐渐成为科技情报服务中的新热点。为此，在 2014 年底国务院颁布实施的《关于加快科技服务业发展的若干意见》中明确将"支持发展竞争情报分析"列为我国今后科技咨询服务的重点领域加以大力扶持。

（一）中医药竞争情报研究的内涵

中国竞争情报研究会对竞争情报（competitive intelligence，CI）定义为关于竞争环境、竞争对手和竞争策略的信息及研究。根据 SCIP（美国竞争情报专业人员协会）的定义，竞争情报是一种过程，在此过程中，人们用合乎职业伦理的方式收集、分析、传播有关经营环境、竞争者和组织本身的准确、相关、具体、及时、前瞻性以及可操作的情报。综合而言，竞争情报是一种动态的具有目的性的情报，是通过对竞争对手的信息研究，使竞争主体能够在市场竞争中立于不败之地的重要手段。

中医药竞争情报研究是指在中医药领域，关于竞争环境、竞争对手和竞争策略的系统化、及时性、可操作的信息及研究，是为了提高竞争力而进行的一切关于中医药的情报活动。它是在激烈的医药市场竞争中产生并发展起来的，是传统信息情报与医药企业发展战略、市场营销策略等相结合的产物。中医药竞争情报的核心是"Intelligence"，是将智能或情报作为一种战略资源的重要体现，其既是一种过程，又是一种产品。过程包括对竞争信息的收集和分析；产品则包括由此形成的情报或谋略。

现今我国中医药行业正处于全球化的市场竞争潮涌之中，竞争情报研究将有助于我国中医药行业准确、及时监测外部竞争环境，辨析自身优劣势，提升行业竞争优势。同时，在行业范围内的竞争情报资源共享，发掘中医药的核心优势，将为中医药发展战略的制定和规划提供科学的支撑。

（二）中医药竞争情报研究概况

中医药竞争情报研究已逐渐成为中医药信息学研究的一项重要内容，其发展与广大中医药从业者日益增长的需求有关，中医药从业者要求掌握具有更强目的性、针对性和实用性的信息，并希望这些信息能为自己的专业领域带来收益，而中医药竞争情报服务正好适应了这种需求，可以说中医药竞争情报研究是中医药学向前发展的必然结果。

中医药竞争情报除了具有竞争情报的知识性、社会性、可传递性、累积性、对抗性、决策性、时效性、隐蔽性等特点外，因其服务于中医药领域，并兼有与中医药发展规律相映衬的特点。中医药竞争情报的采集方法包括网络信息搜集、访谈调查法、四分位法、人际情报网搜集法、反求工程法等；其分析方法有 SWOT 分析、专利分析、社会网络分析、情景分析、PEST 分析、财务报表分析、五力模型分法等；在情报评价方面，主要涉及对信息源的评价和对信息本身的评价，一般采取定性评价和定量评价相结合的评价策略。因竞争情报应用于中医药领域仍属实践阶段，故尚未有中医药竞争情报的专属研究方法。

中医药竞争情报的获取、传递、应用等一系列过程需要竞争情报系统（competitive intelligence system，CIS）的支持。竞争情报系统一般是指以人的智能为主导，信息网络为手段，增强某系统竞争力为目标的人机结合的竞争战略决策和咨询系统。构建中医药竞争情报系统，可以满足中医药行业不同层级情报需求方对情报服务的需求，提升中医药情报服务机构在情报信息获取、分析过滤、知识发现、科学预测及决策咨询服务方面的能力。

（三）中医药竞争情报应用案例

中医药竞争情报可以帮助中医药企业经营者全面掌握医药行业市场环境、生存环境、竞争对手、发展重点等，使中医药企业扬长避短快速发展，在竞争中取得优势，因此，国内已有越来越多的中药企业主动实施竞争情报战略。

1. 案例背景

在全球经济快速发展的大环境下，随着我国经济持续稳定增长，国家财政卫生支出逐渐增加，医疗体系不断健全，医疗保障制度也不断完善。虽然这些客观环境为医药企业带来了新的发展空间，但是在化学药、生物制药盛行的现代医药行业中，国内老牌医药企业由于管理机制老化、创新性不高等问题，在现代医药行业中逐渐丧失竞争优势。医药企业若要在激烈的市场竞争中获得竞争优势，必须建立适合自身发展的竞争战略。

2. 主要做法

通过研究国内某老牌中医药企业的发展现状，运用 PEST 分析方法、"五力"模型研究该企业的外部竞争环境和主要竞争对手，将该企业与行业层和产品层的主要竞争对手进行对比分析，并借助 SWOT 分析法总结出该企业自身的优势和劣势以及面临的机会和威胁，从而制定有效的竞争战略，并提出战略顺利实施的保障措施。

第二节　中医药科技查新

中医药科技查新是中医药科学研究与科技管理的重要组成部分，通过对某一科技项目或成果等的新颖性、创新性、先进性进行评价，提供定向专题情报服务，中医药科技查新在提高中医药科技管理与决策支持的科学化、规范化水平，减少科研项目低水平重复和科技成果评审失准，增强科技投资效益等方面发挥着重要作用。

一、科技查新概述

（一）科技查新的内涵

科技查新以信息资源为基础，以信息检索为基本手段，以相关文献内容的综合分析及对比分析等为主要方法，以项目或成果内容的新颖性判断为核心任务。中医药科技查新是以反映中医药领域主题内容的查新点为依据，以计算机检索为主要手段，以获取密切相关文献为检索目标，运用综合分析和对比方法，对查新项目的新颖性做出文献评价的情报咨询服务。

从科技查新的内涵来看，科技查新是科技创新的基础，是科技管理与决策的重要依据之一，无论是原始创新、集成创新还是引进吸收消化再创新，都需要科技查新为其提供系统、科学、客观、准确的情报信息服务。

（二）科技查新的目的

科技查新的目的主要包括立项查新、成果查新、产品查新、标准查新、专利查新、硕博论文查新，以及除上述目的之外的其他用途。其中，立项查新主要面向拟开展或正在进行的项目，可以是项目开展，计划申报、阶段性检查、评估等；成果查新主要面向已完成的项目，可以是成果鉴定、验收、申报奖励等。

查新目的虽然涉及多种用途，但从时间节点划分，主要分为两大类型：一类是项目开始之前进行的查新，如申报计划、开题等；二是项目完成之后进行的查新，如成果鉴定、评估、申报奖励、申请专利等。

（三）科技查新与专家评审、文献检索、论文查重的区别

科技查新与专家评审相辅相成。专家评审侧重于对课题或成果的先进性、科学性和实用性做出评价，其中着重于科学性和实用性审查，但具有一定程度的个人主观因素。查新是基于检索出来的公开文献客观评价课题或成果的新颖性，供专家评议和科管部门审定时参考。

科技查新与文献检索、论文查重也有着本质的区别。文献检索是根据用户检索需求，迅速准确找出相关文献信息的过程，针对具体课题的需要，仅提供文献检索结果题录或文献全文，对课题不进行分析和评价。论文查重是指学术不端检测，是把写好的论文通过论文检测系统资源库的文字比对，得出与各大论文库的相似比，简而言之就是检测抄袭率、论文的原创度。科技查新是文献检索和情报调研相结合的情报研究工作，它以公开文献为基础，以文献检索和情报调研为手段，以检出结果为依据，通过综合分析，对科技项目的新颖性进行查证，写出有根据、有分析、有对比、有结论的科技查新报告。

二、中医药科技查新的发展历程

1. 科技查新的历史沿革

科技查新，来源于专利审查，其本意是新颖性检索（novelty search），最早见于 1978 年 6 月公布的《专利合作条例》。1985 年，在全国医药卫生科技会议上，首次提出对科技成果进行"查新"的要求，并开始在部分行业和地区试行查新制度。

20 世纪 80 年代后期，随着各行各业对科学研究、技术开发工作投入的增加，为了提高科研立项和成果鉴定与奖励的严肃性、公开性、准确性和权威性，国家以法律、法规的形式提出了查新（检索）的要求。

同时，科技查新工作需由具有科技查新资质的查新机构承担完成。1988 年我国确定了第一批国家发明奖国防专用项目的查新单位（试行），1990 年科技部确定了第一批科技查新机构，1992 年教

育部确定了第一批高等学校查新工作站。科技查新机构的诞生，标志着我国科技查新工作正式起步。

2. 中医药科技查新的起步与中国中医药文献检索中心建设

中医药科技查新开始于 20 世纪 90 年代初，其标志是 1992 年国家中医药管理局中国中医药文献检索中心（简称"检索中心"）的成立。1995 年、1999 年、2001 年分三批在全国范围内认定了 20 个分中心，分中心主要承担各省市自治区的中医药科技查新检索任务。

3. 中医药科技查新规范化发展

为保证查新工作的规范化管理，加强查新报告质量，自 1993 年起科技部、教育部相继出台了科技查新工作管理办法及查新报告撰写规范，2015 年国家标准 GB/T32003-2015《科技查新技术规范》正式发布，这标志着我国科技查新工作逐步走上规范化轨道。

由于中医药学科专业的特殊性，中国中医科学院中医药信息研究所牵头组织 20 家单位制定了团体标准 T/CACM 1440-2023《中医药科技查新技术规范》，2023 年 1 月由中华中医药学会正式发布。该标准界定了中医药科技查新的基本术语，规定了中医药科技查新的原则、资质、工作流程和质量控制要求，给出了中医药科技查新报告的基本内容、要求以及撰写方法与格式。

三、中医药科技查新的业务流程

（一）工作流程

根据《中医药科技查新技术规范》，中医药科技查新工作流程包括查新委托、查新受理、文献检索、撰写查新报告、审核、出具查新报告、复审、文件归档共 8 个环节（图 12-1）。其中，查新委托，尤其是委托书的填写，以及文献检索，查新报告的撰写、审核是关系查新工作质量的关键环节。

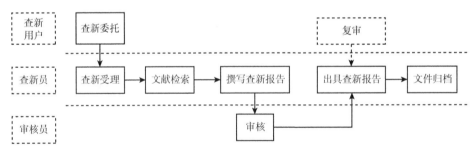

图 12-1　中医药科技查新工作流程

1）查新委托：查新委托人提交查新委托书，并提交相关材料。

2）查新受理：查新人审查资料，判断查新项目是否属于本机构承担的查新事务的受理范围，决定是否受理。

3）文献检索：查新员接受委托后，分析项目内容，拟定检索策略，实施检索并调整检索式，输出并保存检索结果。

4）撰写查新报告：综合分析筛选出来的相关文献，并与查新点进行对比，提出相关文献与查新点的异同，最后做出查新点新颖性的判断。

5）审核：审核查新报告程序总体上的完整性，查新文献源的适用性，检索策略的合理性和准确性，相关文献的可比性和充实程度，以保证查新结论的客观性、公正性和准确性。

6）出具查新报告：打印查新报告，查新员及审核员签字，加盖查新机构公章。

7）复审：当事人如对查新结论有不同意见，可在接到查新报告一周内，将有关意见及旁证材料提交查新机构进行复审。

8）文件归档：对查新委托书、查新报告、附件等查新资料进行归档管理。

（二）查新委托及委托书的填写

查新委托书是委托查新项目的要点说明书，主要内容包括查新项目名称、查新目的和查新范围、查新项目的科学技术要点、查新点等。查新委托书也是查新员进行查新检索的依据，因此填写时应准确、全面地描述。

1）查新项目名称：应与立项、成果等报送材料名称一致。

2）查新目的和查新范围：查新目的即查新报告的具体用途，如用于立项、成果、产品、标准、专利、硕博论文等相关事务。查新范围一般分为国内查新、国外查新和国内外查新。

3）查新项目的科学技术要点：重点表述项目研究的主要内容、要解决的技术问题、解决其技术问题拟/已采用的技术方案或方法、主要技术特征、所达到的技术效果及应用情况等。科学技术要点须包含查新点，不同用途的查新侧重点应有所不同：①立项查新，重在突出拟研究的主要科学技术内容，要解决哪些问题，达到什么具体目标（指标）和水平；②成果奖励，是否首次或最早开展某一领域主题的研究；或研究结果与同类研究相比项目达到较高的水平，产生了经济效益、社会效益以及具有推广应用前景；③项目鉴定，侧重与现有同类研究、技术、工艺相比所具有的新颖性所在、主要创新点是什么，体现项目科学技术水平的数据和量化指标等；④产品、技术开发类，简述其用途、功能，介绍能反映技术水平的主要工艺、成分、性能指标等数据，与国内外同类产品的参数对比，项目已达到的规模（小试、中试、工业化生产）及效益。

4）查新点：查新点是科学技术要点中要求查证其新颖性的部分，即体现查新项目新颖性和技术进步的技术特征点。查新点是查新员选择检索词、制定检索策略的直接依据，因此查新点提炼的准确与否，关系到查新结论的质量。查新点应从"科学技术要点"中提取，表述要客观、科学、条理清楚，文字应简明、透彻，勿使用自造词。不应将领域的一般技术特征作为查新点。每个查新点应清楚、准确，突出一个技术主题或技术特征。如有多个查新点需要查证时，应逐条分别列出。此外，查新点必须能查证，目的、作用、意义之类的表述，或者宽泛的、笼统的语句不能作为查新点。

5）相关材料的提供：如成果查新，应采用参考文献格式提供项目组成员已发表的国内外文献、专利等。

（三）文献检索

1）检索的目的：为获取与查新项目的查新点密切相关的对比文献。检索流程包括提炼主题、确定检索范围、选择合适的检索工具、确定检索词、制定检索式、评价检索结果并调整检索策略、保存相关文献、筛选对比文献等。

2）提炼主题：查新员要认真阅读查新项目科学技术特点，仔细分析查新点，提炼出充分反映查新项目的主题内容与查新点的检索概念。必要时借助最新综述文献了解项目内容。

3）确定检索范围，选择检索工具：针对查新项目的技术主题、查新范围和查新目的，确定文献检索的专业范围、地域范围、时间范围、语种以及文献类型等，选择合适的检索工具。

4）确定检索词：参考查新委托人提供的检索词，结合数据库的特点，将检索概念转化为数据库可识别的具体检索词。检索词应尽量选择行业内惯用的专业术语、专指词或特定概念词；尽量选择数据库中的规范词；应广泛列举同义词、近义词、替代词、缩写词、相关词、上位词、下位词，并注意英美单词的不同拼写方式等；中文检索词应注意切词；外文检索词应注意截词等。疾病类，需要列出中西病名的全称、简称、别称，如胸痹、冠心病；中风、脑卒中、脑血管意外。中医证候类，注意不同表达方式，如心肝火旺、心火上炎、心阳亢盛、心火扰神、心火亢盛。中药及其成分类，涉及别名、字词混用，如金银花、忍冬；厚朴、川朴；三萜皂甙、三萜皂苷；雷公藤多甙、雷公藤多苷等。诊断类：色诊的相关词汇，如色诊、望诊、面诊、舌诊、舌象、面色。其他同一概念的不同表达，如去卵巢、去势；肠道微生物、肠道菌群。

5）制定检索式：根据查新点的内容从不同角度构建多个检索式，通常由严格到宽松，经反复试检、字词拆分更替、组配、字段调整确定最终检索式。检索策略应填写实际检索采用的检索词和检索式。检索式不应拼接编造，应可重复检索验证。检索式可针对每个查新点分别列出，也可根据情况针对几个查新点或全部查新点一并列出。

6）评价检索结果，调整检索策略：通过查看文献检索结果数量的多少或相关程度的高低，评价检索策略的有效性。当检索结果太多且相关度不高时，需缩小检索范围；当检索结果太少时，需扩大检索范围；当检索结果为零时，须扩大检索范围或改变检索式，直至获得检索结果。

7）保存相关文献：保存相关文献的题录或摘要信息，数据输出格式应全面、规范。

8）筛选对比文献：应从以下几个角度筛选对比文献：单篇能否定查新项目新颖性的文献；单篇不能否定新颖性，但是相同主题特征数目最多的文献；容易与其他文献结合覆盖查新点的文献。经筛选，选用的对比文献可以是一篇，也可以是数篇；所引用的内容可以是每篇对比文献的全部内容，也可以是其中的部分内容。如果查到密切相关文献，可不选用一般相关文献；如果未查到密切相关文献，可在一般相关文献中，从不同侧面选取具有代表性的文献 1~3 篇，筛选结果应避免零相关文献。

（四）中医药科技查新报告的撰写

1. 查新报告的内容

中医药科技查新报告基本内容包括首页（封面）和正文。首页内容有报告编号、项目名称、委托单位、委托人、联系电话、通信地址、委托日期、查新机构、完成日期等。正文包括查新项目名称、查新受理机构的详细信息、查新目的及查新范围、查新项目的科学技术要点、查新点、文献检索范围及检索策略（检索词、检索式）、检索结果、查新结论、查新员与审核员签名、查新员与审核员声明、附件清单、备注等。

2. 查新结论的撰写

查新结论是查新报告的核心部分，往往被单独引证，因此体例上可写成相对独立的短文，其主要核心要素应包括以下内容：

1）项目查新点归纳：根据查新委托人所提供的查新点，必要时从科学技术要点补充，提取整理形成查新点集合，作为查新项目对比内容。

2）概括检索结果及文献分述：经检索国内外相关数据库，查到的与查新项目相同或类似的文献总体情况。

3）相关文献对比分析：是查新结论中最重要的部分，依据科技查新新颖性判断原则，将查新项目的各个查新点分别与查到的相关文献相比较，揭示出两者的相同点与不同点，以此作为判断查新项目是否具有新颖性的依据。根据查新点内容，相关文献可以从研究内容、研究对象、研究方法、研究结果（效果）、研究角度（技术指标）、文献公开发表时间、研究地域空间（如国内与国外）等维度进行对比分析。

4）结论：查新结论中的所有表述均应以相关文献内容为依据，不得有主观性描述、水平性评价和赞誉之词以及广告性等用语，重在体现客观性。在对查新点逐条对比分析的基础上可以给出客观、公正、总结性的结语。具体撰写时，还应注意：①对具有新颖性的查新点，应说明其与对比文献的区别；对不具有新颖性的查新点，应说明其与对比文献相似或相同的理由。②密切相关文献原则上都要作为对比文献，特别是对于影响到查新项目新颖性或直接否定查新点的密切相关文献必须选用，切忌倾向性删减，不能偏袒或者迁就查新委托人。

查新结论的撰写一般没有固定的模式，因题而异。对于不同查新用途及不同情况的对比文献，查新结论的撰写方式及撰写风格不一定完全相同。对于多个查新点，应针对每一个查新点分别论述、分别对比分析，最后得出具有新颖性的结论。不得将多个查新点不加拆分地笼统进行对比。

3. 新颖性判断原则

查新的目的是确定查新项目是否具有新颖性，判断原则主要包括以下内容：

1）单独对比原则：在判断查新项目新颖性时，应将查新项目的各查新点分别与每一篇对比文献中公开的相关内容单独进行比较，不应将其与几篇对比文献公开的相关内容的组合，或者与一篇对比文献中的多项技术方案组合进行比较，也不应要求一篇文献覆盖所有的查新点才能比较。

2）相同排斥原则：如果查新项目的科学技术领域、研究目的、技术方案、技术指标和技术效果等方面均与已公开报道的某一对比文献实质上相同，则该项目缺乏新颖性。

3）具体（下位）概念否定一般（上位）概念原则：在同一科学技术主题中，当查新项目和对比文献分别采用一般（上位）概念和具体（下位）概念限定同类技术特征时，具体（下位）概念的公开可使一般（上位）概念的查新项目丧失新颖性。反之，一般（上位）概念的公开并不影响采用具体（下位）概念限定的查新项目的新颖性。

4）突破传统原则：传统上对某个技术问题普遍存在的认识引导人们舍弃某种技术手段，如果查新项目恰恰突破传统，采用了这种被舍弃的技术手段解决了技术问题，则查新项目具有新颖性。

5）文献公开时间为先原则：委托项目组成员发表的与查新项目相关的文献与检索出的非项目组发表的相关文献在公开时间上进行对比，如果两者的实质内容相同，则公开时间早的文献否定公开时间晚的文献。

科技查新是以公开文献为依据，不包括"使用公开"和"以其他方式公开"。对于成果查新，查新委托人（或项目组）发表的相关文献不影响其新颖性。对于国内科技查新而言，国外公开发表的文献，不影响其国内新颖性。

（五）查新报告的审核

审核内容主要应着眼于查新报告程序总体上的完整性，查新文献源的适用性，检索策略的合理性和准确性，相关文献的可比性和充实程度，以保证查新结论的客观性、科学性、公正性和准确性。审核要点包括文体、格式、国际单位、错别字等形式规范；对查新项目涉及专业的理解程度；所使用数据库是否有遗漏，检索词、检索策略是否合理和准确；筛选文献是否具有可比性及充实程度；对比分析是否有针对性；新颖性结论是否正确。

第三节 中医药学术评价

学术评价是情报学的重要研究方向，学术评价通过其所具有的判断、导向、选择与预测功能，在决策参考和智库职能中发挥着重要的作用。

在中医药事业高质量发展的新阶段，建立与之相适应的中医药学术评价机制，对广泛开展的中医药学术与科技活动及其产生的大量信息进行过滤和评价，并综合分析判断中医药事业的发展水平及其潜力，是中医药学术共同体运行的内在机制，也是促进中医药传承创新发展的重要保障和手段。

一、中医药学术评价概述

中医药学术评价（academic evaluation of traditional Chinese medicine）有着自身的学科特殊性，同时总体上符合并遵循学术评价的一般性规律、原则与理论指导。

（一）中医药学术评价的定义

1. 中医药学术评价的定义

学术评价（academic evaluation）作为一种认知活动，是评价主体对评价客体价值的判断，它以主体对客体的认识为基础，揭示客体的价值和意义。评价并不创造价值，它只是揭示客体的价值。中医药学术评价，是中医药范畴内的评价，是基于中医药学科的属性和特点，针对中医药学术发展的目标与要求，对中医药学术活动及其产出和影响的效果、价值进行判断的认识活动，评价的对象可以是中医药研究计划、项目、机构、人员、成果，以及期刊、论文等与中医药学术活动有关的环节和要素。开展中医药学术评价，应以中医药传承创新的质量、贡献和绩效为导向。

2. 中医药学术评价的分类

根据学术评价的一般性质和特点划分，从不同维度出发，中医药学术评价可有不同的分类：根据评价方法，可分为同行评议也就是定性评价，以及客观定量评价。这是常见的分类方式，在实践中，通常主张定性与定量相结合采用；根据评价主体与评价对象的关系，可分为内部评价和外部评价，其中外部评价又有行政监管评价、学术同行评价等不同情况，以及独立于被评估对象及与其有行政隶属关系和经济利益关系之外的第三方评价；根据时间特点，可分为事前预测性评价，事中过程性评价，以及事后追溯性评价或总结性评价，事后评价又可分为事后即时评价、延迟评价、跟踪评价等；根据评价结果表现形式，可分为资质评价、等级评价、排行评价三种类别；根据评价对象层次的不同，又可分为面向国家地区的宏观层面评价，面向学科、机构、区域、项目等的中观层面评价，以及针对个人的微观层面评价。这些不同维度的分类，有助于系统地认识学术评价的本质。

（二）中医药学术评价的功能与作用

学术评价是学术研究、学术活动的"风向标""指挥棒"，在促进学术发展中发挥着重要的功能和作用。

1. 中医药学术评价的功能

中医药学术评价作为一种认知活动，具有判断、导向、选择、预测四大功能。其中，判断功能由学术评价价值判断的本质属性所驱动，主要包括两种类型：是否具有价值的判断，以及价值大小和满足程度的判断；导向功能是最基本、也最重要的功能之一。通过评价鼓励高质量成果、鼓励能力建设，以及成果的应用与转化，形成对中医药学术发展的正性引导；选择功能主要表现为根据评价目的，对评价对象所具有的价值进行比较、排序或遴选；预测功能，即通过学术评价获得对未来中医药学术发展的潜力与优势、战略目标与前沿等的认识。

2. 中医药学术评价的作用

学术评价的功能决定了中医药学术评价具有以下的作用，即对中医药学术发展的决策支撑作用；对提升学术研究、科技管理效率和水平的保障作用；对建设良好的学术环境的促进作用；对防止和惩治学术不良行为的监督作用；以及对中医药行业学术质量提升、学术发展的推动作用。

（三）国内外学术评价开展现状与趋势

1. 国内外学术评价现状

欧美等发达国家的学术、科技评价活动在系统性、制度性设计方面已经较为完善，在评价程序和评价方式方面，已经达到用法律形式固化其在决策过程中的地位和作用的程度。具有代表性的国际学术评价系统有英国卓越研究框架（REF）、QS 世界大学学科排名、泰晤士高等教育世界大学排名（THE）、美国 U.S.News 世界大学排名，以及德国马普学会、日本理化学研究所等国际著名研究机构所建立的相关评价机制。以上评价体系既有共性，又具差异，其中共性主要包括以下方面：

1）多维度评价，注重机构的成果质量、影响力以及声誉等指标，其中，科技成果是关注最多的指标，学术声誉是权重最大的指标。

2）对于提交的科技成果数量和时效性进行限制，而非对全部的成果进行评价。

3）分类评价，对于学科的分类更加科学。

4）主张第三方独立机构进行学术评价。

5）同行评议占主导地位，计量评价为辅助。专家团队由多学科人员组建，外聘专家占到一定比例。

我国的学术评价大体经历了行政评价、同行评价为主和量化评价为主三个阶段。1995年确定实施科教兴国战略以来，国家先后颁布了《关于改进科学技术评价工作的决定》《关于进一步改进高等学校哲学社会科学研究评价的意见》《关于深化职称制度改革的意见》《关于深化项目评审、人才评价、机构评估改革的意见》《关于开展清理"唯论文、唯帽子、唯职称、唯学历、唯奖项"专项行动的通知》《国务院办公厅关于完善科技成果评价机制的指导意见》等系列政策文件以规范和引导评价工作。学术评价呈现出从单一标准、数量为先转向多元化、分类评价、质量为先，以及规范有序的演化过程。

2. 学术评价的发展趋势

学术评价的本质特点要求学术评价必须与时俱进，与学术发展的需求和目标相适应相一致。当前学术评价呈现出如下走向：第一，从评价机制来看：①更加注重以质量、贡献为核心的评价导向；②坚持分类、分层评价；③鼓励评价主体的多元化，促进第三方评价科学发展。第二，从方法技术来看：①在更高层次上回归同行评议，同时重视发挥数据的客观支撑作用；②借助人工智能、大数据等新技术及其研究成果，探索和丰富学术评价的方法、手段和工具。第三，从基础保障来看：①建立打破机构、系统、学科等界限的专家团队；②加快行业数据库建设，进一步拓展评价基础数据的类型和范围。第四，从功能作用来看，通过学术评价对研究的成果和进展进行深度分析，根据科学发展规律，展望和预测未来的学科发展趋势。

二、中医药学术评价体系

中医药学术评价体系（academic evaluation system of traditional Chinese medicine）是指由中医药学术评价的目标、原则、内容、方法、技术等要素构成的系统。评价体系的有效性取决于评价体系各组成要素的有效性。

（一）评价的基本原则

学术评价的基本原则是学术评价的前提和指导思想，确定学术评价的基本原则对于把握评价方向、选取评价方法、优化评价流程、促进评价结果的公平公正具有重要意义。

1. 学术评价的基本原则

包括评价目的明确原则：即学术评价要服务于评价目的，围绕评价目的建立评价机制，制定评价方案；分类评价原则，即同类可比。评价对象、内容的不同，由此所形成的学术评价目的、标准、范围、方式方法和侧重点也各不相同，需要按学术活动的性质和科研成果产出的特征建立分类评价标准，视不同的研究类型或学科特点确定不同价值维度。进行分类评价，首先要保证评价对象分类的科学性，其次要考虑分类的合理性和可行性；多元标准原则，即学术评价须考虑多种因素和角度，如成果的质量、数量、影响力、创新性等多个方面，以达到全面评价；客观性原则：即学术评价必须基于客观事实、证据，而不应受到主观臆断或个人偏好，以及外界其他因素的影响；可行性原则，即整个评价活动要建立在一定时限内且评价信息可获取的基础上，同时须考虑数据获取成本、获取时间等。对于管理而言，没有最好的评价，只有可接受的评价；公平公正原则，评价公开透明是保证评价公平的重要前提。公开透明原则意味着评价数据、评价指标、评价方法、评价结果四公开。

2. 中医药学术评价的根本原则

除了遵循评价的基本原则，中医药学术评价要满足中医药学发展的自身需求外，还要具备专业性原则和多元包容性原则。专业性原则主要包含两个层次，一是在战略定位上，始终面向，发展中医中药为人民健康服务这一需求，尊重中医药学的发展实际；二是在技术方法上，注重选取和采用能够反映中医药特色的相关指标建立指标体系，重视根据中医药学科特点以及成果特点制定符合实际的数据处理标准以及工作流程与机制。多元包容性原则，主要是指中医药的高质量发展需要遵循中医药发展规律，传承精华，守正创新，处理好传承与创新的辩证关系，此外，中医药学术评价体系在强调特色的同时，不能排除其他评价体系，应在国际视角下承认和坚持多元化，不断完善学术评价知识体系。

（二）评价的要素

中医药学术评价主要涉及 5 个基本问题：谁来评、评什么、为什么评价，怎么评和评得如何，即分别对应评价的 5 个要素：中医药学术评价的主体、客体、目标、参照系和反馈系统。其中，中医药学术评价主体，主要指开展和实施中医药学术评价的受委托者。评价主体可以是专业的评价机构、独立科研机构、评价专家委员会或评价专家组等。而作为提出评价需求的委托者，则一般不应作为评价主体；评价客体，主要指中医药学术评价的对象，可以是科学研究计划、项目、机构、人员，以及政策、体制、发展领域等；评价目标，指评价活动所面向的目的是开展学术评价活动的出发点、理由和依据。评价目标不同，评价的内容、范围、方法，以及结果均有所不同；参照系，包括了实施学术评价的标准、内容、指标、方法和程序。是学术评价过程最为重要的一环，也是进行评价的直接依据。参照系不仅决定评什么，不评什么，而且决定提倡什么，反对什么。根据不同的评价对象和目的选取合适的指标体系、评价方法，是反映学术评价公正性、可靠性和水平的重要标志；反馈系统包括评价信息反馈系统和评价结论反馈，评价信息反馈，针对在评价过程中，修正与完善参照系中的评价内容、方法等，评价结论反馈，在一定程度上为下一轮科技评价提供了价值尺度。

（三）评价的流程与要求

学术评价的流程是评价基本要素运行的综合过程，是具有相对固定的规范性程序的过程。不同评价目的、对象和范围的学术评价在程序与要求上具有共性，具体包括：首先，学术评价的组织者，根据评价目的和要求，确定评价主体。学术评价工作一般应由组织者委托专业评价机构、评价专家委员会或评价专家组作为受托方，也就是评价主体进行。其次，组织者对评价工作提出明确的规范性要求，并与评价主体签订书面合同或任务书。合同的主要条款应当包括：评价对象与内容、评价目标、评价方法、标准与具体程序、评价报告的要求等内容。再次，评价主体根据评价对象、内容及评价目标的不同特点，确定评价标准，遴选符合要求的评价专家进行评价活动。其中，评价标准包括评价的组织形式、评价方法的选取、评价指标体系的构建等。在此基础上，评价主体采取实地考察、专家咨询、信息查询、社会调查等方式，收集评价所需的信息资料，在定性与定量分析的基础上，进行分析研究和综合评价，形成评价报告并提交。评价报告涵盖：评价目的、对象及内容；评价原则、方法及标准；评价程序；评价结果；合同约定或其他需要说明的问题等内容。评价过程中收集的与评价有关的信息资料以及其他需要附录的信息资料可以作为附件。最后，任何学术评价程序，都应该在学术评价活动开始之前制定，并向所有可能参与学术评价的主体公布，同时，在学术评价过程中严格按照制度和程序进行。

三、中医药学术评价应用案例

学术评价事关中医药学术发展的方向，近年来，面向中医药传承创新，以突出质量为要求，中医药领域在学术论文与代表作遴选、人才评价、科技成果评价，以及中医院高质量发展、学科发展评估等方面进行了一系列的有益的探索和实践。

1. 案例背景

三级中医医院集医疗、科研、教学、保健为一体，同时，三级中医医院也是开展中医药学术研究的主体，发挥着在科技创新中的引领作用和对区域、基层的辐射作用。学科作为医院履行医疗、科研、教学使命的基本单元，不断提升的学科能力建设是提高医院中医药重大疑难疾病临床服务能力的重要途径，其建设水平也成为衡量医院综合实力的重要标志。中医医院学科（专科）学术影响力评价工作，正是面向在中医药学科发展与中医医院建设过程中，对于学术评价引导和支撑作用的需求，启动并开展。

2. 主要做法

中医医院学科（专科）学术影响力评价工作以客观了解各医疗机构中医药相关学科（专科）学术发展现状，引导学术发展与学科进步，助推中医药卫生事业快速发展为主要目标。通过广泛调研、文献研究，以及问卷分析、专家咨询，形成评价指标体系。主要包括学术平台、专家团队、学术论文、科研项目、科技奖励、成果产出 6 个一级指标及下位 22 个二级指标。学术平台维度主要考量内容包括国家中医药重点学科、重点专科等；专家团队维度主要考量内容包括国医大师、全国名中医、岐黄学者等；学术论文维度主要考量内容包括中英文论文总量，以及高质量论文数；科研项目主要考量国家级基金项目；科技奖励维度主要考量国家级、省部级，以及一级学会奖励；成果产出维度除了考量产出数量，还包括成果转化发明专利转化数等。指标体系与现代科技评价体系和制度相衔接，同时凸显中医药特色。其中，中医药特色具体体现在两个层面，一是中医药领域专有指标，如国医大师、国家名中医等，一是根据中医药学科特色，以及数据特点，所进行的共性指标针对性处理，如中英文论文统计范围，高影响力论文被引频次与影响因子的阈值设置等。

3. 应用结果与成效

基于以上评价体系，选取全国 610 家公立三级中医医院，针对主要中医二级临床学科和部分三级学科共 20 余个，进行学科（专科）学术影响力的评价与排名，评价结果于 2021 年、2022 年通过权威媒体进行连续发布，引起行业内广泛关注，对于促进学术发展，以及引导群众就医参考发挥了切实效果。

第四节　中医药知识产权与传统知识保护

中医药知识产权是知识产权的重要组成部分，包括利用现行知识产权制度可获得的权利和无法直接利用现行知识产权制度实现保护的中医药传统知识权利，如专利权、商标权、著作权、植物新品种等。同时，中医药知识产权也是中医药情报学的研究对象之一。中医药知识产权与传统知识保护通过从立法、制度和技术等方面衡量知识产权的价值，寻求知识产权的合理利用以及解决相关问题的途径，为促进中医药传承创新，加速成果转化提供情报决策支持。

一、中医药知识产权概述

（一）中医药知识产权的范围

凡是与中医药有关的知识产权都应当是中医药知识产权所研究的范围，因此，中医药知识产权所涉及的范围应当包括专利权、商标权、著作权、植物新品种、商业秘密、地理标志权与道地药材、厂商名称权制度与中医药老字号以及传统知识。

1. 专利权

专利权，是指专利权人依法对其发明创造（发明、实用新型和外观设计）在法定期间内享有的独占、专有权利。

1）发明专利：发明，是指对产品、方法或者其改进所提出的新的技术方案。例如，一种治疗新型冠状病毒感染的肺炎的中药复方及其应用，属于产品发明专利。再者如一种同时制备高纯度总黄酮醇苷和银杏内酯的方法，属于方法发明专利。

2）实用新型专利：实用新型，是指对产品的形状、构造或者其结合所提出的适于实用的新的技术方案。实用新型专利只保护产品，不保护方法。如中成药的形状、构造或者将其结合的技术方案等。

3）外观设计专利：外观设计，是指对产品的整体或者局部的形状、图案或者其结合以及色彩与形状、图案的结合所作出的富有美感并适于工业应用的新设计。

2. 商标权

商标权，是指商标经依法核准注册后，商标注册人对其注册商标所享有的依法支配并禁止他人侵害的权利，包括排他使用权、收益权、处分权、续展权和禁止他人侵害的权利等。我国有很多驰名中外的中医药商标，如同仁堂、仲景、华佗、片仔癀等，注重商标权的保护，有利于维护国家荣誉及商标权人的利益。

3. 著作权

著作权是指自然人、法人或者其他组织对文学、艺术和科学作品享有的财产权利和精神权利的总称。作者的署名权、修改权、保护作品完整权的保护期不受限制。由于著作权保护年限最长至作者死后五十年，我国很多中医药资源得不到《著作权法》的保护，比如，现存的孤本《本草纲目》，早就超出了保护年限。

4. 植物新品种

根据《中华人民共和国植物新品种保护条例》，植物新品种是指经过人工培育的或者对发现的野生植物加以开发，具备新颖性、特异性、一致性和稳定性并有适当命名的植物品种。

5. 商业秘密

商业秘密是指不为公众所知悉、具有商业价值并经权利人采取相应保密措施的技术信息和经营信息。我国中医药产业应当注重商业秘密保护，流传已久的经验方经过加工以后均应该申请商业秘密保护，以免被不法分子利用。

6. 地理标志权与道地药材

地理标志权是指为国内法或国际条约所确认的或规定的由地理标志保护的相关权利。道地药材是指在一特定自然条件和生态环境的区域内所产的药材，年代悠久，并且生产较为集中，具有一定的栽培技术和采收加工方法，质优效佳，为中医临床所公认。

7. 厂商名称权制度与中医药老字号

厂商名称权是指企业对自己使用或注册的营业区别标志依法享有的专用权。1980年《保护工业产权巴黎公约》的修订版本将厂商名称纳入工业产权的保护范围。中医药老字号与厂商名称权比较匹配。

8. 传统知识

中医药传统知识是传统知识的下位概念，具有主体多样性、传承性、地域性、人身依附性、传统性的基本特征。包含静态类中医药传统知识与活态类中医药传统知识。其中，静态知识是指传统医药文献、器械等一定形式固化的知识集合；活态知识是指中医理论、秘方、诊疗技术、炮制技术、养生保健技术等具有潜在改进空间的知识集合。

（二）中医药知识产权的作用

通过中医药知识产权保护制度研究、中医药专利研究、中医药传统知识保护研究等工作，有助于挖掘中医药知识产权的情报价值并使其得以合理利用，在中医药高质量发展的进程中，发挥科技决策支撑作用，具体体现在：

1. 保护中医药原创思维和原创成果

中医药知识产权是中医药创新发展的重要保障，通过保护中医药原创思维和原创成果，可以激发中医药的创新活力，促进中医药的发展和进步。

2. 促进中医药传承和创新

中医药知识产权是维护中医药人合法权益的重要途径，通过保护中医药知识产权，可以促进中医药传承和创新，推动中医药的发展和提高。

3. 推动中医药产业化和现代化

中医药知识产权是中医药市场竞争的重要手段，通过保护中医药知识产权，可以推动中医药产业化和现代化，提高中医药的国际竞争力。

4. 促进中医药国际交流与合作

中医药知识产权是中医药国际交流与合作的重要桥梁，通过保护中医药知识产权，可以促进中医药国际交流与合作，推动中医药走向世界。

二、中医药知识产权保护

我国在中医药知识产权方面的保护措施主要集中于专利保护、商业秘密、商标保护（地理标志保护）以及行政保护等，这些知识产权制度对中医药领域的相关知识保护发挥了一定积极作用，但中医药具有的传承性、经验性、群体性等特性使得其在保护过程中依然存在一些问题。

（一）中医药知识产权保护现状

1. 现行知识产权制度与传统中医药内容有所适应，但仍不够完善，难以契合

专利法主要保护中医药配方和配方制剂，对于复方制剂、配方的用途以及加减等未能得到有效保护；在寻求通过商业秘密保护时，中医药保护主要涉及平等主体间的个人利益保护，属于国家秘密保护的中医药又存在公权（国家秘密）侵占私权（商业秘密）之嫌疑；《商标法》规定了仅有本商品通用名称的不得作为商标注册，中药的通用名称与商标名称混淆，或是企业的同一商标适用于多产品的现象普遍存在，因此当该中医药名称被确认为通用名称，所申请的商标权也随之丧失；我国传统中医药领域的著作权保护主要针对传统中医药作品的表述形式并非内容本身，这使得对传统中医药著作权保护产生了局限性。

2. 国内植物药专利申请数量具有绝对优势，但提交 PCT 申请的比率较低

截至 2022 年 12 月 31 日，全球植物药专利申请量和授权量分别为 471 142 项和 155 522 项，其中我国植物药专利申请量和授权量分别为 295 114 项和 69 859 项，占比分别为 62.64% 和 44.92%。全球植物药 PCT 专利 16 343 项，其中我国 PCT 专利 2017 项，占比仅 12.34%。国外主要的创新申请主体包括美、日、韩、法等国。从中医药知识产权的保护途径的选择来看，中国申请数量多，PCT 比例低，专利申请策略单一；国外申请数量少，PCT 比例高，更加关注多国布局。

3. 我国中医药处方知识产权保护虽已取得一定成效，但保护措施尚未完善

中医药处方是历代中医药工作者智慧和经验的结晶。随着近年来在世界各地重大传染病防治过程中，中医药疗效的优势日益凸显，国家也采取有效措施加强对中医药处方知识产权的保护，制定实施了《中华人民共和国中医药法》《中药品种保护条例》等法律法规，为中医药处方知识产权保护提供了法律保障。但中医药处方知识产权保护仍存在问题和不足，主要体现在专门性的中医药保护相关法律实施滞后；知识产权相关法律对中医药处方的保护尚不完备以及中医药处方商业秘密保护难度大等方面。

（二）中医药知识产权保护案例分析

1. 案例简介

原告罗某于 2014 年 2 月 11 日提交了"用于治疗肿瘤的药磁贴"的发明专利申请，经实质审查，国家知识产权局认为涉案申请不具备创造性，驳回了涉案申请。罗某提出复审请求并修改了权利要求，国家知识产权局复审后维持原驳回决定。罗某不服，诉至北京知识产权法院，请求撤销被诉决定，判令国家知识产权局重新作出决定。北京知识产权法院审理认为涉案申请不具备创造性，判决驳回罗某的诉讼请求。罗某不服，向最高人民法院提起上诉，请求撤销一审判决，撤销被诉决定，判令国家知识产权局重新作出复审决定。最终最高人民法院审结上诉人罗某与被上诉人国家知识产权局发明专利申请驳回复审行政纠纷上诉案，认定涉案专利申请不具备创造性，判决驳回罗某上诉，维持北京知识产权法院一审判决。

2. 案例分析

本案中，对比文件公开了一种用于肿瘤消肿镇痛的纳米药磁贴及其制备方法，其采用行气活血、通络散结、消肿止痛为治则，发挥治疗作用的药物有效成分主要由 23 种中药材按重量配比制备而成，使用时根据肿瘤类型循经取穴贴敷在穴位上。涉案申请的技术方案采用通络散瘀、祛痰利湿、拔毒止痛等消积导滞法，发挥治疗作用的药物有效成分主要由 22 种中药材按重量份数制备而成，使用时贴于肿瘤病灶的经络或有关穴位处。对比文件和涉案申请的发明目的、技术领域和解决的技术问题具有高度相似性，尽管两者技术方案选所用的中药材存在 10 味以上药物成分不同，但根据中医药配伍组方、药味功效替代等规律，对比文件和涉案申请所采用的治则及用药思路相似，因此被诉决定将对比文件作为最接近的现有技术并无不当。

3. 案例启示

中药发明专利创造性判断中，对于最接近现有技术的选择，不宜过度关注现有技术披露的发明技术特征数量，如药味重合度，而应当根据中药领域技术特点，特别是配伍组方、方剂变化、药味功效替代等规律，综合考虑发明技术方案和现有技术方案的适应证及有关治则、治法、用药思路是否相同或者足够相似。

（三）中医药知识产权保护措施

1. 加强保护意识注重人才培养

中医药知识产权的保护首先应该从观念上得到提升。一方面，要多层次、多渠道、多形式地对中医工作者开展知识产权保护重要性和紧迫性的宣传，广泛普及相关专业知识以及知识产权保护知识，使广大中医工作者树立保密意识，制定保密措施，提升中医药知识产权保护能力。另一方面，要加强中医药行业人才培养。

2. 完善中医药知识产权保护制度与体系

从专利权、商标权、著作权和商业秘密等角度不断完善现有中医药知识产权保护制度。同时建立健全特殊的中医药知识产权保护体系，例如完善传统中医药数据库，发展中医药注册登记制度，加强国际保护与协作。

3. 参考国外类似形式建立特殊保护模式

我国中医药学的知识产权虽然是一种特有的知识产权领域，但依然可以通过国外的类似保护经验，结合我国国情，建立特有的保护模式。例如印度建立了中医药传统知识数据库来实现对这一领域的整理工作，为保护这一领域提供一定技术支持；泰国专门制定《传统泰医药知识产权保护法》

为传统泰医药处方提供保护；这些都值得我们参考借鉴。

三、中医药传统知识保护

中医药传统知识保护是在尊重和维护中医药传统知识的完整性和相关特征原则下，旨在推动和促进中医药传统知识的可持续发展和合理运用，防止相关权力的不当占有和不公平使用，保证在此基础上所产生的利益公平分享而采取的一切政策、法律及其他措施。

（一）中医药传统知识保护现状

1. 国家对中医药传统知识保护的重视

2017年1月起，《中华人民共和国中医药法》正式施行。自此，我国中医古籍及其他包括各民族医学在内的，"安全、有效"的单方、验方、特色诊疗技术等属于创新的活态的中医药传统知识有了法律依据和保障。2021年10月，国家中医药管理局发布了"关于《中医药传统知识保护条例（草案征求意见稿）》公开征求意见的通知"，从总则的立法宗旨、概念，登记认定管理到持有人权利和保护、法律责任等内容向社会公开征求意见，进一步加强和推动了我国中医药传统知识保护收集整理工作。

2. 中医药传统知识保护收集整理近况

目前由国家中医药管理局中医药传统知识保护研究中心负责的全国范围内中医药传统知识保护收集整理工作已有序展开。为有代表性的中医药传统知识建立档案，构建中医药传统知识保护数据库和保护名录，初步实现对中医药传统知识的防御性保护。

3. 中医药传统知识保护存在的问题

一是中医药特有名称或标志被商业化利用；二是中医药传统知识长期被人误解；三是中医药传统知识被他国非法利用的现象严重；四是中药复方利用不足，保护不够；五是中医药产品专利申请技巧不足；六是我国中医药企业保护意识不足；七是现有的知识产权保护措施不足以保护中医药传统知识。

（二）中医药传统知识保护案例分析

1. 背景介绍

中医药传统知识是在中华民族发展繁衍过程中形成的独特医学科学知识体系，包括完整的理论知识和丰富的临床实践技术知识，是中华民族传统知识的重要组成部分。中医经古方是中医药的重要组成部分，利用我国中医药知识无偿获取商业利益，这一现象在国际上正日益增多，利益损失及其危害无法估算。

2. 案例简介

2001年，日本Teikoku Seiyaku公司向美国申请了治疗溃疡性结肠炎的专利，明确对以芍药为活性成分的包括加味逍遥散、当归芍药汤、芍药甘草汤、桂枝茯苓丸4个复方进行保护，于2003年在美国申请专利获授权，并明确提出芍药为活性成分。日本这种侵犯我国中医药传统知识案件，导致如果我国这些中成药出口到美国，很可能会以侵犯知识产权的名义被扣押或征收高额专利费。

3. 案例启示

对中医经古方的知识产权保护应当构建特殊的防御性制度，《中医药法》中就制定了关于中医药传统知识保护的相关规定："中医药传统知识持有人对其持有的中医药传统知识享有传承使用的权利，对他人获取、利用其持有的中医药传统知识享有知情同意和利益分享等权利"。中医药传统知识保护制度的建立，对于保护我国的中医药传统知识具有重要意义。我们可建立中医经古方数据库与分级管理制度，借鉴印度和厄瓜多尔的经验建立中医经古方数据库，印度所建立的传统医药数据库是开放式的，可与第三方共享，而厄瓜多尔则采取秘密数据库管理制度，以商业秘密的方式保护传统知识持有人提供的知识。

（三）中医药传统知识保护措施

1. 明确中医药传统知识内涵

目前中医药传统知识保护局限于经典方剂、道地药材等部分客体，关于中医药传统知识内涵的界定缺少相关研究。由于中医药传统知识是极为复杂的知识群，对其进行保护需要首先明确其保护客体及内涵。

2. 中医药传统知识方面的立法保护

在知识经济的时代，拿起法律的武器保护传统知识是最有效的措施之一。主要适用于方剂、医疗技术、养生观念等。我国可以学习泰国、秘鲁等国家，通过实施法律，采取强制性保护，在保证传统知识持有人利益的同时最大限度地开发利用传统知识，使传统知识更好地服务于社会，发挥更大的价值。

3. 重视与国际传统知识保护公约的衔接

我国已于 1992 年加入《生物多样性公约》，并签署了《生物多样性关于获取遗传资源和公正公平地分享利用所产生惠益的名古屋议定书》。对于中医药传统知识的获取和惠益分享，需要进一步制定相关法律条例进行确定。

本 章 小 结

中医药情报研究面向中医药领域不同层次的科学决策服务，是中医药科技工作的重要组成部分。本章介绍了中医药情报研究的概念及主要内容，介绍了中医药战略情报、中医药科技情报和中医药竞争情报的定义及研究概况，以及实际应用案例。

中医药科技查新是对查新项目的新颖性作出文献评价的情报咨询服务。本章介绍了中医药科技查新的内涵、目的、性质、发展历程，以及中医药科技查新工作的业务流程，并着重介绍了委托书填写、文献检索、查新报告撰写的内容与要求。

中医药学术评价是中医药学术共同体运行的内在机制，也是促进中医药传承创新发展的重要保障和手段。本章首先从理论基础层面，介绍了中医药学术评价的定义、分类、功能作用，以及国内外学术评价的现状与发展趋势。在此基础上，从实践开展层面，结合典型案例分析，介绍了中医药学术评价的原则、要素，以及流程与要求。

本章介绍了中医药知识产权的定义、范围及作用，明确了通过中医药知识产权研究能够挖掘情报价值并提供科技决策支持。此外，从保护现状、案例分析与保护措施几个方面对中医药知识产权与传统知识保护进行了阐述。

（童元元、李彦文、孟凡红、刘　扬）

参 考 文 献

包昌火，缪其浩，谢新洲，1997. 对我国情报研究工作的认识和对策研究（上）. 情报理论与实践，1997，20（3）：3. DOI：CNKI：SUN：QBLL. 0.1997-03-001.

崔蒙，吴朝晖，乔延江，2015. 中医药信息学. 北京：科学出版社.

邓鑫，刘丽静，许克祥，2022.《中医药法》下中药知识产权保护现状分析及策略. 中国卫生法制，30（4）：23-26.

光明网.《2021 年度中医医院学科（专科）学术影响力评价研究报告》在京发布.（2021-12-31）[2023-08-16].

https://m.gmw.cn/baijia/2021-12/31/35421006.html.

郭锦辉. 将中医药知识产权保护提高到战略高度. 中国经济时报,（2023-08-28）[2023-09-20].
　　https://lib.cet.com.cn/paper/szb_con/530180.html.

何隽, 刘清启. 中药领域专利的创造性判断须立足于中医药特点. 最高人民发言知识产权法庭.（2022-05-11）
　　[2023-08-18]. https://ipc.court.gov.cn/zh-cn/news/view-1971.html.

何俗非, 王邈, 2019. 中医药传统知识保护现状与思考. 世界科学技术：中医药现代化, 21（6）：6. DOI：
　　10.11842/wst. 2019.06.016.

贺德方, 潘云涛, 2023. 科技评价的内涵, 分类与方法辨析及完善策略. 情报学报, 42（1）：1-9.

胡艳敏, 2023. 中国中医科学院中医药信息研究所所史：1981—2021. 北京：中医古籍出版社.

华松逸, 张煜晨, 季鹏飞, 等, 2023. 新形势下国有企业科技情报工作创新研究. 竞争情报, 19（1）：31-36.

江南, 张强, 戴翥, 2015. 竞争情报在中医药领域中的应用. 中国民族民间医药, 24（16）：2. DOI：CNKI：
　　SUN：MZMJ. 0.2015-16-103.

李海燕, 2020. 中医药国际合作与知识产权. 北京：科学出版社.

李启蒙, 2022. 大数据时代科技信息情报研究分析. 中国科技信息,（7）：2.

刘德培, 2017. 中华医学百科全书：医学信息学. 北京：中国协和医科大学出版社.

刘文献, 2008. 围绕自主创新需求推进查新机构发展. 今日科技, 000（12）：37-39. DOI：10.3969/j. issn.
　　1003-7438.2008.12.021.

刘耀, 曹燕, 刘洁, 等, 2019. 面向自动处理的科技查新案例解析与实现. 北京：科学技术文献出版社.

鲁宁, 杨渊, 熊瑞, 2014. 竞争情报信息源及其搜集策略研究. 竞争情报,（3）：5. DOI：CNKI：SUN：JZQB.
　　0.2014-03-005.

潘盈熹, 张艳敏, 2023. 中医药处方知识产权保护的意义, 现状及策略探析. 新东方,（2）：58-63.

宋欣阳, 李俊, 2021. 中医药海外发展国别研究：亚洲卷. 上海：上海科学技术出版社.

苏小婵, 2019. 基于竞争情报的漳州片仔癀企业发展战略研究. 福建师范大学.

索传军, 2020. 学术评价论. 北京：科学技术文献出版社.

王凯华, 连燕华, 2009. 科技评价基本要素分析. 世界科技研究与发展, 31（3）：4. DOI：10.3969/j.issn.
　　1006-6055.2009.03.054.

王柳青, 刘谦, 张震, 等, 2023. 中医药传统知识保护概念析要. 中国医药导报, 20（8）：146-149.

王毅, 2020. 信息检索. 北京：北京邮电大学出版社.

吴春苗, 2019. 中医药知识产权保护的现状及对策研究. 现代营销：经营版,（1）：2. DOI：CNKI：SUN：XIXJ.
　　0.2019-01-068.

吴凡洁, 张海娜, 2018. 国外学术评价体系浅析及启示. 科技传播,（16）：2. DOI：CNKI：SUN：KJCB.
　　0.2018-16-091.

吴高盛, 2013. 中华人民共和国商标法学习读本. 北京：中国法治出版社.

吴颖雄, 田侃, 2013. 试论中医经古方的知识产权保护. 中国卫生事业管理,（5）：356-358.

夏保华, 赵磊, 2016. 哲学学术规范与方法论研究. 南京：东南大学出版社.

徐丹, 2022. 我国第三方评估理论与实践. 今日科苑,（12）：8-16.

徐婧. 学术评价为中医学科建设添动力. 中国中医药报.（2022-01-06）[2023-08-16]. http://paper.cntcm.com.cn/bz/
　　html/content.html?date=2022-01-06&pageIndex=1&cid=1&articleId=OeDZaH4BNjok0KNrPkgN&articleIndex=1.

许鑫, 2020. 大数据环境下竞争情报分析的变化与方法创新. 科技情报研究, 2（2）：20-38. DOI：10.19809/j.cnki.
　　kjqbyj. 2020.02.002.

杨建荣, 叶青, 2017. 知识产权问答. 上海：上海科学普及出版社.

杨云川, 杨晶, 王清晨, 等, 2013. 科技信息素养基础教程. 北京：国防工业出版社.

叶继元, 2019. 近年来国内外学术评价的难点、对策与走向. 甘肃社会科学,（3）：7. DOI：CNKI：SUN：GSSH.
　　0.2019-03-009.

叶继元，袁曦临，2022. 如何构建与完善中国特色哲学社会科学学术评价体系. 社会科学文摘，（12）：5-7.

曾春霞，2006. 竞争情报——医药行业情报工作的新领域. 引进与咨询，（12）：55-56.

张凤霞，刘谦，王柳青，等，2022. 以汉方药发展为鉴浅析中医药传统知识保护现状. 国际中医中药杂志，44（9）：966-971.

张积玉，雷润玲，2018. 近二十年来学术评价研究之趋势. 渭南师范学院学报，33（18）：8. DOI：CNKI：SUN：WOLF. 0.2018-18-016.

张玉新，俞立平，郭楚晗，2020. 学术评价基本原则研究. 情报杂志，39（3）：140-146.

赵英凯，2016. 中医药情报学. 北京：科学出版社.

甄思圆，李海燕，刘扬，2018. 国际传统知识保护模式分析及对我国中医药传统知识保护的启示. 中国中医药图书情报杂志，42（4）：5. DOI：CNKI：SUN：ZYTQ. 0.2018-04-001.

支苏平，2007. 知识产权读本. 北京：经济管理出版社.

中华人民共和国科学技术部. 科学技术部关于印发《科学技术评价办法》（试行）的通知：国科发基字〔2003〕308 号.（2003-09-20）[2023-08-14]. https://www.most.gov.cn/xxgk/xinxifenlei/fdzdgknr/qtwj/qtwj2010before/201712/t20171227_137215.html.

中华医学会. 中华医学会关于发布《医学学术评价规范建议》及《医学科研活动行为规范建议》的通知.（2022-04-24）[2023-09-20]. https://www.cma.org.cn/art/2022/4/24/art_81_44556.html.

中华中医药学会. 2022 年度中医药十大学术进展.（2023-06-07）[2023-09-16]. https://www.cacm.org.cn/2023/06/07/23526/.

中华中医药学会. 中医药科技查新技术规范：T/CACM 1440-2023. https://www.cacm.org.cn/wp-content/uploads/2022/12/中医药科技查新技术规范-公示稿.pdf.

周光礼，武建鑫，2016. 什么是学术评价的全球标准——基于四个全球大学排行榜的实证分析. 中国高教研究，（4）：6. DOI：10.16298/j.cnki. 1004-3667.2016.04.08.

周萍，王壮思，万冬阳，2022. 大数据技术在科技情报研究工作中的应用分析. 电子测试，36（8）：136-137+140.

朱佳妮，2015. 高校科技评价若干重大问题研究. 北京：中国人民大学出版社.

朱少强，张洋，2009. 科技评价活动的要素分析. 技术与创新管理，30（4）：435-437. DOI：10.3969/j.issn. 1672-7312.2009.04.008.

朱少强，张洋，2009. 学术评价活动的分类探讨. 中国科技论坛，（6）：6. DOI：10.3969/j.issn.1002-6711.2009.06.005.

邹华，2008. 科技评价论. 沈阳：东北大学出版社.